针刀医学基础与临床

肌损伤、周围神经卡压分册

学术顾问 王雪苔 钟世镇 董福慧 朱汉章

主　　编 庞继光

副 主 编 翟忠信 宋兴刚 苏支建 贝抗胜
　　　　　王庆志 孙振洪 王建秀 张建军

编　　委 刘希贵 刘　建 罗云峰 李　戬 王　岩
　　　　　卢党荣 许光东 赵新娜 王　琢 庞　巍
　　　　　胡少瑾 谢科卡 张　特 王　凡 王春久

协助整理 翟忠信 宋兴刚

人民卫生出版社

图书在版编目（CIP）数据

针刀医学基础与临床.肌损伤、周围神经卡压分册 /
庞继光主编 . —北京：人民卫生出版社，2019

ISBN 978-7-117-23536-5

I.①针… Ⅱ.①庞… Ⅲ.①肌肉疾病–针刀疗法②
周围神经系统疾病–神经压迫综合征–针刀疗法 Ⅳ.
①R245.31

中国版本图书馆 CIP 数据核字（2016）第 249371 号

| 人卫智网 | www.ipmph.com | 医学教育、学术、考试、健康，购书智慧智能综合服务平台 |
| 人卫官网 | www.pmph.com | 人卫官方资讯发布平台 |

针刀医学基础与临床

肌损伤、周围神经卡压分册

主　　编：庞继光
出版发行：人民卫生出版社（中继线 010-59780011）
地　　址：北京市朝阳区潘家园南里 19 号
邮　　编：100021
E - mail：pmph @ pmph.com
购书热线：010-59787592　010-59787584　010-65264830
印　　刷：北京盛通印刷股份有限公司
经　　销：新华书店
开　　本：787 × 1092　1/16　印张：29
字　　数：705 千字
版　　次：2019 年 11 月第 1 版　2024 年 1 月第 1 版第 3 次印刷
标准书号：ISBN 978-7-117-23536-5
定　　价：186.00 元

打击盗版举报电话：010-59787491　E-mail：WQ @ pmph.com
质量问题联系电话：010-59787234　E-mail：zhiliang @ pmph.com

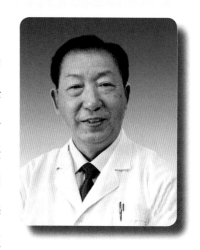

　　庞继光,外科主任医师,1936 年生,1956 年考入中国医科大学医疗系本科,1961 年毕业。毕业后曾在母校附属二院骨科进修一年,又多次进行医学考察,并一直从事普外与骨外科临床工作。1993 年晋级外科主任医师。1994 年 5 月,受聘于北京中国中医研究院附属长城医院(任科研处主任兼三病区病房主任),历任中华中医药学会针刀医学分会常务理事、常务副秘书长(主管学术),中国中医研究院针刀医学培训中心教授、教学组组长、资深专家组副组长,《中国针刀医学》杂志顾问等职,专门从事针刀的医、教、研工作。2004 年在广东省粤北人民医院(三级甲等医院)创建了"颈肩腰腿痛微创针刀诊疗中心"。

　　在科研中,由他负责组织的研究课题"针刀治疗骨关节炎的临床及实验研究"已通过国家中医药管理局专家鉴定。发表了多篇论文,具有很大的影响。如在《腰椎后路针刀松解治疗腰椎间盘突出症 186 例报告及机理探讨》一文中,第 1 次提出椎体运动单位后部横向松解、纵向减压及椎间管外口松解,增加神经根蠕变率对腰椎间盘突出症的治疗价值,被许多同道认可,并经实践验证。在此期间,他还亲身做了多例人体解剖,取得了很多有价值的资料。他利用业余时间编著了《针刀医学临床规范治疗手册》和《脊柱四肢关节针刀入路解剖图谱》,深受广大针刀医生的欢迎。近年来,在"C"型臂 X 线电视监视下进行的人体深部解剖标志的研究也取得了丰硕成果,发表了《在"C"型臂 X 线下关于腰椎横突形态与体表投影关系的研究》,第 1 次提供了准确的定点方法,并纠正了过去不确切的做法,使针刀闭合型手术的体表定点和操作更加科学和明确。由他执笔(副总)撰稿、副总导演、制作(后期制作技术指导)及示范操作的大型《针刀医学系列教学片》15集,第1次全面总结了针刀对60余种常见病和疑难病的规范治疗,入选国家"九五"规划技术推广项目。

他多年以来,从未脱离临床。在大量临床实践和刻苦钻研中,对一些疾病有所发现,有所创新。除颈椎病、腰椎间盘突出症、椎管狭窄症、股骨头缺血坏死、关节强直等疾病以外,在面肌痉挛症、脊神经后支卡压综合征、跗骨窦高压症、慢性肌筋膜间室综合征、腰椎侧隐窝狭窄症、骨内高压症等疾病的针刀闭合型松解减压治疗上都有所突破,临床疗效良好。

庞继光主任现任北京中研集团东城中医医院特聘专家,从事临床、科研、教学、培训的指导工作。

官方微信平台:pangjg1936

王雪苔序

在针刀疗法的基础上形成的针刀医学,包含针刀医学基本理论、针刀医学诊疗技术与针刀医学临床等三个部分。自从 2003 年在国家中医药管理局主持的一次听证鉴定会上,针刀医学被认定为一个新兴学科以后,教育部门又把它列入全国高等中医药院校的教育课程之中。当前,针刀疗法治疗慢性软组织损伤、骨关节病及其他相关疾病的疗效,已经在群众中产生了良好的影响,针刀医学的病因学说也日益引起医学界的关注。实践证明,针刀医学是一个正在发展的非常具有生命力的临床学科。

如同其他疗法和临床学科一样,安全与疗效也是针刀医学永远追求的主题。特别是近十几年来,由于针刀疗法迅速推广,针刀临床队伍迅速扩大,安全与疗效问题就更加突出地摆在研究者的面前。面对这种情况,一些有识之士从工具的改进,手术入路与手术技巧的改进,以及解剖知识、麻醉技术、影像技术的运用等不同角度,研究改进针刀临床技术,取得了可喜的成果,庞继光医生就是其中的佼佼者。我与继光医生原本同为中国医科大学的校友,初不相识。20 世纪 90 年代,由于他从事针刀临床,而我又是针刀医学的支持者,故而相识于中国中医研究院附属长城医院。后来他到广东工作,我们也偶尔见面。今年秋季,继光医生将其新著《针刀医学基础与临床》一书的初校稿送给我看,我阅过以后,由衷地为他的成就而高兴。该书共分五篇,紧扣临床实际,突出技术操作,程序清晰,文图照应,是一部实用价值很高的专著。从这部书里,透露出继光医生在针刀临床领域付出的辛勤劳动和积累的丰富经验。今天将这些经验加以系统总结,并且以专著的形式公诸于世,对于提高针刀疗法的安全性及其临床疗效必将大有裨益。

在这里,我还要提出一个问题,那就是针刀医学这个学科的归属问题,究竟属于中医学还是属于西医学? 不错,针刀医学是中西医结合的产物。那么,人们就要提问,针刀医学里哪些是属于中医学的成分,哪些是属于西医学的成分? 它的基本理论是倾向中医理论,还是倾向西医理论? 这是一个必须做出回答的问题。继光医生把针刀医学定位为“外科学的一个新的分支”,明确纳入西医学范畴。还有些人认为针刀医学属于中医学范畴,我也“一向把针刀医学当作中医现代化的成功范例之一”。希望针刀医学工作者共同关注这个问题,深入研究,充分探讨,争取早日达成基本共识。

世界针灸学会联合会终身名誉主席
中国针灸学会高级顾问　　王雪苔
中国中医研究院专家咨询委员会副主任委员

2005 年 12 月

钟世镇序

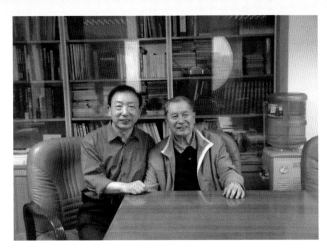

本书主编与钟世镇院士在一起

有幸收到《针刀医学基础与临床》新书稿,拜读之余,耳目一新,感慨良多。我这个针刀学的门外之汉,以往也曾浏览过"小针刀""小金刀"等相关的专著和论述。"问渠那得清如许,为有源头活水来",一方面知道这个领域有源远流长的传统医学背景,亟待发扬光大,但"言虽多而不要其中,文虽奇而不济于用";另一方面对其中一部分穿凿附会、无端联想、猜测推导、勉强凑合的见解感到疑惑。"同读一卷书,各自领其奥,同作一题文,各自擅其妙",资深针刀医学泰斗庞继光的新作,与同一领域的其他著作相比较,其突出的特点和优势是:言之有物、言之有据、言之有用、言之有理,既有现实效益,又有经得起验证的科学依据。

我作为临床解剖学园地里的老园丁之一,经常关注着这块园地上每一个有自主创新和特色的奇花异果。《针刀医学基础与临床》的特点和优势很多,其中特别突出的是:进行了精确的形态学研究,能令施术者们胸有成竹,安全可靠;结合形象的影像学导引,让以往的"盲刀"长上了"眼睛";绘制了精美的解剖结构图,把准确的定点与操作结合在一起。因此,这些研究成果,属于经过中西结合,优势互补,嫁接成功的一株鲜艳奇葩。正如中国中医科学院冬青斋老前辈王雪苔的评语:"针刀医学是中医现代化的成功范例之一"。

几番磨炼方成器,十载耕耘自见功。由庞继光主编的这本《针刀医学基础与临床》,集作者们数十年的针刀临床实践,系统地介绍了针刀闭合型手术的适应证、诊断依据、操作方法和注意事项。该书在扎实的解剖学、病理学和医学影像学的基础上,独具匠心,巧思妙构,不落窠臼,自成一家,是一部格调清新的优秀作品。有理由相信,该著作的出版将对我国针刀闭合型手术的开展起到重大的推进作用。新作的问世,也为有意从事针刀医学工作的医学生、医师与研究者提供了宝贵的资料和途径。这部鸿篇巨帙是一部深入浅出、通俗实用的教科书、工具书和参考书,值得推荐,并为之序。

中国工程院院士
《中国临床解剖学杂志》名誉主编
南方医科大学临床解剖学研究所所长
广东省医学生物力学实验室主任

钟世镇

2006 年春于广州

宋　序

　　转眼间,正式拜庞继光教授为师已经六年多了,此时正值庞老的新作即将出版问世。作为庞老的第一个针刀医学传承弟子,在兴奋之余本应该多做点什么,但总觉心有余而力不足,悔识庞老太晚,跟随时间太短。然幸蒙庞老爱徒如子,言传身教,机密不遗,倾囊相授,似乎也肤浅地学到了针刀医学诊疗的一些方法和技术。但愚以为,庞老在20余年的针刀医学生涯中,除了他精湛的针刀专业医术外,还有许多更重要的东西值得我们学习和研究。姑且罗列部分粗浅的拙见,以供针刀医学同道们参考,或许对读者来说有点裨益。

　　认识庞老是在9年前的一次针刀医学交流会上,他对"针刀操作的体外和体内标志及测量数据"的精辟讲解,激起了我对针刀医学新的认识。虽然之前参加过多次相关培训班,也知道一点微观解剖学,但操作起来却总是稀里糊涂,不敢深入。像庞老研究得如此精细、准确和如此强的可操作性却从未闻之。他的这一研究成果就像让"盲视"下的针刀长上了明亮的眼睛,在针刀操作时就能通过体外标志到达体内标志,然后进行准确和精确的治疗,既安全又简便,就如盲人在自己家里取放东西一样得心应手。当首次亲眼目睹庞老针刀操作后,我就立觉针刀可学可会,信心百倍,并大有前途。何故?遇明师耳!

　　投奔庞老门下以来,通过耳濡目染、临床体会,窃以为庞老有三大体系值得我们学习和研究,即思想体系、理论体系和技术体系。愚虽才浅学疏,但愿略写一二,以期抛砖引玉,共同探讨。

　　其一,思想体系。当年58岁的庞老已届退休年龄,本应休养生息、颐养天年,但当针刀发明人朱汉章教授聘请庞老担任中国中医研究院附属长城医院科研处主任后,他却对针刀一见钟情,一发不可收拾。他凭借多年深厚的骨外科功底,又对针刀进行了广泛、深入、细致的研究,并在当今针刀医学界独领风骚。

　　庞老认为,针刀医学是我们中国人的医学:以前我们做手术总是向外国人学习,而现在就不一样了,外国人要做不开刀、不流血、不缝合、非直视、无刀口的闭合型微创手术,得跟咱们中国人学习,这是中国人的骄傲! 值得我们一生去学习和研究。并应将针刀继承、发扬和光大,走出国门,为全世界人民服务!

　　诚然,庞老是怀着强烈而崇高的爱国主义精神和国际主义精神去学习和研究针刀医学的。他虽年近八旬,仍孜孜不倦,不辞劳苦,讲学传道,著书立说,精神使然! 人总是要有一点精神的,或者说一定要有信仰的。海内外学针刀者数以万计,有目的者亦十之八九,如名利等不一而足,然有信仰和精神者却可数也。此非古之大医乎? 非今之大医乎?

　　庞老德高望重,平易近人,但生活简朴,除了粗茶淡饭,并无特殊要求;临见病人却和蔼可亲,认认真真,精益求精;对待学生则竭尽全力,诲人不倦。从那次收徒的讲话中,则可见庞老的博大胸怀:"……所以我和柏拉图不一样,我早就希望要把我所有的东西,能有人都掌握,然后去发展它,超越它,那才是我的愿望。所以我从来不保守,我希望大家能够在今后的实践中,更加刻苦地去钻研,要有所发明,有所创造,有所前进,突破前人……"

其二,理论体系。自从针刀发明以来,学者可谓趋之若鹜,但高低正偏,参差不齐。有用针刀切浅筋膜者;有切肌肉者;有切深筋膜者;还有做针灸针用切穴位者,如此这般,不胜枚举。此实乃用针刀做,而非真做针刀也。

而庞老则把针刀医学定位在一门新兴的闭合型微创手术学范畴,针刀就是像针一样的手术刀,做针刀就是做闭合型微创手术!而非"既有针的作用,又有刀的作用,还有针刀的作用。"这就为针刀学者指明了正确的方向。只有在牢牢地把握这一理论的基础上,才能正确地阅读、理解和运用针刀这个小巧玲珑却威力巨大的治疗工具。

庞老做针刀治疗,除了打局麻外,不使用任何药物,特别是反对常规应用含有肾上腺糖皮质激素的药物,他认为应用激素后弊大于利。

庞老的大部分针刀操作是根据体内标志进行的,特别是骨性标志[骨面或(及)骨缘],这就像摸着石头过河,只有摸着石头才知道水的深浅一样,只有刀锋到达某一特定骨面或(及)骨缘,才知道针刀是否到达需要治疗的部位。故庞老的针刀技术可谓是正宗的、纯粹的、精准的。然也不免有"曲高和寡"之嫌也。

其三,技术体系。庞老技术娴熟,诊断清晰,定点准确,刀刀到位,效如桴鼓,且一招一式皆有讲究,可谓炉火纯青,登峰造极,被中国工程院院士钟世镇教授誉为"资深针刀医学泰斗!"他将复杂疾病的治疗归纳得非常简单,如治疗颈椎病要领有三点,即关节突点、环枕后膜点、黄韧带点;治疗腰椎间盘突出症要领有三点,即椎间管内口点、椎间管外口点、横突间韧带点;治疗股骨头无菌坏死要领也有三点,即前外侧点、外侧点、后外侧点。故《经》曰:"知其要者,一言而终。"此之谓也!

庞老著书,风格别致,意出尘外,论说针刀,全面精细,并多配有插图,使读者能读文成像,据像能动,见症知病,状若扁鹊!谓神医者,病见心中,然后治之。熟读本书,亦非难矣!

草碎数言,是以为序。

宋兴刚
2016 年 8 月

针刀！是中国人——朱汉章教授的发明，获得布鲁赛尔第 37 届尤里卡国际新技术博览会的金牌奖和军官勋章，做为中国人我引为骄傲。在世人面前，可以昂首挺胸地说，针刀闭合型手术是中医学中一朵奇葩。它不是从外国学来的，这是中国的微创外科手术。

针刀，形似针，实为刀。针刀就是一把新型手术器械——微创外科手术刀。20 世纪 90 年代初接触针刀，开始也怀疑针刀能治疗那么多病吗？当仔细地想过以后，心里豁然开朗：既然各种手术刀都有各自的应用价值，而针刀这种特殊的微创手术刀，就应该具有特殊的手术功能，它应该发挥独特的医疗作用。把它应用于某些疾病（主要是骨外科疾病）的治疗，免除了切口，还能达到开放型手术一样的效果有什么不好？进一步说，如果能取得更好的疗效，何乐而不为呢！所以，当我一接触针刀，就对它情有独钟，就认定要学习、应用、研究这把"刀"。从此，我把全身心都投入了"针刀"。几十年如一日，我就做了这一件事——在外科方面演绎针刀闭合型切开、松解、减压手术。这也可以理解为一个外科医生（现代医学）对针刀的诠释。

针刀医学可以说是现代医学中的一个新的分支，它是用针刀做切开松解减压术的新的外科手术专科。它不是简单的重复外科（包括其他手术科）中的部分内容，而是在这部分疾病的治疗上开辟了新的途径和独特的治疗方法。它的另一个含义是，针刀闭合型手术是一个新的医学专科，它有自身的特色。本手术切口可以忽略不计，所以手术后可以早期功能锻炼，这也是针刀闭合型手术与开放型外科手术最大的区别。

一切从临床实际应用出发是本书的突出特点：从病因病理到临床诊断、鉴别诊断都是为了正确选择适应证；从相关解剖到针刀操作，都是围绕着如何准确地设计定点、安全有效地针刀操作；本书更加重视的是针刀操作技法，并为此专设一章；对针刀手术并发症的诊断与处理等也以专章作了十分详尽地叙述。因为针刀闭合型手术是要医生亲自动手进行操作的，如同外科手术一样要练就一手过硬功夫。这是真刀真枪的实战，要求有精湛的技艺，绝不是纸上谈兵的事。可以这样说，只要认真地学就可以会做；只要按规范去做就可能取得良好的疗效，就会避免差错和失误。本人二十余年的实践就是证明。

真正了解针刀的人会知道，针刀手术并不像一些医生想象的那样简单，随便拿起刀来就可以进行操作；恰恰相反，在非直视下的针刀操作在某些方面要比开放型手术的操作更难，在操作精确程度上要求更高。因此，不仅要求医生的临床经验丰富，而且要有合格的身体条件，拿起针刀手就发颤的人是无法进行操作的。为了针刀操作准确和安全，我做了二十年不懈的探索。以我四十余年普外与骨外科的临床经验为基础，总结了二十余年来的针刀外科手术临床正、反两方面的经验和教训；亲自做了许多例尸体解剖；又在"C"型臂电视 X 线机下进行了数以百计的体表与深部标志解剖的潜心研究；修正了一些以往在解剖和定点等方面的模糊和错讹，将针刀操作置于现代科学仪器监视之下，使针刀外科闭合型手术站在更加稳健的科学基础之上，使"盲刀"长上了雪亮的眼睛。由于对针刀基本理论研究比较深入，本书对针刀所作的一切都有根有据，可以用现代医学理论讲得清楚明白；在临床实践上有影像学证明，针刀操作刀刀到位，准确无误；在疗效上，有数以万计的病例记录在案。在二十余年长期的临床实践中，在一些疑难疾病的治疗上有了新的突破，在三级甲等医院里创建了全新的"颈肩腰腿痛微创针刀诊疗中心"专科，并顺利地开展了工作，就说明了针刀外科闭合型手术的科学性和实用性。

朱汉章先生是我的针刀老师，我同朱汉章先生一起工作，朝夕相处多年，我深谙针刀的学术和医学价值。在我看来，在外科、骨科等手术科的适应证范围内，针刀闭合型松解、减压术有着不可替代的作用。我愿为针刀医学的科学化和针刀操作的规范化，为针刀医学事业的发展献出我的余生。凡是同行都是朋友和兄弟，我们应该在发展和完善针刀闭合型手术的共同目标上，齐心协力、切磋钻研，以求发展，读了本书就会深知我的良苦用心了。

这里要十分感谢世界针联终身名誉主席王雪苔老前辈对学生的指导与厚爱，感谢中国工程院院士、南方医科大学（原第一军医大学）人体解剖研究所所长、博士生导师钟世镇教授对针刀医学的深情，在百忙之中给予指导并为之作序。要感谢新乡医学院王庆志博士（硕士生导师）、贾杰博士在专业方面给予大力支持。还要感谢众多老同学的热情鼓励，许多针刀同仁的支持和帮助，以及两位美术系学生为本书作图的辛勤劳作。尤其要提出的是广东省粤北人民医院副院长贝抗胜骨科主任医师（硕士生导师）对临床科研的无私协作，在这里一并表示由衷的感谢。

本书是我在二十余年专攻针刀闭合型手术大量临床实践的基础上，经过多年积累，亲自作图的艰辛劳作，用业余时间完成的。虽然，本人的研究微不足道，但仍然寄希望于它，如能对针刀医学的推广与提高，以及在针刀操作技术规范化上起到一点作用的话，本人则甚为欣慰。

由于本人学识浅薄，虽做了很大的努力，但错误与遗漏在所难免，热盼专家、同道不吝赐教。

庞继光

2016 年 8 月于北京

目 录

肌损伤、周围神经卡压分册

骨关节疾病分册

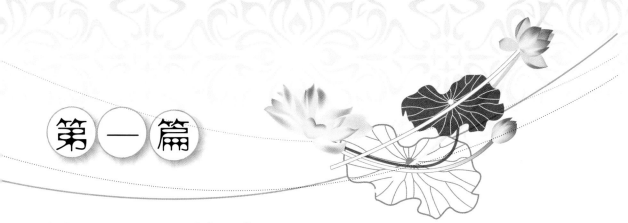

第一篇

针刀医学基础

针刀的结构特征是:形似针,实为刀,是中国的微创外科(闭合型)手术器械。

针刀手术的本质是:非药物微侵袭疗法,闭合型——微创(可视 – 微创 – 靶点)松解减压矫形手术。

针刀手术操作的特点是:表面上看有的操作似针刺时提插的动作,实质是准确而精细的松解、减压矫形手术。

针刀微创手术的原理是:以针刀微创手术切开,松解粘连、瘢痕、挛缩等病理组织;降低软组织、骨与关节、椎管与椎间管内高压;解除神经卡压;降低某些神经 – 肌肉兴奋性等为主要手段,以对病理组织的微小创伤创造修复病理组织为正常或接近正常的组织的条件,从而修复组织器官的循环(特别是微循环)、消除软组织与骨组织病理改变、改善功能、矫正病理性移位与畸形等,最终实现病理组织的完全再生,达到机体新的生物力学平衡,以此治疗机体疾病。

针刀微创手术的特色是:中西医结合。既重视整体观念——切口可以忽略不计,尽量减少对机体的干扰,术后可以即时进行功能练习;亦重视局部病变,针对病理改变,积极进行适当的针刀干预,通过改善血液循环,特别是改善微循环,从而修复病变组织为正常或接近正常的组织,达到治愈与改善疾病的目的。

针刀微创手术可治疗下列十类疾病,其适应范围是:

1. 部分肌、腱、腱周围结构的松解减压与内引流;

2. 部分骨 – 肌筋膜间室、骨窦的松解减压;

3. 部分骨 – 纤维管的松解减压;

4. 部分关节内外的松解减压;

5. 部分椎管内外的松解减压;

6. 部分骨内外的松解减压;

7. 部分创伤 – 病理性关节功能障碍的松解减压与矫形;

8. 部分先天性畸形矫形;

9. 部分降低神经 – 肌肉兴奋性的松解减压;

10. 部分脊柱相关病与器官病灶的松解减压。

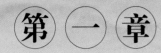

第一章

针刀的本质与特色

第一节　针刀发明史

——针刀为中华微创外科而生

一、针刀的发明

我从未听过朱汉章老师讲述针刀是怎样发明的,搜集的一些资料虽然细节不尽相同,但故事梗概一致,现记录如下:

1976年的一个春天,涟水县的一个老木匠找到了当时已调至沭城镇人民医院的朱汉章。老人的手在干活时,不慎被斧头砸伤了,到省城大医院检查,指掌骨虽未有骨折,但手部明显红肿。后经治疗,红肿消了,可手变得卷曲、僵硬,再也伸不直、握不拢,也拿不了斧头了。老人从县城到省城,跑了许多大医院,片子拍了多张,均未治愈。这对依靠双手劳动来养家糊口的老木匠来说,谁都清楚这意味着什么。后来,听说苏北有个"小神仙",便慕名找到朱汉章求治。见木匠那屈曲、僵硬的手掌,朱汉章十分为难。但病人从几百里外跑来,总不能说句"治不了"就将他打发走吧?当天,朱汉章推托说太忙,让病人明天再来。晚上,朱汉章翻书查找,彻夜未眠,一无所获。然而,他并未死心,仍在思索着这不解的难题。在他的脑海里除了众多的疑惑之外,在治疗上仍是一片

空白、束手无策。第二天,病人按时到来,面对病人期盼的目光,朱汉章握住那僵硬的手,又细致地观察伤手的X线片。从照片上看,骨头未伤,而手却不能活动,这引起朱汉章好一番思忖。

为什么轻度肿胀而卷曲着的手指这么难治呢?既然手的骨骼并未受伤,手指却不能活动肯定不是骨骼的问题,而是软组织的损伤所致。那么,是手掌中的什么组织牵拉着手指不能伸直呢?进一步想,是否是牵动手指伸屈的软组织——肌腱等组织在外伤后发生粘连引起的呢……

在有了新的思考之后,朱汉章萌生了一个新的想法,为何不用类似针刺的方法,选一个较粗而又较硬(有一定刚度)的针或刀,刺入僵硬的组织中,将粘连、僵硬的组织剥离开来呢?如果确是这样的问题,若是应用某种器械把它们剥离开,岂不就治愈了这种疾病了!于是,他灵机一动,决定做一次尝试,朱汉章选用了9#(φ=0.9mm)针头刺进病人手掌。"哎呀,又酸又胀!"病人呼叫着缩回手。朱汉章则继续用9#针头向上下左右剥离后出针,又猛地将病人手掌拉开、又合上,病人连

声叫痛。老木匠的手终于能够动了。三天后，疼痛肿胀全消，他竟然又操起了斧头。从此，他的手又活动自如了。这便是在针刀手术器械诞生之前，朱汉章做的第1次针刀微创松解、减压手术。

这偶然的一件事，使朱汉章得到全新的启示：闭合型（只有一个如针眼一样大小的切口，无需缝合，也不留有瘢痕，在手术中此切口可以忽略不计）的剥离手术可以代替某些西医开放型的手术，特别是可以代替那些软组织损伤性疾病的开放型手术治疗。于是，他开始反复地思考，如何才能制造出几乎没有切口，又能做这样手术的微型手术刀呢？他废寝忘食，不知画了多少草稿，最后总算设计了一张自己满意的图纸。他将针灸针的体（杆）加粗，使其有了一定的刚度，以此作为刀的载体；前端制成刀刃，把当代外科手术刀的一部分植入这一医疗器具之中，使这个手术器械可以容易地进入软组织中，以此来切开、剥离粘连、瘢痕的组织。为了操作方便，在刀体的另一端安上一个扁平的葫芦形手柄，以便于手指捏持和掌握刀刃运行的方向。这样，在这一医疗器械中既具有了中国医学的特色，又被植入了现代医学的内涵。而葫芦形的手柄则使这一手术器械更多的蕴含了中国元素。朱汉章把这个融中医针灸针与西医手术刀为一体的新型手术器械称之为"小针刀"。

从这一刻起，小针刀——针刀——中国的微创手术器械诞生了！

二、针刀为中国微创外科而生

针刀是中国的，也是世界的！今天，我们来回顾这个针刀发明的故事，可以发现许多值得思考并应深入研究的问题。

1. 朱汉章在临床工作中面临了怎样的挑战？

2. 朱汉章朦胧地认识到一个什么样的病理改变？

3. 朱汉章是怎样解决这一前所未有的

难题？

如果我们真正认识到这些问题的实质，我们也就不难解答朱汉章是为什么会发明小针刀了。

首先，朱汉章所面临的是临床工作中前所未有的难题。这一难题是许多城市大医院也没有很好解决的大难题。正因为粘连病变所致的手功能障碍做外科手术也不易解决，所以走了多家医院也未得到有效的治疗；因为外科医生非常清楚，外科手术对于解决组织粘连病变的效果是太不理想了。如果只是没有治愈还算说得过去，若是做了手术等治疗不但没能治好，甚至还会加重病情，那还不如让病人自己慢慢养着好，这是20世纪70年代前一般医生的普遍想法。况且，手掌部的粘连病变更为棘手，如果追溯外科手术的早期，由于手掌部的组织结构复杂，在外伤后，肌腱的断裂是不能做一期修补缝合的。其原因是，手掌部的屈指肌腱有深、浅之分，如果同时缝合两条肌腱将产生粘连，反倒不如做二期修复，这是当时技术水平所限。而对当时的朱汉章来说，他所能想到的是：这个病变可能是软组织粘连在一起了，否则，手部骨骼未伤，手指怎么会不能活动呢？然而，找遍手头所有的书籍都没有找到解决这一难题的方法；而这一难题又是自己已经承诺要给予治疗的疾病，难道能说话不算数吗？这样，这位老木匠受伤的手，就成了朱汉章当医生以来所遇到的最大的挑战。

此时，朱汉章已经朦胧地意识到"粘连"一词。按照朱汉章当时的想法，病人的手骨没有断，那手的筋也不会断，为什么手部肿胀已大部消退，而手指却不能活动呢？他几乎可以肯定，这是软组织间粘连在一起才造成手指伸屈的障碍。这就是后来他对软组织损伤提出的三大病理因素中的第一个病理改变——粘连。

那么，朱汉章又是如何解决这一难题呢？当时，朱汉章想的就是只要把粘连的组织剥离开，那时手就应该能活动了。他首先想到的是针灸针这一古老而又长青的医疗器械！然而，毫针太细太软，又没有刀刃，无法完成切开剥离粘连组织的任务；他还可能想到应用手术刀做手术来治疗这一疾病，但手术刀已经被城里医院的医生们早已否定了，走了那么多家医院谁也没有给他做手术治疗，他当然也不会采取这样的方法。此时，他要寻找一个新的手术器械来应对这一迫在眉睫的挑战。于是，他便灵机一动，应用一种既较细小，又有一定硬度（即刚度）的器械——9#注射针头（直径 0.9mm，与小针刀直径 1mm 相似）刺入软组织中，将手掌中的硬韧的组织（即粘连的组织）剥离开，再

用一定的外力帮助其活动。此时，有生以来最大的挑战终于有了转机，伤手从此可以活动了！

从这一故事中，我们不难得出一个结论：针刀是为解决那些软组织粘连等病变而发明的，是因为针灸术与开放型手术都不能很好地解决这一难题而应运而生的，进而可以断定，朱汉章绝对不是发明了一个带刃的针灸针。事实证明，他发明的是一个带有刀刃的小针刀。所以说，针刀是为中国微创外科手术而生。同时，针刀也是为世界微创外科而生，它不仅为世界的微创外科增添了新的微创手术器械，更为具有中国特色的中华微创外科创造新的辉煌打下了坚实的基础。

第二节　针刀是微创外科手术器械

一、针刀是微型手术器械

针刀，原名小针刀，亦有称作微创针刀、微型针刀、微型刀、小刀、小金刀或平刃针、刃针等名称的。针刀发明者朱汉章在《小针刀疗法》一书中说，"小针刀是将针刺疗法的针和手术疗法的刀融为一体"而产生的。针刀是以针灸针（毫针）为体（杆），以手术刀的部分刀刃为头（即针体前端的刀刃），两者有机融合在一起，再加一个柄，化合成一种新型的微型手术器械——针刀。针刀是由杆为载体，承载着刀刃和刀柄共同组成。针刀是一个崭新的微型手术器械，是在中国诞生的微创手术刀，是中西医学结合的典范。

针刀的体，是一个直径为 1mm 的不锈钢杆。它的前端是 0.8~1mm 宽的刀刃。应用不同长度的杆为载体，将 0.5~1mm 的刀刃（Ⅰ型刀）送达体内某些部位进行手术治疗操作。针刀虽然是一种要切开皮肤进入体内的手术刀，但因切口很小，仅为 0.8~1mm，犹如 9# 针头刺入人体一样，出刀后则不见切口裂隙；所以，也无须像外科手术那样进行缝合。如果把切口须做缝合的手术称为

"开放型"手术的话，那么，应用针刀所做的手术就可以称之为"闭合型"手术。很明显，针刀不仅是一种外科手术刀，更是一种新型的微创手术刀。它的突出特点是：手术切口微小无需缝合，甚至可以忽略不计。用一句话就可以描绘出小针刀、针刀的本质，那就是：形似针，实为刀。

从结构特点来观察针刀，针刀的刀体，是一个长杆，刀体的前端有一刀刃，在形态上相似于中医针灸器械中的毫针或斜刃刀。同时，针刀的柄、体、刃也都相似于西医外科的有柄手术刀。而针刀的刀刃则主要取之于现代外科手术刀。所以，针刀既来源于中医也来源于西医。

再从手术操作上来探讨针刀，它所作的各种手术操作都是在现代医学——解剖学、生理学、病理学、生物力学、外科手术学和麻醉学以及中医整体观念等理论的指导下进行的，确实是汲取了中、西医学的长处。可以这样说，针刀是中西医结合的典范，针刀微创手术与外科疗法有着不解之缘。

针刀手术疗法是以针刀为治疗工具，以施行微创手术来治疗某些疾病的新型外科手

术疗法——主要是治疗骨科即矫形外科中部分疾病的医疗新方法。

针刀微创手术的特色是非药物、微侵袭疗法,闭合型松解减压手术。因此,它不仅应属外科范畴,更应属微创外科范畴,应称之为中国针刀微创外科。相对药物疗法来说,针刀微创手术——中华微创外科堪称"绿色疗法"。

二、针刀是微创手术的工具

朱汉章在《小针刀疗法》一书中说,"闭合性手术疗法是在切开手术疗法的基础上形成的""小针刀这种医疗器械的问世,使闭合性手术成为现实"。

针刀是工具,是实施微创手术的医疗器械。这一认识很重要。有人以为有了针刀就能医治百病;也有人并未认真、刻苦地钻研针刀技术,而是靠注射激素等药物来取得暂时的疗效。这恰恰证明了,工具是靠人来操纵的,能否真正发挥工具的作用关键在于使用它的人。要想真正发挥针刀的作用和疗效,必须以不断探索创新的精神,拥有精湛的技艺才能为病人解除病痛。这完全符合一切"以人为本"的现代理念。因此,对

于针刀微创手术的操作者来说,首先要打好基础,由浅入深、由简到繁,踏踏实实地逐步地提高。只有这样才能真正掌握这门微创手术技术。

目前,常用的针刀共有四型(见图1-1-2-1)。

通过临床应用,对原有的针刀做了一些改进,介绍如下(见表1-1-2-1):

原设计将针刀分为三型:Ⅰ、Ⅱ、Ⅲ型。每型的区别在于针刀体的粗细和长短。而每型中又按针刀的长短而分成若干号。同世界上一切事物发展过程一样,针刀也会随时代的发展和形势的需要而发展和改进。在医疗实践中,发现原设计尚有不足,改动如下:

1. 对Ⅰ型设计,一是增加了从Φ0.6~1.1mm不同直径的针刀,弥补了原设计的不足,二是针刀的长短呈等差级数排列。这些改动都适应了不同的需求。又将号的顺序有所改变,即长度由短到长,号数由小到大,随着长度的增加号数增大,这是一般的概念。同时在制造工艺上也予以改革,将不锈钢金属柄改为耐高温尼龙柄,可以减少制造工艺的麻烦,也降低了造价,为针刀的一次性使用创造条件。

表1-1-2-1 改进后针刀新型号表　　　　　单位:mm

型	号	直径	刃宽	柄长	体长	总长
Ⅰ (软组织型)	1	0.6~1	0.6~1	20	50	70
	2				65	85
	3				80	100
	4				95	120
Ⅱ (软组织型)	1	2		30	70	100
	2				90	120
Ⅲ (两用型)	1	3		50	100	150
	2				120	170
Ⅳ (两用型)	1	3.5~4.0		15×50 (矩形)	145	160
	2				185	190

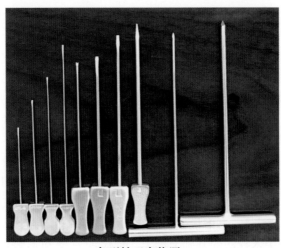

各型针刀实物照

图 1-1-2-1

2. 对Ⅱ型和Ⅲ型的设计,较原型有较大改动。

其一,改变了直径的大小,增加了Φ2mm的一型,称之为Ⅱ型。对于软组织来说,可减少损伤,其刀体的刚度也可适应需要。

其二,同时保留了Φ3mm的针刀。这是因为确有需要该型针刀的手术,由于粘连、瘢痕较重,直径小的针刀在操作时会弯,所以保留下来。由于该型针刀的柄太小,握持困难,操作费力,故将刀柄变长,这样就可适于不同病情的需要。它既可做软组织的剥离,也可做骨减压之用。

3. 增加Ⅳ型横柄形Φ3~4mm针刀,其长度加大。目的是用于骨减压,尤其是股骨头的减压。由于体胖的病人,操作部位相对较深,过去的刀长度不够,钻进去费力,拔出时更费力,故改为横柄,操作更方便。

针刀是否可以改革?这个问题是不言而喻的。但改进应遵循一个原则,那就是不能脱离原来的基本形态和功能。它的改进原则应该是以针刀微创手术基本原理进行改进,而不是以开放型手术的原理来改变针刀。其实,学针刀就要学懂针刀微创手术的基本原理——它是以间断切开病理组织并保留原来组织的形态与功能为根本原则的,它的特色就是不改变原来的组织形态与功能来治疗疾病,这是针刀微创手术的基本原理和特色。二十多年的针刀微创手术的临床实践历程使我真正理解了针刀微创手术的本质,它治疗疾病是保留了原来的组织形态和理化性质的。这同开放型手术的手术原则与原理大相径庭。事实证明,那些脱离了这一原则的"改进"都是短命的,而朱汉章发明的针刀可以永葆青春和活力。

第三节 针刀微创手术的基本原理

——针刀微创手术基本原理新探

在二十余年的针刀微创手术生涯中,我经常思考的问题是:针刀为什么能把瘢痕消除掉?针刀对瘢痕的治疗是切开和剥离,而切开和剥离都是损伤,为什么针刀损伤了因损伤而形成的瘢痕,瘢痕却消失了,这是什么道理?这篇文章就是我对这一问题的新思考,以此来回答对针刀微创手术诸多"百思不得其解"的问题。

一、有关专家的相关论述

(一) 王雪苔教授的论述

朱汉章首创针刀疗法,把针灸针与外科手术刀的两种长处融为一体,使骨伤科的剥离、松解等手术由开放变成闭合,明显地提高了对骨质增生、慢性软组织损伤等类疾病的治疗效果。

他还说:中医学、针灸学同针刀疗法关系密切。就具体医疗技术而言,针刀疗法的确与针刺疗法不同,其着眼点在于利用刀刃进行切割、剥离,显然有别于针刺。

朱汉章教授提出的一系列理论都是以现代科学为依托的,这同古典理论有本质的区别,实现中医现代化的途径是使中医与现代科学技术包括与现代医学技术相结合。现代化的标志则应该是在保持与发展中医理论体系的前提下赋予中医以全新的现代科学的内涵。

(二) 朱汉章教授的论述

针刀在1976年《小针刀的研究》之前没有文献记载,"针刀"是在西医的人体解剖学、人体生理学、病理学、现代生物力学等现代医学理论指导下进入人体并达到所需的解剖位置后,就完全是西医的"手术刀"的作用了,以切、削、铲、磨、刮、凿和组织剥离等手术方式,以达治疗疾病的目的。

在论述类风湿病时,只要把致病因素消除,给人体创造一个良好的修复条件,而又不破坏它们原来的组织结构,人体就可以进行自我调解和修复而恢复原来的功能,针刀医学将西医的开放型手术变为闭合型手术,针刀治疗既可达到切割、松解、剥离、消除病灶的目的,又无须切开皮肤相关组织,也就避免了外科手术的后遗症和并发症的产生。

从以上的论述中不难看出,中西医结合的新医学就是要既高于西医又高于中医的新

医学,创造中国的新医学确实是中国医学的发展方向。下面,让我们来看看针刀微创手术是如何实现中西医结合并既高于中医又高于西医这一目标的。

二、现代创伤修复机制与针刀微创手术基本原理

人体在受到创伤后,会自然地产生一个复杂的创伤修复过程。现代科学研究已经可以从分子和细胞层面来说明这一复杂的过程和结局(见图1-1-3-1)。不管创伤大小,只要是创伤,人体就会立即开始创伤的修复过程,这是不以人的意识为转移的。也就是说,不管创伤大小都会产生这一过程,针刀进入人体造成的创伤当然不能例外,当针刀进入人体后,它也一定会产生这一复杂的创伤修复过程。

针刀微创手术是对正常或病理组织的创伤吗? 这是一个根本的认识问题。是否承认针刀切开是对正常组织与病理组织的创伤这个事实是我们讨论这一问题的根本和出发点。因此,在讨论这个问题之前必须承认如下事实,并达成共识:

1. 针刀是通过切开人体组织的方式进入人体的——有切口,只是切口很小而已。

2. 针刀是开放型手术的一种——因切口小,相对于大切口(需缝合者)则可称之为闭合型手术,最正确的称谓应为针刀(超)微创手术。

3. 针刀微创手术有损伤——当然就会有组织对创伤进行修复的过程,而且它一定符合现代创伤的修复过程。

4. 针刀微创手术是世界上最微小创伤的手术——这种微小创伤在人体会自我完全修复,因此也就不会遗留瘢痕(瘢痕素质除外)。这是多年医疗实践所证明了的。

5. 应用针刀微创手术不遗留瘢痕的原理——在正常与病理组织之间创建了在病理组织中进行正常修复的全过程,改造病理组

织为正常组织。这是朱汉章教授发明的针刀微创手术所产生的神奇疗效的根本原理。在此共识之下，针刀进入人体所发生的变化的全过程，就可用下述人体创伤修复的基本原理充分得到解释。

（一）人体创伤修复过程的宏观过程

针刀微创（修复）手术的基本原理：Ⅰ针刀切开正常组织进入人体→Ⅱ切开病理组织进入病变部位→Ⅲ在正常与病理组织间都造成了新的创伤→Ⅳ在正常与病理组织的创伤中建立起创伤修复通道→Ⅴ在正常与病理组织中开始进行创伤修复过程→Ⅵ病理组织与正常组织都得到良好的修复（图1-1-3-1）。

（二）简化针刀微创手术过程（图1-1-3-2）

（三）针刀微创手术创伤和微观过程（图1-1-3-3）

从图1-1-3-3中可以看出，针刀进入正常组织与病理组织中，就出现了一个新的创伤，这个新的创伤，就会引发一个创伤修复的全过程，正是针刀的"切开"为病理组织的修复打开了一条通道。从这条通道中，可以进入修复创伤所需的各种因子、细胞等物质并产生了一个非常复杂的创伤修复过程。首先是病理组织被单核细胞、吞噬细胞等所清除；其次是组织中分泌的各种生长因子与各

种细胞，特别是内皮细胞的增殖对微循环的形成有着关键的作用。此时，单个内皮细胞相连即成为微血管，多个微血管则会成肉芽毛细血管，多个肉芽毛细血管便汇成微循环，微循环的建立促进组织重建。这就是将损伤所引起的全过程引进了病理组织中，否则，病理组织则完全是"死水一潭"，多少年的病理组织丝毫无改变的事实完全证明了这一结论！当针刀微创手术出现后，这一事实正在改变，给病理组织修复为正常组织带来了新生的希望。不要小看针刀的"切开"二字，在它为正常与病理组织之间打开通道后，病理组织则被逐渐修复。我也常想，中医学对疾病的理解是阴阳五行，金木水火土相生相克。在针刀微创手术治疗的疾病中，那些清除病理组织的过程是否是在"相克"，而在修复病理组织的全过程岂不是在"相生"？

三、如何解释下列临床现象

现象1：鸡眼哪里去了？通过针刀切开松解，两周后鸡眼自消自灭了。

现象2：扁担疙瘩为啥消了？针刀治疗后变小，最后消失了。

现象3：多年的肿块为什么没有了？多年前，臀部注射形成的肿块经针刀治疗后，变小，并逐渐没有了。

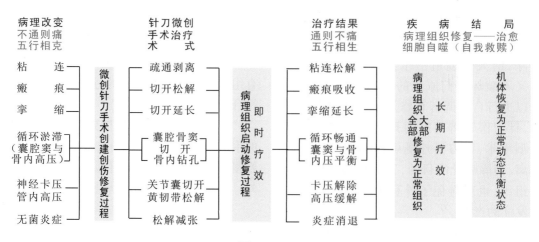

图1-1-3-1

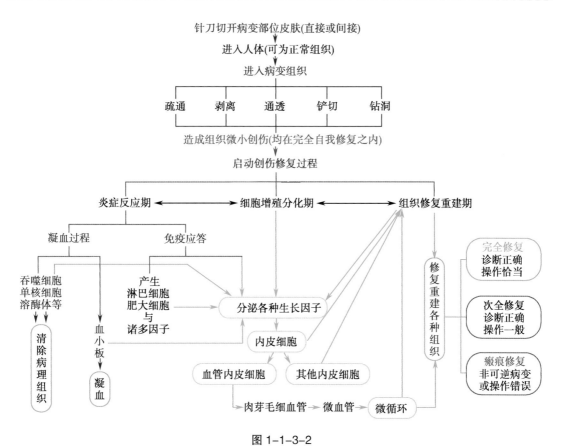

图 1-1-3-2

现象 4：腱鞘炎怎么治愈的？针刀切开腱鞘的瘢痕造成创伤，而后经创伤的修复而治愈。

现象 5：压迫桡神经的瘢痕包块经针刀微创松解术后，压迫解除，粘连、瘢痕、神经循环障碍等病理改变逐渐消失。这一切变化的原因是什么？所有这些，只有一个解释：针刀切开微创松解术后，病理组织逐渐修复为正常的结果。

所有这一切病理的改变被修复为正常组织，都是如何发生的？病理组织为何会消失？正常组织又是如何生长出来的？这都是要给予回答的。所有这一切，都是针刀切开治疗——创伤修复的结果！

针刀微创手术如何处理病理组织才能达到治疗的目的？分析如下：

第 1 步是，针刀由切开正常组织进入病理组织中，此时打开了正常组织与病理组织间的屏障，建立了两者之间的通道。同时，为正常组织（修复因子与细胞等）进入病理组织中进行正常修复活动创造了条件。

第 2 步是，组织有了创伤，就会引起创伤的修复过程，这是人体固有的功能，因此便产生了复杂的创伤修复过程。这里有以下几个问题需要回答：一是病理组织如何消失的？二是正常组织是如何生长出来的？三是为何只有针刀才有这样的使病理组织改变为正常组织的功能，开放型手术为何没有这样的功能？

第一个问题：病理组织哪里去了？

细胞生物学与分子生物学研究告诉我们：组织损伤后，损伤局部与全身反应必将迅速发生，通常可持续 3~5 天。此过程的核心是凝血和免疫应答反应。创伤必有出血，出血则引发凝血过程。其意义如下：

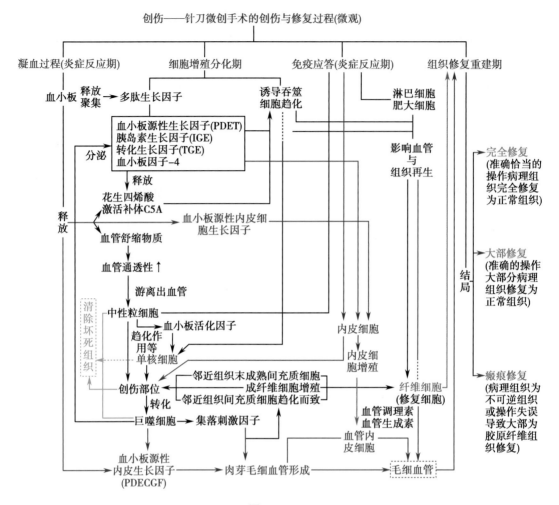

图 1-1-3-3

1. 具有诱导吞噬细胞的趋化作用。在凝血过程中,血小板被激活、聚集,并释放出促进细胞增殖的多肽生长因子。

2. 血小板释放调节血管舒缩和增加血管通透性的物质,使中性粒细胞、单核细胞等游离出血管,并在趋化物的作用下到达损伤部位。

3. 血小板还释出血小板源性内皮细胞生长因子,它们在炎症反应期的后期参与肉芽毛细血管的形成。

4. 在损伤初期的免疫应答中,主要是中性粒细胞、单核/巨噬细胞进入损伤组织中。它们的作用是:一方面,具有清除坏死组织、病原体和其他异物的功能,且巨噬细胞功能更强。另一方面,此期内的单核巨噬细胞是损伤初期(炎症反应期)阶段的主要分泌细胞,它除可以清除坏死组织以外,更可以分泌许多生长因子和集落刺激因子,为炎症后期的细胞增殖分化期打好了坚实的基础;还可以影响生长因子和细胞间的相互作用。没有巨噬细胞,它们将不易发挥作用。此时,尚有淋巴细胞和肥大细胞参与炎症反应期,它们对血管反应、组织再生修复能力等均有影响。

第二个问题:病理组织是如何变成正常组织的?

与损伤初期反应相伴随的是细胞增殖分化期,此期与炎症反应期之间并无明显界限,但又具有其特征性,即通过修复细胞的增殖分化活动来修复组织缺损。对表浅损伤的修复主要是通过上皮细胞的增殖、迁移并覆盖创面完成;而对于较深部的软组织损伤则需要通过肉芽组织形成的方式来进行修复。具体过程如下:

1. 成纤维细胞的增殖:肉芽组织的主要成分是成纤维细胞、巨噬细胞、丰富的毛细血管和丰富的细胞间基质。在普通软组织中,成纤维细胞是主要的修复细胞。

2. 内皮细胞的增殖分化和毛细血管的形成(图 1-1-3-4),其经过如下:

一是内皮细胞在多肽生长因子的趋化作用下迁移至伤处。二是迁移至伤处的内皮细胞在一些生长因子的刺激下开始细胞增殖。三是当内皮细胞增殖到一定数目时,

在血管调理素、血管生成素等的作用下,进一步分化成血管内皮细胞,并彼此相连形成贯通的血管。毛细血管每日增长 0.1~0.6mm。创伤 24 小时内,基底细胞即开始增生;第 5~6 天成纤维细胞就会产生胶原纤维。20mm 以下的创口 5~7 天即达到愈合的目的(可以拆线了)。

这样,病理组织中就有了血液循环,正常组织正在修复中。此时,病理组织被代替,新生的正常或接近正常的组织完成了对病理组织的修复。

第三个问题:正常组织会形成瘢痕吗?

由以上组织的修复过程可以得出结论,因为损伤小,完全在正常修复之中,所以没有形成瘢痕的问题。

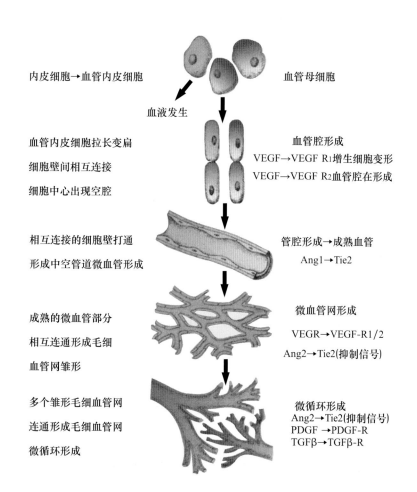

内皮细胞→血管内皮细胞　　　　血管母细胞

血液发生

血管内皮细胞拉长变扁
细胞壁间相互连接
细胞中心出现空腔

血管腔形成
VEGF→VEGF R1增生细胞变形
VEGF→VEGF R2血管腔在形成

相互连接的细胞壁打通
形成中空管道微血管形成

管腔形成→成熟血管
Ang1→Tie2

成熟的微血管部分
相互连通形成毛细
血管网雏形

微血管网形成
VEGR→VEGF-R1/2
Ang2→Tie2(抑制信号)

多个雏形毛细血管网
连通形成毛细血管网
微循环形成

微循环形成
Ang2→Tie2(抑制信号)
PDGF →PDGF-R
TGFβ→TGFβ-R

图 1-1-3-4

第四个问题:针刀起了什么作用?

针刀起了创造条件修复病理组织的沟通作用。没有针刀的切开——损伤,就不能打开病理组织与正常组织之间的修复通道。针刀切开手术在表面上看是"破坏",而这一"破坏"产生的结果却是病理组织的修复。这就是针刀微创手术的作用——不破不立,既破又立。

第五个问题:选择何处做针刀微创手术治疗?

针刀微创手术针对病理组织进行手术,具体部位应是:

1. 软组织的腱围结构、腱组织与肌的损伤所形成的病理组织处,包括粘连、瘢痕、挛缩的组织,此处也是循环淤滞、神经卡压之处;

2. 形成腔、囊、管等软组织内压力升高的组织,如肌筋膜间室高压、关节腔内高压、硬膜外腔高压、椎管内高压等;

3. 关节内外软组织病变处,包括创伤性病理性关节强直的软组织粘连等;

4. 具有高张力的软组织挤压管腔者(如前列腺增生、尿道周围手术瘢痕压迫尿道,椎管手术的瘢痕等);

5. 具有高张力的软组织增生(如前列腺肥大、炎症后遗留的瘢痕);

6. 具有高张力的骨组织(骨内静脉循环淤滞导致骨内压增高);

7. 造成神经卡压(主干与分支、前支与后支)的组织;

8. 神经兴奋性过高的组织等。

第六个问题:针刀微创手术间隔时间应多少?

根据创伤修复的时间来计算,同一部位应间隔一周以上为宜。

四、针刀微创手术与开放性手术的区别

从上述的分析来看,针刀微创手术与开放型手术是完全不同的两种手术方式,所以,不能用开放型手术的概念和原则来审视针刀微创手术。有人总觉得腱鞘炎不把腱鞘全部切开怎能治愈?腕横韧带没切开,怎么会治好腕管综合征?把黄韧带切两个小口有什么用?然而,事实告诉我们,针刀这种间断切开的方法就是能治疗很多疾病!事实胜于雄辩。其实,如果换个方式来思考,针刀微创手术中切开的组织原本不该存在吗?针刀微创手术就是要将病理组织通过针刀微创手术的间断切开来创造出自我修复的过程,从而治愈疾病。这就是针刀微创手术的特色。

五、用针刀微创手术实践来验证针刀微创手术的基本原理

对于针刀微创手术基本原理的思考,绝非一朝一夕的偶然灵感所得,而是在长时间针刀微创手术的实践中,在大量的临床病例的积累中,在反复验证的事实中,经过深思熟虑,同时,又深入学习关于创伤修复的现代理论,反复印证而得。如损伤性狭窄性腱鞘炎,过去都做了手术或封闭治疗,效果也是不错的。但有了针刀微创手术的实践后,证明了正确应用针刀微创手术治疗要更优于开放性手术或激素治疗。其一方面可避免手术后切口瘢痕与再粘连,另一方面可免去激素的副作用,只要弄清腱鞘的解剖关系(特别是拇指屈指肌腱腱鞘炎的病变的位置与走向,以及2~4指深浅两腱的结构形态与病变的位置),针刀微创手术的治疗效果比开放型手术的疗效要好得多!只要真正理解与掌握针刀微创手术的真谛——间断切开病变组织,以保留并恢复原来正常组织结构的手术方式,也无须将针刀改成斜刃刀、钩刀等形状,更能达到针刀微创手术的治疗目的。二十余年的临床经验告诉我,以开放型手术的施术方式来套针刀微创手术是不适宜的。

在许多神经卡压综合征的治疗上,针刀微创手术更有优势!如肘尺管综合征、腕管

综合征、腕尺管综合征、股外侧皮神经卡压综合征、闭孔神经卡压综合征、腓管卡压综合征等，针刀微创手术以间断切开或剥离被卡压组织的方式，不但治疗简单而且疗效更好。

尤其在脊神经后支卡压综合征的治疗上，其优势更为明显。脊神经后支神经比较细小，解剖部位较深，即使实施开放性手术也很难确切找到神经分支。所以，目前在脊神经后支的研究上没有明显的突破。但针刀微创手术因其损伤小，且可以深入至脊柱横突等较深的部位，因此在松解剥离被卡压的神经支时，可以在几无损伤的条件下完成被卡压的脊神经后支的松解剥离手术，治愈症状、体征十分严重的脊神经后支卡压综合征。

有人不同意做一些重要部位、有难度的针刀微创手术操作，这种对医疗安全的考虑是很有必要的。然而，在外科领域，绝对安全的手术是不存在的。关键在于实施这些针刀微创手术有没有价值，在手术的安全上，要细致研究手术部位的解剖关系，精心设计手术方式，合理安排手术操作程序，练就高超的"控刀"能力，就可以对风险大的手术保证其十分安全。一些人认为，肋间肌的起止点、寰枕后膜、颈椎小关节囊、颈腰椎黄韧带，尤其是开放性手术术后粘连、椎管狭窄严重的病变的部位等处是针刀微创手术操作风险极大的部位，但在我们临床实践中却从未发生一例失误。如第 1 例腰椎黄韧带松解术是一位腰椎间盘突出的病人，突出的症状是腰部的束带感，经三家医院治疗无效来院。我们为其做了三次常规针刀治疗疗效不佳，特别是腰部的束带感依然如故。经仔细观察 CT 片发现，该病人 L_{4-5} 的黄韧带肥厚明显。据此，给该人实施了黄韧带松解术，刀还未拔出时，病人便报告腹部"束带感"已消失，病人痊愈。另一例病人是腰椎间盘突出，经治疗直腿抬高已可达 60°，但病人尚不甘心，提出让我再治疗 1 次，当我把又硬又厚的黄韧带（厚有 10mm，硬度如橡胶绝缘板）松解以后，直腿抬高马上达到 90°。后来，又遇一例

脊髓型颈椎病女病人，70 岁，颈肩背部疼痛难忍，叫苦不迭，于是及时做了突出椎间盘的射频、臭氧与项部的拨针等治疗。然而，症状无丝毫改善，麻醉药也不能缓解。第 3 天给予针刀关节突关节囊与黄韧带松解术，术后，病人说病好了 70% 以上，因春节快到回家休养，第二年又做二次针刀，手臂的麻木无力等症状全部消失，病人痊愈。这样的病例数不胜数。一个小小的鸡眼不也常常难住医生吗？然而，在鸡眼上切几刀，几天后它却不声不响地消失了，不让人感到惊奇吗？这就是针刀微创手术的魅力。也有人认为，关节滑膜是不可侵犯的，等等。然而，殊不知当它们有了病变以后，它们已经不是正常状态，如不进行治疗它会变正常吗？这些问题都是值得认真思考的。

六、针刀与针灸针的异同

朱汉章氏是这样区别针和刀的："'九针'的指导理论是传统中医学的经络学说，技术操作过程是循经取穴，刺入穴位后'得气'或在局部放点血就出针，以达治疗疾病目的；而针刀是在西医的人体解剖学、人体生理学、病理学、现代生物力学等现代医学理论指导下，其在进入人体时是个'针'的理念，进入人体并到达需要的解剖位置后，就完全是西医的'手术刀'的作用了，以切、削、铲、磨、刮、凿和组织剥离等手术方式，以达治疗疾病的目的。"

针刀微创手术与针灸疗法等可能都有经络效应，即刺激作用，这是针刀与针灸针的相同点。但这个相同点，不仅针刀有，推拿按摩、挑治等治疗方法也有。也就是说许多疗法都可以有"经络效应"。因此，不能因为有"经络效应"，针刀疗法的作用机制就仅仅是针刀的刺激作用，甚至以针刀代替针灸针，这种说法是不客观的，不确切的，也可能是有害的。因此，认识针与刀的区别是非常必要的。无论把针刀称为什么名字，比如有人把它叫做"平刃针"或者叫做"刃针"，这个器械的前端

肯定是刀刃;也不管它的刀刃有多长,比如针刀的刀刃只有 0.8~1mm 长,但它绝不是一根针。至此,可以把针刀与针灸针做一个全面的比较,请见表 1-1-3-1。

表 1-1-3-1　针灸针与针刀的对比表

	毫针(不同直径的)	针刀
器械特点	针(尖)	刀(带刃)、微型手术器械
理论根据	经络穴位	解剖、病理
实施方法	针、刺激	刀、切割、剥离
治疗部位	穴位,可取阿是穴、以痛为腧、邻近病变部位或远隔取穴,可上病下治、下病上治、右病左治或相反	病变局部,但不可任何部位的痛点都"以痛为腧"做针刀,要直接或间接针对病理组织而不损伤其他正常组织(即避开血管与神经等组织)
治疗效应	得气	松动感(切开剥离松解病变部位组织)
治疗作用	疏通经络,调节阴阳	疏通粘连,松解瘢痕,延长挛缩,减张降压,消除异常高应力等
治疗机制	穴位刺激,经络传感,可增加脑啡肽等物质	针对局部病变,间断切开剥离松解病变组织,达到全部或部分修复病理组织为正常组织来治愈疾病的目的
与大血管神经干的关系	可直接刺在神经干上,与神经的刺激反射等功能密切相关	不可切在神经干及大血管上,那样可致神经损伤及出血、血肿
适应证范围	以功能性疾病为主	以器质性疾病为主,以骨伤科特别是软组织损伤、关节功能障碍、腰椎病为主

从比较表中可以看出针刀与针灸针是两种绝对不同的医疗器械。因此,不应该用针刀代替针灸针。换句话说,即使有了针刀,不仅消灭不了针灸针,也绝对替代不了针灸术。应该警惕的是,若以针刀代替毫针来实施针灸术将存在很大的风险。比如,我们对针刀所要通过的组织没有清楚的解剖学知识,不了解刀下的血管、神经等组织走行具体的情况,我们就无法主动地去避免对它们的损伤。如尺管综合征、腓管综合征,它们的压痛点、窜麻点就是尺神经与腓总神经通过的部位,如果我们不了解这一点,而把针刀切在神经上,就有可能造成无法弥补的损失,甚至造成终身的残废。所以,我们不应该把阿是穴作为针刀的定点原则,对此不可掉以轻心。

第四节　针刀微创手术的特色

从微创手术角度来说,朱汉章在《针刀医学原理》已明确肯定"针刀是一种闭合性的手术器械",针刀所做的一切都是"闭合性松解术"。针刀是"将西医的开放型手术变成为闭合性手术,达到切割、松解、剥离、清除病灶的目的"。同时还表示"针刀是来源于针灸学的理论和方法,又不完全等同于针灸学的理论与方法,针刀是具有了现代医学的内涵"。

针刀微创手术到底有怎样的特色?分述如下。

一、中西医学融合——既重视整体观念,亦重视局部病变

中西医结合是针刀微创手术(闭合型手术)的本质所在。重视人的整体,从整体出发,这是中医学的主要观点。在针刀微创中,首先考虑到的是尽量减少对人体的干扰,避免像开放型手术对人体的损伤。因此,针刀的切口可以忽略不计,在针刀通过正常组织时几乎无损伤。这一特色在既往的手术中是绝无仅有的。因此,针刀手术的病人可以早期进行功能练习,从而避免了开放型术后一种十分尴尬的现象——术后当时疗效很好,但由于术后不能及时进行功能练习,日后疗效愈来愈差。

与此同时,针刀微创术也十分重视局部的病变。因此,针刀微创术对局部的病理改变极为重视,所以针刀治疗疾病具有明确的针对性。对颈椎病、腰椎间盘突出症等脊柱疾病,实施直接(或间接)的关节内外、椎管内外松解减压术治疗;对肌、腱、腱周围结构损伤则针对高应力点进行松解治疗;在治疗股骨头缺血坏死时则针对骨与关节内外软组织两个方面进行治疗;在关节强直的治疗上,由于针对粘连与瘢痕松解彻底,又能早期功能练习,所以疗效更为突出。

二、通过软组织针刀微创松解减压术治疗骨质增生疾病

"骨在需要的地方生长,在不需要的地方吸收"。更明确地说,即"在骨组织遭受压力与张力的轴线上继续加强骨组织,而削减在轴线以外的骨组织,以调整骨的应力结构"。各国学者大都认同这一观点,即骨质增生不

是单独出现的,它必然与软组织有密不可分的关系。换句话说,骨质增生是在软组织的力作用下而产生的。软组织,特别是肌力的作用,如拉力、压力、张力、剪力等的作用下产生了骨质增生。当针刀处理这样的病变时,则是应用针刀松解骨刺所对应的肌、腱与腱周围结构组织,以达到治疗骨刺疾病的目的。事实证明,这种方法是有效的,跟骨刺与许多骨质增生性疾病的治疗就是证明。其实,既然同意骨质增生是软组织的力平衡问题,那么,在一定的范围内,应用针刀微创松解减压手术针对软组织进行处理,以求得治疗效果是极为合理的,可以说是一个捷径,是顺理成章之事。因此,针刀不仅可以治疗软组织病变,而且可以治疗骨组织的病变。对于某些骨质增生性疾病,应用对相应的软组织的处理可能取得的疗效,无须更多去论证了。当然,当骨质增生到一定程度后,单纯处理软组织可能不能完全解决问题,需要配合其他手术治疗,这也是正常的,这就是事物的复杂性。但,这不能抹杀软组织在骨质增生性疾病中的作用,也不能抹杀处理软组织对治疗骨质增生性疾病的作用。

三、针刀微创松解、减压手术不遗留手术瘢痕

与开放型手术相比较,针刀闭合(微创)手术最突出的特点是:开放型手术遗留下来的是瘢痕,而针刀微创手术不但不会留有瘢痕,完全相反,针刀微创手术还能使原来的粘连、瘢痕与挛缩的病变组织改变为正常或接近正常的组织,即在针刀微创手术的有限干预下,改善了局部的血液循环,特别是微循环的改善,可使原来的粘连、挛缩、瘢痕的病变组织全部或部分恢复其正常的组织状态。这就是针刀微创松解减压手术治疗疾病的根本原理,这也是针刀微创手术与开放型手术的本质区别。

在这里尤其要检讨的是对于关节功能

障碍(强直)的治疗方法的选择问题。传统的方法自然是开放型手术治疗,然而,到目前为止,还没有一个系统完整、规范、疗效较好且为广大骨科医生认可的开放型手术术式,而开放型手术在治疗关节强直这类疾病上,总起来说其疗效是不能令病人和医生满意的。究其根本原因可能是:首先,应用开放型手术治疗,一定要有很大的切口,因为关节强直多半有较大面积的瘢痕与粘连;其次,有切口就必然要缝合;其三,其愈合也就必然需要一定长的时间,而这个时间一定要制动,因此无法进行动静结合的功能锻炼;其四,还要切开在切口以内的各种粘连和瘢痕的组织,并且是应用锐器切开的方式进行,必然造成进一步的损伤,与此同时,在使切口顺利愈合的制动时间里,切口的愈合就意味着被切开、松解的组织也将再次愈合。这一过程则必然使开放型手术治疗间断,关节强直的疗效大打折扣。因此,开放型手术治疗关节强直的疗效便无法达到预期的效果,使病人和医生都很懊丧。

然而,如果我们应用另外一种与开放型手术方式完全不同的针刀微创手术方式来进行关节强直的治疗,那是否有可能得到完全不一样的结果呢?通过临床实践已经证明是完全有可能的。针刀微创松解手术治疗关节强直与开放型手术有根本的不同:首先,针刀微创松解术切口可以忽略不计,等于完全以闭合的方式进行松解剥离瘢痕与粘连组织。这样,就不存在切口的愈合问题;其次,切口以内的粘连、瘢痕组织也不是应用锐性切开的方式松解,而是应用钝性剥离的方式,减少了损伤;其三,由于无开放型切口,也就没有关节制动的必要,故术后就可以进行动静结合的功能锻炼,从而消除了术后再粘连的弊病,保证了术后关节功能的良好恢复。如果再加入驱血、止血、制动与功能锻炼等现代技术融合到这种闭合型手术术式中来,可以使针刀闭合型手术治疗关节强直疾病的疗效更加提高。所以针刀微创手术治疗关节强直是针刀微创手术的一大亮点。只要细读开放型与闭合型手术的比较表,实践一下,就会体会到针刀闭合型手术的优越性了(详见表1-1-4-1)。

表1-1-4-1　关节强直针刀闭合型手术与开放型手术比较表

比较项目	切口	缝合	制动	松解方法	松解部位	功能锻炼	术后粘连	功能恢复	结局
开放型手术	大,瘢痕全长	全层全长	直到愈合约需2周	切开为主,加锐性剥离	正常或瘢痕组织都要切开	切口愈合后	多,可能增加	全部恢复者少	功能减退或强直
针刀闭合型手术	1~4mm↓无瘢痕	无	为止血可制动1~2日	间断切开、钝性剥离为主,少量延长肌与腱	在脂肪垫与神经界面之间	术后当天或1天后	少,小或无	绝大部分全部恢复	功能恢复较全

四、针刀松解、减压手术可使病理组织转变为正常组织

这是针刀闭合型手术与开放型手术最大的不同,也是针刀微创手术最大的优越性。针刀松解一个多年的很大的臀部瘢痕结节、扁担疙瘩(直径>50mm)等,经几次针刀松解手术后它逐渐缩小而消失,这个瘢痕是如何消失的?又如,一个学生脚上的鸡眼,在它的周围切了几刀,鸡眼自己消失了如何解释?有人说是组织坏死后吸收的结果,但却没有看见变黑的过程。因此,这一

结论无法证明。而从病理组织的消失看,它是在不经意当中消失的,它的最大的可能就是被吸收了。

其实在针刀微创治疗神经卡压综合征时,这一作用表现得更为突出。比如腕管综合征,腕横韧带增厚压迫了正中神经时,针刀微创手术只是把腕横韧带切开几个小口。但腕横韧带却变薄了,正常了,疾病也就治愈了。现在已经证明,甚至是极度增厚的关节滑膜,经过针刀微创松解术后,完全可以变为正常状态。这是谁的威力?这是病理组织在针刀干预下,改善了局部的血液循环,使病理组织恢复为正常组织所产生的治疗效果。这是针刀最为奇妙的作用,也是针刀微创手术强大的生命力所在。

五、针刀微创松解、减压手术不改变人体组织的物理与化学性质

从现代微创外科来说,从国外引进的设备与方法确实很多。其中,如臭氧、激光、等离子、射频、水刀、溶盘等微创疗法,其实它们都是介入疗法。严格说来,它们不是手术,而是代替手术的一种方法而已。这些方法大都是应用物理或化学方法来实现其治疗目的。也就是说,通过这些方法的治疗,它们已经改变了人体某些组织的本来状态和性质。其远期疗效到底如何?有的已经确定了它的不良后果,有的时间尚短,还难以做出确切的结论。但有一点可以肯定,生物酶类消融的、强氧化剂氧化的、几百度高温汽化的、近百度热凝的体内组织(主要是椎间盘),再也不是原来的正常组织了,其最终结局很可能形成一些瘢痕组织。可以肯定地说,它们与人体的正常组织,至少是有些不同了。而针刀微创手术,如果应用得当、技术娴熟,不仅手术切口可以忽略不计,同时,还可以疏通粘连,松解瘢痕,延长挛缩,消除肌、腱与腱围结构的高应力,解除神经卡压,改善循环(特别是微循环)与降低骨与软组织的高压,从而治愈许多疑难疾病。但它并没有改变组织的任何物理、化学属性。

从以上事实可以总结以下结论:

如果医务工作者能开动大脑中的智慧,针刀微创松解减压手术会闪烁出更多的亮点,使中华针刀微创手术会放射出更加灿烂的异彩。因此,有理由相信,针刀微创手术具有独特的、不可替代的作用;针刀这一微创手术器械一定会被越来越多的智者所应用,一定会在微创外科手术中发挥愈来愈大的作用。

那么,针刀的本质归根到底是什么?

在这里,摆正以下两方面的关系很重要。一是要摆正针刀微创手术与针灸术的关系,要清楚地认识到,如朱汉章所说,"针刀是来源于针灸学的理论和方法,又不完全等同于针灸学的理论与方法,针刀是具有了现代医学的内涵",针刀绝对不等同于毫针,它们二者有着本质的区别。所以,应用针刀代替毫针是值得商榷的,或者说应提出必要的警示:不宜滥用。二是,与此同时也应该摆正针刀与外科手术刀的关系。有人认为,针刀适用于一切外科手术,这不符合客观实际。也就是说,针刀微创手术不仅不能完全代替外科手术刀,更不能消灭外科手术刀,这是绝对的。历史也一定证明另一点,那就是,针刀这一微创手术器械以及全新的微创理念一定会成为世界微创手术中的新成员,它会在闭合型手术——针刀微创松解减压手术中发挥其不可替代的作用,这一天指日可待。

六、针刀微创术拥有深厚的现代医学基础

针刀微创术是在现代基础医学与临床医学的基础上建立与发展起来的。特别是解剖学、病理学、影像学与诊断学,它们为针刀微创手术的实施奠定了坚实的基础,使针刀微创术找到了明确的靶点,因此定位准确、手术

规范、操作到位、疗效确切;而现代手术学、麻醉学与无菌术则为针刀微创术的实施提供了安全的保障;与此同时,对某些高难针刀微创手术操作则有影像设备做可视的实时监控,为针刀微创手术的精准操作提供了有力地支撑。因此可以说,针刀微创术是在中医学精华与现代医学技术的指导下形成与发展起来的,具有明确的治疗机制,符合现代医学原理,具有可重复性,更突显其科学性。因此它有光明的前途,广阔的发展空间。

第五节　针刀微创手术的本质

一、针刀手术是微侵袭疗法

针刀闭合性手术是现代微创手术。

现代外科微创的概念是什么? 为什么说针刀松解减压手术是微创手术?

以最小的创伤来实施手术,以达到最佳的疗效为宗旨,可以理解为现代微创外科的内涵。

要想实现微创,就要做到:皮肤的切口尽量要小,自然以切口可以忽略不计为最佳;手术的操作越简单越好;手术的损伤越小越好;医疗过程越短越好;功能的恢复越全越好;病人的康复越早越好;其医疗费用则越少越好。如果从骨科手术的发展来看,从开放型向闭合型手术的发展,这已经为历史所证明。针刀微创手术是否符合这一要求呢?

首先看针刀进入组织时切口的大小。针刀是以 0.8~1mm 长的刀刃,切开皮肤、皮下组织及各层需切开的组织。到达手术部位后,进行一系列切开、松解、剥离等操作而达到治疗疾病的一种手术方法。皮肤切口是目前所有手术刀中最微小的,这一点绝对符合微创要求。在针刀进入非病变组织的过程中,它只是简单地通过,对组织基本没有损伤。因此说,针刀微创手术的切口是微创的。其实,正如专家们所说,切口小不一定是微创,而损伤小才是真正的微创。针刀的切口不仅小,它还考虑了所通过的组织不会损伤血管和神经以及其他重要组织器官,这才是根本。因此,在切口的设计上要求它必须是捷径而且安全。这样,这个切口所造成的损伤就可以达到最小化。以切口来说,针刀微创手术才是真正的微创,甚至可以说是超微创手术。

其次,针刀最重要的操作,或称最先的操作是针刀的切开操作。针刀微创手术可以做许多需做切开治疗的病变,如滑液囊、腱鞘、关节囊、肌腱、韧带(包括颈、胸、腰椎的黄韧带)、小的粘连条索、大的瘢痕包块、挛缩组织的延长等许多病变,它们的治疗都需要做切开操作。这大量的松解、减压的外科手术操作,到目前为止,除了开放型外科手术(包括内窥镜手术在内)在切口无须缝合的情况下,尚无其他方法可以替代,只有针刀微创手术才能做到。试问针灸针等"针"样工具能做这些操作吗? 这样的器械所做的手术不仅是微创手术,而且完全可以说是超微创手术。

再次,为什么说应用针刀治疗疾病是微创手术疗法呢? 就以剥离的操作来说,它的前提是切开。没有各种组织的切开,就不可能进入人体,就不可能到达病变部位,就不可能有松解、剥离的手术操作。从针刀剥离手术操作本身来说,虽然在操作的叙述中没有指明是先切开、后剥离,但实际上,是先切开需做剥离的组织才能进行剥离操作的。如果粘连、瘢痕、挛缩严重,只切开一刀仍然做不了剥离操作的话,则提示需先切开 1~2 刀或多刀,然后再进行剥离操作。不仅如此,针刀所能做的手术还有很多,在相关节段中将详细叙述十个方面的针刀微创松解减压手术,涉及百余种疾病。一把小小的针刀,能解决那么多疾病,还不能称之为针刀微创术吗? 这样的微创手术难道不能与间盘镜、关节镜相媲美吗?

其实,对于我们所做的各种松解减压手术来说,如肘关节、髋关节、黄韧带等松解减压术,也不一定需要全部、彻底地切开;实际上,间断切开,而不完全、彻底切开是针刀微创手术的一大特色,是它的优点与优势(当然也可以说是一个小小的缺憾),以消除其病理形态,恢复其原来的解剖与功能状态,应该是针刀微创手术治疗的最大优势,也是最终目的;再如,关节强直松解术,在某些骨科医生看来,不管是什么组织,只要有粘连就要切开,只有这样才能完全松解;至今可能也还没有想到可以用针刀切几个小口就能达到恢复关节功能的目的。然而,针刀微创手术的实践就打破了这个常规。针刀在做这些手术时,已经完全抛弃了彻底切开的方式,而是在肌或腱的神经界面上,而更多的是在脂肪垫、滑液囊等处做松解、剥离(即大面积通透剥离),或在关节囊上分散切开松解,或在紧张的肌腹上以针刀(0.8~1mm宽的刀刃)进行切开延长,取得了比那种完全切开的手术方法更好的疗效。特别应指出的是,在神经卡压综合征的治疗上,针刀松解减压术具有得天独厚的优势。它在松解骨–纤维管的纤维带时,不是单纯地把纤维带切断了事,而是要在松解减压的基础上使病理的状态下纤维带变成正常组织,这在临床上已经是不争的事实。

还有一个问题是,针刀微创手术能缩短疗程、提高疗效吗?

在开放型手术中,有需要缝合的切口,在切口愈合前是不能做功能锻炼的,这就大大地影响了关节功能的良好恢复,这是令骨科(或外科)医生非常懊恼的事情。而在针刀微创手术中,在各种慢性软组织损伤中,即肌、腱、腱围结构的损伤中,应用针刀或类似的器械做闭合型松解减压剥离手术的疗效是很好的,疗程也较其他方法更短。对于颈椎病、腰椎间盘突出症、股骨头缺血坏死、骨性关节炎等疾病,在其适应证的范围内,其疗效也是十

分突出的。而在创伤性、类风湿关节炎等的关节强直的针刀微创手术治疗上更是取得了非常优秀的成绩。究其原因也很简单,因为没有被缝合的切口,从而可以早期活动,可以动静结合做功能锻炼,所以疗效更好。我们的临床实践早已证明。"有"与"无"需缝合的切口,这一字之差,其最终结果却有天壤之别之差异,这是某些人在目前尚不敢正视的事实。

从以上分析中可以看出,认定针刀松解减压手术是微创(或超微创)手术是有充分根据的。

有人提出,针刀也是切开组织才进入体内的,为什么称之为闭合型手术呢?

闭合型手术的提法是朱汉章在针刀发明的初期,在《小针刀疗法》一书中提出的一个新概念,是相对于切口较大而又必须缝合的外科手术来说的。目前,即使是外科的小切口手术,或被称为微创外科的内窥镜手术也要缝合1~2针的。而针刀的刀口仅为0.8~1mm大小,出刀后,根本不见创口,更无须缝合;另外,如果仅仅是一个小切口,而无手术操作那也谈不上是微创手术。判定针刀手术操作是微创手术操作的根据是:针刀微创手术不仅可以做一般的肌损伤、滑囊炎、腱鞘炎之类的小手术,也可以做那些比较疑难的手术,如颈椎病、腰椎间盘突出症、椎管狭窄症、股骨头缺血坏死、某些关节畸形、关节强直等手术。只应用针刀进行切割、剥离等操作而不用任何药物来治疗这些疾病,难道不是手术吗?这种切口无须缝合的手术,难道不可以称之为闭合型微创手术吗?

我们已经从针刀的结构、刀刃的大小、针刀的切口与入路的选择、针刀的操作的最大无创化等方面论述了针刀是微创手术的理由。其实,针刀微创手术的微创理念是建筑在对病变组织病理状态的深入认识,对人体生物力学在病变中所起作用的把握的结果。针刀微创手术可以充分利用软组织某些生物

力学的特点,并与精细解剖密切配合,只做极少的针刀操作,便可达到某些治疗目的,这种操作确实是微侵袭。也有一部分操作看起来面积也不小,但与开放型手术相比,它仍然是远远小于开放型手术的侵袭的。因此,无论与目前哪一种微创手术来比较,针刀微创手术都是最为微创的手术。这一点是毫无疑义的。

有人提出,针刀既然是刀,那么针刀对组织是否有损伤? 是否也会产生粘连、结疤等损害? 这是一个很普遍的疑问,同时,也是一个比较难以答复的问题。事实是,针刀一旦进入人体组织中,它就是切开组织。在针刀的手术中,疏通、剥离、切开等操作对组织也是一种损伤,这是事实,谁也否定不了,只是针刀微创手术操作比开放型手术操作的创伤要小得多,完全在机体正常修复功能的范围之内。

那么,针刀术后,能否再产生粘连、形成瘢痕之类的病变呢? 其实,尽管针刀的创伤微小也不可能在组织修复机制之外,因此出现粘连等病理改变是完全有可能的。但这也仅仅只是一种可能。这一问题应从两方面来分析。第一,对于一般的软组织粘连、瘢痕之类病变的针刀切开、剥离来说,通过针刀微创手术的治疗,消除了疼痛,改善了功能,再加以功能锻炼,会使被疏通开的粘连病变逐渐吸收恢复正常。这种对微小损伤的自我修复功能是人体先天固有的。第二,从另一个角度去看,即使真的有粘连,如果是粘连在功能位上,又有何碍? 在外科手术中有不少手术术式就是应用组织的粘连功能来达到治疗目的,就是例证。但是,较大的针刀松解手术,如果把固定、运动、功能练习等安排得不够合理,确实会产生再粘连的问题。比如,类风湿关节炎的关节强直,经处理后确实恢复了功能,但术后病人拒绝功能锻炼,又固定在一个姿势上不动,多日后确实可以形成再粘连。有人问,本来是外伤性膝关节强直(伸直型),行针刀术后给予屈曲固定14天,结果膝关节

又不能伸直了,怎么办? 答复是:再手术! 本来针刀微创手术的优越性就是可以早期(麻醉恢复后)功能锻炼,但由于术后固定与活动(动静结合)安排不当,又发生了新的组织粘连,这不是针刀微创手术本身的问题,是术后处理不当所致。当然,由于病变情况的不同,针刀术后肢体功能恢复情况也可能不尽相同。因此,如何设计针刀微创手术松解点,松解的程度,针刀术后如何固定,如何安排动静结合、刻苦功能锻炼,都与治疗效果有明显的关系(在第四篇中有详细的论述)。所以,忽视针刀微创松解术后的功能练习,也有可能发生再粘连的问题。

在针刀的切开操作上,由于刀刃太小,仅为0.8~1mm,所以它所切开的肌、腱、韧带等组织不可能被彻底切断,必然仍有藕断丝连之处,这是针刀最大的优越性的表现;同时,也是一个小小的缺憾。不仅如此,针刀微创手术也不是包医百病的灵丹妙药,它只能做切开、松解、剥离等操作,而不能做缝合修补等建设性操作,这又是它的局限性。只有充分认识针刀的实质,同时也能认识到它的优越性及其局限性,才能正确发挥针刀微创手术的作用。

如果从另一个角度看,针刀微创手术又是处在中、西医与内、外科疗法之间的边缘位置上。针刀微创手术不同于内科疗法(或称保守疗法),因为它不是用药物治疗,而是通过针刀的松解和剥离等手术操作来治疗疾病。针刀微创手术的术前准备、麻醉与施术方法、术后处理等原则与手术疗法完全相同,它的本质是手术。然而,针刀微创手术与开放型的手术疗法又不尽相同,最大的不同点是它的切口无需缝合;针刀的治疗操作不像是外科手术,倒像是内科(或针灸)疗法的一种操作。针刀微创手术就是处在这样一个边缘——手术疗法与保守(内科)疗法的边缘位置上。因此,针刀微创手术就占领了一小块医学处女地。这一席之地便是针刀微创手术稳健的立足点。

以针刀为工具,实施微创手术的医疗方法,它的本质是手术疗法,这是无可争辩的事实。针刀微创手术是外科领域中的一门新学科,是一个具有切口小而又无需缝合这一突出特点的新的外科手术方法,这也是毫无疑问的。尽管针刀微创手术疗法还不够完善,还需要进行深入地研究和探讨;尽管真正掌握针刀的精湛操作技艺的医生还不多,针刀微创手术的开展还有许多阻力;但它将给外科带来新的活力,新的扩展,并有望成为一个新的边缘科系。正因为如此,针刀微创手术至少是外科疗法(微创手术疗法)的补充、扩展和延伸。

至此,可以回答一个很多人都在思索的并带有根本性的问题,针刀微创手术的本质到底是什么? 一言以蔽之,针刀微创手术的实质就是微创松解、减压手术。

由以上的分析可以得出一个结论,同时也由本书在下列各章节中所叙述到的诸多疾病的治疗去印证这一结论:针刀微创手术是微侵袭手术疗法,应属微创外科范畴。

针刀微创手术属外科范畴这一观点,在某些人看来可能是无法接受的。其实,只要真正了解针刀,就会认识到针刀的本质是微创手术,而最终认可针刀在微创外科中的地位。

二、针刀手术是非药物疗法

针刀微创手术是治疗某些疾病的好方法,针刀微创手术不是药物治疗,它是以微创手术来治疗疾病,因此它是非药物疗法。

作者从事针刀微创手术已近 20 年。在这漫长的时间里,只有在做侧隐窝狭窄时,为了减轻和消除椎管内无菌性炎症,少数病例用过激素外,余者一律不用激素、血管活性药、维生素和营养药等药物;针刀微创手术后,也基本不用止痛、抗炎等药物,其疗效,绝不亚于用药者,而且远期疗效更好。因为,针刀微创手术是针对某些疾病的粘连、瘢痕、挛缩、某些组织的异常高应力、无菌性炎症渗液

的积聚、关节囊内压升高、骨内压增高、某些神经的卡压等病变实施切开、疏通、松解、剥离手术,达到粘连的疏通,瘢痕的松解,无菌性炎症的内引流,异常高应力的调整,增高的骨内压、囊内压的释放,神经卡压的解除等目的,其针对性极强,符合现代医学科学原理,符合外科手术规范。因此,它的疗效是确切的,远期疗效则更好,为什么还要用那些无关的药物呢。其实,这些人的想法是他们一怕操作损伤较大而产生疼痛,二怕无菌操作不严格而产生感染,三怕针刀操作不到位疗效不佳。因此,总想得到 1+1>2 的疗效。如何解决这个问题,就是要练好基本功,一切迎刃而解。

在针刀治疗中为什么不加用药物呢? 之所以要这样做的目的是:

首先,要考验针刀微创手术到底能不能治病;其次,也考验医者会不会用针刀微创手术治病。

针刀微创手术疗法,不仅不用药物,也基本不用手法,更不用重手法。在检查治疗效果时,一定要在针刀治疗后、手法(无论轻重手法)实施之前进行,与治疗前作对比;而不是做完某种手法以后再来判定治疗效果。之所以要这样做,其根据是,外科手术就是靠手术来治病。针刀微创手术可以达到治疗目的,完全可以取得治疗效果,为什么要再加药物?岂不是画蛇添足! 尤其是以针刀微创手术之名,行激素封闭之实,用激素来取得暂时的疗效,不足取。再次,还要同时考虑的是,在注入关节腔、骶管、硬膜外或肌腱、肌肉中的各种药物有何根据,是否符合药典规定,应用各种药物的利弊等。以病人利益为重,不能只求即时效果而不顾长远利益。

早在 20 世纪 50 年代,就有人提出激素是“危险的灵药”,用以提示医生要谨慎选择应用。激素的发现和应用确实对医疗有很大的推动作用,挽回了许多垂危的生命。但是,在非抢救用药上,近年来却是十分混乱。在

疼痛治疗中,不论有无禁忌证,均常规应用激素,疼痛治疗者无一幸免,这与许多专家的忠告背道而驰。

简单回顾激素的有关问题,对于激素的应用问题,历来有三种主张。

第一种主张是反对应用。有人在临床及实验中发现,激素使受伤组织中的成纤维细胞和新生血管的增殖受到抑制,阻碍肉芽组织生长、伤口的愈合及骨修复,甚至造成肌肉变性,因而反对应用。第二种主张是应用。在临床及试验中发现激素能减少手术后创伤反应,不影响成纤维细胞的正常增殖,故主张应用。第三种主张,极有限的慎重应用。大多数学者都肯定在应用激素时,成纤维细胞的形状变得不整齐,而且细胞中形成空泡,将影响创伤的愈合或愈合组织的韧度,故对急性创口不主张应用。但对慢性损伤,无愈合问题者,可考虑少量应用。

据目前了解,糖皮质激素(泼尼松、可的松、地塞米松等)的局部作用主要是消炎及抗免疫作用。激素局部注射后,能使结缔组织发生结构和生理的改变。结缔组织包括成纤维细胞和非细胞(大量的是透明质酸)两

部分。结缔组织的产生和维持主要依靠成纤维细胞及其本身的酶、维生素和激素的调节。而透明质酸酶,它可以使成纤维细胞活性增强,使毛细血管的数目及管壁的通透性增加,并使透明质酸分解成水溶性物质。因此,透明质酸酶可以引起组织炎症、水肿和瘢痕。激素之所以能治疗小创伤等疾病,就是因为它们有抗透明质酸酶的作用。但必须指出,激素的作用只能减轻关节滑膜、脂肪组织的炎症,它的作用是抑制炎症、抑制机体的炎症反应,而不是病因治疗。如在髌骨软化时,应用激素治疗,由于疾病本身软骨素已经减少,而激素又会抑制软骨素的产生,因而可能影响已软化软骨的正常修复。

然而,最严重的问题不是形成瘢痕或伤口不愈合的问题;而是应用激素治疗的病人产生了大量的骨质疏松、关节端骨塌陷和骨坏死(图1-1-5-1)。随着激素类药物在临床中的广泛应用,出现激素性股骨头坏死的病例也日益增多。目前,临床发现股骨头坏死的第一位病因就是滥用激素。股骨头坏死的发生与激素摄入的途径和剂量有关,也与个体差异与敏感性有关。

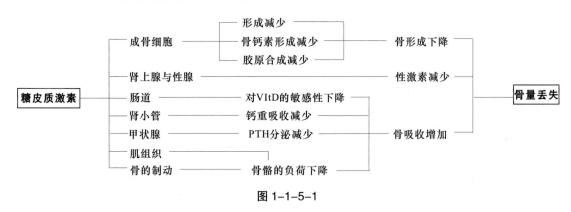

图 1-1-5-1

与激素剂量的关系是:长时间或间断大量使用糖皮质激素能引起股骨头坏死。

与激素摄入途径的关系是:股骨头坏死的发生概率为,关节腔内注射 > 静脉注射 > 口服。

骨密度测定表明,即使应用小剂量的泼

尼松(8~10mg/d)也能引起骨量减少。因为,激素可直接抑制骨细胞活动,造成骨质疏松,产生骨小梁细微骨折和软骨下骨的压缩破坏,甚至骨坏死。

激素可引起肌腱、韧带的损害。专家指出,激素注入肌腱和韧带组织内,可使肌腱、

韧带变性,继而产生许多问题。例如,针刀治疗跟腱周围炎后,常规注入激素,在数十天后,双侧跟腱相继发生自发性断裂。还有以针刀治疗屈指肌腱狭窄性腱鞘炎后也同样注入激素,结果也发生了肌腱断裂。现在,应仔细研究一下,做针刀治疗的当时并没有发生肌腱断裂,而在几十天后又发生了肌腱断裂,这个问题发生在哪里?真的是针刀把肌腱切断了吗?应认真地问它几个为什么。临床中,自发性肌腱断裂者并非少见,而应当引起深思的是,是否与注入激素有关?

有人在论述股骨头缺血坏死时曾写道:过用辛热燥烈之品耗伤阴液,伤及肾阴,可使骨髓失充不坚。长期应用大量糖皮质激素能引起气虚血滞,伤阴伤阳或脾肾阳虚,导致筋骨失养。现代研究证实,长期大量使用糖皮质激素可导致体内免疫功能下降,造成肾阳虚,导致股骨头缺血坏死。

曾遇到一位50多岁的腰椎间盘突出症患者在某院封闭治疗11次,结果,来诊时不但腰腿痛依然如故,而且已出现双侧股骨头坏死。更有甚者,一位30岁的腰椎间盘突出症患者,某医生连续15天,每天给他封闭激素1次。几个月后,腰椎间盘突出症未治愈,双侧股骨头却已坏死。至此,不得不提醒热衷于应用激素,认为1+1≥2的观点,应慎重考虑。

还有些人喜欢在封闭或局部麻醉的同时加入血管活性药和维生素药物如复方丹参、川芎嗪、复方黄芪、维生素B族药物、山莨菪碱等药物。有研究报告证明,注入丹参、可的松及透明质酸酶于肌腱内,易产生腱病(类似腱末端病)。而将这类药物注入关节腔,则可使关节软骨变性。亦有研究证明,神经膜下注入了泼尼松龙、维生素B_1、维生素B_{12}可使髓鞘发生异常改变,高浓度维生素B_1可导致神经轴突坏死。泼尼松龙为微小晶体的混悬液,一旦注入神经内则立即析出结晶,并以混悬液形式存在;泼尼松龙的大块结晶沉积在神经内可引起轻、中度神经变性。这些改变往往是不可逆的。即使是可逆的,在临床上也应尽量避免。另外,维生素B_1、维生素B_{12}等注射剂酸性较强(pH2.5~4.0),如与局麻药混合应用,可使药液的pH进一步降低,易造成神经损伤,还可使局麻药起效时间延长,效能降低。

三、针刀手术是无菌术

有了无菌术,才真正有了外科。无菌术是外科的坚实基础,绝对不可忽视。这个内容将以专章讨论。本人是针刀微创外科的提倡者,是针刀微创手术的实践者,在针刀的操作中自觉的严格要求做到无菌操作,一丝不苟,从不懈怠,这已成为习惯。因此,十余年来,各种针刀微创手术绝无感染病例。在无菌术中戴无菌手套是重要的一个环节。不戴无菌手套操作,有两大弊端:一是不可能做细致的操作。因为,所有的剥离、疏通的针刀操作都要以手指抵在皮肤上作为支点,尤其是精细的操作,不戴手套何以办到?二是不戴手套操作易造成术野污染,甚至发生感染。不管怎样小心操作,由医生操作不慎而致术野污染是不可避免的,尤其是深部感染更难处理。再次是,易感染疾病。现阶段世界上艾滋病横行,尚无有效预防和治疗方法,而它的传播方式正是以血液传播为主。因此,要忠告那些医生,为了保护自己,也为了保护病人,在针刀微创手术操作中一定要严格执行无菌操作。

四、针刀微创手术是专门技术

有人把针刀微创手术疗法的特点概括为四个字:简、便、验、廉,对于病人来说确实如此;然而,对于医生来说却不是这样。通过多年医疗实践认识到,针刀微创手术这一技术是入门容易,深入难,也可以概括为四个字,那就是:高、精、尖、难。

针刀外科手术,从操作上看,针刀刺入体内,经过切割、剥离而后出刀,看似很简单。这都是没有深入了解针刀微创手术的实质造

23

成的误解。实际上,开放型手术视野清晰,做起来比较容易;而针刀微创手术,是在非直视下进行的(有人称之为"盲刀"也未尝不可),这就要求要有深厚的医学基础,丰富的实践经验;更要有对手术部位解剖的精细认识,对疾病病理改变的深刻把握,还要有对针刀操作技法的娴熟驾驭,以及良好的麻醉,保证其针刀手术操作过程的安全和无痛。所有这些都是要经过认真培训、努力钻研才能掌握的。所以,运用针刀做微创手术的医生必须掌握基础知识、基础理论、基本技能;并且要在掌握针刀技法上认真练习,学好持刀、进刀、调刀、运刀、控刀的真功夫;要熟悉体外(浅部)标志和体内(深部)标志,要依照这些"路标"使非直视下(即盲视下)的针刀长上眼睛,不会误入"歧途"。只有这样才能取得对针刀微创手术的通行证。可以这样说,针刀虽小,但在那小小的刀刃上却有相当可观的科技含金量。任何事物都有自身的规律性,针刀微创手术也不例外。不去深入探索其中的奥秘,只停留在表面上,一知半解,是不能真正掌握针刀微创手术技术的。

还必须指出,想学针刀或正在做针刀手术操作的医生的是,是否具备针刀操作的基本条件? 除学历、学识和临床经验等理论、诊断水平外,还有一点是绝对不可忽视的,那就是操作针刀的身体条件。针刀微创手术是一种精细的操作技术,不能纸上谈兵,是要实际动手去做的,所以身体条件很重要,凡患有持物手颤疾病的人,就不应该做针刀操作。

第六节　针刀微创手术在现代微创外科中的地位

经过近二十年临床实践与理论研究,我认为针刀微创手术不仅是中国的原创技术,且是一个具有开拓性临床应用价值的实用技术。它能解决目前临床上尚未解决的难题,在脊柱微创外科、关节微创外科等治疗中能发挥互补的作用。因此,针刀微创手术是一项不可忽视的微创外科技术。

一、针刀微创术在脊柱微创外科中的地位

(一)脊柱运动单位的概念(图 1-1-6-1)

每两个相邻的椎骨及其间的组织构成一个功能部位(运动单位)。每个功能单位又可分为前、后两个部分,即脊柱前部运动单位和脊柱后部运动单位。

脊柱前部运动单位包括相邻的上下椎体与其间的椎间盘。在颈椎包括钩椎关节。

脊柱后部运动单位包括两个椎弓、两个横突、两个关节突和一个棘突。

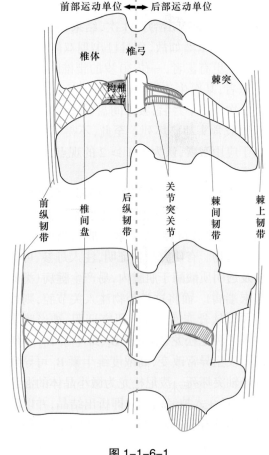

图 1-1-6-1

颈、腰椎运动单位的不同颈椎脊柱是由七个椎骨连结并由其各个功能单位重叠集合而形成,其中包括钩椎关节(Von Luschka)。因此,在颈椎每个功能单位都有五个关节。颈椎前部运动单位包括两个相邻的椎体,其间有椎间盘(髓核)和弹性纤维环、钩椎关节共三个关节,使椎骨间可以进行"摇椅"状运动、旋转和水平方向的运动,却不致脱位。但在颈椎还有两个独特的功能部位与其他的功能部位完全不同,即颈椎上部的寰-枕(点头)和寰-枢关节(摇头)。枢椎以下的功能单位则彼此相似。在腰部每个功能部位只有三个关节,其中一个"关节"位于功能部位的前部;两个关节位于后部,其功能与颈椎运动单位基本相同,即运动单位前部有负重并吸收震动的作用,而后部则具有导向的作用。

(二)在脊柱疾病中针刀微创术与介入微创术可以互为补充(图1-1-6-2)

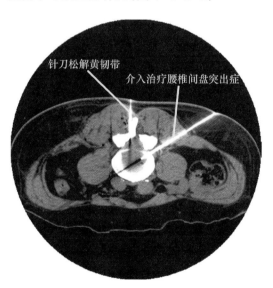

图 1-1-6-2

目前针刀微创术能处理脊柱运动单位后部问题,即可以行棘上韧带、棘间韧带、横突间韧带、关节突关节囊、椎间管外口,以及黄韧带松解等手术。以松解棘上韧带、棘间韧带与横突间带以及关节突关节囊达到脊椎间减压的目的;以松解椎间管外口的神经根附

着部,达到增加神经的活动度的目的;在椎管内神经根高张力的状态下,可增加椎管内神经根的蠕变率,从而达到摆脱椎间盘挤压的目的;以松解黄韧带实现椎管内减压,解除椎管内的组织循环淤滞问题。如双管齐下则可较好地解决椎管与侧隐窝狭窄的问题。

众所周知,介入微创术主要是应用射频、臭氧、激光、等离子等方法对椎间盘进行热凝、氧化、汽化等达到减少椎间盘体积和纤维环高压的目的。因此,它们主要是针对脊柱前部运动单位的椎间盘的。不论是颈椎病、腰椎间盘突出症、椎管狭窄症等均是如此;而对椎体后部运动单位则基本没有作用。因此,当经过介入微创治疗而疗效不佳时,针刀微创手术则是发挥作用以补救介入微创之不足。所以,在脊柱微创手术治疗中,针刀微创术与介入微创术是可以而且应该互为补充的。

在临床中,常遇到颈椎病与腰椎间盘突出症已经做过射频、三氧的治疗,有的做过多次,但仍未痊愈而转来我处,经针刀微创手术治疗后而痊愈,此种病例屡见不鲜。事实证明,脊柱运动单位的理论是正确的,针刀在处理脊柱运动单位后部的病变上具有相当优势。在临床实践中已被事实证明。

二、针刀微创术在关节微创外科中的地位

肩关节镜、膝关节镜对关节疾病的治疗作用已为大家所熟知。但关节镜只能解决关节内的问题,对于关节周围与骨内的病变尚缺少有效的治疗。然而,针刀微创手术对于关节周围的软组织病变,以及骨内压增高的病变则有较好的疗效,尤其骨内压增高者疗效更佳。所以,针刀微创手术与关节镜微创术的结合可相辅相成、互为主辅。

三、针刀微创手术的价值

当年,年轻的朱汉章发明了形似针、实为

刀的小针刀,开创了应用小针刀治疗疾病的历史。近十余年来,经众多专家系统深入地研究,揭示了这把微型手术刀——针刀在微创外科手术中的作用:表面看似做针刺提插等的操作,实际上是做闭合型切开、剥离、松解、减压等手术;针刀从治疗一般肌、腱、腱围结构损伤等疾病,这是初中级针刀微创手术;进一步可以做椎间管内外、椎管内外、骨关节(囊)的内外、股骨头等的骨内外以及部分矫形等十个方面松解减压手术,这是比较高级的针刀微创手术,使小针刀疗法上升为非药物、微侵袭疗法,闭合型、无菌性微创松解、减压手术,从而形成了针刀微创手术专科。这是中医学的一个新飞跃,将为微创外科医学书写新的篇章。我们可以自豪地说,针刀微创微创手术完全具有与其他微创手术技术相同的不可替代的价值。

（翟忠信　张建军　庞继光　撰写）

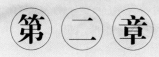

第二章

针刀手术机制、适应证与禁忌证

针刀这种微型外科手术器械到底有哪些治疗作用,针刀微创手术到底能治疗哪些疾病,这是很多人在探讨的问题。站在不同立场的人,可能会有不同的观点,甚至可能有截然相反的见解,这也绝不奇怪。凡是科学的东西,就不怕在实践中去考验,实践是检验真理的唯一标准。下面就个人体会谈谈针刀微创手术的机制、适应证、禁忌证,以及针灸针与针刀的区别等问题。

第一节 针刀微创松解减压手术机制

一、疏通粘连

(一)粘连的本质

粘连、结疤是某些组织损伤或手术后组织愈合时必然经过的修复过程。试想人体组织如无粘连、瘢痕形成的机制,那胃、肠、血管等的吻合,皮肤、肌肉等组织切口的愈合则不可能。但是,任何事物都有两面性,当急、慢性损伤后,组织的修复不能达到完全再生、复原,而在受伤害的组织中形成粘连或瘢痕时,如果影响了机体原来的功能,血供减少或刺激、压迫神经等,从而产生一系列临床症状,此时,粘连和瘢痕就不仅是机体本身的生理功能,而是软组织损伤中的一大病理因素了。

(二)粘连的表现形式

粘连可以产生在如下组织、部位之间:

1. 肌束膜间粘连 正常状态下,每块肌收缩时并非所有的肌纤维全部同时参与活动,而是部分舒张,部分收缩,这样交替运动才能保持肌张力。如果肌内部损伤,肌束间发生粘连,肌束间便会产生感觉或运动障碍,在肌内可产生条索或结节之类的病变。例如:一位男士腹痛,四处求医,花了不少钱,腹痛无丝毫改善。一次到中研院长城医院就诊,内科检查腹部时发现腹直肌内有一明显的条索状物,且腹痛、压痛就在此处。检查他处,无异常发现。请我会诊,观其病人身体情况佳,既往其他检查也无异常发现,故与其商量做针刀微创手术治疗,患者欣然同意。于是对条索状物施行针刀纵行疏通剥离后又予横行切开两刀,条索状物消失。三个月后,患者述腹痛消失,未再发。

2. 肌外膜(间隔)之间粘连 即肌外膜与相邻的肌外膜之间,或称肌界面、肌间隔(某些肌间沟)之间的粘连。如果是运动方向相同,而且是协同肌之间的粘连,可能不致产生明显的运动障碍,也就不会引起任何症状;当这种粘连影响到肌肉的运动,妨碍其正常功能,且牵扯到神经干或神经末梢时,就会产生运动功能障碍和感觉导常(如疼痛等);同时可以检查到压痛、条索、结节等改变。这种情况更是十分常见,如肱桡肌与桡侧腕伸肌之间的肌间沟处就经常有这种病变,只要在肌间的痛点处施以针刀剥离即可消除疼痛。

3. 肌与腱之间的粘连 肌外膜与相邻肌腱外膜之间的粘连也是常见的。

4. 腱与腱围结构之间的粘连 这又可分为两种情况:一种是腱与自身腱围结构之间的粘连;另一种是两个腱或腱围结构之间的粘连。腱围结构本是保护腱末端的组织结构,当肌腱末端受到损伤时,首当其冲的是腱围结构的损害。其中,腱周围疏松结缔组织、滑液囊、脂肪垫或软骨垫等组织,因出血、渗出、水肿等无菌性炎症,而产生腱末端与腱围结构的紧密粘连。这种粘连可发生在腱与自身的腱围结构之间,也可发生于两个相邻的腱结构之间。这一病理改变,是软组织损伤病理变化的重要组成部分,已为我国学者的实验和临床所证明。这一理论将在肌、腱等损伤中详细阐述。

5. 韧带与关节囊的粘连 许多韧带位于关节囊之外,有的与关节囊呈愈着状态,密不可分,成为一体,但这仅仅是一部分。另一部分则多是独立的,并不愈着。它们各自有独立的运动轨迹,当它们损伤之后,韧带与关节囊之间,便产生了粘连。许多关节疼痛,甚至运动障碍与此有关。比如,膝关节内侧副韧带损伤与关节囊的粘连是很常见的。

6. 腱、韧带与骨的粘连 腱和韧带均附着于骨面上,在腱、韧带的游离部损伤时,与骨面相贴近的部位便可产生腱、韧带与骨的粘连病变,它当然会影响关节运动,造成关节运动障碍,产生一系列症状,如外伤性、术后关节功能障碍是十分常见的。

7. 骨间的粘连 骨间粘连的概念是,骨与骨之间有纤维组织或纤维骨性组织,非正常的将其连结在一起。这里不包括骨与骨之间的骨融合。所谓纤维性,即纤维组织

内无钙化组织,而纤维骨性组织则是指纤维组织内有钙化、骨化物存在,但尚未形成完整的骨组织,也无骨小梁相通。其两骨或多骨之间各保持其自身的独立性,即有本身的轮廓。例如,骨关节病晚期,髌骨与股骨下端发生骨间粘连,使髌骨无活动度、关节疼痛、活动障碍,几成强直或已强直。目前,除关节置换外,无法治疗。然而,应用针刀将其粘连剥开,使髌骨活动度增加,经过功能锻炼,关节功能可以改善。如产后类风湿关节炎病人王某,患病12年,已坐轮椅十年,其肩、肘、腕、髋、膝、踝都有畸形和严重功能障碍。其双髋和双膝关节均呈90°强直,特别是髋关节几乎无外展功能。其强直的体型与轮椅一样,每日由其丈夫抱上抱下。经三个月住院治疗,又在家里做功能锻炼三个月,虽然仍有某些畸形存在,但可以挺胸走路,生活基本自理了。这样的例子多得很。这说明,这类病人只要坚持治疗与功能锻炼,大部分关节功能可以改善,可减少残废程度,提高生活质量。

8. 神经与其他软组织的粘连 这种情况是十分常见的。颈椎病、腰突症、梨状肌综合征等疾病的许多症状、体征就是由此而产生的。解除它们之间的粘连就会解除由此而产生的一系列临床表现,也就治愈了该病。这是治疗颈椎病、腰突症等疾病的机制之一。

(三)针刀对粘连的治疗

针刀微创手术的重要作用就是对粘连组织的疏通、剥离。除肌腱、腱围等组织损伤所形成的粘连外,尚可有腰突症的黄韧带与神经根的粘连、骨关节病、类风湿关节炎、强直性脊柱炎、外伤性关节强直等疾病所产生的粘连病变。所有这些病变都可以给予针刀微创手术治疗,切开、疏通、剥离病变组织,对关节功能和神经功能的恢复有着很大的意义。当粘连被疏通以后,粘连的组织恢复其各自的运动范围,能满足正常活动的需要时,疾病则基本治愈。

二、松解瘢痕

（一）瘢痕的本质

损伤后组织的修复要经过炎症反应期、细胞繁殖分化期和组织修复重建期才能完成。在炎症反应期和细胞繁殖分化期过后，损伤处的肉芽组织中有大量的纤维母细胞合成，分泌大量原胶原蛋白，在细胞处形成胶原纤维，纤维母细胞转变为纤维细胞。随着胶原纤维大量增加，毛细血管和纤维细胞则减少，随之，肉芽组织变为致密的瘢痕组织。但此期中，胶原纤维处于合成和分解的动态过程中，先是合成活跃，而3周后则分解作用逐渐增强，3个月后则分解、吸收作用占优势，瘢痕可缩小变软。

然而，不管是骨骼肌损伤，还是腱、韧带、关节囊（包括颈椎、腰椎关节突关节囊等）或腱围结构损伤，在它们的修复过程中，由于缺乏足够的条件，往往肌、腱纤维再生不全，代之以结缔组织修复占主导的地位。于是，出现的瘢痕也不能完全吸收。不仅如此，还有由于药物注射的化学作用、手术切口以及骨关节病、类风湿病等所造成的病理性损害等因素而形成的瘢痕组织。这些瘢痕组织有的并无大碍，不影响身体的功能；然而，也有许多部位的瘢痕却是造成这些组织器官功能障碍的原因。

如肌组织中的痛性结节、腱、韧带及腱围结构中的痛性结节，还有如注射后臀肌中的瘢痕结节、肿块等。这些瘢痕从病理上看大都是结缔组织玻璃样变性。病变处呈灰白色、半透明、质坚韧、纤维细胞明显减少、胶原纤维组织增粗，甚至形成均匀一致的玻璃样物。瘢痕还可将坏死组织包裹或机化。

（二）瘢痕的针刀微创手术治疗

何谓机化？所谓机化即坏死组织（如注射后形成的包块）不能被吸收或排出时，由附近健康组织新生毛细血管和纤维母细胞将坏死组织取代的过程称机化。

何谓包裹？所谓包裹即坏死灶较大，不能完全机化，而由周围增生的纤维组织将其包绕称包裹。还有的坏死组织（如陈旧的机化组织）中，有钙盐沉着者，则称钙化。

瘢痕的形成是由于自身条件不足以完整地修复原来损伤的组织所致。有的则是坏死组织未能完全机化，最后只能将其包裹起来形成包块。这种瘢痕结节或包块已经是封闭严密的组织，更不会自行消失。要想治愈它，必须给予必要的外界条件。到目前为止，消除瘢痕的最好方法就是针刀微创手术治疗。

以针刀松解的方法来治疗瘢痕，可以说是利用了损伤修复的机制。

在实行针刀微创手术时，对于小的瘢痕或结节，只要纵、横切开剥离几刀即可，只要针刀切过硬韧组织到达正常组织即可结束，不得破坏正常组织。较小的包块，术后扪之应不再清楚才行。对于较大的包块则要实行多点切开，要纵、横切开瘢痕组织，打通包块与外界环境的联系。小的瘢痕，一两次治疗可痊愈；大的包块，则须经反复多次治疗方能逐渐缩小，以至消失。如一位汽车修理工人师傅，隆椎处长一包块，俗称扁担疙瘩（图1-2-1-1），经多次温泉疗养（每次疗养都用3~6个月的时间）和理疗不愈，而针刀微创手术治疗不到一个月，不适症状全消，包块亦不复存在。

对于瘢痕来说，针刀松解术是又一次损伤。针刀是用切割的方法，将封闭的瘢痕包块予以切开，使与外界隔绝的瘢痕再与鲜活的外界联系起来。有损伤就有修复，其修复的全过程如下：首先是损伤后的炎症反应期，中性粒细胞与单核巨噬细胞清除坏死组织，促进组织释放促进细胞增殖的多肽因子；这一过程不仅清除了坏死组织等物，还为创伤修复创造了条件。然后，则进入细胞增殖分化期，通过修复细胞的增殖分化活动修复组织缺损。此时，成纤维细胞增殖形成肉芽组织；肉芽组织内有丰富的毛细血管。还有内皮细胞的分裂和增殖：先以出芽的方式形成实心的细胞条索，在血流的冲击下出现管腔，形成毛细血管，并进一步互相吻合成网状；与此同时，又有纤维结缔组织再生，并形成纤维细胞，填补坏死组织被清除后所遗留下来的"真空"。毛细血管为适应其功能，有的消失，有的转变为小动脉和小静脉，从而完成了组织的再生。这样，小的瘢痕结节经1~2次针刀微创手术治疗则完全消失，大的瘢痕包块则经多次治疗也会缩小甚至消失。这一切，已为临床所证实。

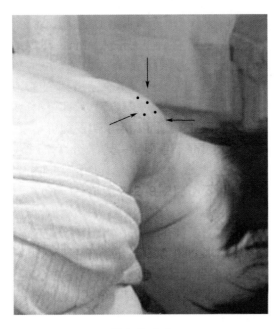

图 1-2-1-1

对于瘢痕组织的切开法，只能用在瘢痕组织内，而不可以随处应用。虽然这是有意的损伤性治疗，但却仍然符合微侵袭原则。

三、延长挛缩

（一）挛缩的本质

挛缩是病理学萎缩的一部分，往往与瘢痕联系在一起，因为挛缩的结果是组织的变短，而瘢痕则是挛缩组织的进一步致密化，有瘢痕则必有挛缩，因此也称瘢痕挛缩。

（二）挛缩的原因

以下情况可以发生挛缩：

损伤后修复不全所致瘢痕挛缩，包括颈椎、腰椎等处的肌、腱、关节囊、各韧带等。

废用，包括长时间的外固定所致肢体丧失运动而产生运动器官的萎缩。

身体的畸形造成某一部分的活动减少而产生的挛缩，如 O 型腿、X 型腿、马蹄内翻足、高弓仰趾足、蹈外翻等。特殊肌、腱疾病所致挛缩，如掌腱膜挛缩症、特发性跟腱挛缩症、类风湿关节炎、股骨头缺血性坏死的内收肌、外旋肌挛缩等。

缺血性挛缩，最典型的就是前臂缺血性挛缩（Volkmann 挛缩）。

神经性或神经营养缺乏性挛缩。颈椎病、腰突症等神经根受压造成的肌萎缩，或由于中枢神经系统疾患造成的脑瘫等产生的肌痉挛和肌萎缩，还有小儿麻痹所致的肌挛缩等。

（三）针刀对挛缩的治疗

以上各疾病所产生的各种挛缩大都可应用针刀微创手术治疗，都可能有功能上的改善。其做法是依照不同的挛缩情况，设计出具体的针刀延长术的方案，可经多次处理，以期达到理想的目标。其肌腱的延长可用下列方式（见图 1-2-1-2）：

1. 斜形切割法；
2. Z 形切割法；
3. 横行切割法；
4. 多处切割法（包括应用斜行、横行等多种方法单独或混合使用）；
5. 关节囊挛缩切割松解法。

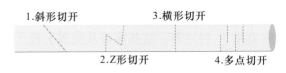

图 1-2-1-2

其实，不用担心针刀会把大的肌腱全部切断。除极细小的肌腱外，一般较宽的肌腱，由于针刀的刃宽太小，仅 0.8~1mm，根本无法彻底、全部予以横行切断，这既是针刀的优点，也是针刀的缺憾。因为真的需要把韧带、肌腱、筋膜全部切断时，针刀则很难做到。

通过以上方法，针刀可以将肌腱、韧带、

关节囊等挛缩的组织予以延长,从而解除由此而产生的对神经、血管等重要组织器官的压迫,达到治疗目的。

四、消除异常高应力

当软组织损伤修复不全而产生粘连、瘢痕、挛缩、血循环(特别是微循环)淤塞及神经卡压等病理改变后,造成了肌内、腱末端、韧带、关节囊及腱围结构的挛缩病变,使本来正常的应力状态改变为异常的高应力状态(这一点将在肌、腱、腱围结构损伤一章详述)。这种生物力学改变所致的异常高应力就是软组织损伤、某些严重疾病(如颈椎病、腰突症等疾病)后所产生一系列临床表现的根本原因。

针对这一病理改变的特点,就可以应用针刀微创手术来疏通粘连、松解瘢痕、延长挛缩。有时在高张力的肌、腱、韧带、关节囊上切割一、二刀,往往立竿见影地治愈了软组织损伤疾患。其实,道理很简单,这是因为针刀的治疗消除了肌、腱、韧带、关节囊、腱围结构等组织的异常高应力后,恢复了正常应力状态的缘故。因此,针刀微创手术可以治疗肌、腱、韧带、关节囊、腱围结构损伤及许多严重疾病所致的应力平衡失调病变。同时,这也是治疗各种软组织损伤和由软组织损伤、骨质增生所引起的某些严重疾病的基本原理。

五、消除骨质增生的原因——应力平衡失调

(一)沃尔夫定律

1982年尤利乌斯·沃尔夫(Julius Wolff)对骨的增加和减少做了经典表述,被称为沃尔夫定律:"骨的形态和功能上的每一个变化,或者仅仅是它们功能上的每一个变化,必然接着引起骨的外部形态上确定的次级变。这些变化是按数学定律进行的"。而后,柏塞特(Basstt)用现代语言将沃尔夫定律改述如下:"骨现有的形态和成分都会自动沿着起作用的压力方向安定下来或者发生置换,它们的质量会根据起作用的压力的大小而反射的

增加和减少"。换言之,骨组织可通过大小、形状和结构的再塑造来适应承载的需要,在一定范围内,增加载荷(需要增加承载)时可有骨形成;降低生理载荷(不需要或减少)时可将骨吸收;如果载荷过大(如对骨折过度加压),骨将由于压力性坏死而吸收。

后来,人们在继续深入研究后,认为以上表述仍然不够通俗和明确,故用一句简单而通俗的话来说明,那就是:"骨在需要的地方生长,在不需要的地方吸收"。更明确地说,即"在骨组织遭受压力与张力的轴线上继续加强骨组织,而削减在轴线以外的骨组织,以调整骨的应力结构"。事实正是如此,一些人对骨的生长、疾病及修复做深入地研究,探讨Wolff定律的反馈作用机制后认为,机体可能通过对载荷做出动态反应,即载荷可能由骨胶原、骨矿物质、骨细胞外液和/或骨细胞自身来感受,从而机体做出相应的骨质增生或骨质疏松的反应。

(二)骨质增生的生物力学研究

朱汉章对骨质增生的观察是:通过多年的大量临床观察,并运用生物力学原理对骨性关节炎的病因进行研究,证实了骨性关节炎(小的称骨质增生,大的称为骨刺)的根本病因是"力平衡失调"。凡是有骨性关节炎或骨刺生成者大都有:

1. 关节扭伤史,未得到恰当的治疗。

2. 关节周围软组织损伤史,软组织变性挛缩。

3. 关节内骨折。

4. 与罹患关节有力学关系的骨干畸形。

5. 类风湿关节炎或风湿性关节炎。

6. 单独的、较大的一个骨刺必是某一软组织(大多是肌肉和韧带)的附着点。

7. 下肢关节髋、膝、踝关节有内外翻畸形。

8. 年老体弱肌力下降的颈、胸、腰椎都有骨质增生。

朱汉章的力平衡失调理论的基本思想可以用下图(图1-2-1-3)表示:

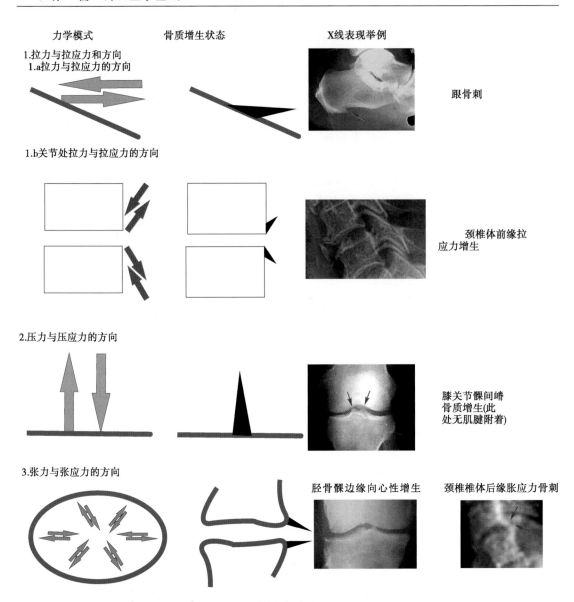

图 1-2-1-3

　　目前,研究骨质增生的学者多趋向于骨的生物力学研究,研究软组织应力对骨组织的作用。压电效应学说指出:骨组织在应力刺激下,其晶状样复合结构因压电效应产生负电荷,有利于带正电荷的钙离子沉着。因此,在高压应力下,便产生骨赘(骨刺),如胫骨平台髁间隆起增生便是。光弹性电测法生物力学研究证明,骨赘增生最常见的部位正是受应力最大的节段和部位,颈椎的 C_{4-5}、C_{5-6} 节段便是如此。该处是活动最多,受力最大处,也正是骨赘增生发生最多、最主要的部位。

　　由此可见,骨赘是为适应应力改变而发生的,它既是生理的,又可转为病理的;它既可以使增生部位增加成为对周围神经、血管等重要器官产生刺激和压迫的因素。而当消除这种异常高应力时,骨质增生则可缩小或逐渐吸收。此种现象已有临床证明。Robinson 报告 56 例颈椎病椎体间植骨融合术后,骨赘可在一年左右逐渐缩小。北医三院也观察到,椎后骨赘在椎间植骨融合术后的塑造、吸收现象,70 例患者中有 1/3 病人骨赘被吸收或骨赘变钝。

以上事实说明,骨赘的产生是高应力所致,是骨的生理反应,也是骨的病理反应。除去这一异常高应力的来源,骨赘将得到一定程度的治疗。这也是医治骨赘(骨质增生)的一条正确的方向和道路。西医是采用手术植骨融合的办法来消除高应力的;而针刀微创手术则是应用消除软组织的异常高应力的来源,达到某部骨－韧带－骨或肌－腱－骨复合体各组织间的应力平衡,消除造成骨质增生的原发因素,从而达到治疗目的。针刀微创手术的众多临床病例证明,病人症状迅速改善,同时也见复查中见到骨刺吸收的征象。

六、切割减张内引流和降低骨内压

(一)切割减张内引流

应用针刀处理某些体内的无菌性炎症,如滑囊炎、滑膜炎、肌腱炎、狭窄性腱鞘炎等,应是易如反掌的事。而且,针刀切开减张或内引流时,还没有开放的创口,其疗效则是立竿见影,疗效确切。如患急性肱二头肌桡骨囊滑囊炎时,病人捧肘、疼痛难忍、坐卧不安、夜不能寐。而当将肿胀的滑囊切上几刀后,病人则立刻可以入眠。当桡侧腕伸肌腱周围炎时,局部疼痛、肿胀,活动时有磨擦音和握雪感,当针刀切开、剥离后,则握雪感、磨擦音即刻变小至消失。这些临床常见病,经针刀切开后,肿胀、积液、高张力的滑液囊、关节囊、腱鞘等都得到了减张、引流,因此取得相当好疗效。实际上,针刀微创手术对软组织损伤的治疗主要是针对无菌性炎症的减压和内引流而得到的治疗效果。这些治疗无疑是属外科学范畴。

(二)关节囊内压增高的减张

因关节囊内高压所引起的关节疼痛,其最显著的特点是休息痛(或称静止痛),即以夜间疼痛为甚。许多关节病或股骨头缺血坏死,均可导致囊内压升高,而应用针刀松解关节囊,达到减压的目的,既简单、易行,又十分安全、有效。

(三)关于肌筋膜间室高压症——肌筋膜间室综合征的治疗

所谓肌筋膜间室综合征系指在一封闭的肌筋膜腔中压力增加,引起肌筋膜间室内的血管、神经受压所造成的一系列症状和体征。一般有急性和慢性间室综合征之分。急性病例称骨－肌筋膜间室综合征,病程发展较快,甚至迅速发生间室内组织缺血坏死,急需进行有效的筋膜腔内减压,针刀微创手术是否可行,有待探讨;而另一种是慢性骨－肌筋膜间室(也可称为肌－筋膜间室)综合征,却是很少有人谈及的。似乎骨－肌筋膜间室综合征只有急性的,因此,一般医生对慢性骨－肌筋膜间室综合征给忽略了。

慢性骨－筋膜间室综合征,是由肌筋膜间室或肌间隔内压升高所导致的肌肉、神经、血管受压而引起的系列症候群。此病可以发生在每块肌肉的肌外膜之内,即一块肌的肌－筋膜间室内、多块肌的肌－筋膜间室内,也可以发生在骨－肌筋膜间室之间的间隙内。不管发生在哪一块肌内、多块肌的肌筋膜间室内或骨－肌筋膜间室之间,它的基本病变都是由肌－筋膜内的静脉回流不畅,筋膜间室壁的通透性不佳,筋膜间室内或间室间的血循环和组织液的交流(代谢)障碍。如常见的下肢肌筋膜间室综合征,当下肢活动时,它们的静脉回流、新陈代谢和筋膜室壁的通透过程尚可完成;而在无活动时(如晚上休息时),静脉回流减缓、筋膜的通透性又不佳,筋膜室内的新陈代谢过程则变缓慢,甚至几乎停止,从而产生一系列症状。此病多半发生在小腿背侧(小腿后浅室),次为大腿背侧等部位。其症状主要是酸胀,甚至胀痛难忍。因为医生没有治疗办法,只好请家人捶打,待实在困倦后才能入睡。此类病人经针刀处理后,则症状即刻缓解,有的1次便治愈,观察几年未见复发。

（四）骨窦高压症的降压治疗

凡骨与骨之间的空隙内都可能形成闭合性的间隙，有的间隙较大，内有韧带连结，并有滑液囊等结构存在。当外伤或劳损后，则产生滑囊炎等无菌性炎症、粘连或瘢痕等改变，因而造成骨窦内高压并产生一系列症状、体征，如跗骨窦综合征便是。应用局部封闭等治疗，有可能得到一时缓解，而针刀微创手术治疗，多1次治愈。针刀微创手术治疗的疗效，有力地证明了骨窦内的病变是窦内的压力升高，所以，只要切开一小口，解除了窦内的高压，疾病就可治愈。

（五）钻孔降低骨内高压

有位学者指出："许多疼痛性骨关节疾病与骨内高压有关，尤其是休息痛与其有直接关系，且已证实，减压术可解除骨关节疾患的休息痛"。这一论述是完全正确的。在骨坏死、骨关节炎、骨髓水肿等疾病时，或者在激素应用、外伤、酗酒、血液病、减压病等疾病时，可造成骨内血流淤滞、血供缺乏、组织肿胀、组织损伤等而致骨内高压，造成骨内组织破坏，这样的疾患目前较多见。而在治疗上，除手术或关节置换外，几无办法。其实，骨坏死类疾病所导致的病理生理改变，基本是骨内高压和囊内高压。可以说，治疗此类疾病的枢纽便是"降压"治疗。谁能降低骨内压、囊内压，谁就有可能使骨内、囊内的循环改善；循环的改善，尤其是微循环的改善是治疗此类疾病的关键环节。对于这类疾病，可实行针刀囊内减压，同时也可实行骨内减压来达到治疗目的。在临床中，针刀微创手术治疗股骨头缺血坏死，可以说几达100%有效。在骨关节炎休息痛症状的治疗中，如同时伴有关节骨端囊性变（大部分是骨内有疏松表现）时，应用骨内穿孔的方法来降低骨内压，疗效确切。因为骨钻孔可以改善骨内与关节内的血运，有利于病变的恢复。而且，骨钻孔减压治疗可以取得立竿见影的疗效。不仅如此，尚有报道称，关节软骨下骨坏死不仅是由于局部缺血，而

且更重要的是静脉回流障碍所致。因此，与其说利用骨钻孔减压术治疗骨关节炎，还不如说是预防骨关节炎。虽然尚无严格对照观察，其效果是肯定的。因为针刀微创手术治疗股骨头缺血坏死、骨关节炎是不附加任何药物的，是符合科学原理的。

（六）降低椎管内压

有许多疾病是由于椎管内压升高而引起的，如颈椎病、腰突症、椎管狭窄等症引起的顽固性疼痛、麻痹便是典型的代表。骨科中许多手术都是做的松解、减压术，这种手术可以有效地缓解由于椎管内压升高所引起的一系列临床表现。针刀微创手术在松解了相应的关节囊、韧带等组织，沟通了椎管的硬膜外腔与外界的联系，降低了椎管的内压后，取得疗效便顺理成章。

七、解除神经卡压

解除神经卡压，治疗神经卡压综合征，避免开放性手术带来的痛苦是针刀微创手术的又一特色。

（一）周围神经卡压的原因

无论是脊神经前支，还是脊神经后支在其全部行程中都有可能被卡压。其卡压物可能是骨纤维管、肌腱弓、肌间沟或神经通过的变异解剖结构等。针刀通过松解、剥离的方法，将卡压物松解，达到治疗目的。论其机制无可非议，论其效果也是非常可观的。

神经卡压的原因是多种多样的。大致可以分为以下几个方面：其一是肌、腱纤维腱弓的卡压。其二是骨纤维管等管内容物自身容积的增大（包括神经本身容积的增大），如充血、水肿、无菌性炎症等。其三是骨纤维管中的骨的形态的改变而致骨纤维管容积的减少。其四是新生物使骨纤维管的容积变小，对神经产生的压迫等。由于神经卡压的原因不同，处理的方法也就不同。所以，对于神经卡压综合征的针刀微创手术治疗是有条件的。这就是说，要仔细选择适

应证。

（二）针刀处理的原则

针刀处理前三个原因所造成的神经卡压是可以的，通过针刀微创手术将卡压神经的肌、腱、纤维弓等软组织的卡压解除，便可治愈这类疾患；而对第四种情况——骨纤维管内的新生物则无能为力，因为针刀无法将新生物消除。所以，在针刀处理神经卡压综合征时，一定要细致检查，精心选择适应证。如治疗效果不佳，更应进一步追查原因，寻求最合理、最有效的治疗，绝不可盲目排斥开放型手术疗法。

在这里要提醒的问题是，对于针刀微创手术治疗入路的设计要特别加以注意。这类疾病大都会在神经卡压处有较重的压痛点或窜麻点。而这个压痛点或窜麻处，往往正是该神经通过并被卡压之处。如果把针刀松解点定于该处，将有可能切伤神经或切断神经，有时后果可能是很严重的。所以，神经卡压综合征的针刀入路及松解方法要讲究科学，符合解剖结构特点，符合病理改变，要按病变部位的不同，设计安全、无神经损伤，真正能解除神经卡压症状，又是最佳入路（捷径）和松解的方法。那种"以痛为腧"，见到痛点就做针刀的主张（或原则）是十分有害的。还须说明的是，脊神经后支的卡压症现在已有人注意到它的存在，但仍然是很不深入。对脊神经后支卡压的研究，将可以解决以前难以解决的头痛、背痛、腰腿痛及急慢性腰扭伤等的难题。对这个问题，本书有专章论述。

八、改善局部血液循环

（一）朱汉章的论述

朱汉章是这样解释小针刀治疗慢性软组织损伤性疾病的机制的。

在治疗软组织粘连时，"所谓软组织粘连，就是骨头和肌肉粘到一起来了，同时还有肌肉和韧带粘连，肌肉和神经粘连，小针刀就可以把这些粘连剥离开来，使恢复到原来的

动态位置，就是使这些组织能够在人体活动时，根据人体的需要自由地在体内变换位置，同时还可以疏通原来病区的阻滞，流畅病区的气血"。

在解释外伤后遗症时，"小针刀的作用也是剥离粘连，不过这是重点偏重于剥离肌肉和韧带、神经、血管之间粘连和松解肌肉。粘连剥离，肌肉松解，局部血液循环重新恢复，再配合功能锻炼，后遗症即可能治好。"

在解释针刀治疗骨化性肌炎时，他说："由于钙质过多而挤压该处的微循环通道，使肌肉变性，以至于最后骨化。所以用小针刀按肌肉纤维的纵轴方向疏通，使得周围的水分营养不断渗到已变性的肌肉中去，使肌肉得到复修。钙质也容易被逐渐吸收，慢慢恢复到肌肉原来的弹性。"

"关于小针刀治疗腕管综合征、跗管综合征，其主要机制是剥离粘连，松解减压。小针刀可将腕横韧带在挤压正中神经处剥离开来，切断一些，即可解除症状。跗管综合征可在内踝下部，足跟内侧用小针刀将分裂韧带在挤压胫后神经处剥离，切断一些，再配合一些药物，很快即可解除症状。"

"小针刀可剥离疏通肌肉和韧带间的各种粘连，使微循环恢复，使肌肉和韧带得到复修，使肌肉和韧带根据人体活动的需要而自由活动，使疾病得到根除。矫形外科的各种手术已证明，适当地切断或切除一些肌束和肌纤维，并不会影响这一区域的运动功能。因此小针刀治疗肌痉挛和肌紧张是一个经济而又简便的方法。"

"关于小针刀治疗慢性软组织损伤的作用，综合起来，可用这样几句话来概括：剥离粘连，疏通阻滞，流畅气血，刮除瘢痕，松解肌肉，镇痉止痛。"

从以上引用的各项论述可以看出，朱汉章对针刀治疗疾病的基本原理是改善病变部位的血液循环，特别是改善微循环，从而使软组织损伤、外伤后遗症、骨化性肌炎等疾病得

以治愈。这是针刀治疗疾病的最基本的原理，也是本书要较详细地论述软组织创伤愈合的现代概念的原因。

（二）利用针刀有限创伤改善粘连、瘢痕、挛缩组织的血液循环状态

有了组织的自我修复能力，医生就可以为病人创造条件，把粘连、瘢痕、挛缩的组织状态加以治疗，改变为正常或接近正常的组织，这就是医生的任务。在众多的修复、整容等的手术中，针刀微创手术是一个极好的组织修复的手段。为什么这样说呢？其理由如下：

1. 缺血是瘢痕与挛缩等病理改变的重要的、根本的原因　在病理检查中可以发现，许多瘢痕组织都已出现玻璃样变，那里已经没有了任何血液供应，也没有了神经支配，而且多造成对周围神经、血管等组织的压迫（卡压），导致了许多临床症状的发生。在临床工作中，有许多病变都与瘢痕的病理改变一致。如外伤、手术等所致关节强直病例就是典型的瘢痕形成的后果；股骨头缺血坏死的关节囊，以及内收肌与外旋肌的挛缩，还有骨关节炎等疾病也有相似的改变。这些粘连、瘢痕病理改变的形成，都与局部缺血直接相关。

2. 针刀手术的有限创伤完全可以被完整地修复　针刀微创手术是目前创伤最小的微创手术。针刀的切口仅为 0.8~1mm，这样切口的损伤，可以完全忽略不计。就像用一个 8~9# 的针头注射一针一样，除瘢痕素质的人以外是不会留下任何瘢痕的。对于针刀所通过的正常组织来说，也几乎是没有损伤的，针刀仅仅是通过而已。对于瘢痕组织来说，应用针刀切开、疏通、剥离其病理组织，实际上是打开了与外界交流的良好渠道，这正是这些瘢痕组织所最需要的。针刀在瘢痕组织上切开数刀后，被切开的组织便开始了一系列的修复过程。按照现代所了解的创伤修复机制，一步步地进行着。此时，那些凝血过程、免疫应答、细胞增殖分化、内

皮细胞形成血管内皮细胞，进一步彼此相连形成贯通的血管。已经缺乏或完全没有了血液供应的粘连、挛缩、瘢痕的组织重新出现了血液循环，由少到多。当组织修复的条件成熟了以后，粘连、瘢痕、挛缩的组织便被全新的、比较正常或完全正常的组织所代替了。

3. 临床实践证明针刀可以改善血液循环　针刀微创手术的临床实践完全证明了针刀手术可以改善粘连、挛缩与瘢痕组织的血液循环状态。虽然，尚无病理检查证明这一结论，但临床的治疗效果完全可以推论出这一论断。比如，股骨头缺血坏死的髋关节囊术前、后的感觉是极好的证明：术前，关节囊很厚、很硬韧，而做过几次针刀手术后，关节囊壁由厚变薄了，由硬变软了；而症状，则由疼痛较重转而减轻或消失，髋关节的功能则有明显的改善。这些临床现象有力地证明了针刀手术可以改善局部血液循环的推论。

4. 合理的手术设计、精巧的手术操作是达到修复目的的必要手段　针刀微创手术确实可以改善粘连、瘢痕与挛缩组织的血液循环。然而，没有正确的手术设计岂能达到目的？有了合理的手术设计，没有精巧的手术操作也是不可能达到改善血液循环的目的的。所以，在这里必须强调针刀微创手术的最佳设计，同时也强调微创的精巧的手术操作。如同整形外科一样，一针一线都要做到恰到好处才行。

九、纠正骨关节病理性移位和畸形

（一）骨关节移位是客观存在

在骨伤科疾病中，在颈、腰、四肢关节软组织损伤中，在一些特发性畸形中，均可产生骨关节的病理性移位。特别是颈、腰椎的曲度改变、旋转、前后、左右、仰俯及成角移位等病理改变很常见。中医手法治疗

中,对于移位和复位十分重视,移位的存在是客观事实,是病理表现的一部分,而复位的成功往往是疾病治愈的重要条件之一。而西医对此微小移位则重视不够,在移位和复位的问题上,西医有两个极端:对骨折,西医采取外固定、内固定等一切现代化手段要达到其解剖复位,而对功能的好坏则为次要要求;但对颈、腰椎疾病的复位则比较忽视,往往是施行植骨融合术将其病理性移位加以固定,也就没有什么复位的余地了。甚至有的骨科医生或放射科医生对颈、腰椎出现的旋转、成角等移位改变根本不屑一顾。实际上,在颈、腰椎病及软组织损伤等疾患中,病理性移位是客观存在的,在类风湿关节炎、强直性脊柱炎等许多疾病中也有许多病理改变,造成关节畸形。既往,对这些畸形不开刀就难以治疗。难怪有的书中便写道,这类关节畸形是后遗症,是不能改变的。这一结论给某些医生以"偷懒"的借口,因为是后遗症,也就无须治疗,可以一推了事,这一结论对病人或其家属来说则是一个终审裁定,只有放弃寻求治疗的希望。因此,有的人对能够改善

关节功能的针刀治疗都抱怀疑态度,原因是书上已经写过,不做关节置换,关节功能的改善是不可能的。

(二)针刀微创手术能纠正某些病理性移位

在手术治疗中,对于这些病理性移位,想达到复位的目的往往是比较困难的,粘连和挛缩的组织在制约着它们的复位。然而,针刀微创手术却改变了这一历史。在针刀的松解下,粘连的组织被分开,挛缩的组织被部分切断得以延长,韧带松解了,关节囊松解了,而且是只松解挛缩侧或挛缩部位。可想而知,经过松解的关节,将是比较容易移动的。此时,应用适合对路的方法,比如徒手、各种牵引或者多种方法合并使用,针对移位的方向和部位(或节段),使用有节制的力加以复位,往往取得良好效果。有时,复查病人的X线片,将使你难以相信这是同一个人的照片。在这里还应该包括针刀矫形术。例如某些踇外翻、高弓足、马蹄内翻足、脊椎侧凸等疾病中的一些病例,是可以通过针刀松解加手法复位、外固定或牵引等方法而加以矫正的。

第二节　针刀微创手术的适应证和禁忌证

任何一种疗法都不会包医百病,针刀微创手术绝不例外。

每种疗法都必须接受临床的检验,针刀微创手术当然也不例外。

针刀微创手术已走过了多年的艰辛道路,在吸取了正、反两方面的经验和教训后,才逐渐形成了较为规范的针刀微创手术。由于明确了针刀微创手术的机制,针刀微创手术的适应证和禁忌证也逐渐明确起来。

一、十类针刀微创手术

从手术的分类来说,针刀微创手术可做如下十类手术:

1. 肌、腱、腱围结构的松解减压与内

引流;

2. 部分骨－肌筋膜间室、骨窦的松解减压;

3. 部分骨－纤维管的松解减压;

4. 部分关节内外的松解减压;

5. 部分椎管内外的松解减压;

6. 部分骨内外的松解减压;

7. 部分创伤－病理性关节功能障碍的松解减压矫形;

8. 部分先天性畸形矫形;

9. 部分降低神经－肌肉兴奋性的松解减压;

10. 部分器官慢性病变与脊柱相关病的松解减压。

二、针刀微创手术的具体适应证

针刀微创手术适应证的范围是比较窄的,它不可能包医百病。针刀(小针刀)绝不可能代替外科,更不能代替全部医学。那种"一根针""一把草"可以治疗一切疾病的时代,早已一去不复返了,选好适应证是针刀微创手术成功取得疗效的前提。

针刀微创手术的适应证如下:

1. 躯干四肢的肌、腱(韧带)、腱围结构等软组织损伤的松解减压微创手术

(1)肌损伤肌腹可有结节、条索状物、且有压痛,肌间隔组织损伤、第三腰椎横突综合征、如网球肘、软组织的粘连、瘢痕、挛缩、包块等。

(2)腱损伤以各腱末端、韧带附着与游离交界处及韧带与关节囊交汇等部位的损伤。

(3)腱围结构的损伤即腱周疏松结缔组织、滑液囊炎、脂肪垫损伤、腱鞘炎等。通过针刀微创手术治疗可以改善病变部位的血液循环及关节功能。

(4)骨化性肌炎早期。

(5)骨质增生症如跟骨骨质增生、各肌腱、韧带、关节囊附着处的骨质增生(骨刺或称骨赘)、包括关节腔内,如胫骨平台髁间嵴的增生等。本书涉及了50余种有关疾病。

2. 骨窦内高压症、急、慢性骨-筋膜间室高压症的微创手术　如跗骨窦综合征、急性骨筋膜与慢性肌筋膜间室高压症、肋软骨炎等。

3. 部分骨-纤维管的松解减压微创手术　包括绝大部分脊神经前支、脊神经后支神经卡压综合征。

脊神经后支卡压综合征有:如枕大神经卡压症、胸段脊神经后支的内侧支和外侧支的神经卡压症、胸腰段脊神经后支内侧支与外侧支的神经卡压综合征(包括急性腰扭伤、慢性腰背痛、脊柱压缩骨折后遗腰背痛)、下腰段脊神经后支卡压综合征、臀上皮神经卡压综合征等。

脊神经前支卡压综合征有:肘尺管综合征、旋后肌(桡管)神经卡压综合征、腕管综合征、腕尺管综合征、梨状肌综合征、股外侧皮神经卡压(感觉异样)综合征、腓管卡压综合片、跗管综合征、趾总神经卡压综合征等。

4. 部分关节内外的松解减压微创手术　包括全身各关节的关节炎及与关节疾病有关的关节周围的软组织的损伤。如肩、肘、腕髋、膝、踝的四肢关节;还包括髌骨软化症等都是针刀微创手术的适应证。

5. 部分椎管内外的松解减压的微创手术　包括各型颈椎病除严重瘫痪的脊髓型颈椎病肢体瘫痪者外,均可行针刀微创手术治疗,对于神经根型、椎动脉型、交感型(包括颈性冠心病——假性心绞痛)疗效尤佳。一些脊髓型颈椎病,如单瘫等表现者,针刀治疗也取得了较好的疗效。

腰椎间盘突出症除急性马尾受压症须急诊手术治疗外,其他轻重病人(包括术后未愈、复发及后遗症)均可行针刀微创手术治疗。其中包括针刀松解神经根外口、椎板间黄韧带和侧隐窝等。

椎管狭窄症(包括颈、胸、腰椎的黄韧带肥厚等)。

6. 部分骨内外的松解减压的微创手术　骨缺血坏死疾患,如股骨头缺血坏死等,不仅可消除疼痛,更可以改善功能。经针刀微创手术治疗,第一可控制不发展,第二轻度塌陷可以恢复正常状态,第三小儿股骨头骺坏死效果更好,包括其他骨坏死、骺软骨病等。对于股骨头缺血坏死来说,针刀不仅限可以松解关节囊,而且可以做股骨头、颈等的骨内减压术。

骨内压增高性疾病都具有的临床表现是:静息痛。肱骨内压增高、股骨内压增高、胫骨内压增高、跟骨内压增高等。各种骨内压增高的疾病都可以针刀减压术得到立竿见影的疗效,而且不易复发。

7. 部分创伤-病理性关节功能障碍的

微创手术 创伤性关节功能障碍(强直):由于外伤、手术或不适当的长时间的固定等原因所致的肩、肘、腕、髋、膝、踝各关节活动障碍、关节强直,只要关节没有骨小梁相通,尚有些微的活动度,通过针刀微创手术就有可能得到功能的改善或痊愈,其治疗进行得愈早治疗效果愈好。

类风湿关节炎、强直性脊柱炎在急性期,可改善症状,后遗症期可矫正畸形与改善关节功能,如关节活动障碍、关节僵直、驼背等畸形,只要关节有活动度就能得到功能的改善。

8. 部分先天性畸形的微创矫形手术 针刀微创手术可以矫正骨关节的畸形,如马蹄内翻足、外翻足、高弓仰趾足,或某些四肢骨折畸形愈合等外。这其中包括无神经系统病变和有神经系统病变的疾病,例如小儿麻痹后遗高弓仰趾、马蹄内翻足等畸形,这种麻痹性疾病不是松解麻痹的肌肉,而是松解拮抗肌,以求其相对平衡达到矫形的目的。

9. 降低或增高神经-肌肉兴奋性,改善与治疗神经-肌肉兴奋性增高性疾病 面肌痉挛症是一个尚未明了病因的疾病,小儿脑瘫也是一个尚无良好治疗办法的老大难问题。在未找到根治办法之前,能否应用一些改善功能的方法来减少病人的痛苦与功能障碍?针刀松解某些神经、肌与腱组织,可以收到一些效果,通过临床实践确有一定疗效。

10. 部分器官慢性病灶与脊柱相关病的松解减压微创手术 典型的慢性器官病灶是慢性扁桃体炎,对此病的针刀微创治疗有了新的突破。

何谓脊柱相关病?目前没有一个十分准确的定义。张德江教授在《脊柱相关疾病》一书中提出:"脊相关疾病是从脊柱力学观点出发研究脊柱与疾病关系的一门科学。脊柱相关疾病是指由于脊柱力学不平衡而致肌张力失衡,骨关节轻度位移,压迫

刺激周围的血管神经,引起身体其他系统的相应症状、体征。发生疾病的脏器组织均与脊柱相互分离且有各自的功能。脊柱相关疾病的概念是,考虑一个疾病不是从单一器官病理角度讨论某一个脏器的病变,而是将其与脊柱的病变联系起来考虑。这种联系的媒介或中间环节有:①神经性。②体液性。③生物电性。④血流动力性。⑤代谢性。⑥生物力学性。"

这里的关键是,这类疾病必须具有两项元素,即一必有脊柱病变,二必有内脏病变,并两者有相关性才能成立。如颈性心绞痛(假性冠心病)、非耳源性耳鸣、非眼源性视力障碍、非咽部病变的咽部不适(梅核气)等。

需要说明的是,过去一直把"针刀(小针刀)"用字面来解释,许多编书者也都照着这么写:针刀(小针刀)具有针和刀的两种作用,有的还说还有第三种作用,即还有"针刀"的作用。因此,"针刀(小针刀)"的适应证就包括针灸的适应证和外科手术的适应证,这种说法是极不严谨的。针灸的适应证绝对不能全看成是针刀(小针刀)微创手术的适应证,针灸针绝不可以用针刀(小针刀)来代替,针刀就是微型手术器械,它是手术刀的一种,如同手术刀中的切皮刀、三角形刀、扁桃体刀、角膜刀、半月板刀或截肢刀等形态各不相同一样,它的最大作用就是切割,因此不能随意充当毫针应用。

还须说明的是,有人认为针刀适用于一切外科手术用,这种说法不切实际,至少现在还不可能达到这个水平。现在可以说,针刀微创手术绝对代替不了外科手术,外科手术也绝对消灭不了针刀。它们应该相辅相成,互相支持,取长补短,共同发展,犹如各种各样的手术刀同时存在和应用一样。

还有一点需要说明的是,本人是普外与骨外科出身,对内科是门外汉。近来书上已经按"电生理线路原理"(大学创新教材)治疗许多内科等各科疾病,由于本人没有学习,

更没有临床实践,最重要的是本人水平所限,因此,本书未涉及内科等问题。

不管哪一种疗法,它的适应证总是在发展变化的。随着时间的推移,研究的深入,临床实践的探索,总会有一些改变。一些疾病,针刀微创手术治疗效果好,可以吸收进来,一些疾病治疗效果不佳应该放弃。优胜劣汰,这是自然规律,针刀微创手术也不例外。所以,应该不停的探索,使针刀微创手术为广大病人服务,造福于民。

三、针刀微创手术的禁忌证

禁忌证可分为绝对禁忌和相对禁忌证,这个绝对和相对的概念,在不同的阶段和不同的条件下是可以改变的,因此,需要在临床实践中不断探索。在掌握好针刀微创手术适应证的同时,更应该注意严格掌握禁忌证,以安全第一为原则,不可掉以轻心。

(一)全身禁忌证

1. 血友病、血小板减少、出凝血时间不正常者为绝对禁忌证。有人做第三腰椎横突综合征针刀微创手术治疗时,虽然询问了有无出血史,但病人隐瞒了有过手术后血肿的历史,针刀微创手术后腹膜后出现一个约有1500ml的血肿,经治疗痊愈,病人虽没有提出异议(病人未能如实告诉医生过去手术时曾出现血肿的病史),但作为医生应全面检查才对,根据医院的设备条件,应该做的检查一定要做到,不可马虎。

2. 精神病人,严重神经官能症或有过癔病发作的病人要特别慎重。要从病人表现的蛛丝马迹中发现这类病人,以免惹来不应有的麻烦。

3. 现在发热的病人,机体已被急性病所干扰,慢性软组织损伤等疾病则退为第二位,应在病愈后再考虑。

4. 一切内科疾病的发作期,如冠心病,心梗、心衰、肺肝胆胰肾等疾病的急性期均不可做针刀微创手术治疗。

5. 白细胞减少、血沉增速、贫血病人等应待好转后再做针刀微创手术。

6. 高血压,糖尿病未控制症状者缓期进行,待血压较平稳,血糖控制较好并接近正常时再做针刀微创手术。

7. 对于妇女行经期不做针刀。对月经过多、过长的病人应在好转后再做针刀微创手术治疗。

8. 对于骨质疏松病人要有选择性的治疗。老年人、甲旁亢病人、年老体弱病人,要慎重从事。

9. 对骨折、术后,因长期固定而产生的骨质疏松的病人,在做该部针刀或手法时,应尤其注意,如必须做,则要术前交代好,术中试探性操作,以免造成副损伤而引起纠纷。

(二)局部禁忌证

1. 施术部位皮肤有炎症表现者,如有窦道、皮肤炎症、毛囊炎等禁行针刀微创手术。

2. 施术部位深部有炎症、脓肿,表现为局部红、肿、热、痛、功能障碍者。

3. 施术部位有重要器官、大血管、神经干等无法避开,可能引起出血、神经干损伤、气胸、感染及其他损伤者,不可施行针刀微创手术。

在禁忌证中未严格规定年龄限制。年龄不是个绝对因素,只要身体较好,各项生命指标平稳,年龄不是最大障碍。当然也要充分估计老年人的承受能力和做针刀微创手术时对机体的刺激、干扰的大小。有些是针刀微创手术的适应证,而且只有针刀治疗后才能解除的病症,就应该在做好交代的情况下进行治疗,以期消除病痛。

总而言之,在做针刀微创手术前应考虑:

第一,该不该做针刀微创手术治疗。

第二,能不能做针刀微创手术治疗。术者是否具备做这种针刀操作的技能,病人又能否承受这种治疗的干扰。

第三,牢牢树立病人第一、安全第一的思想,绝不乱干、蛮干。

附:典型病例介绍

【病例1】黄某,女,40岁,重庆江津市人。来诊时间1998年4月15日,主诉多年来就有头晕感觉,一年来头晕严重,几乎时时处在欲倒的状态下。每次出门上街都必须有人手挽陪同,尚未摔倒过。术前X线片见C_{4-5}椎体有明显的前后移位,即椎体前滑脱,前纵韧带明显钙化,钩椎关节严重骨质增生,椎间隙狭窄,致使椎动脉严重受压产生脑的供血障碍。

针刀微创手术一年后透视与X线片复查,手术前后两片有明显的差异。术前C_{4-5}有明显的前后移位(C_4前滑脱);术后C_{4-5}前缘接近正常位置。病人的眩晕症状消失,仅有一两次发晕的先兆而未发作。这是针刀微创手术一年后的颈椎片,其侧位片C_{4-5}间的前后移位改变有明显的改善。原片C_{4-5}椎体间的移位呈$90°$的阶梯状,而一年后的照片虽仍有移位现象,但却呈现较圆滑的弧形状态。这就是针刀松解术纠正病理性移位后的治疗效果(见图1-2-2-1),同时也表示机体有很大的代偿能力,虽尚有移位但症状却消失了。

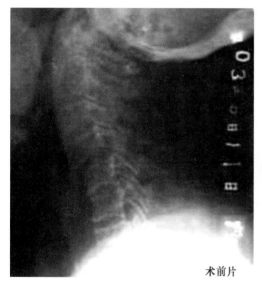
术前片

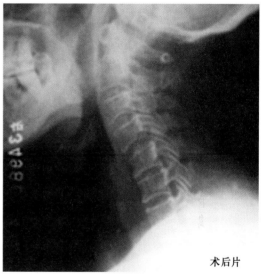
术后片

图1-2-2-1

【病例2】文某,女,61岁,湖南省人,现住韶关。颈部疼痛,伴头晕、头痛、行路不稳。平时不能坐位看电视,看电视便头晕。走小步,下肢发抖,大部分时间需扶着别人才能走,不敢独立活动,已两年有余。服药两年,没有任何效果。又在粤北人民医院、韶关市中医院、广州市中山医大等医院住院治疗,仍无疗效。2003年6月13日起应用针刀闭合型手术治疗,经三次针刀松解减压术,病人自觉症状大为减轻,情绪好,头晕症状几乎全消,能自己独立走路,活动很好,下肢有力,可以大步走路,手部麻木也仅有一点点。7月18日进行第四次治疗后,头晕、手部麻木症状消失,走路有力,可以跑步上下楼。尚存症状是,右颈肩部有时有疼痛感,左耳内有疼痛感。2004年4月15日复查,颈痛、头晕、手麻、肩背部的痛点等均已消失。其复查X线片见形态上有明显改善,颈椎错位已基本纠正。请看手术前后X线片C_{4-5}后缘移位的改变(见图1-2-2-2~3)。

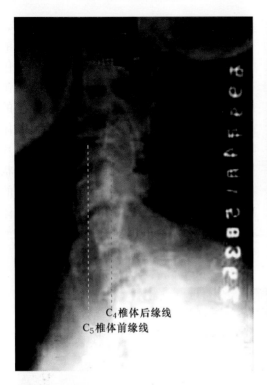
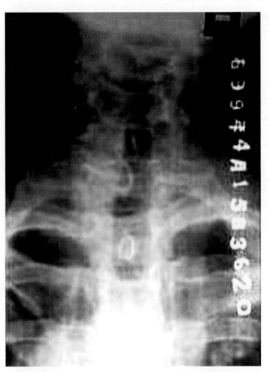

C₄椎体后缘线
C₅椎体前缘线

图 1-2-2-2

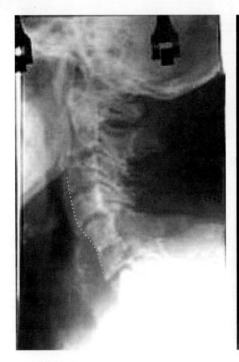
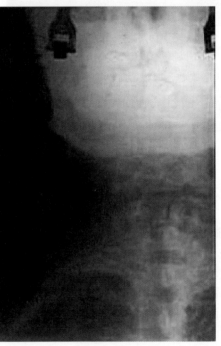

图 1-2-2-3

（孙振洪　庞继光　撰写）

#

针刀微创手术技法

微创针刀手术同外科手术疗法一样,有其专业的技术要求——针刀操作的手术技法。在不同手术科系中,由于用途的不同而有多种多样的手术刀具。这些刀具的操作方法也各不相同,因此,都需要进行特殊的操作训练。针刀是实施微创手术的治疗工具,是微型手术器械。针刀的形态有其独特的特点,其操作方法则有特殊要求。既然如此,学习针刀操作技法就是学习实施微创针刀手术的最基本的技能——基本功。现就持刀法、进刀法、出刀法、调刀法、运刀法和控刀法等问题分别叙述如下。

第一节 持 刀 法

在手术中,有各种不同形状的刀具。由于手术刀形态的不同决定其把持手术刀的方法也各不相同。普外科中的切皮刀可用琴弓法和执笔法持之,骨外科的截肢刀要用全手握其长柄,而植皮刀的持法和术者姿势与上述各种手术刀的持法又有很大的不同,这是手术器械的形态结构特点所决定的。针刀与上述各种手术用刀都不相同,故其持法也有自己的特点。

一、I型针刀持刀法

(一)单手持刀法(图 1-3-1-1)

适用于持 1#、2# 针刀,即刀体较短的针刀(原号为 4#、3#)。以(右手或左手)拇指和示指的末节指腹相对捏持刀柄,其拇指指间关节微屈,示指各节也呈不同程度的屈曲状态,中指和环指微屈或伸直抵住刀体。

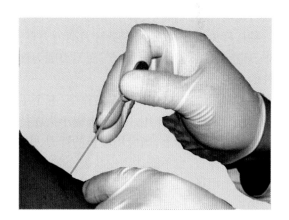

图 1-3-1-1

(二)双手持刀法(图 1-3-1-2)

适用于 3#、4# 较长的针刀(原号为 1#、2#)。对于针刀体较长的针刀,在操作中以单手持刀,其准确性和稳定性均较差些,故采用双手持刀法。一手的拇、示指末节指腹相对,捏持针刀柄,中、环指如同单手持刀法一样,扶持于近针刀柄部分的刀体;另一手的拇、示指末节指腹相对捏持于近针刀刀刃部的刀体,两手将针刀持牢,两手协同动作,完成针刀操作。

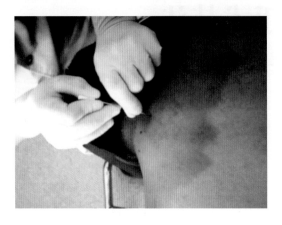

图 1-3-1-2

(三)各手指在持刀中的作用

1. 在进刀时的作用 在垂直进刀中,拇、示指是切开的用力点;中、环指则起稳定进刀方向和控制进刀深度的作用。

2. 在针刀剥离中的各指的作用 在做纵行疏通、横行剥离中,各手指与针刀形成了一种杠杆关系。拇、示指捏持针刀柄为力点;中、环指抵住针刀体部为支点;而刀刃则为杠杆的动点。

3. 小指的作用 在针刀操作中,五个手指都能起到应有的作用。虽然未提小指在持刀中的位置,实际上,当应用较长的针刀,中、环指完全伸直,也不能达到皮肤表面时,小指则可派上用场。这时,将小指伸直紧挨环指,指尖抵于皮面上,也可以起到支撑固定和稳定针刀的作用。

二、Ⅱ、Ⅲ、Ⅳ型针刀的持刀法

Ⅱ、Ⅲ、Ⅳ型针刀的长度都超过100mm,刀柄也大了许多,所以基本上是应用双手持刀法。单手持刀的具体操作方法(图1-3-1-3)是:

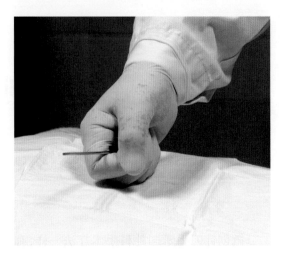

图 1-3-1-3

首先,在刺入时,以一手的拇、示指捏持刀柄,另一手拇、示指捏持刀锋之稍上部,在加压分离后,快速刺入皮肤,匀速推进至手术部位。

其次在剥离时,有以下几种情况分别处理:

1. 在进行纵行疏通、横行剥离时,多用手指捏持刀柄来操作,如果力度不够,可改用手掌握式,以增加剥离的力度。

2. 在进行通透剥离时,由于病变组织粘连、结疤重,或组织挛缩多,故多采用手握式,这样可做较大力度的剥离。实际上这是使用了一个杠杆力,但这个杠杆的重力大,而力臂小,所以,消耗的力反而大。因此,操作起来比较费力。

3. 在进行撬拨操作时,应以手掌握法持刀,可适应撬拨力较大的需要。

4. 在进行凿洞操作时,也应用手掌握法持刀,这样可以增加持刀的稳定性,保证穿洞的准确度。其他操作上的要求将在相应章节中介绍。

第二节 进 刀 法

进刀,即指针刀刺入(即切开)皮肤,进入各层组织直至到达预定部位的全过程,而非仅仅进入皮肤而已。这样,进刀就包括如下内容:定点、定向、加压固定、快速刺入、体会组织层次、寻找体内标志等。

一、定点

定点就是确定进刀点。针刀刺入点的确定,在于疾病的诊断和针刀入路的设计。针刀的刺入点,应以如下原则确定:

(一)某些病变的压痛点

这些痛点是真正的病变所在,而且由此点进刀应没有副损伤。也就是说,在压痛点处有重要的神经、血管存在,该处是不应定为进刀点的,这一原则不可忽视,如有疏忽,则可能造成无法挽回的后果。

(二)需要处理组织(或病变)的体表投影点

针刀入路点并非都是病变部位。有的部位的组织可能没有压痛,但它与病变组织有着密切的关系。通过松解这些组织,便可以达到治疗目的。因此,这部分组织的体表投影点,便成为针刀治疗的定点。

(三)直达病所的捷径

两点间的直线最短,针刀进入组织是直线故为捷径。针刀微创手术所通过的正常组织最少,对正常组织的损害应最小。比如某些组织的投影点就属此类。

(四)最安全的针刀入路

在其针刀推进的径路上无大血管、神经干及重要的组织器官,不会产生对它们的损伤,这一条是所有定点必须遵守的原则。

微创针刀手术定点可否应用针灸“以痛为腧”的原则?本节的“(一)”中指出的定点原则是“某些病变的压痛点”。所谓“某些”,就不是全部,如肌腹损伤的痛性结节,肌腱高应力点的压痛点,滑囊炎的压痛点等。但不是所有的压痛点都可以定为进刀点,如神经卡压综合征,就不能把进刀点定于压痛处,因为痛麻处就是受卡压的神经所在,而绝大多数的神经是不能切开或切断的。因此,在松解该卡压点时,应该把进刀点设于卡压物的端点或贴近神经走行之处,典型的设计如腕管综合征的两种进刀点。另外,有一些疾病的痛点,并非是病变的病源点,如果只去剥离痛位点,而痛源没有解决,也无济于事。因此,关于痛点是否能作为微创针刀手术的定点的问题应该认真思考,绝不可“以痛为腧”的简单原则处理,以免造成不良后果。

由此可见,微创针刀手术的定点,绝非只有痛点,而许多疾病的进刀点并不一定是痛点。如颈椎病,在颈项部往往没有痛点,冻结肩病程的某一阶段功能障碍严重,然而,病人并无疼痛,检查时亦无压痛点。又如腰椎间盘突出症等均有类似现象。所以痛点绝对不是唯一的针刀入路。

二、定向

定向是指确定刀口线的方向和刀体与参照物的角度。

(一)定刀口线的方向(图 1-3-2-1)

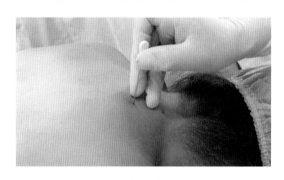

图 1-3-2-1

针刀是刀,其主要功能是切割。无论针刀的刃有多长(只有 0.8~1mm)也是锋利的刀。人体内的神经干、大血管(包括动脉、静脉等)及肌腱等组织是不能切断的,甚至是不能有损伤的。这样,就要求微创针刀手术的操作者必须熟悉躯干、四肢的重要血管,神经等组织的部位及走行和投影等。以此为标准来确定针刀的刀口线。除此而外,针刀对其通过径路的肌、筋膜等组织亦应注意尽量减少切割损伤。因此,应按下列原则设定刀口线方向:

1. 刀口线必须与大血管、神经干的走行平行,保证绝不将其切割损伤。

2. 如在无大血管及神经干的部位,应与肌纤维的走行平行,尽量少切割肌纤维,以减少出血。而对肌腱,除非治疗需要也不应切割。因此当进刀部位无大血管、神经干走行的部位时,刀口线应与腱纤维和肌纤维平行。

(二)定刀体与皮肤表面所成的角度

这是针刀定向的另一方面。

1. 绝大部分进刀点是垂直于皮面而进入体内,并以最短的距离到达治疗部位,这一点符合微侵袭疗法进刀捷径的原则。

2. 但是,由于某些定点与其体内的治疗部位并不是在与皮肤表面呈垂直的线上,那么针刀体与皮面则形成了一定的角度,这便是刀体垂直刺入皮肤后要调整刀体与皮面的角度的原因。

3. 还有一种情况是,为了较容易找到体内标志,而放弃了垂直进刀的定点意图。在所定进刀点处将刀体调整为某种角度,使刀锋先到达体内深部标志(一般是骨面)。当到达体内标志部位后,再将刀锋调整到治疗部位,随之刀体又将成为垂直角度。

所有这些都是为安全、快捷地达到治疗目的而设计的。比如要达到 L_3 横突尖端,定点在横突尖处。然而,如垂直方向刺入,很可能滑过横突尖,并没有抵住骨面,如已滑过,则根本无法找到横突尖。所以,就要在进刀时,打一个小角度,使刀锋先达到横突背面,再将刀锋调整到横突尖。这样,在进刀过程中刀锋就不至于超过了骨面而无法找到 L_3

横突尖。因此,所有进刀点都将叙述刀体与皮面的角度。

三、加压固定

在针刀刺入皮肤之前,应先加压固定皮面或皮下的骨面。其目的在于:

首先,加压在皮面处可以分离皮下组织中较大的血管、神经等,使其躲开针刀刺入点,以免刺伤这些组织。

其次,在皮下组织松弛部位,由于皮肤固定性差而易于移位,只有先把皮肤定点加压固定于某骨点,方可使针刀刺入后会直达体内骨点标志骨面。这样,既可减少组织的厚度,也不致由于滑动而造成正常组织的损伤,保证了针刀手术操作的安全和快捷。

第三,在皮肤加压后再进刀可以使针刀通过软组织的厚度变薄,等于缩短了针刀入路的长度(深度)。这对于那些软组织层次较深的部位,皮肤脂肪层极厚的病人来说,是非常重要的。软组织厚度的变薄,针刀进入的过程中,方向易于把握,可以保证安全。

四、快速刺入、匀速推进、垂直拔出

针刀的刺入过程可总结为一快一慢,如果把垂直拔出针刀的过程也算在内的话,应该说是一快二慢。

(一)一快

要快速刺入皮肤,这样可以不痛,在麻醉时也不必做皮丘(做皮丘麻醉疼痛较重)。是否能做到快速刺入,与下列条件有关:一是针刀必须锋利;二是使用腕力;三是控制力度;四是控制深度。快速刺入皮肤就是刺透皮肤即停,不能继续快速推进。

(二)二慢

有两个意思,就是推进要慢,拔出时要慢。

第一个"慢",是进刀时要慢,其中有两层意思。一是刀锋进入皮肤后,在推进的过程中应是匀速推进,不要求快,因为本来也不需要很多时间,这是"慢"的一个方面;二是有些部位要摸索进刀,在匀速推进刀锋的同时,还要时时询问病人的感受和反应,特别是有无窜麻感和电击感出现。一旦出现这种反应,当立刻停止推进,这样才能保证在神经干周围实施针刀剥离手术的安全性和准确性。

第二个"慢"是慢出刀。拔出针刀本不须多长时间,拔出一支针刀用不了一秒钟,况且也无痛,没有快速拔出针刀的必要。出刀时必须垂直拔出,不可与针刀原路径成角,有成角就有可能折断针刀。

五、体会组织层次

微创针刀手术时,针刀通过的组织不能为肉眼所见,需要通过手感来体会各组织的不同层次。由于各组织的组成成分不同,结构的致密度不同,实质器官和空心器官等不同,故刀锋通过这些组织时会有不同的手感,这种手感传达给术者的是刀锋已到达于某种组织层次。比如,脊柱正中棘间部位进刀将通过如下组织:

皮肤(第一个阻力)→皮下组织(松软)→棘上韧带(第二个阻力)→棘间韧带(比棘上韧带软)→黄韧带(第三个阻力)→硬脊膜外腔

以上各层次上的阻力感,会给术者以明确的提示,刀锋已到达某一层次,穿过了某一组织,到达了某一腔隙。再深入则是:

→硬脊膜→硬脊膜下腔(很窄小)→蛛网膜→蛛网膜下腔

这后一段过程,则没有如前一段层次之间所呈现的明确的层次感,即阻力消失感。在针刀微创手术操作中是不容许进入这一层次的,也绝不应该发生这种失误,这种失误一旦发生就会出现一系列症状和体征,如头晕、

头痛、恶心、呕吐等脑脊液压力降低的表现。

在临床工作中,许多操作都是靠手感的,尤其是各种试验穿刺的操作,如胸腔穿刺、腰椎穿刺、硬膜外穿刺、囊肿试穿等。这些操作都是在"盲视"下进行的,通过医生的手感,可以判断刀锋已到某一组织层次,然后通过进一步的试验来确定是否到达了预定的目标。这种组织的层次感是在对层次解剖和立体解剖的充分了解下才能更好地体会出来的,这种层次感又为闭合型(非直视下)操作的针刀长上了"眼睛"。相反,如果没有这种敏锐的层次感,等于失去了"眼睛",须做必要地训练才行。

六、到达体内标志

推进针刀,是要达到针刀治疗的目的。这个目的,可以是病变处,也可以是首先要到达的体内标志(如某个骨突点),其内部标志可能有以下几种:

(一)骨面

这是最常见的,也是最准确的标志,脊柱四肢各方位的骨面都可以是针刀的体内标志,但这并非是唯一的标志。

(二)软组织的某一层次

如项韧带、棘上韧带、黄韧带、关节囊、滑液囊壁等。这些组织比较致密,在刀锋通过时会产生明确的阻力消失感。因此它们可以作为一种标志,提示刀锋已到达某一层次。

(三)软组织的某种特殊反应

当按照体表投影确定某一神经部位后进针刀,应用摸索推进和时时询问病人反应的方法,可以确定是否到达某神经干的表面(尚未刺入神经干内),以确定下一步针刀手术操作方位的调整。经过本节以上六个步骤,进刀操作全部完成。

第三节　出　刀　法

出刀法本来很简单,似乎没有必要讲它。但在实践中确实遇到过问题。一位医生做针

刀治疗,全部操作都很顺利,当出刀时折断了刀体,这种事情本不该发生,细查折断的刀体

呈斜形断痕,为什么会造成折断而且是斜形的折线呢? 经过研究认为,此刀的折断与其出刀时的方向有关。当场有人看见,此人在做出刀时,是比较快速地斜行方向拔出的,由于倾斜角度大,故将刀体折断,这种分析是有道理的。因为,如果垂直出刀的话,是根本不可能折断金属的杆状物的。所以,出刀时也要稳,这样就不会有类似的事情发生。所以,出刀时无须加快速度,只要以垂直的方向提出刀来即可。

第四节　调　刀　法

何谓调刀法? 就是在刀锋到达规定标志后,要进一步将刀锋移动到进行手术的部位,同时也将刀口线调整到所需剥离的方向,这就是调刀法的意义。因此,调刀法包括两个方面,一为调转刀口线方向,一为移动刀锋位置。

一、调转刀口线方向

在推进针刀进入皮肤和正常组织中时,要求刀口线方向与大血管、神经干的走行方向一致,没有大血管、神经干时则要求与肌、腱纤维方向一致。

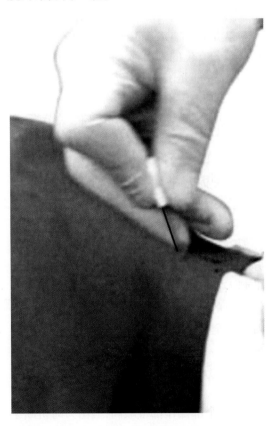

图 1-3-4-1

由于各种条件的限制,进刀的方向与要进行手术操作的组织所要求的刀口线方向不可能完全一致,所以调整刀口线(图 1-3-4-1)的角度是不可避免的事。在调转刀口线方向时,可有不同的度数,如有的调转 15°、30°、45°、60°、90° 等。如要做横突下缘横突间韧带的松解,进刀时刀口线与竖脊肌纤维走向平行(即与脊柱纵轴平行);而当刀锋到达横突背面后,要将刀口线调转 90°,与横突长轴平行,以便沿横突下缘松解横突间韧带。有时在疏通、剥离了肌腱高应力点后,可调转刀口线 90°,将具有异常高应力的腱纤维切断一部分,或将某些韧带横行切断一部分,这种做法可以消除某些组织的异常高应力,并且可以达到延长挛缩的腱、韧带等组织的目的。

二、移动刀锋的位置

这是针刀治疗的需要。某些病变,刀锋可以穿过皮面直接到达病变部位,并做针刀操作,这种情况无须移动刀锋的位置。但有些病变,刀锋不可能直达病变部位。刀锋首先到达的是内部标志部位,即某些骨点、骨缘等部位;然后,再将刀锋移到欲做针刀操作的手术部位。如刀锋首先到达了横突骨面,但目的是松解椎间管的外口,那么就必须将刀锋移到横突下缘的根部,然后才能进行松解椎间管外口的操作。这一过程是调刀法内容的一部分,即移动刀锋的位置。在一些治疗点上,由于治疗的需要可能不止 1 次的移动刀锋的位置。

第五节 运 刀 法

运刀法是通过针刀的各种手术操作治疗疾病的方法,是针刀微创手术具体实施治疗的过程,是取得治疗效果的手段。因此说:它是针刀技法中的核心部分。

在长期的针刀临床实践中,把针刀微创手术操作方式归纳如下四类基本运刀方法,即剥离法、切开法、撬拨法和穿凿法。为了记忆方便,虽然分为四类基本运刀法,但把具体的操作方法连续起来排列,可称之为"四类八法"。

一、第一类——剥离法

不是以锐性切开的方式运刀,而是以钝性剥离的方式运刀者称剥离法。剥离法将以下述三种方式运行:

(一)纵行疏通法

刀锋沿着刀口线方向往复移动,刀口线是在一条扇形轨迹线运行,此种操作方法称纵行疏通。绝大部分是沿着肌、腱纤维走行方向一致的方式往复运动,部分是与神经干、大血管的走行方向相同,这时便是以血管、神经为主,对肌、腱组织的保护则为次要地位。当然,这种肌、腱纤维的损伤肯定是不大的,是在正常组织允许的范围之内的。纵行疏通以刀口线为标准,这是它的特点。同时,纵行疏通也是以切开为基础的剥离方法。进刀至剥离处组织,实际上已经做了粘连等病变组织的切开,如果疏通阻力过大,还可以沿着肌或腱等病变组织的纤维走行方向再予切开,然后将可顺利进行纵行疏通。

(二)横行剥离法

针刀在与刀口线垂直方向上往复运行的剥离方法称为横行剥离。这种剥离法是在纵行疏通的基础上进行的。它不考虑与神经、血管的关系,因为它无切开,也不能划开神经、血管组织。绝大部分是与肌、腱、韧带等纤维走行方向垂直,使粘连、瘢痕等组织在纵向松解的基础上进一步加大其横向的松解度。纵行疏通与横行剥离相结合,可较彻底的松解粘连组织。两法在剥离上,主要以刀锋及接近刀锋的部分刀体为主要作用部位。

(三)通透剥离法(图1-3-5-1)

此法以刀锋及刀体为发挥剥离作用的部位,在两层组织之间(有大片粘连病变时)进行剥离的方法。如脂肪垫与髌韧带的大片粘连,髌上囊与股中肌的广泛粘连,肩峰下滑液囊本身的大片粘连等均可以此法剥离。操作时,将刀锋及刀体深入至粘连组织的两层之间,刀口线与两层组织的正常间隙平行,以扇形的轨迹予以剥离,将有大片粘连被剥开。在临床中也常延伸至某些正常组织的操作中,如某一滑液囊积液较多,需加快吸收,便可在其表面的丰厚皮下组织中打开一个扇形的间隙,以利积液的引流并在皮下吸收,这时也可应用通透剥离法。

综观剥离法的三种方式,虽然都是剥离,但其间亦有区别。纵行疏通和横行剥离主要以刀锋和近刀锋的小部分刀体为作用的部位,而通透剥离则以刀体为主要的作用部位,完全是钝性剥离,前两者剥离面相对较小,而后者剥离面则较大。

二、第二类——切开法

切开法可以分成两大类,一类为普通切开法,即松解粘连瘢痕、延长挛缩、切开减张、内引流等,另一类为铲式切开法,是依托骨面切割组织的方法。

(一)普通切开法

1. 松解粘连瘢痕法 对于粘连面大,粘连重的病变,往往只切开一刀还不够,还不能进行疏通剥离操作。这时,需多切开几刀病变组织后,再行疏通剥离粘连、瘢痕组织。由于瘢痕是结缔组织的包块或被结缔组织包围的包块,质地坚韧、血运极差。瘢痕组织比粘

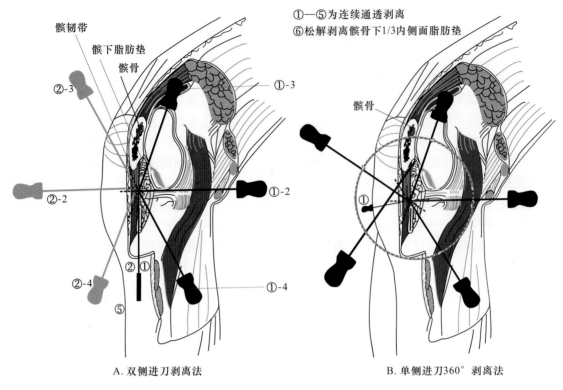

①—⑤为连续通透剥离
⑥松解剥离髌骨下1/3内侧面脂肪垫

髌韧带
髌下脂肪垫
髌骨
①-3
②-3
②-2
①-2
②
①
②-4
①-4
⑤

髌骨
①

A. 双侧进刀剥离法　　　　　　　　　B. 单侧进刀360°剥离法

图 1-3-5-1

连组织的病变要重得多。对于这种病变组织，只有采取切开的方式，方能打破其封闭状态，改善血液供应后病变组织才有希望逐渐被吸收。针刀在治疗这类疾病上具有很大的优势。其切开的方法，可根据瘢痕包块的部位大小等情况而定。

2. 延长挛缩法　挛缩的肌腱、韧带、关节囊均可应用针刀松解术达到延长组织的目的。针刀松解术是以闭合的方式进行，更具特色。针刀施术损伤小，可以早期功能锻炼，对功能的改善尤有好处。其延长的方式，可依不同病情进行个性化设计，也可以分期分批进行，灵活运用。

3. 切割减张法　对于痉挛的肌、腱、韧带的纤维和关节囊，施行部分高张力组织的切割，消除异常高张力，使其由此而产生的疼痛得以缓解。如部分骨纤维管对神经的卡压的松解，神经根管内口的粘连的松解，神经根管外口的松解，慢性肌－筋膜间室或骨窦内高压症等的减张等，将使以上各组织得到有

效的松解和减张，并可改善血液循环及神经功能，达到立竿见影的效果。

4. 切开内引流法　对于滑液囊、关节囊及某些囊、腔内有较多积液并呈高压状态时，会产生严重的休息痛，它的唯一解决方法就是引流。非化脓性积液以内引流为佳，故可用针刀将积液的囊腔切开，使液体在周围组织中吸收便可达到治疗目的。

（二）铲式切开法（图 1-3-5-2）

刀口线与骨面（或骨缘）平行，沿着骨面切开与骨面连接的软组织的方法称为铲式切开法，简称铲切或铲剥。铲剥可有两种方式：

1. 沿着骨平面铲剥　刀口线平行于骨平面，针刀体与骨面的角度几乎为0°，即平行骨表面铲拨骨面的软组织。如肱骨外上髁炎，在肱骨外上髁骨平面上进行的铲式剥离即是。

2. 沿着骨边缘铲剥　刀口线与骨平面或骨嵴的边缘平行，即可以与其长轴的窄面

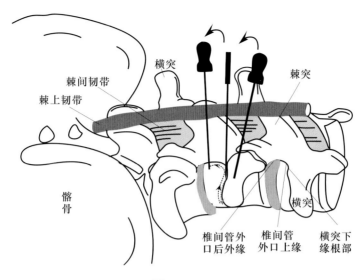

图 1-3-5-2

骨缘平行,沿其骨缘行铲式切开附着在骨缘上的软组织。如横突间韧带、棘间韧带的铲拨就是应用这种方式。在椎板后缘或侧隐窝小关节部位的黄韧带铲剥也属此类。

三、第三类——穿洞法

针刀在骨骼上穿洞达到治疗疾病的目的,为针刀穿洞法。应用二型针刀进行此法操作。针刀在骨骼上穿洞的目的有两个:一为骨内穿洞减压,二为骨折畸形愈合,穿洞后重新进行折骨矫形治疗。

(一)穿洞骨内减压法(图 1-3-5-3~4)

1. 骨内减压的适应证 骨内压增高性疾病并不少见,许多疼痛性骨关节疾病与骨内高压有关,尤其是休息痛(或夜间痛)与其有直接关系。许多研究已证实,减压术可以解除骨内、骨关节疾患的休息痛。针刀穿洞降低骨内压是一个有效的方法。

2. 骨内穿洞的实施方法 以股骨颈穿洞减压为例。首先放置金属标志物做放射线定位,或拍摄导针 X 线片,确定穿洞的皮肤定点、刀体与皮面的角度(如为股骨即要与颈干角和前倾角一致)。然后钻入Ⅱ、Ⅲ型针刀,使针刀进入预定部位,按预计穿洞数个(1~4个)操作。然后,X 线复查,达到预定目的结

束。如有条件,在 X 线的监视下进行可更为有效,如有骨钻和斯氏针(或克氏针)亦可使用,同骨科股骨颈减压器是一样的。在穿洞减压时一定要注意不能穿出骨外,更不能损伤正常组织。

(二)穿洞折骨矫形法

有些矫形术可在闭合状态下进行,由于非开放性的骨折矫形术有易于愈合、减少软组织瘢痕等优点,故常常应用。如长管状骨畸形需做截骨矫形时,先在预定折骨处,以Ⅱ、Ⅲ型针刀打一排洞,每洞相隔 3~5mm,从预定骨点进入至对称部位穿出,使骨骼失去坚固性,手法使其折断;然后,矫正复位,再予适当方法固定,直至愈合。此种方法的优点在于没有开放性创口,减少或避免了骨折不愈合或迟延愈合。

四、第四类——撬拨法

撬拨复位法,本法为某些新鲜关节内骨折和对位不良的骨折的复位提供了一个新器械。这种撬拨法与西医应用克氏针撬拨复位的方法是完全一致的。如某些关节内骨折,不仅折断,而且有翻转移位,此时可以应用Ⅱ或Ⅲ型针刀刺入关节内或骨折处,将移位的骨折片撬拨复位。

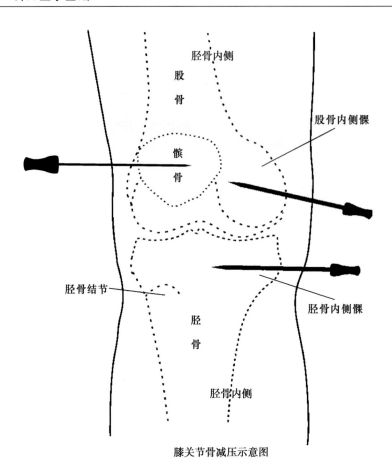

膝关节骨减压示意图

图 1-3-5-3

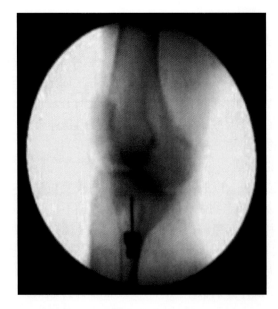

图 1-3-5-4

第六节　控　刀　法

在以上持刀法、进刀法、调刀法、运刀法与出刀法的阐述中可以看出,针刀技法的学习和研究是必要的。而在全部针刀技法中最为重要和需要刻苦训练的则是控刀法。

控刀法是保证安全、有效完成针刀手术操作的关键所在。针刀刺入的深度,所经过的路线、层次,到达的体内标志,恰当的切开剥离深度和幅度都需有高超的操控针刀的技能来实现。而个别人出现的问题,归结起来,除与适应证选择不当、麻醉方法错误、手法失误等有关外,最大的问题就是操作者的控刀能力尚有缺欠。这就是为什么要对针刀手术操作者提出必须认真锤炼控刀技术的理由。

一、针刀的选用

选用适当长度及锋利的针刀是实现"控刀"的第一步。凡针刀微创手术的临床医生都会体会到,选择适当型号的针刀是针刀治疗中的首要环节。

（一）选用适当长度的针刀

针刀体过长,操作起来稳定性差,不易控制。当以各种方式运刀时,显得很笨拙,大都需要双手运作。然而,针刀体过短,又达不到应有的深度,或者虽达到了应有的深度却无法做剥离的操作,因为拇、示指捏刀柄不牢,中指又不能固定刀体。这时的杠杆原理是:支点与力点的距离几乎为零,那么剥离所用的力将是巨大的。所以,在这种状态下就难以进行剥离操作,因此,应按病人的胖瘦、身体部位的不同选用适当长度的针刀,要达到随心所欲的程度,则需积累些临床经验。如肥胖的颈椎病人治疗原 4# 针刀长度不够,而原 3# 针刀又过长,不易控制,所以本人新增的 2#（原 3# 半）针刀,其长度最为合适,可以供不同体型的病人使用。

（二）选用刀刃锋利的针刀

为什么要选用刀刃锋利的针刀呢? 这是一个值得讨论的问题。

首先,针刀是为切割而用的,这是它全部功能的体现。如果针刀不能经切割皮肤而进入体内的话,它就不是针刀了。刀刃锋利的刀在手术切开中对组织的损伤是大还是小? 答复是:越是锋利的刀损伤越小,而钝刀,对组织的破坏反而变大。因为锋利的刀,切开的组织是整齐的,而钝刀的切口是不整齐的,前者组织受力较小,而后者组织受力相对要大,对组织的损伤自然也大。所以不锋利的刀对组织的损伤会大些。

其次,锋利的刀,对于体会不同组织的手感有利。由于刀口锋利,在切割不同组织时会明显感到组织的致密度、阻力的大小。如果用一个不锋利的刀来削苹果,与用一把较锋利的刀比较,就会体会到果皮和果肉之间的差别,前者会更明显,而后者与前者的感觉绝不一样。

第三,锋利的刀,对切开组织使用的力度较小,而钝刀则需较大的力度。很明显,用力小的自然易于控制,而用力大的则不易控制。易于控制则不易出现失误,这也是选择利刃的理由。那种认为愈是较钝的刀愈安全的想法是不对的。

二、把握住针刀的支点

当针刀刺入皮肤后,在针刀推进过程和运刀操作时,都必须把握住针刀的支点。什么是针刀的支点? 单手持刀时为中指和环指,双手持刀时为另一手的拇、示指。现就单手持刀法加以说明。单手持刀时,中、环指支持刀体。同时在推进针刀的过程中,中、环指始终在抵住针刀体的同时,还必须抵住皮肤表面,并给皮肤一定的压力。在进刀过程中,用中、示指控制其深度,在提起针刀、移动针刀时,中、环指既不能离开刀体,也不能离开皮面。这样,在刀体深入和提起时均可在手中控制,也就是说在刀体的深入、浅出的运行中,持刀手的中、环指不随刀体移动,始终抵住皮面,保证持刀手的稳定性。这一技能不仅能使针刀运行平稳,同时将在控制针刀的力度上起重要作用。在长期实践中有一点深刻的体会是,当牢牢地将支点的手指用力压在皮面上(力量越大越好),你才能做出非常准确的微细操作。比如,只切开一张薄纸而不损伤薄纸以外的组织。要掌握和实现这一技能的确需要自觉训练。此项训练,对保证针刀操作的安全性和准确性的实现有着巨大意义。

在单手持刀时,初学者也可以用另一手的示指协助固定支点(如图1-3-6-1)。这样,初学者可能会觉得更稳定一些,心里可能感到更踏实一些。

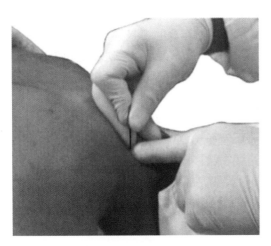

图1-3-6-1

三、"咬"住骨面调整针刀

在调刀法中,有两种意思,一是调转刀口线方向,另一种是调动针刀的位置。如何准确又安全的实现调动针刀的目的呢?提出一个较好的方法,就是"咬"住骨面调整针刀的方法。

什么叫"咬"住骨面呢?其实,就是紧贴骨面的意思,用"咬"字更紧密些,更贴切些。在移动刀锋到达需做切开、剥离操作的部位

前,为什么不要一次性到位呢?这是由于针刀是非直视下操作所决定的。在"盲视"下,只有把体内的某些标志先找到,才能使针刀长上眼睛。在调整针刀时,如果没有紧贴骨面,或者离开骨面较远,那么在移动中的刀锋到底移动到了何处就无从所知,就无法把握所要到达的部位。换句话说,当把刀锋提起,距离骨面较远时,其倾斜的角度稍大,刀锋在骨面上方移动的距离就会较大;刀锋距离皮面的深度越大,则刀锋的移动距离愈大。一般作为体内标志点的骨面的面积都不会很大,这样的移动不易达到调刀的目的。古语说的好:"失之毫厘,谬以千里"。这时,可能就会失掉骨性标志,而骨性标志部位往往是需要特别注意安全的。

怎样"咬"住骨面呢?在调整针刀时(图1-3-6-2),针刀离开骨面稍许即可,甚至不到1mm,在移动针刀时,其距离亦应很小,有时每移动1次可能不到1mm。只有这样才能较精确的达到预定目标,同时不会损害任何正常组织。

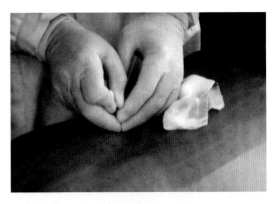

图1-3-6-2

比如,在做喙突上的肱二头肌短头腱剥离时,刀锋不可能全部一下达到喙突外下方位置,而是首先到达喙突表面,然后再一点点调整刀锋到达喙突外下缘;再如,要做横突间韧带切开,也只能先到达横突的背面,然后将针刀调整到横突下缘的骨缘,然后再沿骨缘进行切开操作。如果要想确切地切开颈椎的

棘间韧带,只有首先找到棘突顶,再将针刀调整到棘突的上下缘,否则切开将是不完全的,更是不安全的。由此可见,调整针刀,是针刀技法中极其重要和必不可少的一种技能。

四、控制针刀的切割力度

不管切开任何组织,都有一个限度,不能随便。有些切割是十分精细的,有如外科手术中,剥离细小的血管、神经一样,需精细地进行剥离,把它从粘连、瘢痕等组织中松解出来。针刀对椎间管外口、对封闭椎板骨缘的黄韧带等的切开剥离即十分精细。

如何达到精细的切割剥离重要组织的目的? 第一、需要选择锋利的针刀,运用好中、环指的支点和阻止针刀过多深入的控制力。第二、需要练就一手切割菲薄组织的能力,应当达到只切一张薄纸,却不能切伤纸下物体的能力。

真的能达到这样的切割精度吗? 当然可以。"世上无难事,只怕有心人",只要认真训练就一定可以达到目的。

五、沿骨面骨缘运行刀锋,保证安全准确

在切割某些组织的精细操作中,如何达到高精度? 有一个方法可以运用,那就是沿着骨面或骨边缘运行针刀,即沿骨缘切割应松解的组织。

所有组织都附着于某些骨组织上。如黄韧带是从上位椎弓的内侧面和下缘起始,而止于下位椎弓的上缘和后面的骨面上。由于黄韧带附着在骨缘处的面积不大,所以在切开黄韧带时,就应沿着下位椎板的后面和上缘进行切开。当刀锋刚刚离开骨面而有落空感时,黄韧带的骨附着面就已经被全部切开了。所有这些精细的操作都应紧贴骨面进行。这样既安全又准确,绝不会出现副损伤,从而保证了微创针刀手术的安全和治疗的效果。

针刀操作的安全是微创针刀手术能否生存和发展的关键所在。如果一项疗法的安全操作无法保证,那么它的前途将是渺茫的。只有微创针刀手术操作的安全性问题解决了,才能使微创针刀手术得以顺利发展。

六、控刀技能训练

(一) 掌握控刀技能是针刀操作的关键

在掌握好持刀、进刀、调刀、运刀和出刀的技能后,便可进入微创针刀手术的基本操作了,如肌、腱、腱围结构损伤的操作,某些比较简单的神经卡压综合征的操作,以及一些简单的关节疾病的针刀操作。然而,只掌握这些技法还不能进行颈椎病、腰椎间盘突出症等疾病的某些关键性的操作,如颈椎关节突关节囊、椎板间黄韧带松解术和腰椎间盘突出的椎板间黄韧带松解术、侧隐窝松解术等的针刀操作。因为,没有良好的控刀基本功,是无法实现这些操作的。也就是说,在熟练掌握了持刀、进刀、调刀、运刀的基础上,再进一步掌握好控刀技能才能进入到针刀操作的更高的层次——进入针刀的高级操作领域。

控刀技能之所以是针刀操作技能的顶级水平,是因为只有实现了这些操作才能解决更深层次的问题。有些人可能认为在颈项部找到个条索、结节,用针刀切开它就能治好颈椎病。世界性的难题真的会这样迎刃而解吗? 天底下哪有这样的好事! 既然没有,那要怎样去解决这些难题呢? 那就要靠科学的、高超的技艺去把难题解开。当你练就了控刀的技能之后,对于那些很多人看来十分困难又十分危险的部位,而你却能十分从容的把这一难题解开之时,你便达到了一个新的高度。谁能掌握它,谁就掌握了针刀手术操作的关键。只有到此时,你才算真正掌握了针刀的全部操作技能。然而,如果没有掌握这一关键操作技能,却要去做这样的操作,很可能会酿成十分不良的后果。从这一角度来看,也可以说明针刀手术控刀技能是整个针刀技法的关键之所在。

（二）控刀技能的训练

任何一种技能都是可以学到手的，关键是有心。况且针刀技法并不是高不可攀。当然，也应当说，如不刻苦训练，针刀技法也不是自然就能掌握的本领。

在教学中，对初学者，往往是用一块肉（带皮的），或用带有脊椎骨、关节骨之类的肉块做针刀手术操作的练习，体会其肌肉、肌腱、筋膜等不同性质的软组织在针刀刀锋切过时的手感。如果能用解剖标本进行练习则是最好不过的，解剖标本不仅可以体会手感，同时可以体察针刀切开经过的层次，到达的部位等。直观的学习，更增加立体感，更有实际意义。

为了练习针刀刺入薄厚不同层次的控刀技能，以薄厚不同的纸张，先刺厚的纸张，逐渐变薄，以自己的手指为薄纸的内层，用针刀刺穿薄纸，而不刺伤自己的手指，那就是有了较好的控刀技能了。

有些对微创针刀手术不了解的医生，特别是外科医生，认为大手术刀都用过了，针刀算什么！其实不然。在教学中常遇到这种情况，一些高年资的主任医师、科主任、骨科主任等，他们感到针刀操作黄韧带或侧隐窝十分困难，甚至长时间不敢做这样的操作。这是为什么呢？其实，不是技能不够，而是心理问题。由于他们对解剖的了解，他们清楚地知道，这些部位确实是很险要的部位。有一句名言说，"无知者无畏"。有的人根本不知道会出什么样的危险，他又怕什么呢！因此说，这个"怕"字是应该有的；如果没有，那就是无知。正因为如此，才应该认真对待，刻苦训练，练就一身过硬的本领。当然，外科医生，尤其是骨科医生，由于具有雄厚的解剖学功底，以及熟练的外科手术手技，要掌握针刀微创手术技术，那是再容易不过的了。

"台上一分钟，台下十年功"，是说某些技能是要经过长时间训练才能得来的本领，真是来之不易。针刀手术的控刀技术，虽不能说需要那么长的时间来苦练，但为了病人的安全，为了微创针刀手术的疗效，应当对针刀的控刀技术的训练与培养认真对待，而不应掉以轻心。要真正下一番功夫，真正用一些时间来琢磨、来磨炼，把控刀技术变为自己的过硬本领。只有这样，才能熟练掌握控刀等基本功，才能真正做好针刀微创手术。

（孙振洪　王春久　庞继光　撰写）

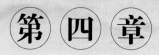

第四章

针刀与解剖学

针刀微创手术是手术疗法之一。毫无疑问,针刀微创手术与解剖学的关系是十分密切的。针刀微创手术的每一操作都离不开解剖学的指导。也就是说,针刀微创手术是须臾也离不开解剖学的。下面分别从几个方面来谈谈解剖学对针刀微创手术的指导作用。

第一节　针刀与精细解剖

在学校学习的解剖学是大体解剖学,即系统解剖学和局部解剖学,在学习时已感到很细了。但是从临床应用上看就显得还是不够精细,许多应用的解剖细节尚未学得深透。这一缺憾,只能在医疗实际中继续学习加以补救。解剖学本来有微观解剖学,是显微镜下的解剖,那不是我们所说的精细解剖。本书精细解剖的含义是:把大体解剖做得精细些,把一些本不大为人们注意的细节,应用到针刀微创手术的治疗中来,便称它为精细解剖学。

比如,要学习肌、腱、腱围结构等软组织的精细解剖:肌内部结构的特点,血管、神经等结构在损伤中的意义;肌内膜、肌束膜、肌外膜与肌的关系,肌外膜与相邻肌外膜的关系,肌门位置及结构,它们在损伤时与粘连、结疤、挛缩的病变关系;腱组织的结构、内部血供、神经支配怎样,它的力学状态如何,腱损伤的好发处等;腱围结构包括哪些内容,腱围结构都有什么特点,它们在损伤中起什么

作用等。

对某一细小的解剖结构,本不被重视,但在针刀微创手术治疗中却必须对此结构加以细致了解,方能进行针刀微创手术治疗。大家非常熟悉的肩胛骨喙突是一个很小的骨结构,我们必须了解它到底附着有哪些组织,它的周围有哪些器官。只有如此,对精细解剖了如指掌才敢进行手术。

要作棘间韧带松解术,必须了解它与棘突上下缘的附着关系。在大量的实践中和对实物标本进行研究中发现,棘突上缘比较平直,是针刀切开时易于操作的条件。再仔细研究,棘突与椎板的交界处,大都有一个小的隆起(图1-4-1-1中颈、腰椎的箭头所示)。这个小隆起,在做棘间韧带切开操作时,往往成为推进针刀的阻挡物。它的存在可以提示两点:一是棘间韧带已经切开到终点;另一提示是,只有越过这个隆起,才能进入黄韧带的附着处。

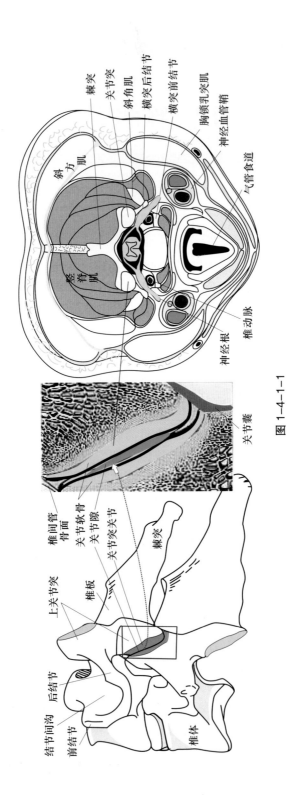

图 1-4-1-1

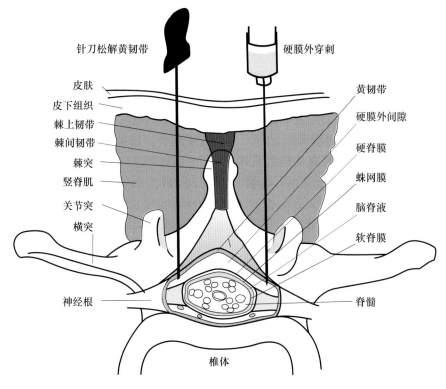

针刀松解黄韧带

硬膜外穿刺

皮肤
皮下组织
棘上韧带
棘间韧带
棘突
竖脊肌
关节突
横突

黄韧带
硬膜外间隙
硬脊膜
蛛网膜
脑脊液
软脊膜

神经根

脊髓

椎体

图 1-4-1-2

要作黄韧带松解术,就必须了解黄韧带附着在何处,该处的结构形态如何? 不了解这些,如何做针刀操作? 黄韧带上起上位椎板的内侧面与下缘,这个部位对于针刀操作来说,自然不是最佳选择;黄韧带下缘附着在下位椎板的上面和后缘。这个部位,相对于前一个附着部位来说肯定更易于针刀的操作(图1-4-1-2)。了解这些,对于"盲"视下的针刀操作来说仍然不够,因为附着黄韧带的椎板状态还不十分清楚。凡做过切开黄韧带的外科医生都能清楚,黄韧带在椎板上的附着面还是比较大

的。另一方面,从解剖标本上可以清楚地看到,附着黄韧带的椎板是呈向外高起的斜面(图中箭头所示)。到此为止,已经较全面地了解情况,那么,如何进行黄韧带的操作,就应该有一个完整的概念了。这样的例子很多,不一一列举。

要想治疗腰椎间盘突出症,就要了解椎管、神经根管、侧隐窝、关节突关节、黄韧带等的精细结构,就要了解神经根管的内口、中间管、外口等与神经根的关系,否则手术就无从开始。由此说来,精细解剖必须认真学习,刻苦钻研才行。

第二节 针刀与立体(断面)解剖

针刀微创手术虽属外科手术范畴,但在操作上与开放性手术有很大的不同。针刀微创手术是在没有开放切口(即闭合状态)、非直视下进行的。这种闭合性手术,要求操作者对从皮肤到针刀手术部位的组织层次,以及这些层次内的神经、血管及器官有十分清

楚的了解;要求在针刀所经过的径路上,不得损害神经、血管等组织器官。严格来说,对操作针刀的医生在解剖学知识方面的要求应该更高。首先是要学好层次解剖,有了层次解剖的基础才能进一步学习断面解剖。对于脊柱四肢的肌、腱、筋膜、血管、神经及其他组织

器官的层次及其相互关系首先要弄清楚，然后深入一步，了解某一部分的断面情况。对于断面解剖（即立体解剖），特别是一些主要部位，如颈椎部断面（图1-4-2-1）、腰椎部断面，肩、肘、腕部断面，腹股沟、臀部、髋、膝、踝等主要部位的断面结构应深入了解，方可进入某断面组织的针刀微创手术治疗。这就要求我们，对断面解剖多加学习，对某些断面解剖图应印入脑中。特别是示意图更有价值，简单明了，易记好用。

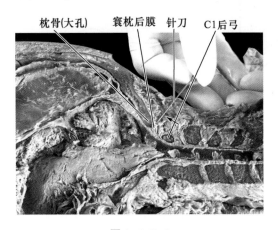

枕骨(大孔)　寰枕后膜　针刀　C1后弓

图1-4-2-1

其实，对医护人员的立体解剖的要求，在许多医疗、护理操作中都能体现出来。最简单的是肌肉穿刺、静脉穿刺，还有常做的胸穿、腰穿，以及较复杂的硬膜外穿刺和各种手术切口，尤其是骨科的手术入路更为复杂。这些，无一不要求施术者要有相应的立体解剖学知识。在具体解剖层次的判断上，除了手感以外，必要时还须做多种试验来判断是否达到要求的层次。如硬膜外穿刺，除有穿过黄韧带的落空感以外，还要做负压试验、注水、给药等试验，来判断穿刺的位置是否正确。

现代医疗设备的发展，如B超、CT、MRI等检查，要求医生要有较多的立体解剖学知识。B超、CT、MRI等检查，将人体各部做了冠状面、矢状面、水平面等多种断层扫描。在观察这些扫描结果时，要求医生有更加精细的立体解剖学功底，以便判断正常与病变，病变的性质与程度，判断预后等。医生对此必须有很好的了解，才能更好诊断疾病。

由此可见，对于从事针刀微创手术治疗的医生，对于针刀微创手术治疗部位的立体解剖要有深入的了解。首先要求医生对针刀手术经过部位的皮肤、皮下组织、筋膜、肌、腱膜、骨组织及相应部位的血管、神经的走行有清楚的了解。然后，针刀手术操作者应对通过这些组织时所产生的手感有深刻的体会，应该十分敏感。当针刀进入皮肤后，针刀已到达那一层次的组织，在头脑中应有如过电影一样清楚地看到针刀到达部位的组织情况。这样，针刀手术操作者就从理性认识进到感性的印证，又从感性的体验返回到立体化的理性认识。只有通过这样反复的学习—实践—再学习—再实践的方式，才能把立体解剖学好。

有人利用解剖标本进行层次（立体）解剖学习和针刀手术操作练习，这样实践演练，是最好的学习、练习的方法，值得推荐。

只要认真学习，刻苦钻研，就一定能学好立体解剖学；将针刀常用操作部位的立体解剖形象录在脑中，随用随放。如果针刀手术操作的医生都能达到这样的水平，那针刀就不再是"盲刀"，而是长了一双明亮眼睛的针刀了。

第三节　针刀与动态解剖

活人必然要活动，动态与功能是相联系的。研究动态解剖，除了要掌握各器官的动态与功能的关系以外，还要对针刀手术操作有所裨益，这才是根本目的。在动态下，人体各部分，包括骨、肌、腱、神经、血管及内脏器官都会有相对位置的改变，这些改变早已为人们所注意。在中立位时，颈椎棘突的排列呈水平向后稍向下的状态；在后伸位、仰头时，棘突可互相贴近甚至接触成接吻状，称"吻性"棘突；在前屈位时则棘突相互间距离加大成扇股状。在肘部尺骨鹰嘴与肱骨内外上髁之间形成一种骨点间的关系,屈肘时三点呈三角形,直伸时则三点在一条直线上。上肢中立位时,肩胛骨喙突的后内侧有血管神经鞘存在;当上肢外展时,血管神经鞘则移动到喙突的后方,即喙突的深面。在摄取腰椎 X 线片时,仰卧位是常规拍片法;但在做腰椎间盘突出症等腰部针刀手术时,要求俯卧(图 1-4-3-1~2)并腹下垫枕的体位,使腰前突变平,棘突间隙开大,使术野变得开阔,有利于针刀操作;如果此时要摄 X 线定位片,若仍用仰卧位,就不会客观的反映出俯卧位的相对位置。如此等等,举不胜举。这便是动态解剖的部分表现。

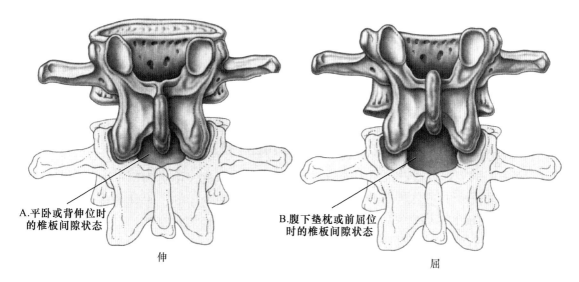

A.平卧或背伸位时的椎板间隙状态

B.腹下垫枕或前屈位时的椎板间隙状态

伸

屈

图 1-4-3-1

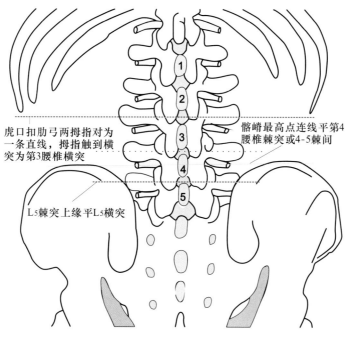

虎口扣肋弓两拇指对为一条直线,拇指触到横突为第3腰椎横突

髂嵴最高点连线平第4腰椎棘突或4-5棘间

L5棘突上缘平L5横突

图 1-4-3-2

人体在不同的动态中，其组织器官的相对位置会改变，这是大家公认的。那么，它在针刀手术操作中有何意义呢？

首先，必须了解皮肤的特性以及它和内部组织器官之间的关系。皮肤可随体位不同而移动位置。这时，皮肤与内部组织之间的相对关系便发生了改变。这一点，在针刀微创手术治疗的操作中极为重要。假如不了解或不重视这一问题的话，将会导致严重的后果，真可说是差之毫厘，谬以千里。如病人抬头或低头改变了体位，很可能原来的定点移动到 C_{4-5} 或 C_{6-7} 节段的位置上。如果定点的位置不对，治疗的节段就会错误，怎能取得疗效呢！再比如，做冈下肌损伤治疗，论其部位本来是绝对安全的，如病人在定点后，紧收双臂或耸肩，由于肩胛胸壁关节极易活动，使肩胛骨改变了位置，针刀直刺下去，本应到达骨面，但因肩胛骨已经移位，针刀下面根本没有骨面，便容易出现意外损伤。

其次，由于体位的不同，骨结构各点的相对位置可发生改变。如腰椎的棘间与横突的关系，当正常腰椎前突状态时，同一椎体的横突应较同一椎体与下一椎体的棘间相差半个椎体，即上移半椎体的位置(看解剖图谱都是这样)。当将人体置于俯卧位且腹下垫一80mm 高的松软枕时，腰椎呈平直或稍呈反弓状态。此时，上下棘突之间的间隙应开大，在反弓状态下的脊椎中心点上方的棘突应向头侧移位，中心点下方的棘突应向尾侧移位；而横突则应有相应的移动，即在脊柱反弓中心点直下方的横突几无移动，棘突向头侧移位脊椎的横突应向尾侧移位，而棘突向尾侧移位的则应向头侧移位。这是理论上的认定。请见示意图和 X 线下图像(图 1-4-3-1)。

目前，通过多年研究与临床实践，又参考了一些国外资料，对脊柱的横突与棘突、棘间的关系有了准确的认识，在临床实践中得到了充分的证实，故介绍如下：

颈椎部分

体位：俯卧位，胸上部垫枕，颈部呈过屈位，下颌抵于枕缘，保持呼吸通畅。

解剖标志：以 C_2 或 C_7 棘突为标志，计数各棘突。

定点方法：在上述体位状态下，颈椎棘突上缘骨面水平线与关节关节面、横突结节正中横线在一条水平线上。当进行关节突关节囊针刀松解时，即在标志线外 20~25mm 处定点(以体型高大、矮小有别)，如操作准确，针刀垂直骨面进入，则应到达关节突正中骨面。而进行横突松解时，则应在距中线 30~40mm 定点。此点，应在颈部侧方触及骨性结节。

胸椎部分

T_1~T_{10} 胸椎的横突与棘突之间相互对应关系与颈腰段的横突与棘突的对应关系相对复杂得多。原因是胸椎棘突长短不一，并呈叠瓦状排列，故同一的排列规律则完全不存在了。但上、下胸椎的大小差别不大，而胸椎横突还有自身的特点：除横突短且向上、向后翘外，其横突尖端后面尚有横突结节，此结节并向后高出约 10mm。胸椎的这个标志一般人是比较易于触及的。这也是一个极好的骨性突起标志。

体位：俯卧位，可以腹下垫枕。

解剖标志：①以 T_{10}~T_{11} 横突间的距离做比照，可以将此距离移至 T_9~T_1 及其以上的横突间的中线外 20mm 处(其距离应越往上位应稍短些)。然后再在以上的横突部位，再进行触摸胸椎横突结节。以此确定胸椎横突结节的确切位置。这样，T_1~T_{10} 胸椎各横突也可以准确地进行定点了，并且很准确。②L_4 横突的解剖标志是比较易于判定的，有了 L_3 与 L_5 横突的位置，L_4 横突肯定就在其间。

定点方法：① T_1~T_9 的横突定点法：除横突间的距离外，就是要考虑横突的长短，一般都在 20mm 以内。但必须触摸到胸椎横突结节才更为确切。②L_4 横突的定点法：L_3 与 L_5 横突的位置定出后，在其两点间连线的患上中点就是 L_4 横突点。

腰椎部分

体位：俯卧位，腹下垫枕，使腰部变平，或

稍有隆起。

解剖标志：① L$_{2-3}$棘间：检查者与病人同一方向，检查者以双手虎口卡于肋弓下缘，两手拇指尖端对成一条直线，并下压皮肤并触到 L$_3$横突尖。此时，两拇指尖端连线通过 L$_{2-3}$棘间，它所对应的则是 L$_3$横突。以此点为标志，可以向下数 L$_4$、L$_5$与 S$_1$的棘突；也可以向上数腰椎和胸椎的棘突。②髂嵴上缘（髂嵴最高点）连线：通过 L$_4$棘突或 L$_{4-5}$棘间。③ L$_5$棘突上缘平 L$_5$横突。这是第 5 腰椎本身的解剖结构特点。④髂后上棘连线通过 S$_1$棘突。⑤ T$_{10-11}$棘间至 L$_{2-3}$棘间均对应下位横突。

定点方法：① T$_{10}$~T$_{12}$横突对应上一胸椎横突，但横突的长度较短，只有 20~25mm。②上述标志已经可以定位 T$_{10-11}$至 L$_{2-3}$棘间所对应下位横突了，现在只有 L$_4$横突有落实。粗略计算可以认为 L$_4$横突对应 L$_{4-5}$棘间，但不够准确；最好的方法是将 L$_3$与 L$_5$横突定点后，在两点间取平分点正好。

第三，比如做腰椎侧隐窝针刀松解术时，由于不同人的椎间隙和同一人的不同间隙的大小、形态有很大的个体性，故要做 X 线测量，以便准确定点。问题是做什么体位的 X 线才能准确地反映出个体特点呢？从实际出发，应该以做针刀微创手术时的体位摄取定位片才是最准确的；即俯卧位、腹下垫枕，同时要做好棘间定点及病侧的金属标记；只有这样做出的 X 线才会对定点有指导意义（金属标记应是已知直径的圆球体，以消除放大率）。如果能在电视 X 线机下进行定点及操作当然更好，不过要注意 X 线防护。

第四，由于病理改变而造成脊柱等部位的病理性移位，则可造成本来对称的组织发生改变。比如：脊柱的侧弯、旋转移位等（要通过临床检查和 X 线片来认定），使本来对称的椎板、横突骨面与皮肤间的距离发生改变，一侧距离深，一侧距离浅。这在针刀操作中也应事先有所估计，才能得心应手。

第五，机体在不同姿态下，神经干、大血管与某些骨点在体表的投影关系会发生改变，在针刀操作中也应予以注意。在活体上做针刀微创手术治疗，就要了解不同动态下，血管、神经、组织、器官、骨点等均可有所变动，并要掌握变动的规律，为安全、准确进行针刀操作打下良好基础。

第四节　针刀与体表投影解剖

体表投影是表面解剖学的一部分，我们之所以单独提出来，目的在于引起对体表投影解剖学的重视，要学习、掌握它并应用于针刀微创手术的操作之中，避免对重要神经、血管及器官的误伤，使针刀微创手术操作更具科学性和安全性。

解剖学学者与临床学家对重要神经、血管、器官的投影做了许多研究，由于人体的高矮胖瘦各不一样，各学者的参照点不同，可以划出各不相同的投影线，其结果自然是大同小异。有的很复杂，难于记忆，有的不易寻得而使临床应用受到限制。客观地说，应该取其清楚易寻，摸得着，看得见，又易于记忆，更符合临床具体情况者为佳。因为是投影，就很难达到无一点个体差，所以在应用这些投影于临床时，就要对个体差有所估计，不仅要划线，更要用望、触、量、划等方法相互印证。

比如：肺尖（胸膜顶）这个位置的投影，从胸锁关节处到锁骨中内 1/3 交界点向锁骨上窝划一高为 20~30mm 的弧线的范围就是。但我们在临床上不应当仅了解到此为止，还应当了解，在几种特殊情况下对胸膜顶高度的影响。如在病人怕痛而憋气时，或在咳嗽、肺气肿等情况下，胸膜顶的范围就要比正常时升高和扩大。所以，要避免在正常胸膜顶范围，并扩大一些的范围之内做穿刺或针刀操作，就可以避免气胸的发生。有人问，若是锁骨上窝胸膜顶处疼痛怎样做针刀微创手术治疗？答复是,用哪种方法治疗,医生和病人都有选择权,但绝不可用针刀在此处治疗。

再如梨状肌下孔的投影(图 1-4-4-1)有多种方法,哪个都有根据。我们熟悉哪个方法就用哪个,但应注意的是,绝不是仅以

投影点为准,而是要在投影点周围寻找到坐骨神经最明显的压痛和窜麻感等体征的点才行,只有这样运用体表投影解剖学才是正确的方法。右图箭头所示为梨状肌上、下孔的位置。

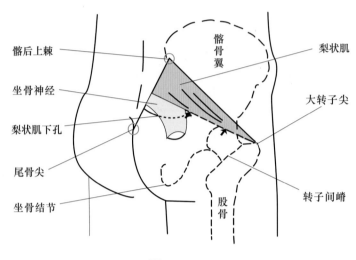

图 1-4-4-1

关于投影解剖的运用问题关键在于必须将参照点(特别是体表标志的骨点)找准。否则,投影线的准确性就无从谈起。只要经常在临床实践中反复触摸体表标志物,又反复划线应用,是完全可以做到准确无误的。

体表投影解剖的应用,对于针刀手术操作来说是十分重要的。各神经卡压综合征的诊断和治疗点的设计,必须应用该神经的投影线来寻找到卡压点,并设计出安全、有效的针刀入路。同时,在做针刀微创手术治疗时,要时时注意着在针刀微创手术治疗点的周围有哪些大血管、神经干的投影线经过,哪些部位是安全的,哪些部位是不可以做针刀手术的。

第五节　针刀与标志解剖

一、标志解剖的概念

标志解剖也是人体表面解剖学的组成部分,它包括划线标志、皮纹标志、肌性标志、骨性标志等内容。其中:骨性标志又可分为浅部骨点标志和深部骨性标志。一位专家说,在体表可见可触及的骨性标志常是在诊疗实践中推测内部器官结构大小、位置的"路标"。就像走在路上看准道路的指示标牌一样,必须按其路标行走,否则就会犯"路线"错误。方向不对,岂能到达目的地。因此,这些标志,包括肌性标志、皮纹标志及划线标志在内,都应该在骨架上、尸体标本上和在活体上逐一辨认清楚,牢牢记在心中,并且反复应用,发挥它的"路标"作用。标志解剖对针刀操作的指导意义是可想而知的。

二、标线标志

在描述人体各部体表与内部结构的位置、大小,以及划分形态、功能不同的区域时,常以体表的标线作为标志。举例如下:

颈前部称固有颈部,一般称颈部,颈后部

称项部。颈前、后部是以斜方肌前缘和深部的颈椎横突的冠状面为界,上至枕骨上项线和枕外隆凸,下界为胸骨颈静脉切迹、锁骨上面、锁骨肩峰端到第七颈椎棘突的连线。在颈区(前部)又以胸锁乳突肌前后缘为界分为颈前三角区、胸锁乳突肌区及颈后三角区(颈外侧区)。在颈前三角区中由上至下包括下颌下三角,颏下三角(一半)、颈动脉三角和肌三角。在颈后三角中包括枕三角和锁骨上三角(锁骨上窝)。然而,在项部(颈后部),则只有深面的枕下三角。

为什么颈部前、后区中,分区如此不同?颈前区十分复杂,颈后(项)区又很简单呢?这是由该部组织器官的复杂程度决定的。颈前区血管、神经、肌肉等组织复杂,而项部则相对简单得多。

1. 在胸部、背部、腹部、臀部及四肢均有相应的人为标线分区(图 1-4-5-1~2)。一则体现内部器官相对的体表投影位置,二则可做体检时的记录标志。对于针刀微创手术来说,这些标志也是十分有意义的。对于皮肤相对应的器官不仅要有所了解,更要注意不要损伤它们。

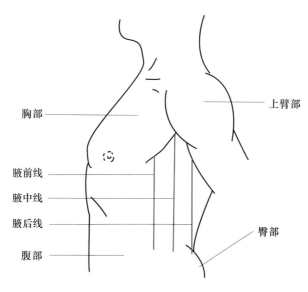

图 1-4-5-1

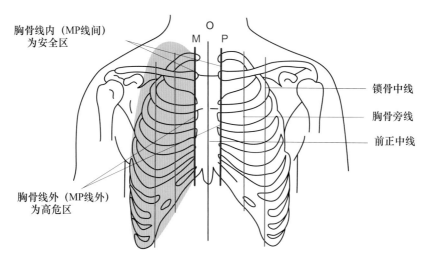

图 1-4-5-2

2. 这些标志是以大多数人来做标准的，对于不同体型的人来说也会有个体差。对于这种情况，临床上应给予充分注意，以免搞错。

三、皮纹沟凹标志

皮肤的沟纹是由诸多原因形成的。皮纹与关节等组织有着特殊的关系，所以形成了特有的标志皮纹。绝大部分皮纹是关节活动处。这些皮纹一般是恒定不变的，如肘横纹、腕横纹、掌横纹、指横纹，各关节屈侧的皮纹等属此类，这些皮纹均有关节的标志作用。有些皮纹是由皮下脂肪多少的分界线而形成的，如腹股沟就是如此，在腹股沟韧带的浅面，皮下组织的脂肪明显少于与它相邻的腹部的脂肪厚度。还有一点值得提出的是，有些部位本无皮纹，但在某种特殊体位时便出现了皮纹或皱褶。如项部，当后仰时，常在 C_{4-5}、C_{5-6} 部位出现横行皮纹，这说明在颈椎的运动中，此处是最活跃的部位，也是受力最大的部位，往往在此部位出现项韧带的钙化灶。

再有，形成皮肤沟纹的原因是相邻肌肉的界限。如臀沟，上为臀大肌，肌纤维几乎是横行的，而股后部肌肉则是纵行的，一横一纵前后相邻则形成了臀沟。同时，臀沟下的坐骨结节下外侧又有坐骨神经通过，所以臀沟也是坐骨神经可能卡压的部位，臀沟的升降也有病理诊断意义。

有人对皮纹的理解错误，也会造成治疗的失败。一位医生治疗屈指肌狭窄性腱鞘炎，依照某讲义上说的，将治疗点定在近侧指横纹上，结果未能将腱鞘炎治愈。其原因很明显，近端指横纹是指蹼的横纹，不是掌指关节的横纹。而屈指肌狭窄性腱鞘炎最易发生在屈指肌腱鞘的起始端。此起始端不是在指蹼横纹，而是在掌远横纹附近，即在掌指关节附近（常可扪及硬结性压痛点）。

有的皮纹可以指示某些组织的位置关系，使外科手术的切口不伤及重要组织。如掌侧指横纹的侧面端点之间的连线就是手术时的切口线，因为这里没有指的重要神经、血管。指间关节的针刀入路点也选择在这里，它也不会伤及指固有神经、血管（图1-4-5-3）。这样的定点，就把针刀微创操作引入到解剖的科学里来，便脱离了那种"阿是"的初级、盲目状态。

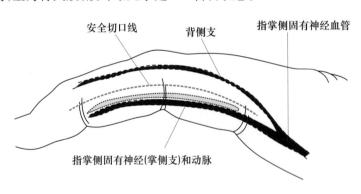

图 1-4-5-3

体表尚有许多沟凹，这也是极好的体表标志，有些是非常重要的，常用的，所以也必须认识和掌握它。如项部有枕下凹、枕大凹（位于第二颈椎棘突与颞骨乳突尖连线中点处，斜方肌外侧与乳突之间的凹窝内，即风池穴处，有枕大神经通过），背部有脊柱沟、腰肋角、脊肋角，髂后上棘处胖人是皮肤凹陷，瘦人则是小突起，还有骶裂孔的凹窝，上肢有尺骨鹰嘴与肱骨内、外髁之间的凹窝、鼻烟窝和腕背桡凹，下肢有膝眼等。

四、肌性标志

肌性标志在体表是很明显的,尤其是那些身体健壮、肌肉发达的人更是鲜明可见。

全身体表的肌性标志太多了。如颈部的胸锁乳突肌、斜方肌、斜角肌;胸部的胸大肌、前锯肌;背部的背阔肌、竖脊肌。在腋部胸大肌形成腋前襞,背阔肌形成腋后襞;腹部的腹直肌、腹外斜肌;上肢的三角肌、肱二头肌、肱三头肌、肱桡肌、旋前圆肌;下肢的缝匠肌、股四头肌、腘绳肌、小腿三头肌、胫前肌等。

这些肌性标志,具有多种意义:第一,认识肌的名称。人体的肌并未标出名称,只有了解它的位置、形态才能辨认出来。第二,可以了解它的起止点。这些位置是软组织损伤的重要部位,是针刀定点所必须掌握的。第三,还可以了解肌的周围关系。肌间的损伤也是软组织损伤的重要组成部分。第四,通过肌的运动可以了解肌的功能。如大面积粘连,关节的运动会受到很大限制,甚至强直,如伸膝装置的粘连便是如此。

这些肌性标志对于针刀操作者来说,有利于病变部位的判定,如肌痉挛,肌萎缩,有些肌肉内有结节、条索、压痛点,为诊断提供了客观的依据。不仅如此,还有利于确定病变部位与周围及深部的关系。所以肌性标志是必须掌握的解剖学知识。

五、浅部骨点标志

骨点标志即骨性标志。所谓浅部骨性标志点,是指在皮肤可以看见的突出的骨性标志或者不用费力就可以清楚触摸到的骨性标志。这些标志往往成点状突起,故称骨点。因为骨点标志是恒定的,在临床诊疗中,尤其对针刀的定点具有重大的指导意义。

在枕部的骨点有枕外隆凸、颞骨乳突、上项线等。

在颈部的骨点有舌骨、甲状软骨、环状软骨等。

在项部的骨点有第2颈椎棘突、第7颈椎棘突(隆椎)、第1颈椎横突、C_2~C_6颈椎棘突等。

在胸腰椎的骨点有胸椎棘突、腰椎棘突等。

在胸廓上的骨点有颈静脉切迹、胸锁关节、胸骨角、剑突,以及锁骨、肋骨和肋软骨等。

在背部的骨点有肩胛骨内上角、肩胛冈、肩胛骨内侧缘、肩胛骨外侧缘、12肋。

在肩部的骨点有肩锁关节、肩峰、喙突、肱骨大结节、肱骨小结节、结节间沟等。

在上肢的骨点有三角肌粗隆、肱骨内上髁、肱骨外上髁、尺骨鹰嘴、桡骨小头、尺骨茎突、桡骨茎突、腕背结节(Lister结节)、舟骨结节、大多角骨结节、豌豆骨、钩骨钩、拇指掌指关节籽骨等。

在腹股沟部的骨点有耻骨结节、耻骨弓、耻骨上支、耻骨下支、髂前上棘、髂前下棘等。

在腰臀部的骨点有髂嵴、髂后上棘、髂后下棘、髂结节、骶中嵴、尾骨尖、坐骨结节等。

在下肢的骨点有股骨大转子外侧突出部、大转子尖、转子间嵴、小转子、收肌结节、股骨内上髁、股骨外上髁、髌骨、髌骨下极、髌骨两侧缘、胫骨内外上髁、腓骨头、腓骨颈、胫骨嵴、内踝、外踝、距骨头、距骨颈、距骨内侧面(中立位时)、跟结节、跟骨载距突(内踝下)跟骨滑车突(外踝下)舟骨粗隆、第一跖骨头、第五跖骨粗隆等。

举出这些浅部骨点标志,仍然不全。这些骨点,有的本身可能就有病变,而绝大部分是以这些骨点标志做依据来推算,寻找并确定针刀的治疗点。所以这些骨点是必须掌握的。只有掌握了这些骨点,并加以灵活运用,才能把闭合性手术的针刀入路点定准。

六、深部骨性标志

深部骨性标志是指在身体内部较深,却在体腔之外的骨性标志。这些标志性骨点一般用手不易触摸得到,或者触不清楚。但它们的存在是恒定的,有规律的。在针刀的操作中,就是依靠这些骨性标志来判定刀锋所到达的体内深部位置及应继续操作的方向和部位。因此,深部骨性标志对于针刀操作来说就是茫茫大海中的灯塔,或是高速飞行的航标灯。哪里有暗礁,哪里是航空管制线,向哪个方向行驶,在何处着陆,它会明确地告诉你。只有按照这个标志行进,才是正确的、安全的,才能到达最终目的地。所以深部骨性标志的意义是重大的。

深部骨性标志有很多,可举出一些供参考。

在上肢有:肩峰上下骨面、锁骨上下缘骨面、鹰嘴两侧骨缘、桡骨小头骨面、腕舟骨、大

多角骨、豌豆骨、钩骨钩近中和远中骨缘等。

在脊柱有:枕骨大孔后下缘、棘突上下缘、横突背面和它的上下缘及尖端、胸腰椎关节突后面、关节隙及内外缘、骶骨的后上缘、髂骨嵴内外唇、髂骨翼内外侧面。骶髂关节隙、椎间管内外口关节突骨面等。

在腹部:耻骨水平支下骨缘、耻骨下支前面骨面、耻骨联合上缘及前面等。

下肢有:股骨头前面,股骨颈前、外、后骨面,股骨干骨面,髌骨内侧面,胫骨平台骨面,踝穴的胫腓骨内侧面,跗骨窦内跟距骨沟的骨面等。

所有这些标志,都将在各临床章节中详述。

第六节　解剖学与躯干安全区带的划分

一、骨骼径线的测量

在针刀临床实践的过程中,应该非常注意解剖学的学习,一定会从中受益匪浅。针刀微创手术所治疗的疾病主要是矫形外科中的部分疾病。这些疾病与骨骼的关系十分密切,所以学习解剖首先应从学习骨骼开始。在临床研究中,做了一些部位的骨骼径线的测量工作,这些测量是过去没有记录的。因为对于开放型手术来说,这些测量是无关紧

要的,它们可以在直视下把血管、神经辨认出来,况且那时也没有针刀这种手术器械,更没有针刀微创手术。但对针刀微创手术来说,这一工作又是非常重要的。其重要性在于,通过对脊柱骨骼一些径线的测量可以得出非常有实际应用价值的数据。下面分别叙述,以供参考。

具体数据请见表1-4-6-1(6例脊柱骨骼部分径线测量表),从表中可以看出:

表1-4-6-1　颈椎部分径线测量(数值)表　　　　单位:mm

节段	项目						
	横突尖间距/2	横突根间距/2	横突前后间距	关节突外间距/2	关节突内间距/2	关节突前后宽度	中线外安全距
C₁	38.4±2	25.3±2	10.3±1	24.1±1	13.9±3	21.4±2	—
C₂	28.2±2	23.0±2	8.6±1	22.8±3	13.9±3	16.4±1	15~25±3
C₃	26.7±3	21.9±3	10.6±1	23.2±3	12.0±3	12.0±3	15~25±3
C₄	27.4±3	23.1±2	7.3±1	24.3±2	12.5±2	12.0±3	15~25±3
C₅	28.7±3	23.6±2	12.6±3	24.8±2	12.7±2	10.9±1	15~25±3
C₆	29.2±1	24.2±1	13.4±2	25.8±3	12.5±3	10.9±1	15~25±3
C₇	33.9±3	23.7±3	13.2±2	25.6±3	13.1±2	11.7±4	15~25±3

横突孔位于关节突的侧方,紧紧相贴于关节突的后缘的内侧方(属上下关系,关节突在上,横突孔在下),上关节突前缘与椎动脉几乎相贴,故 C_{1-2} 椎弓间韧带松解时,其定点要在距中线的外方 16mm 之内。

第一,颈、胸、腰椎的最大宽度很不一致,腰椎最宽(见表 1-4-6-1~ 表 1-4-6-3),颈椎次之,而胸椎则最小。这是各椎骨所负载荷与运动功能不同所决定的。

第二,从椎管看,关节突的内侧间距可代表椎管的横径,它的大小,基本上可以代表椎管的大小。测量数据表明,颈椎的关节突间距最为宽大,这是脊髓的解剖、生理特点所决定的。

第三,从椎板间隙的横向(水平)宽度看,颈、腰椎的椎板间隙的大小无明显差别,都比较大;而胸椎的椎板间隙则相对较小。这一点提示一个重要的问题:颈、腰椎的椎板间隙是敞开着的,并无骨性组织或其他坚硬组织所遮挡,故在此处进行针刀微创手术操作时应特别注意蛛网膜的损伤问题,千万不要把针刀切进蛛网膜下腔中。而胸椎部的椎板间隙的正中线上是被叠瓦状排列的棘突所遮盖,因此在棘间正中垂直进刀则不会直接进入椎管内,而是首先到达棘突的上缘骨面。

表 1-4-6-2 胸椎部分径线测量(数值)表　　单位:mm

节段	项目						
	横突尖间距 /2	横突根间距 /2	横突前后间距	关节突外间距 /2	关节突内间距 /2	横突结节宽度	横突结后节高度
T_1	36.5 ± 2	21.8 ± 1	13.2 ± 1	22.4 ± 2	10.2 ± 1	8.0~10	8.0~10
T_2	32.8 ± 1	14.8 ± 3	12.0 ± 1	18.8 ± 1	7.6 ± 2	8.0~10	8.0~10
T_3	31.0 ± 2	16.7 ± 2	12.2 ± 1	17.0 ± 2	5.1 ± 1	8.0~10	8.0~10
T_4	28.7 ± 2	16.7 ± 2	11.0 ± 2	16.6 ± 2	5.5 ± 1	8.0~10	8.0~10
T_5	29.6 ± 2	16.3 ± 2	10.5 ± 1	16.9 ± 2	5.1 ± 1	8.0~10	8.0~10
T_6	30.0 ± 2	16.4 ± 2	11.5 ± 1	16.4 ± 3	5.3 ± 1	8.0~10	8.0~10
T_7	30.5 ± 1	16.6 ± 2	11.0 ± 1	17.3 ±	4.8 ± 2	8.0~10	8.0~10
T_8	31.6 ± 3	16.8 ± 2	11.0 ± 3	18.3 ± 3	5.2 ± 1	8.0~10	8.0~10
T_9	29.8 ± 1	17.1 ± 2	11.8 ± 1	16.3 ± 3	4.9 ± 2	8.0~10	8.0~10
T_{10}	28.2 ± 2	17.2 ± 2	11.8 ± 2	16.9 ± 2	5.1 ± 1	8.0~10	8.0~10
T_{11}	26.9 ± 1	15.4 ± 3	13.4 ± 3	16.4 ± 2	5.2 ± 1	8.0~10	8.0~10
T_{12}	26.6 ± 2	13.5 ± 4	12.0 ± 2	16.1 ± 3	5.4 ± 2	8.0~10	8.0~10

表 1-4-6-3 腰椎部分径线测量(数值)表　　单位:mm

节段	项目					
	横突尖间距 /2	横突根间距 /2	横突前后间距	关节突外间距 /2	关节突内间距 /2	椎间管长度
L_1	34.3 ± 3	12.3 ± 3	6.2 ± 2	18.6 ± 2	7.5 ± 2	8.0~10
L_2	40.1 ± 3	13.0 ± 2	7.6 ± 2	18.6 ± 3	7.3 ± 2	8.0~10
L_3	43.5 ± 2	14.5 ± 2	7.3 ± 2	22.0 ± 3	6.8 ± 3	8.0~10
L_4	39.8 ± 3	17.7 ± 1	7.2 ± 2	22.0 ± 3	8.6 ± 3	8.0~10
L_5	42.2 ± 2	22.4 ± 2	11.7 ± 1	26.3 ± 2	10.5 ± 2	8.0~10

二、躯干部安全区带的划分

为了工作方便，更为了针刀微创手术的安全，将人体躯干做人为的安全区带划分，是有实际应用价值的。本节将对颈部、胸椎、腰椎以及胸、腹部各区划分出绝对安全区、相对安全区、相对危险区与高危险区分别予以叙述，并附以模式图。

（一）颈部安全区带的设线

颈部可分为颈前部和颈后部（项部）两大部分。从针刀微创手术的安全性出发，又可分为数个小区，并标记出安全和危险的程度，以警示从事针刀外科工作的医生。由于颈、项部的特殊位置及其在生命中的重要地位与作用，将做较细的分区（图1-4-6-1），故设以下各线。

1. A线通过项部关节突内侧缘的矢状线。

2. B线通过项部关节突外侧缘的矢状线。

3. C线通过项部颈椎横突后结节前缘的额状面线。

4. D线通过颈前部横突前结节后缘的额状面线。

5. E线通过颈前部横突前结节外缘的矢状面线。

6. F线通过颈椎关节突后面额状面线。

7. I线通过颈椎 C_1 横突椎动脉孔外侧边缘起至 C_2 至 C_7 横突尖所划的一条弧线。此线之内从项部进刀为安全部位。

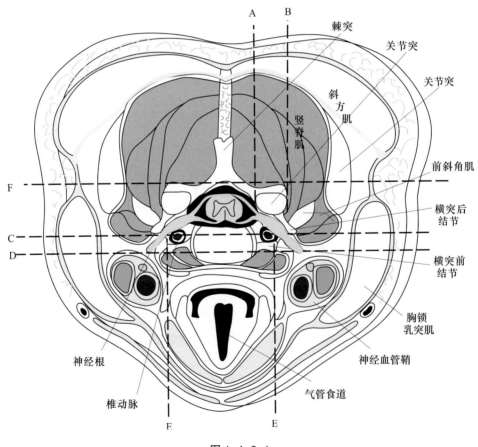

图 1-4-6-1

（二）项部安全区带的划分

1. 项部 AB 线间区带——关节突关节区——相对安全区带（图 1-4-6-1） 关节突关节区带是非常值得重视的部位。因为关节突关节在颈椎的稳定性上起着重要的作用，故在解剖学上被称之为颈椎外侧关节柱。本区的界限是：后正中线外 15mm 起，至正中线外 25~35mm 止。颈椎外侧关节柱宽 10~15mm，颈椎关节突关节呈叠瓦状排列，上、下关节面相互平行，关节面与水平面约呈 45°角。这种解剖结构使关节突成为颈椎部遮挡重要颈椎组织、器官（神经根、椎动脉）的天然屏障。故在此区垂直刺入针刀绝大多数刀锋都会落在关节突的骨面上。这一点说明，颈椎外侧关节柱区是针刀进入颈椎后面最为安全的部位。希望每一次进刀都能顺利地落在关节突的骨面上。但是，从此区带进入的针刀也会有一小部分落在关节突关节囊上；因此也有可能进入关节突关节腔内，甚至可能通过关节腔到达关节前面，切到神经根管内走行的神经根与相伴的动、静脉。在实际工作中，针刀进入关节囊时是应该有与肌组织不同的手感的，此时应该调整针刀到椎板的骨面上。有了安全标志后，才能进行下一步的操作。这就是说，此处虽然是项部进刀的最为安全的部位，但仍有危险因素存在，这就是仅仅能称它为相对安全区带的道理。

2. 项部 A-A 线间区带——棘突椎板间隙区——相对危险区带（图 1-4-6-1~2） 本区的界限是：项部正中线两侧的 15mm 之内。此区带从枕骨大孔下缘起，一直延续至 C₇ 棘突止。本区的最上端为枕下凹，即枕骨大孔与寰椎之间的间隙，这是一个很大的无骨板覆盖区。换句话说，从枕下凹处进刀可以直达脊髓腔，也可以直接进入枕骨大孔。此处（C₁）没有棘突，只有寰椎后结节。因此，该处并没有突出的骨性标志，应特别小心，谨慎从事。

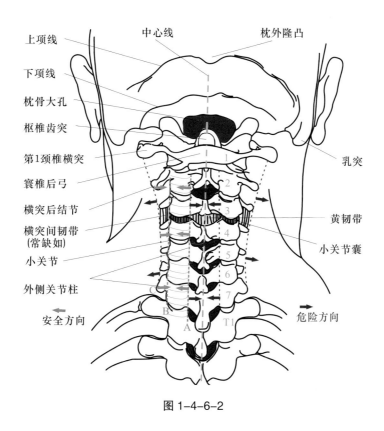

图 1-4-6-2

在寰椎之下是 C_1~C_2 之间的椎板间隙。在 C_2 棘突之下 C_2~C_7 的区域内,椎管区内有颈椎棘突和椎板,两椎板向后正中线靠拢,合成颈椎棘突。颈椎棘突以水平向后、稍向下的方向平行排列。换句话说,颈椎棘突并非叠瓦状排列,尤其是颈椎向前屈曲的体位时,两相邻棘突间的距离会更加开大。更重要的是,颈椎的椎板间隙每个都比较大。经测量,颈椎椎板间隙一般为 20~26mm,体形高大者可能还要宽一些。由此可见,颈椎的棘突椎板间隙区带是一个具有很大危险性的区域。因此,在此区带内进刀,必须事先摸清棘突,并首先到达棘突顶,然后再沿着棘突的上缘骨面进行铲剥手术。欲做黄韧带松解,也必须以棘突与椎板的骨缘为依据,严格控制刀锋进入的深度,保证只松解黄韧带,而蛛网膜不被切开,保证针刀微创手术的安全。如能按此方式操作,又能达到一定熟练程度,此处的针刀微创手术应是有惊无险。

3. 项部 BC 线夹区——项部软组织区——相对危险区带(图 1-4-6-1、图 1-4-6-2)　此区位于颈椎关节突外缘、颈椎横突后结节后部与颈椎横突后结节前缘额状面水平线间所夹的空间,它的界限是:距正中线 25~30mm 以外的项部部分横突后结节额状面后侧的部分。此区虽无神经干和大血管等重要组织存在,但此区内没有可用于明确标志的骨性物,故在此处进刀无法控制其深度和方向。所以,应避免在此处设点进刀。

4. DC 线夹区——神经根椎动脉裸露区——高危险区带(图 1-4-6-1~2)　此区位于颈的侧方,是颈部与项部的分界部位的狭小区带。本区为颈椎后结节前缘与前结节后缘之间额状面线之间的夹区,是颈神经根、椎动脉裸露区带。在颈椎横突前、后结节之间为结节间沟,是颈椎神经根通行的椎间管外口与神经沟的所在地。结节间沟中走行的是颈神经根及伴行的细小的神经血管,也包括交感神经在内。在横突前、后结节间的稍内侧有颈椎横突孔,大多在 C_6~C_1 的横突孔中行走着椎动脉(椎动脉也有由 C_7 或 C_5 开始进入横突孔的)。此动脉并非全部被骨性物所包围,而是绝大部分裸露在骨组织之外。颈神经根与椎动脉都是颈部重要的组织,尤其是椎动脉负担着 11% 的脑血液供应,如有损伤则事关重大。在此处做针刀手术,如刺上神经根,会产生剧烈的反应,甚至病人会立刻从治疗床上跳起来;如若损伤椎动脉,则后果不堪设想。所以,将本区设为高危区带,以尽量远离此处为佳。

5. E-E 线间区——椎前器官区带——相对危险区(图 1-4-6-3)　此区为椎前正中区带,由颈前上端起,至胸骨切迹之上止,其宽度以甲状软骨宽度为最大界限,是气管、食管、甲状腺、甲状旁腺等器官的所在地。有的人部分胸腺位于胸骨切迹之上。气管的上端位于 C_6 椎体的前方以下的部位,其横径平均为 18~20mm,气管的前 2/3 部有气管环,富有弹性,不易被压扁,以保持气道通畅,甲状腺位于气管前方的下部,甲状旁腺藏于其中,气管的后方为食管,无甲状腺覆盖的气管区可视为安全区。但甲状腺则是一个血管极其丰富的器官,是人体重要的内分泌腺,当然不可损伤。由于这一器官的存在,这里也设为相对危险区带,以提起注意。

6. ED 线夹区——颈前大血管神经区——高危区带(图 1-4-6-4)　此区为 E 线、D 线所夹的颈前部前侧方区,是颈部大血管、神经干的走行部位。这里有颈内外动、静脉及迷走神经、膈神经、副神经、交感神经干、节、链等重要组织器官。所以,这里是高危险区带,但这里也有其特点:颈前部组织松弛,较易于移动。利用此特点,可将神经血管鞘推到一旁,使皮下就是椎前的骨面。这样,做颈前部的针刀操作就比较容易些。所以,此处虽是高危险区带,但不是不可进入的区域。

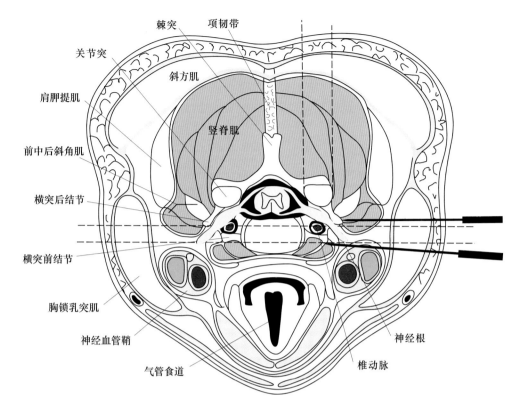

图 1-4-6-3

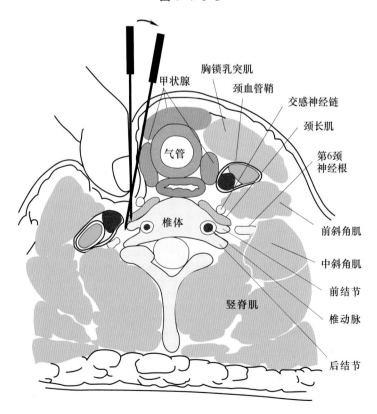

图 1-4-6-4

7. FA 线夹区——颈后侧方无大血管神经区——高度安全区(图 1-4-6-1~2)　此区是项部肌区,该区内无大血管与神经干,在颈椎关节突与横突后面平面以后是最好的手术入路,即使在横突外缘做针刀也是安全的。

(三)胸腹部安全区带的划分

1. M-M 线夹区——胸骨胸肋关节区——相对安全区带(图 1-4-6-5)　此区为胸骨及胸肋关节所在地,但不包括肋软骨部分。胸骨后为纵隔部位,是心脏、大血管、气管、食管等重要器官所在之处。此处,有完整的骨板做天然屏障,保护着胸骨后重要脏器,所以此处为绝对安全区。胸骨两侧的胸肋关节,其后为肺的纵膈胸膜区,在肺过

度膨胀(如肺气肿)时,肺有可能进入此区带之内,故此处又是相对危险区。然而,只要针刀刺入不超过胸肋关节内侧壁,仍然是绝对安全的。为了提起注意,故仍设定此区为相对安全区。

2. 锁骨上区带——肺尖区——高危区带(图 1-4-6-5)　在本书的解剖标志——划线标志节内已经讲过,这里不再重复,此处不仅有肺尖存在,还有其他重要的组织通过,即臂丛与锁骨上动、静脉等重要组织通过。因此,此处只能在锁骨上、下缘设点做针刀治疗,绝不可在此区带的软组织中设点治疗。曾有多人问,锁骨上窝疼痛怎样做针刀治疗,答复是治病的方法也不是就有一种针刀治疗方法,可寻找其他方法治疗。

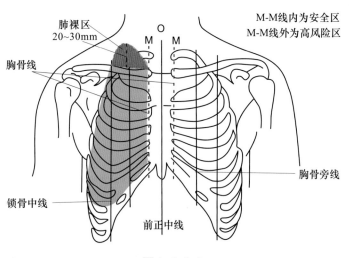

图 1-4-6-5

3. 锁骨下胸廓区带——胸膜腔区——高危区带(图 1-4-6-5)　此区为 MP 夹区以外的胸廓区。上起胸部肺尖,下至肋弓下缘,在此范围之内都有肺胸膜活动。肺的最外层有壁层胸膜保护。肺与胸膜之间有胸膜腔,平时两者常贴在一起。壁层胸膜可分为肋胸膜与纵隔胸膜。纵隔胸膜紧贴胸骨后的纵隔障,当最大呼吸量时,可进入胸骨后区。在腋中线之前的胸廓区,胸壁之内即是肋胸膜。也就是说,此区与胸膜腔只有肋骨与肋间肌相隔。所以,在此

处做针刀治疗,不应超过肋骨内侧平面。否则,最大的可能是刺入胸膜腔,造成气胸并发症。这种情况,在针灸或在针刀的操作中都不少见。这说明,设此区带为高危区带实不为过。

4. 腹区——腹膜腔区带——高危区带(图 1-4-6-6)　此区位于肋弓下至髂嵴上较大的区域,至腋中线与腰部软组织区带相连。本区的特点是:腹正中线上,除皮肤、皮下组织外,只有白线一层组织与腹腔相隔。过了腹白线就是腹膜,过了如薄膜一

样的腹膜就进了腹膜腔。腹膜腔内脏器很多,肠管穿破会导致化脓性腹膜炎;胆囊、胆管、胰腺穿破会导致化学性腹膜炎,肝脾刺破会出现内出血。到目前为止,在此区需进行的针刀微创操作的疾病大多是:肋

弓下、髂嵴上的韧带损伤,以及腹壁上的肌损伤所出现的痛性条索、结节等,尚未涉及腹腔内脏器。所以,至今也没有腹腔脏器损伤的报告。但此区带的危险性依然存在,不能不提高警惕。

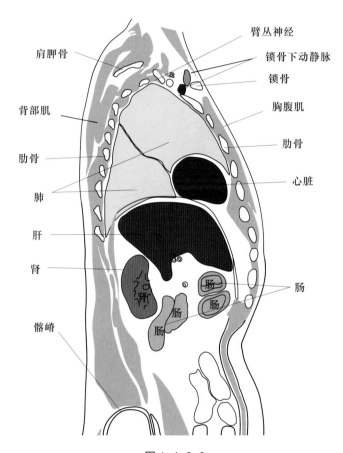

图 1-4-6-6

5. 腰脊柱区——腰椎区——相对风险区带(图 1-4-6-7) 此区为 T_{12}-S_1 的 K-K 线夹区,称腰椎区。在本区内,腰椎棘突水平向后伸出,腰椎椎板间隙敞开于腰段的软组织中,无骨性物遮拦。从这一特点来说,此处是高危区带。在这一区带内,不可能毫无顾忌直插针刀,而必须时时想到,腰椎棘突之间,从皮肤到蛛网膜下腔,其有"阻力感"的软组织,仅仅是皮肤、棘上韧带与黄韧带。锋利的针刀是可以不费吹灰之力便可通过的。曾经见过,在棘间做针刀,当拔出针刀时,随之而出现的是一汪清澈透明的液体。这液体是

什么? 旁观者每个人都心知肚明,那是脑脊液。因此,在本区做针刀操作,一定要把握住深度,一定要有清楚的软组织的层次感。如果是做棘间韧带或黄韧带松解术的话,一定要在刀锋刚刚通过棘上韧带后,立即将刀柄向头端倾斜,使刀体与皮肤的头端夹角为30°~45°,再继续深入刀锋,寻找到下位棘突的上缘。再以此棘突的上缘为依托,进行下一步操作。如能这样做,此高危区带就可转变为相对安全区带。另一方面,腰椎椎板间隙的内径,各椎所测得的数值是大不相同的,窄者仅数毫米,而宽者可为窄者的数倍。一

般来说,椎板间隙为横向椭圆形,其横径为10~20mm 宽,且形状不整。腰椎椎板间隙的形状和大小,每个人、每个间隙都不一样,它的个体化表现特别突出。所以,每一个椎板间隙都要进行个体化测量才行。因此,要做椎板间隙的针刀微创手术治疗,必须事先做X 线定位片。而且,要以针刀手术时的体位拍摄才行。只有这样才能反映出准确的形态与左右、上下的距离关系。总之,无论从棘间或椎板间的解剖结构状态来考虑,腰脊柱区都是高危险区,应当提起十分注意。但如能按照规范去做,也可以把这一区带的针刀手术操作的风险降至最低限度。那么,此区也就由高危区带改变为相对危险区带,甚至降为相对安全区带了。

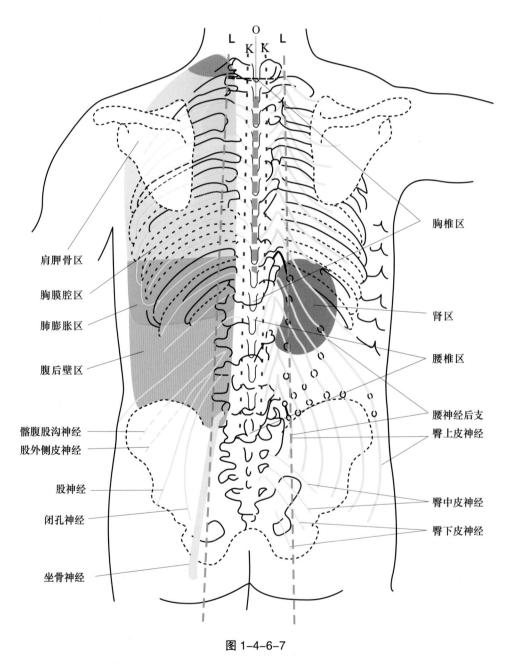

图 1-4-6-7

6. 骶尾脊柱区——骶尾骨区——绝对安全区带 此区为L–L线在骶部延长线的夹区。区内为骶骨背面、骶髂关节，其中有骶后孔8个。区内没有大血管和神经干，因此在此处行针刀操作是安全的。

7. 背胸廓区(L线外区域)——高危险区带 此区由背侧的肺尖处起，下行至肩胛间区，直至胸廓下缘止的全部区域。本区内除肋骨与肋弓外，全部为肺与胸膜腔所占有。如有肺气肿，其肺胸膜下界可能还要向下移动。在本区中，可分为三个部分讨论：

(1)肺尖区此区处在肩胛冈以上区。冈上区中，除有冈上肌外，在其上前方则为肺尖所占部位。因此，在此处行针刀操作，其刀体与皮面的角度很重要。在冈上肌的定点处进刀，刀体应与背部皮面平行才好。只有这样，针刀才不易进入肋间或胸膜腔。其实最好的方法是，先找到冈上肌的骨点，以手指压住骨点后，再进刀并直达骨面，就不会有失误了。

(2)肩胛间区此区是高危险区带。肋骨与肋间肌浅面为安全层，而在肋间(即肋骨的下缘与上缘之间)的深面则是高危险区带。许多发生气胸并发症的病人大都是在此处操作造成的。所以，如在肋骨下、上缘之间处做针刀操作，就一定要让刀锋首先到达肋骨面，然后再向肋骨的上或下缘处调整，以保证刀锋不会超过肋骨内侧面的平面，也就不会进入胸膜腔。这里有一个方法值得推荐：即在做肋骨骨缘操作时，首先，要用手指压住肋骨面的下缘处；然后，将皮肤向肋骨面上推移，将肋下缘点推移至肋骨面上；再后，刺入针或刀后最先到达的是肋骨面上；此时放开压住皮肤的手指，使皮肤自然回到肋下缘的原来部位；最后，做肋下(上)缘的针刀操作就可以了。

(3)肋弓上胸廓区带此区即是肩胛骨下至肋弓上的区域，仍是高危险区带。肺的最大呼吸时，其肺胸膜可达到胸廓下缘。故不要认为胸廓下缘就是绝对安全处。况且，胸廓下缘的两侧还有肝脏与胰脏等重要脏器，都是不可损伤的。

8. 肩胛骨区——绝对安全区带 即使是绝对安全区，也不能掉以轻心。原因是：其一，肩胛骨有很大的活动度，在上肢或肩部有活动时，肩胛骨就会有移动；有了移动，原来的定点就会失去准确性，就有可能不在肩胛骨的骨面范围之内。其二，据解剖学报告，肩胛骨也有带空洞的，这也要当心。所以，即便在肩胛骨面上做针刀，也应事先摸清骨面才可进刀。

9. 肾区——相对危险区带 肾位于胸腰交界处的脊柱两侧，即位于下两个胸椎和上两个腰椎的侧方，腰大肌与腰方肌之前，肾周围有肾脂肪囊包围。肾脏虽然距腰部的皮面确有一定的距离，但当针刀在腰背部深入过深时，也有可能触及，故也应设为相对危险区带。

10. 腹后壁区——腰软组织区——高危险区带 此区所指的是腰椎AB线的外侧至腋中线的软组织区域。本区的表面无骨性组织遮盖，也就没有用以标志的骨性组织。因此，在此区进行针刀操作就存在潜在的危险性。而且，腰部与腹壁一样，其深部都是内脏器官，如若在此处行针刀操作，应该将刀的深度控制在腰与腹壁层次内，不应再向腹腔内深入，否则将会造成严重的医疗失误，故此处为高危险区带。

11. 臀区——相对危险区带 此区为髂骨的后面的区域，从骶髂关节线外起，上为髂嵴，下为臀沟，外为髂骨翼的后外侧的大片组织。此区可分为两个部分：

(1)坐骨神经内侧部即梨状肌下缘线的中、内1/3交界处之内的区域。此区内有坐骨神经干及臀上下、阴部内等重要的血管神经走行，此处又无骨性标志，故此处为高危险区带。

(2)坐骨神经外侧部即梨状肌下缘线的中、内1/3交界处以外的区域。本区域内无重要神经、血管走行，是一个安全部位。然而，此处肌肉丰厚,肌内血运丰富,如在肌内做针刀操作,易于引起出血、血肿。此种并发症并非罕见,故应提起注意。

(四)安全区带的固有特性与可变性

人体解剖结构的特点决定了人体各个部位针刀手术操作时风险的大小。躯干部安全区带的设置就是根据这一原则进行的。总的来说,在胸、腹腔外,有骨性物遮挡或有明显骨性标志物的部位,相对来说风险性小些,安全性就大些;相反,则风险性就大些。因此,将颈侧方横突前、后结节间,胸膜腔与腹膜腔处设为高危险区带;而对于有骨性标志的颈、腰椎正中棘突与椎板间隙却设为相对危险区。但是,对于针刀的操作者来说,在掌握针刀操作技术的深度上的不同,也会使某些操作开始时是难的,而后来则变得很容易,就这一原则来说,安全与危险区带的设置也会随着时间的推移和科技的发展,以及个人对针刀技术的掌握的深入程度而有所变化,这是毫无疑问的。

附:脊柱各椎结构径线测量及某些部位间的对应关系在针刀手术中的应用研究

原中国中医研究院长城医院
三病区主任　庞继光
吉林省四平市佑生医院疼痛科　李戬

【摘要】目的:脊柱周围的针刀操作是风险比较大的部位,为使针刀操作更加安全而有效,必须将脊椎骨结构各径线测量出较准确的数据,给出明确的解剖标志与标志间的对应关系,以便定出科学的进刀部位。方法:无条件地选择完整的解剖骨骼标本共5具,以卡尺进行测量,得出毫米以下一位的数据,加以数据处理。同时,应用现代科技——CT重建证实。结果:得出的相关数据有横突间的最大与最小距离、关节突间的最大与最小距离、横突与关节突前后径的厚度等,从而计算出颈椎关节突所在的安全距离、椎板间隙的宽度距离;胸椎的横突间最大与最小距离、横突结节后翘的高度;腰椎横突间的最大与最小距离、关节突间与椎板间隙的最大与最小距离等。同时,取得了横突、关节突等与棘突、棘间的对应关系。结论:脊椎骨各径线测量的相关数据为针刀操作时定点的准确性与安全性提供了科学依据。经多年的临床中应用,对针刀定点的准确性、提高疗效和保证医疗安全具有指导意义。

【关键词】椎骨　横突外间距　横突内间距　关节突外间距　关节突内间距　测量

在针刀医学的临床工作中,执刀操作的医生最为渴望的是得到最为准确和安全的定点方法,在保证医疗安全的前提下,取得最佳的疗效。这就要求临床工作者要做许多研究工作。我们在工作之余,应用医学院的解剖设施做了一些骨骼标本的径线测量,取得了相应数据。同时,在临床工作中,在X线透视下进行了横突与棘突、棘间等体表与深部标志对应关系的研究,为我们的针刀以及其他许多临床操作提供了很好的临床定位资料,增强了临床工作的准确性,从而提高了疗效,保证了医疗安全。

一、脊柱骨骼径线的测量

(一)椎骨径线测量的资料采集

无选择地取完整的脊柱骨骼标本5具,分别以卡尺测量预设的各部位的径线,包括椎骨的横突尖间距、横突根间距、横突前后间距(即横突的厚度)、关节突外间距、关节突内间距(二者差/2为关节突本身的宽度、关节突内间距为椎板间隙的最大横径)、关节突前后宽度(即关节突的厚度)。除此之外,尚测量了胸椎横突结节的宽度及其向后倾斜的高度(从胸椎横突根部的背面起测量)。数据精确至毫米的1/10。须指出的是,以下测量的各数值是净骨骼的数值,不包括附着于骨端与骨面上的软骨及纤维结缔组织所占据的位置。因此,活体上,同一部位的数值应比骨骼标本数值为稍大(骨的外径)或稍小(骨的内径),但其值最大也不超过1~3mm,如有粘连、瘢痕、钙化等组织与骨端相连所形成的骨端增大则另当别论(如 L_3 横突综合征)。颈、胸、腰各椎径线的测量结果及各值的含义分述如下。

1. 颈椎径线原始测量数据(表 1)及其各值的含义

表 1 颈椎径线原始测量数据　　　　单位:mm

节段	横突尖间距	横突根间距	横突前后宽度	关节突外间距	关节突内间距	关节突前后宽度	横突孔位置
C_1	79,73,79,77,76	64,61,63,62,63	11,10,11,9,10	49,48,48,48.5,47	24,28,31,27,29	23,20,23,22,19	C_1 在横突尖端,C_2 上面在关节突后外,下面在前内
C_2	57,56,56,57,58	44,49,43,48,46	10,8,9,7.5,8.5	41,45,51,43,48	20,22,26,30,24.5	17,16,15,16,18	
C_3	52,51,54,53,57	43,43,43,42,48	10,11.5,11,10,10.5	48,43,49,45,47	23,24,24,25,24	12.5,12,11,12,11	前结节在结节间沟的内侧 1/2 处,与钩突的外侧相邻
C_4	57,52,53,57,55	43,45,48,51.5,43	5,7.5,9,8,7	50,45,49,51,48	25,26,25,25,24.5	12.5,14,10.5,10,13	直径 8~10mm
C_5	58,56,57,58,58	43,46,48,51,48	12,12,14,10,15	51,46,51,50,49	25,25,26,25,26	13,11.5,10,8,12	
C_6	61,56,60,58,57	47,49,51,48,47	12,14,14,14,13	54,49,52,51,52	26,融合,28,22,24	14,9,9,10.5,12	
C_7	62,65,70,68,73.5	49,48,48,45,47	14,13,14,12,13	54,46,55,50,51	20,21.5,25,24.5,22	17,8.5,12,10,10	

颈椎各数据的具体含义如下。

横突尖间距表示脊椎骨横向的最大距离,其 1/2 距为从脊柱中线起到横突尖的最大距离。此项数据表示颈椎横向的最大距离。在颈、腰部超过此距离则无骨性组织可寻。

横突根间距表示横突从椎弓发出处,两侧间的距离,实际上为椎弓间的最大距离,亦即椎板间的最大距离。其 1/2 间距即为中线外横突的最短距离。

颈椎横突长度即横突本身的长度:

(横突尖间距－横突根间距)÷2=横突长度。

颈椎横突前后宽度在颈椎表示横突前后径的距离,即横突前后结节之间的宽度(厚度)。其间为颈椎横突结节间沟,有颈神经根从此走出。

关节突外间距表示关节突两侧最宽的距离,其 1/2 距离为其脊柱中线外关节的最大距离。

关节突内间距表示关节突两侧最窄的距离,其 1/2 距离为其脊柱中线外关节突最短的距离,即意味着该脊椎的关节突从中线外的这个距离开始出现。同时,这个宽度又是椎板间隙背侧的最大宽度,该间隙在颈椎最宽,而在胸椎则最窄。该关节突的宽度为:

(关节突外间距－关节突内间距)÷2=关节突的宽度(即长度)。

关节突前后间距表示关节突的前后的厚度,即前后位的水平距离。如以其宽与厚做一个长方体,再取其对角线,此线则可认为是颈椎关节突关节的叠瓦状关节的长度。

横突孔后外间距表示颈椎特有的横突孔从颈椎后外方观察的位置与距离，用以表示横突孔在颈后方或颈侧方针刀入路时存在的重要意义。

2. 胸椎径线原始测量数据（表2）及其

各值的含义

在胸椎段，还测量了以下径线：胸椎横突结节位于横突的外侧，其宽度为(10±2)mm，胸椎横突后翘(从横突根部背面算起)亦为(10±2)mm。其横突结节的部位则为：

胸椎横突尖长度/2(即一侧横突长度)的最外侧的(10±2)mm处。

表2 胸椎径线原始测量数据　　　　　　　　　　　　　　　　单位：mm

节段	横突尖间距	横突根间距	横突前后宽度	关节突外间距	关节突内间距	关节突前后宽度
T_1	70,75.5,75,74,72	47,44,45,42,40	14,14,13,12,13	42,47,45,44,46	23,19,20,19,21	11,9.5,11,12,10.5
T_2	65,68,65,64,66	31,36.5,38,32,34	11,13,11,13,12	36,39,38,38,37	16,14.5,17,13,15	12,12,11,12,融合
T_3	60,62,59,65,64	33,34,34,36,35	13,13,12,10,13	35,33,37,31,34	13.5,12,13,12,融合	11.5
T_4	57,59,64,58,59	30,33,35,35,34	11,12,9,11,10	33,30,33,36,34	11,10,12,11,12	11
T_5	57,60,64,57,58	30,33.5,34,33,32	12,10,9,10,10	34,28,35,32,31	10,10,9.5,11,10	12
T_6	58,60,62,59,61	29,32,36,33,34	14,11.5,10,10,12	36,29,33,31,35	10,11,11,10,11	11
T_7	59,61,60,60,61	31,33,34,36,31.5	14,10,9,10,12	40,30,34,38,35	10,9,10,9,10	11
T_8	66,56,60,60,64	31,32.5,37.5,34,33	13,10,10,11,12	39,37,34,38,35	11,11,12,8,10	10
T_9	59,56,61,62,60	31,32,36,37,35	11,11,12,13,12	39,27,33.5,31,33	12,10,11,6,10	10
T_{10}	54,55,55,58,60	34,34,36,33,35	11,12,10,14,12	37,28,35,33,36	12,9,12,7,10	10
T_{11}	54,52,54,54,55	33,31,33,27,30	12,12,12,17,14	34,29,35,32,34	12,10,11,10,9	11
T_{12}	52,51,52,55,54	31,25,27,28,24	14,11,8,14,13	34,30,37,32,28	12,10,12.5,9,10	11

胸椎各径线的含义与颈椎的基本相同，但也有其特殊性。

胸椎椎体较小，而横突比颈椎横突要长得多，关节突相对于颈椎来说重要性不大。但横突结节较大，且明显后翘，对于胸椎横突间韧带的松解操作有着重要意义。而相反，关节突的结构与径线在颈椎具有极其重要的

意义，而在胸椎则没有更大的实用价值。由于胸椎棘突呈叠瓦状排列，椎板间隙被覆盖，且椎板间隙又小，故从背侧正中线上垂直进刀不会进入椎板间隙。因此这些径线相对意义不大。

3. 腰椎径线原始测量数据（表3）及其各值的含义

表 3 腰椎径线原始测量数据　　　　　　　　　单位:mm

节段	横突尖间距	横突根间距	横突前后宽度	关节突外间距	关节突内间距	关节突前后宽度
L$_1$	67,71,68,69,68	27,24,25,22,25	8,5,6,5,7	34,39,40,35,8	17,14.5,15.2,13,15	
L$_2$	82,84,80,78,77	26,25,25,28,26	12,5,7,6,8	42,40,9,38,40	18,10.5,12,7,15	
L$_3$	82,85,86,90,88	28.5,34,29,30,28	10,7,5,6,8	49,41,5,41,44	19,14,15,8,12	
L$_4$	75,85,74,77,87	38,37,34,33,35	11,5,5,4.5,8	50,43,8,45,48	20,17,18,15,19	
L$_5$	80,85,88,83,86	39,49,46,43,47	12,11,1.5,12,12	53,53,1,54,52	20,21,23,19,22	

腰椎各径线的含义与颈、腰椎各径线的含义基本相同。但腰椎更注意横突的长度，它与颈椎横突有很大的差别。腰椎的横突很长，且有自己独特的形态特征。腰椎的椎板间隙的宽度也有特点，上部与下部腰椎的椎板间隙的宽度有较大的差异。这些都决定了腰椎部的针刀操作与颈、胸段的操作有很大的不同。因此，这一测量具有重要价值。

（二）脊柱各椎径线测量结果及其意义

1. 颈椎径线测量平均值（表4）及其各值的意义

（1）C$_{1-2}$ 为特殊颈椎形态为环状，故称寰椎。其测量结果显示:寰椎的横向宽度在颈椎中为最大，达到（38±2）mm 之大，即约为40mm 宽。因此，C$_1$ 横突最长，在活体上横突尖可达颞骨乳突的后下方。关节突的中线外

间距与关节突的宽度都大于其他椎的相同距离，都表示这一颈椎的特殊性。因此，在寰枕间的关节囊处一般不设点进刀，因此处有椎动脉与 C$_1$ 神经根出入，如损伤椎动脉则可造成无法弥补的过错。

（2）C$_3$~C$_6$ 为普通颈椎其形态和大小基本相同,但从测量数值来看 C$_3$、C$_4$ 相对较小,尤其 C$_3$ 更为明显。由中线起至颈椎横突尖的最大宽度为 30mm。而横突本身的宽度则仅为 3~5mm,这是由于颈椎横突是进化过程中肋横突的遗迹,是退化性的器官所致。颈椎关节突呈叠瓦状排列后称颈椎外侧关节柱,为颈椎三柱理论中最为重要的部分。从测量的数据看,关节突中线外的内间距平均为 12~14mm,其外间距为 23~26mm,其关节突的宽度为 10~13mm。由此可以得出如下结论:

表4 颈椎径线测量平均值 单位:mm

节段	横突尖间距/2	横突根间距/2	横突前后间距	关节突外间距/2	关节突内间距/2	关节突前后宽度	中线外安全距
C_1	38.4 ± 2	25.3 ± 2	10.3 ± 1	24.1 ± 1	13.9 ± 3	21.4 ± 2	–
C_2	28.2 ± 2	23.0 ± 2	8.6 ± 1	22.8 ± 3	13.9 ± 3	16.4 ± 1	15~25 ± 3
C_3	26.7 ± 3	21.9 ± 3	10.6 ± 1	23.2 ± 3	12.0 ± 3	12.0 ± 3	15~25 ± 3
C_4	27.4 ± 3	23.1 ± 2	7.3 ± 1	24.3 ± 2	12.5 ± 3	12.0 ± 2	15~25 ± 3
C_5	28.7 ± 2	23.6 ± 2	12.6 ± 3	24.8 ± 2	12.7 ± 3	10.9 ± 1	15~25 ± 3
C_6	29.2 ± 1	24.2 ± 1	13.4 ± 2	25.8 ± 3	12.5 ± 3	10.9 ± 1	15~25 ± 3
C_7	33.9 ± 3	23.7 ± 3	13.2 ± 1	25.6 ± 3	13.1 ± 2	11.7 ± 4	15~25 ± 3

1)关于颈椎横突:中线外25mm以外为颈椎横突所在部位。横突尖部有肩胛提肌、前斜角肌等附着,但横突间韧带几乎大部缺如。横突前、后结节间为结节间沟,为颈神经根通过之处,况且在两椎的横突间的裸露区尚有椎动脉通过,故当无特殊必要,也没有特殊训练,且不具有特殊技能则不宜在此处设点、进刀。

2)横突前后结节与结节间沟:横突末端的前后为横突前、后结节,其间为结节间沟。结节间沟中行走神经根与部分血管。前后结节间的最大距离为8~13mm,说明结节间沟还是较宽的。另一重要结构是横突的前方(结节间沟的最内侧)尚有横突孔存在,其中通行着椎动脉,在相邻的上下横突间其椎动脉是裸露于骨孔之外的。因此,在颈椎横突上或横突间进行针刀操作都是具有极大风险的。此点应特别引起注意。

3)关节突与关节柱:即颈椎外侧关节柱,位于中线外[(13~25)±3]mm处(即可以认为中线外15~25mm处)。这个部位是针刀操作的最佳定点与入路之处。如在此部位进刀,除有关节突关节的小缝隙外,此外则均为骨性组织所占据。而关节间隙处的骨面还是叠瓦状排列的)。所以在此处定点、进刀是颈部

针刀操作中最为安全之处;同时,由于针刀可进行关节突关节囊与椎板间黄韧带的连续松解、减压操作,故其治疗颈椎病的操作方便,其疗效也很确切。

4)关节突厚度:垂直距离为10~12mm,其关节面的距离应比此距还要大些。这一数据表明,切开关节突关节囊应有一定的距离。但在实际操作中,关节囊的厚度往往很薄,如刀锋刺入关节囊,即刚有落空感时,就出现臂或手的窜麻感时,则有可能已触及或刺伤神经根(这可能是神经根与关节囊有粘连?)。因此,在做关节囊松解时一定要控制切开的深度,以试验式切开为佳。

5)横突孔:横突孔的位置也是这次测量中重要的关注部位。

普通颈椎横突孔的位置:C_3~C_6横突孔均位于颈椎钩突与椎间管的外侧,上关节突的前方,且在结节间沟前壁外的前内1/2处。除C_6外,C_3~C_5的横突前后结节的宽度(外壁)均为10mm左右,而C_6的横突前后结节的宽度则达15mm。

特殊颈椎横突孔的位置:C_2横突孔的位置与普通颈椎横突孔的位置有很大的区别,特殊了解这一区别对针刀操作的医疗安全有重要指导意义。C_2上面的横突孔位

于关节突的后外侧,结节间沟的内侧;另一
方面,C_2 上关节突的位置也很特殊,它位于
椎板间隙一侧(即中线外)的前方,要想松
解 C_{1-2} 的关节突关节则需通过椎管,这在
目前是不可能的。所以,要想松解此关节
必须另寻入路。但,普通颈椎外侧关节柱
在 C_{1-2} 椎弓的延长部位可进行椎板间韧带
的松解,也可弥补不能松解关节突关节囊

的缺憾。

(3) C_7 是位于颈胸椎交界处,在某些方面
具有过渡的性质虽然它具备普通颈椎的一般
特点,但从横突、关节突等的径线上来看,都
比普通颈椎要大些,因此不能简单地视为典
型的普通颈椎。

2. 胸椎径线测量平均值(表5)及其各
值的意义

表 5　胸椎径线测量平均值　　　　　　　　单位:mm

节段	横突尖间距/2	横突根间距/2	横突前后间距	关节突外间距/2	关节突内间距/2	横突结节宽度	横突结后节高度
T_1	36.5±2	21.8±1	13.2±1	22.4±2	10.2±1	8.0~10	8.0~10
T_2	32.8±1	14.8±3	12.0±1	18.8±1	7.6±2	8.0~10	8.0~10
T_3	31.0±2	16.7±2	12.2±1	17.0±2	5.1±1	8.0~10	8.0~10
T_4	28.7±2	16.7±2	11.0±2	16.6±2	5.5±1	8.0~10	8.0~10
T_5	29.6±2	16.3±2	10.5±1	16.9±2	5.1±1	8.0~10	8.0~10
T_6	30.0±2	16.4±2	11.5±2	16.4±3	5.3±1	8.0~10	8.0~10
T_7	30.5±1	16.6±2	11.0±1	17.3±	4.8±2	8.0~10	8.0~10
T_8	31.6±3	16.8±2	11.0±3	18.3±3	5.2±1	8.0~10	8.0~10
T_9	29.8±1	17.1±2	11.8±1	16.3±3	4.9±2	8.0~10	8.0~10
T_{10}	28.2±2	17.2±2	11.8±2	16.9±3	5.1±1	8.0~10	8.0~10
T_{11}	26.9±1	15.4±3	13.4±3	16.4±2	5.2±1	8.0~10	8.0~10
T_{12}	26.6±2	13.5±4	12.0±2	16.1±3	5.4±1	8.0~10	8.0~10

(1)胸椎的横突径线与颈椎、腰椎均不
同,其原因可能与胸廓结构相关。胸椎横
突的最大宽度由 T_1 起,其值由大变小。最
大平均值为(36.5±2)mm,因有肋骨与胸
椎横突相连,故不易在针刀操作中明显体
会出横突的末端来。但除 $T_1 \sim T_3$ 外,脊柱
中线外横突的最大径线均较颈、腰椎为
小,其横突最大值(从脊柱正中线算起)平
均为29.1mm,而至横突根部的径线则为
16.6mm,在进行胸椎横突点操作时要注意

这一径线的特点。

(2)胸椎横突的另一特点是明显后翘和
横突末端的横突结节横突末端的后翘的高
度与横突结节的宽度均为8~10mm。所以,
在胸椎横突部操作时会有愈向根部愈深的感
觉,因为,从横突根部至横突末端将有10mm
的落差存在。

3. 腰椎径线测量平均值(表6)及其
值的意义

表6 腰椎径线测量平均值　　　　　　单位:mm

项目 节段	横突尖 间距/2	横突根 间距/2	横突前 后间距	关节突外 间距/2	关节突内 间距/2	椎间管 长度
L_1	34.3 ± 3	12.3 ± 3	6.2 ± 2	18.6 ± 2	7.5 ± 2	8.0~10
L_2	40.1 ± 3	13.0 ± 2	7.6 ± 2	18.6 ± 3	7.3 ± 3	8.0~10
L_3	43.5 ± 2	14.5 ± 2	7.3 ± 2	22.0 ± 3	6.8 ± 3	8.0~10
L_4	39.8 ± 3	17.7 ± 1	7.2 ± 2	22.0 ± 3	8.6 ± 3	8.0~10
L_5	42.2 ± 2	22.4 ± 2	11.7 ± 1	26.3 ± 2	10.5 ± 2	8.0~10

（1）腰椎的横突相对于颈、胸椎都要大许多，尤其是 L_3 更为明显，最长可达中线外45mm，如果再加上软骨与粘连的软组织，则可使其长度达到50mm。而横突根部的长度也同样较颈、胸椎要长得多，说明腰椎的椎体较颈、胸椎椎体要大一些。这也是机体适应的需要。因此，腰椎横突尖端（除 L_3 外）的松解应选择在中线外40mm；而 L_3 横突则应按检查者触摸的尖端的部位，去除其软组织厚度后的部位定点。如果松解横突上、下缘，应定点于中线外 20~30mm 的范围内，取其中间值为最佳选择，对松解横突间韧带十分方便。

（2）腰椎关节突关节也常是腰椎针刀松解术的部位。腰、颈椎关节突关节的结构形式根本不同。颈椎关节突关节隙呈横向走行，而腰椎的关节突关节隙呈矢状位走行。腰椎关节隙位于中线外 8~19mm，即中线外的15mm处。在此处定点松解腰椎关节突关节囊应为最直接。

关节突关节内间距的测量也具有很大意义。本文所取标本测量结果表明：

1）关节突关节内间距测得值差距很大，从 7~23mm，其数值相差 3 倍有余，说明其个体差很大。

2）关节突关节内间距也同时表明各腰椎侧隐窝外缘的位置也有很大差异，说明腰椎侧隐窝的大小、形态也有很大的个体差异。因此，在做侧隐窝针刀松解、减压术时，必须充分考虑到侧隐窝的个体差，而做相应的检查（如透视、摄片等定位），以求定点的准确、针刀施术之有效和安全。

（三）脊椎骨径线测量小结

1. 颈椎外侧关节柱是由颈椎关节突关节叠瓦状排列在一起所形成，而关节突关节的前面则是椎间管。此关节面位于脊柱中线外 15~25mm 处（取其中点 20mm 处最佳），在此范围内设计针刀入路应是最安全的部位。按测量数据显示，关节突的前后厚度可达10mm，在松解关节突关节囊时应有很大的安全性。但由于可能有神经根与关节囊的粘连等情况产生，故刀锋也不能随意深入，而只能切开关节囊壁为止。

2. 胸椎横突间距较小，横突位于中线外 17~27mm 的范围内（取其中点 20mm），又有横突结节的后翘，故定点于横突结节处进刀更容易。胸椎周围虽有胸膜和肺脏，但在脊柱两侧（即纵隔部位是无肺脏的），所以在胸椎横突范围内垂直进刀无造成气胸之危险。

3. 腰椎横突间距较长，其定点应依松解部位的不同而做相应定点。一般应定点于横突所在位置的中点为佳，即30mm 左右。因为这样有利于做较全面的松解横突上下缘的横突间韧带，同时又能进一步继续松解椎间管外口。

4. 腰椎关节突距内间距亦有实用价值。从测量的数值看，窄者仅有 7~8mm（其中线外间距则仅为 3~4mm)，而宽者则可达 22~23mm(即椎板间隙可达中线外 10mm 以上)，数值相差悬殊。这种数值大小不一、差别很大的事实显示出，各节段的椎板间隙有着极大的个体性。这种特殊性提示我们必须重视它，才能在腰椎侧隐窝松解中取得主动权，避免失误。

二、脊柱骨骼背侧标志的横向关系

（一）颈椎部分

1. 颈椎棘突的排列特点。全部颈椎棘突的排列形式是：水平向后稍向下，绝对不是叠瓦状排列。尤其在颈椎过度前屈时，其各个棘突则是呈扇形张开，棘突间的距离更加增大。由此可知，在颈椎棘间进针刀，不是很容易就能找到棘突，如想找到棘突顶，确有一定难度。

2. 颈椎棘间与小关节间隙的横向关系，颈椎小（关节突）关节关节间隙与棘突间隙基本上是在一条水平线上。尤其是同一椎体的关节突上缘与椎板的上缘基本在同一水平线上。

3. 颈椎椎板间隙与关节突关节间隙的关系，两者也是在同一水平线上，但关节突关节间隙比椎板间隙间隙相对要狭窄得多，而椎板间隙则要宽大得多。由于椎板上缘稍缩进，而椎板下缘，其缩进量比其上缘更为明显，故形成椎板间隙。颈椎的椎板间隙，其每个间隙的大小和形态都有很大的差别，即个体性差异特别大。颈椎的这个特点提示，在颈椎椎板间隙的针刀操作中，事前应对颈椎的影像，特别是 X 线片要作仔细观察，做到心中有数。

4. 颈椎小关节定点为了颈椎小关节间隙松解术进刀的安全，不要直接进入关节囊，而将进刀点定点于小关节的骨面上。因此，把关节突关节囊的松解点定点于同一颈椎棘突的上缘。这样，无论麻醉与针刀进入时都

会先到达关节突骨面，而不是进入关节间隙。此种操作方法可以避免误进关节囊而刺伤神经根。当针刀到达骨面后，将针刀调整到关节突骨缘，再沿骨缘松解关节囊。

（二）胸椎部分

1. 胸椎棘突呈叠瓦状排列椎板间隙大部分被棘突所遮盖，故从正中线上垂直进刀不会进入椎板间隙。

2. 胸椎横突稍上翘，故可与上位棘间平行。

3. 胸椎横突末端有较大的横突结节，且明显后翘，使其横突结节比较表浅，故在一般人体上易于扪到，可以较准确的在该部位定点，其针刀操作也较容易。

4. 在胸椎横突结节范围内的针刀操作是安全的，但针刀刀锋不可向外侧倾斜，以免误伤肺脏造成气胸。

（三）腰椎部分

经研究，腰椎的棘突、棘间与横突的横向对应关系如下：

1. 腰椎上段横突与棘突间隙的关系：L_1~L_3 横突与棘间呈平行关系。

2. L_5 横突与棘突的关系：L_5 横突与棘间则呈另一种关系。L_5 横突与 L_5 棘突在一条水平线上，有时 L_5 横突与 L_5 棘突上缘在一条水平线上。此种对应关系与 L_1~L_3 横突与棘间的对应关系发生了很大的变化。

3. L_4 横突与棘突的对应关系：由于 L_5 横突与 L_5 棘突在一条水平线上，这一变化使 L_4 横突与棘间的关系变得规律不够明确。因此，在确定了 L_3 与 L_5 横突的对应关系后，L_4 横突就可以取 L_3 与 L_5 横突连线的中点即可。经临床实践证明，这一定点方法相当准确。

4. L_5 横突下缘的形态这是一个被解剖学忽略的问题。L_5 横突下缘的形态与 L_1~L_4 横突下缘绝大部分是不同的，L_5 横突下缘多呈三角形，故在做横突下缘松解时应先向下外方向切割，而不是水平向外进行。

小结：脊柱各椎骨径线的测量数据与脊

柱形态结构解剖两者联系在一起,则可对针刀治疗的定点、针刀入路提供客观、准确的数据,为针刀松解、减压术等操作的安全性奠定了科学的基础,从而为提高针刀手术的疗效和医疗安全提供了有利的保证。这些研究是每个针刀医学工作者必须掌握的基本知识。打下良好的解剖学基础,对提高针刀疗效、保证医疗安全以及对针刀医学的顺利发展都有着重要意义。

（孙振洪　庞魏　庞继光　撰写）

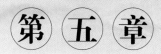

第五章

针刀与手术学

第一节　针刀操作与无菌术

一切手术必须执行无菌术原则,微创针刀手术绝不例外。外科无菌术是以预防术后感染为主,是外科的一切操作(如各种手术、穿刺、注射、插管、换药等)过程中所必须遵守的规则和方法。自1867年李斯特(Lister)开始应用石炭酸溶液预防手术切口感染以来,无菌术成为现代外科的重要保证,同时也促进了医学事业的发展。无菌术贯穿于整个手术的过程中,术前的无菌准备(如清洁手术部位或预先消毒、无菌包扎等)、术中严格无菌操作及配合、术后创口的妥善处理等。这些无菌术处理原则,对手术病人来说是保证其不受感染的最好方法;对于参与手术的医务人员来说则是必须遵守,丝毫不能含糊的原则性问题。微创针刀手术是外科疗法,是以针刀为手术器械进行的微创手术。不言而喻,微创针刀手术的操作必须严格执行无菌术的一切原则。只有这样才能有效地预防针刀操作中的感染问题,才能保证病人的安全。不仅如此,由于针刀操作大部分在深层肌内、肌起止点、韧带、关节囊处,甚至进入关节腔、骨髓腔和脊髓硬膜外腔等重要组织器官内,一旦感染,除给病人增加痛苦以外,可能造成终生残疾或更为严重的后果。所以,不管是谁要做针刀操作,就必须不折不扣地、严格地执行无菌技术规范。

一、针刀治疗室的无菌要求

针刀操作虽然是无菌性手术,但针刀所做的操作,侵袭都比较小,操作时间不长,受到空气的污染相对于开放型手术来说肯定要小得多,这是其一;其二,针刀所做的操作,没有感染的创口,也没有污染创口,所以感染的来源也比外科手术少得多,因此对针刀手术室的要求相对较低些。针刀治疗室应当是独立的房间,相当于门诊手术室。手术室应是无尘的房间,易于清洁的地面(瓷砖或水磨石等),易于擦洗;有紫外线消毒灯,按时消毒空气;灯光柔和,设备应简洁(器械柜一个、观片灯一台以及氧气瓶等)。应备全抢救晕厥、药物过敏等病人所急需的器械和药品,消毒设备应齐全。针刀、注射器、手套、针头、药品等均应摆放有序,使用方便。房间大小可因地制宜,但出入房间应更换拖鞋,以保证卫生要求。室内的温、湿度应适宜,给病人创造一个良好的环境。应设空调器,通风除尘设备,保证病人冬天不冷,夏天不热。

二、针刀器械的无菌要求

针刀器械的灭菌要求是高压蒸气灭菌。

高压蒸气灭菌法是热力灭菌法的一种，是应用最普遍、效果最可靠的灭菌方法。高压灭菌器有手提式、立式、卧式等形式。这种灭菌法适用于耐热的器械、敷料、棉球、布类、器皿等物的灭菌(表1-5-1-1)。灭菌时蒸汽温度(指饱和蒸汽相对温度)要达到121~126℃，蒸汽压力应达到1.06~1.40kgf/cm²(公斤力/厘米²)，灭菌时间要维持30分钟。这种灭菌方法可以杀灭所有微生物，包括芽胞在内，效果准确可靠。现在，以灭菌指示胶带做标记，保证高压蒸气灭菌的效果。灭菌后的物品，一般保存2周。但对于经常开、关的器械盒(如针刀盒)，应缩短其灭菌的间隔时间，以防失效，造成不良后果。

表1-5-1-1　常用器械、用品、敷料灭菌时间温度和压力表

物品种类	灭菌时间/min	蒸汽压力/(kPa)	表压饱和蒸汽/(lbf/in²)	相对温度/℃
橡胶类	15	104.0~107.9	15~16	121
敷料类	30~45	104.0~137.3	15~20	121~126
器械类	10	104.0~137.3	15~20	121~126
器皿类	15	104.0~137.3	15~20	121~126
瓶装溶液类	20~40	104.0~137.3	15~20	121~126

三、术前病人的皮肤准备

针刀手术虽然涉及面较小，但术前皮肤准备不可忽视。这些准备是为了给针刀操作创造更好的条件，达到定点清晰可见，术野开阔，无毛发干扰等。

1. 术前应洗澡，清洁全身，因为针刀术后三天内针刀创口部不宜沾水。

2. 头、颈、项部针刀手术要求术前理短头发，女病人应剪除手术部位的头发，达到不影响针刀手术操作的要求。

3. 会阴部针刀手术应剃毛。

4. 皮肤如有膏药、橡皮膏或其他贴敷物的痕迹应用松节油、乙醚或汽油等擦去。

四、治疗部位的消毒要求

针刀手术的无菌要求可分为两方面，一方面在手术室等大环境的要求上相对较低，只要求普通小手术室的水平即可；另一方面在局部的消毒及操作上的要求则与骨科无菌手术的要求完全相同。这体现了微创针刀手术的无菌术特征，也体现了微创针刀手术的现代科学的本质。

针刀手术的皮肤消毒要求分两种情况，分述如下：

(一) 一般要求

即较小面积、不进关节腔，也不进入骨质内的针刀手术的消毒要求：消毒范围，为定点周围100mm的范围，要用2%碘酊消毒两次，再用75%的酒精脱碘。其消毒程序为由内外向，不可重复，不能留有任何空档；或者由中心线起平行方式消毒，仍然不可留有空档。酒精脱碘也要认真操作，不得小于碘酊消毒的面积。

消毒的棉球当特制。棉球要求比普通注射用的棉球要大，一个棉球应能完成整个面积的消毒过程。酒精易挥发，酒精棉球应当日用当日制作。

消毒面积虽不大，但对某些部位的消毒提出特别要求：

1. 颈项部　要求发际部要消毒彻底，可以多消一遍。

2. 会阴部　肛门附近，要求消毒面积要足够大，消毒要严格，保证消毒彻底，达到无

菌的要求。

3. 关节部 一定要照顾到关节前后或左右,因为在做针刀操作时必须用一手把持关节部,如只消毒定点的周围则无法把持关节。

4. 手指和脚趾部 消毒时要求掌面、背面各指、趾全部消毒。在指蹼部、指甲部消毒更要彻底,绝不可有丝毫马虎。因为有时在术中要屈、伸关节,观察确定病变部位、大小及治疗效果等,如消毒面积不够将无法检查或进行试验。

(二)特殊要求

较大面积的腰骶部、肢体、关节强直针刀手术的消毒要求:

1. 腰骶部微创针刀手术经常涉及椎间管外口、内口、关节突关节、黄韧带等深部组织,所以要求格外严格,要求在定点外150mm处为消毒范围。

2. 肢体关节处及针刀定点范围广,且要做屈、伸运动或手法操作的部位,要求同骨科的消毒法完全一样。

3. 髋、膝、肘、腕、踝关节强直针刀松解术的消毒要求如下:

术前三天,病人洗澡、更衣、剪短指(趾)甲、剃毛、患肢再洗1~2遍。拭干后,用75%酒精涂擦皮肤二次到肢体远端全部,然后用无菌巾包扎。

术前,消毒范围要求更大,整个肢体全部消毒;而后,肢体上、下端无菌巾包扎;最后以无菌术要求铺多种无菌单。

五、对医护人员的无菌术要求

(一)一般要求

1. 进入针刀治疗室的医护人员应穿戴手术室中的专用帽子和口罩、专用大衣,并应保持整洁。

2. 术前应清洗手臂。

3. 必须戴无菌手套做针刀操作。目前,大多使用一次性无菌乳胶手套。这样的无菌手套随时可以取用,用后抛弃,简单方便。

也可以自家高压蒸气灭菌消毒。不管用何种消毒灭菌法,都必须达到灭菌要求。戴灭菌手套,对于外科医生来说不是问题,但也必须严格遵守无菌操作规范。然而,外科医生戴手套是事先做了刷手、泡手等手臂消毒处理的,手已经是无菌状态。即使在无菌状态下的手再来戴无菌手套仍须按无菌操作规范办理;那么对于事先并没有做手臂消毒的(手是有菌的)针刀操作者来说,戴无菌手套时更必须严格按无菌操作规范进行,不得有半点差错。

4. 戴无菌乳胶手套的操作过程如下:

(1)首先,选取与术者的手相适合的手套。常用的从小到大的号码是 $6^{\#}$、$6-1/2^{\#}$、$7^{\#}$、$7-1/2^{\#}$、$8^{\#}$,依需要选择,以免号小戴不进,号大不利于操作。针刀的操作往往要求很精细,又要求有比较锐敏的手感,所以选择大小适当的手套也是重要的。

(2)其次,要了解哪些是可以污染的(即可用有菌手去拿、碰的),哪些是不可以触及的部位。凡戴完手套后暴露在外面的部分为绝对无菌区,而戴在里面的部分(原来翻转的部分),这部分则是有菌区,是可以拿摸的部分。

(3)戴手套时,手应该置于垂直地面的方向进行穿戴动作,横着戴手套则不会顺利戴上。

(4)戴无菌手套进行针刀操作,绝对不是可有可无的事。有人介绍不戴手套做针刀操作的经验,不可取。当前,艾滋病肆虐,且主要经血液传染,如术者一旦手部有受伤或刺伤处,就有传染之可能,况且艾滋病病毒携带者是很隐蔽的。即使没有艾滋病传染,不戴手套进行针刀操作也十分容易污染术野,造成感染。所以,为了保护自己,也为了病人的安全,必须戴无菌手套操作。

(二)特殊要求

对于较大的针刀松解术要求与骨科手术一样,除一般要求外,还要穿高压灭菌手术衣。这些针刀松解术手术定点范围广,可能涉及多个部位,针刀到达的部位深,侵袭组织面积大,有少量出血或渗血,所以也存在细菌易于繁殖的条件,必须严加防范。

1. 穿无菌手术衣和戴无菌手套的方法和程序,依手臂消毒与否有原则上的区别:手臂已灭菌的,穿无菌手术衣、戴手套的程序是:先穿手术衣,后戴手套;手臂未灭菌的,穿戴程序则相反,其程序是:先戴无菌手套,然后穿无菌手术衣,最后,还要戴一层灭菌手套,以防纰漏。

2. 穿手术衣的程序以未刷手的为例,穿手术衣的步骤为:戴无菌手套;取一件折叠的手术衣;用双手分别提起手术衣的衣领两端,轻轻抖开手术衣,有腰带的一面朝前,双手提起后开口的上端将手术衣内侧面打开,看清两袖的开口处,将手术衣略向上抛起,顺势将两手伸入袖筒内,手伸向前,由巡回护士协助穿好衣服,双手伸出袖口;双手交叉提起左右腰带,由护士将腰带系紧;再戴一副无菌手套,将手术衣袖口盖于手套之内。如未经过灭菌的手臂,即无先戴手套的过程,而是在穿完手术衣后,再戴手套,其他程序不变。

六、铺无菌巾法

铺无菌巾(单)目的是保证手术野充分暴露,又要与相邻部位的皮肤严格隔离,以防手术野被污染。由于针刀手术的术野可能很小,也可能很大,因此铺无菌巾也应该区别对待。

(一)一般要求

对于只有几个治疗点,而且相对集中者,可铺圆形、长方形洞巾。无菌巾的洞应大小合适,一定要小于消毒面积,且铺后的洞巾不得窜动,以保证创口不被污染。有的部位,消毒面积足够,又可视见消毒的边界线,不铺洞巾,反倒觉得更能达到无菌操作的目的。有的部位却必须铺无菌巾,如项部针刀操作,由于头发不可能全部剃掉,也不可能全部用消毒液清洗,所以必须用尼龙扣

带将头发固定,然后再覆盖无菌巾,既达到无菌的目的,又可随时调整头部姿态,以便于针刀的操作。再如会阴部也必须铺巾,以保证术野无菌条件。

(二)特殊要求

对于关节强直等大的针刀松解术,要按骨科手术的铺巾要求进行。这一规定必须严格执行。下面以膝部铺单法为例予以介绍:

1. 体位:仰卧位。

2. 由踝部抬起患肢,进行全下肢皮肤消毒。

3. 铺单程序如下:

(1)自臀部起铺双层小单,做为底单。

(2)再自臀部起铺以中单,一定要覆盖对侧肢体。

(3)用两边对折长条状的手术单,环绕大腿上部 1 周,用巾钳固定。

(4)由两人将小单对折成三角形,两人一起提起长边的两角,用三角巾的大边将患肢小腿下 2/3 托住,放于台面上,再用此单折叠包裹脚和小腿,以绷带包扎固定。

(5)大剖腹单口套入脚端,并将开口提至膝上,依手术部位决定开口上端的部位,再将大单上下打开,将整个手术肢体全部露在视野中。

4. 对于其他较大关节,如髋、肘、踝等关节较大的针刀松解术,也采取与膝关节同样的铺单方式,即底单(至少双层);小单两个,敷于关节上下;再将肢体近、远端包扎固定;最后套上大单,将整个肢体暴露于外。但最后应仅暴露手术部位的皮肤,以此类推。

七、关于预防用抗生素问题

针刀手术操作或针刀松解术,是清洁手术,原则上术后不用抗生素。但要根据病人术前的全身情况,手术时间的长短,组织侵袭的程度,有无感染或污染的可能性等综合考虑后决定。如果决定应用,应按早期、足量的给药原则处理。如果有污染,早期细菌尚未

大量繁殖,容易得到控制。至于给药途径,可选择静脉或肌注。经静脉给药不宜缓慢滴注。在病人情况允许,又不超过规定浓度的情况下,尽量分次静脉推注或快速滴注为宜。这样,可以使抗生素在血清内和组织内达到有效的药物浓度。但是,防治术后感染的关键不是抗生素的大量应用,而是依赖于严格

的无菌技术。有人误认为术后的吸收热就是感染,好像给几天抗生素就好了,这是误解。如果忽视无菌技术操作,而想多用点抗生素就不会感染的想法是大错特错的。而一旦感染,恐怕抗生素也无能为力,那将产生严重的不良后果,所以,一定要养成良好的无菌操作素质。

第二节 术 前 准 备

一、术前准备的必要性

(一)全面仔细了解病人

可能有人会问,微创针刀手术疗法很简单,也须术前准备和术后处理吗? 有这种想法的人起码是把针刀手术看得太简单了,实质上这是一种糊涂概念。微创针刀手术既称为微创手术疗法,它就是外科疗法的一部分,它的一切都离不开手术学所涉及的范围与规则。针刀的治疗操作,对病变组织器官所进行的切割、剥离、松解等手术操作,虽然它的侵袭不大,也会存在微小的损伤问题,它也会按损伤及其修复等的规律有一个康复过程,只是它的康复将是很完全的,不会产生后遗症而已;与此同时,针刀的操作,无论在精神上还是对机体的神经、心血管等系统的功能状态也会产生干扰,只是这种干扰较小,有的甚至无法察觉而已。然而,不管是局部还是整体,有没有可能有较大的干扰呢? 这个也不能完全排除。这要看治疗的是什么样的疾病,是什么样功能状态的病人。比如,一位70岁的老人,有陈旧性心梗,此次来诊是因为脊神经后支卡压综合征和腰椎间盘突出症而致腰腿疼痛严重,不敢活动,还有全身轻度浮肿,十分痛苦。经全面检查,心脏未发现新问题,功能状态基本良好。我们考虑针刀治疗操作对病人不仅只有较少干扰、同时还能及时解决疼痛带给病人的较大干扰。因此,在内科医生的监护下,做了微创针刀手术治疗,效果十分良好。当

时疼痛减轻,可以活动,3天复查,病人原来的浮肿等症状已消失,7天后又治疗1次后行动完全自由,几乎换了一个人一样。所以针刀术前要全面了解病人,做好多方面相关的检查(如全面的心、肺、肝、肾等功能检查,局部的病变情况的详查,以及X线、CT、ECG等)。就是一般状态良好,无心脑血管等系统问题的病人,也要了解睡眠如何,饮食如何,做针刀治疗前是否按时进餐,心理是否有顾虑和恐惧感等,都应一一询问。特别值得提出的就是,不仅要询问有无出血史,更要做出凝血时间,血小板的检查。

(二)全面估价病人身体状态

在针刀治疗之前,一定要做出病人较准确的全身状态估价,还要正确诊断病人目前最需治疗的疾病。此后,要制订出个性化的治疗计划,尤其要做好思想上(心理上)的工作,鼓励病人要有战胜疾病的信心和决心。这样做好术前的准备,才不失为一个对病人认真负责、忠于职守的医生。也只有这样,才能让病人适合于手术的要求,保证针刀治疗的效果。这一项术前准备是保证病人安全和治疗成功的首要条件。这就是针刀术前准备的重要性。

二、术前准备的项目

微创针刀手术,虽无急诊手术可言,但却有不需做更长时间准备和需要做较长时间准备的区别。对于不需做较长时间准备的病人也需做一般常规检查的准备,住院病人应按

住院常规处理,不可马虎。

(一)诊断和适应证的准备

医生必须掌握病人的病史、体检、X线检查、化验和心电图等较全面资料。要将这些资料归纳、分析,才能得出正确的诊断和确定针刀治疗的适应证。将其各点分述如下:

1. 病史 这是疾病或损伤(劳损等)的发生、发展过程。询问病史要详细,特别是骨关节疾病,必须详细询问起病和发展过程。例如某些炎症(结核、化脓性炎症),由于抗生素的应用使病史不典型,但起病过程仍然是诊断的要点,不可忽视,以免与慢性损伤相混淆。对于骨关节的畸形,须注意其他系统的畸形,并要追问家族史。对于深部骨骼的持续性严重疼痛,要警惕肿瘤和感染。对四肢、躯干的慢性损伤,必须询问职业、工种、工龄,其损伤与工作有无关系。对于职业的慢性损伤(如姿势所致),如不预防,治疗只能取得暂时效果。对于运动系统以外的病史也应适当了解,尤其是心、肺、脑、肝、肾、血液系统等。如高血压病、心脏疾病、糖尿病、肝炎、肾炎、哮喘及出血性疾患等都必须给予关注。既往史、药物过敏史、晕针史、家族遗传病史、酗酒、接触特殊物质(放射性物)等也应弄清,一一记载。对于既往治疗及其效果也应记录在案。

2. 体检 体征是疾病和损伤的主要客观证据。全身检查,包括体温、脉率、呼吸、血压等生命体征和各重要器官、系统的检查均应扼要地记载。对运动系统的检查则应详细进行(有专章详述)。

体格检查上应注意的是:

(1)暴露广泛、两侧对比:上下肢左右对比,胸、背、腰、臀要两侧对比,痛点也须对称部位对比。而有些医生则常常由于气温较冷、穿衣较多,脱衣费时等原因对病人检查时暴露不够,不做对比,因而忽略或遗漏了重要体征。

(2)四诊:按照望、扪、动(主动和被动活动)、量(测量长度、周径、角度计)等四诊,再加上特殊检查法进行检查。而有的人则怕脏、贪懒、不愿伸手触摸,甚至不愿意揭开衣服,脱下鞋袜进行检查,没能检出存在的体征,而是只看看X线片、CT片等了事,主观武断,做出错误诊断。

(3)检查法:注意学习,掌握正确的、规范的体检方法和特殊体征的检查法。可以想象,如果医生对病变扪得不清,量得不准,所获得的结果当然是不准确的,能得出正确的结论吗!

(4)全面检查防止误诊:见了明显的体征,就忘了其他部位和其他方面的检查,结果造成了漏诊或误诊,这种教训也是颇多的。如一位腰腿疼病人,检查有腰椎间盘突出,给予封闭等保守治疗一年余,无效。后来,经检查发现同侧膝关节尚有明显疼痛,经摄片诊断为股骨头缺血坏死,这样的例子经常遇到。因此,在这方面应特别注意,不能得到一点体征就满足,而忽视了其他尚存在的体征或疾病。

(5)综合判断:在做诊断时,医生必须把病人的病史、各种检查结果和生理、解剖、病理等诸方面的资料结合起来,去伪存真、由表到里进行分析和综合判断,才能做出正确的诊断,才能做出合理的治疗计划,才能有正确有效的治疗。当今有那么多先进设备,有诊断的,有治疗的,有康复的,医生可以不要吗? 当然不能。那是因为,医生的知识、技能,特别是全面掌握病人资料、综合判断能力是任何机器不能代替的。什么是医生的真本领? 在诊断方面,就是用你的眼和手检查病人就能诊断出疾病,然后去用某些设备来验证诊断,来证明你的诊断是正确的,那才是真水平。作为医生,这一素质是必备的,也是需要不断学习和训练的。

3. 影像学检查准备 影像学检查是运动系统疾病和损伤的一项重要的辅助检查方法。但是,它绝对不能代替医生了解病史和做全面体检。医生之所以要应用X线、CT、

MRI 等检查,是要更好地证明医生的诊断,治疗的效果,或是为了除外某些疾病(如肿瘤等)。因为病情往往是复杂的,所以,辅助检查也是必要的,有时就有权威性诊断价值。既不能低估它的价值,也不能只以一项检查而代替一切(如图 1-5-2-1)。

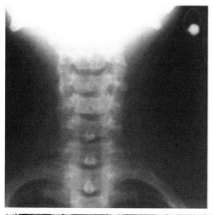
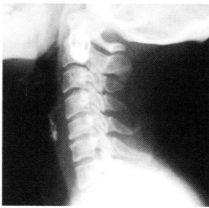
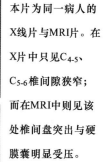
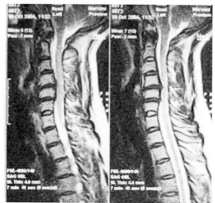
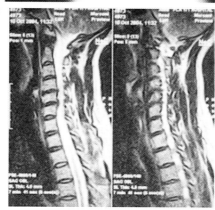

本片为同一病人的 X 线片与 MRI 片。在 X 片中只见C_{4-5}、C_{5-6}椎间隙狭窄;而在 MRI 中则见该处椎间盘突出与硬膜囊明显受压。

图 1-5-2-1

在做 X 线或 CT、MRI 等检查时,应注意以下问题:

(1)要搞清楚检查部位和何种体位的 X 线、CT、MRI 像。比如颈椎的正位像,只能显示 $C_{3\sim7}$ 的椎体,如果将开口位一并摄在一起,就必须摄下颌颤抖位。如果下颌不颤抖,只张口进行拍摄其结果是废片。因为正位像及寰、枢椎均没看清,却只见上下颌骨和牙齿,开口位片未摄好,颈椎正位像也不清。又如摄颈椎侧位像,让病人下颌稍抬起,其目的是使下颌骨不与颈椎体重叠。然而,病人不懂应该将下颌抬多高,由于指导不正确,摄成既不是侧位也不是功能位的像,结果没有反映出病变状态,影响诊断。有的正位像不加注左右、日期等,都是不对的。有的人一见 CT、MRI 有改变就给下结论也是不客观的,必须结合临床方能做出诊断。如腰椎 X 线摄片有肥大性病变者未必有腰痛和坐骨神经痛;颈椎间隙明显狭窄的也不一定就有臂丛神经或椎动脉受压。相反,有腰腿痛或坐骨神经痛的病人不一定有 X 线片改变;有臂丛和椎动脉受压的则颈椎椎间隙并不一定非常狭窄。这种情况在临床工作中是常见的现象。所以绝对不能单纯以 X 线片、CT 片或 MRI 片等来做诊断。因此必须详细询问病史,仔细全面检查病人,配合影像学检查,进行综合判断,才能做出较正确的诊断。不仅临床医生应该重视学习、研究 X 线、CT、MRI 等辅助检查，而放射线科医生更应主动配合临床，在服务临床的工作中改进工作，以使 X 线等发挥其应有的诊断作用。

(2)对于 X 线、CT、MRI 检查，有人不管青红皂白，来了病人就做 X 线摄片或 CT、MRI 检查，这是一种偏向。相反，也有人认为可做可不做就不做这项检查了，这种认识也是片面的。对诊断疾病来说应当是材料尽量齐全，搜集的资料愈多、愈全面，则对诊断和鉴别诊断愈有好处。但不能无的放矢。应该说，该做的检查，就应该不怕麻烦的去做并做好。比如：有人股骨干骨折照了像，也做了手术，然而病人一直反映同侧髋部疼痛，且有屈曲外旋畸形，直到出院也未给摄髋关节片，10 年后，我发现此人走路跛行，又见大腿有外旋畸形，考虑原有股骨颈骨折，经摄片证明陈旧性股骨颈骨折（属不稳定型），股骨头已坏死，股骨颈已大部吸收。这种漏诊、误治的事，时有发生。其实，当时再摄一张髋关节像就可以明确诊断了。

(3)读片时必须弄清左、右侧别。尤其是椎间盘突出，股骨缺血头坏死等都有侧别，如果侧别弄错，治疗岂能不错！

(4)过分依赖 X 线，CT、MRI 等检查，忽视病史和物理检查，导致错误的诊断和治疗。比如，长跟骨刺的部位并不疼，有颈肋的一侧并无手麻和肌萎缩，有腰突症的 CT、MRI，病人并没有症状等情况太多了，不能见物不见人。到目前为止，无论什么样的先进诊断设备都是辅助诊断，都代替不了医生的综合判断。

4. 化验和其他检查准备

(1)对于一般病人，当然不必做那么多的化验检查，只做必要的血、尿常规，出凝血时间、血小板、血糖、尿糖等是可以的。但有些病人，比较复杂，也必须认真对待，做必要的化验检查，如疑有血友病，则应做相应检查。

(2)对 30 岁以上的病人，必要时要做心电图检查。微创针刀手术常涉及颈性心律失常，颈性心绞痛等病例。对这些病人必须做此项检查，必要时应做运动平板等检查。对于 40 岁以上的病人，应常规检查心电图，防漏诊冠心病。

(3)对于长时间原因不明低热，腰背痛的病人，不论年龄大小，应该做类风湿因子（RF）、抗"O"及 HLA-B$_{27}$ 检查。曾遇一年仅 12 岁的小男孩，低热、腰背痛一年余，多家医院求治未确诊，因骨盆 X 线片骶髂关节模糊，经做 HLA-B$_{27}$ 检查确诊为强直性脊柱炎。

(4)对于一些特殊病人应当做肌电图，彩色多普勒检查，对确诊疾病及判断治疗效果均有裨益。

综上所述，只要把诊断搞清楚，把病人的病情全面掌握，那么，适应证的确定就不难了。只要病人的疾病属微创针刀手术治疗的范围，又能耐受微创针刀手术的治疗操作，就可确定为适应证。

（二）病人的准备

病人的准备可分为全身性准备和局部的准备，后一部分，将专章详述。做好病人的思想工作，讲清微创针刀手术的治疗作用，针刀操作的疼痛问题，安全性问题以及术中配合和术后处理、功能锻炼等，建立病人的治疗信心，让病人主动配合治疗，将能取得较好效果。

有些病人，病程长体质衰弱，病情较重，如类风湿关节炎、强直性脊柱炎等多个关节受累，又多应用过激素治疗，所以，骨质疏松十分常见。一方面，功能障碍，关节强直，还有骨质疏松；另一方面，在治疗时又必须给予松解治疗和手法矫正畸形。这就是一对矛盾。必须处理好一个是不能动，一个是要用力动的问题，这是医生要处理好的一对矛盾问题。为了取得较好的治疗效果，这里除医生给予适当治疗外，病人也必须刻苦做功能锻炼。那些只想轻轻松松就能把这种严重疾病治好的想法，肯定是不现实的。所以，必须让病人做好思想准备来迎接困难，战胜困难，努力配合治疗，取得好的疗效。

另外,情绪平稳,心情舒畅,注意休息和适当运动的配合,保证充足的睡眠,饮食有足够的营养和良好的食欲,也都是病人康复的必要条件。

(三)医护人员的准备

针刀操作的医生和助手及配合的护士应当对难度较大的微创针刀手术事先预核:即讨论诊断、治疗的定点、操作可能遇到的问题、与麻醉的配合等。除技术的准备以外,在思想上更应有良好的准备。不论大小针刀操作,不论部位是否重要,有无重要神经、血管等组织器官,都应慎重对待,不能掉以轻心。要记住,失误和事故都是从轻视开始的。

第三节 体位选择

病人体位的摆放对针刀操作的成功与否有着密切的关系。试想,如果摆的体位没有考虑到动态解剖的变动情况,能够定准治疗点吗? 如果病变部位暴露不充分,施术部位很狭小,针刀操作能够顺利进行吗? 如果上述问题没有解决好,针刀治疗能够准确有效吗? 所以绝对不能小看病人的体位摆放的问题。术中配合也是一样,默契的配合会让医生和病人都感到十分舒畅和增强治疗信心。所以摆好一个术野暴露好、便于操作、病人舒适的体位可以使医患做到良好的术中配合。这种配合不仅对操作医生重要,也是对病人安全的重要保证。

一、卧位——微创针刀手术时的最佳体位

微创针刀手术治疗时,应一律采用卧位,这是实施针刀操作的最佳体位。为什么说卧位是最佳体位? 其理由是:

1. 卧位最舒适。卧位可以是仰卧、侧卧、俯卧位。人们在休息和睡眠时都会选择自己习惯的卧位姿势。此种体位会使机体处于放松状态,对心血管等各组织器官都是最小负荷状态,肌肉放松,呼吸、循环平稳,不会给任何系统增加负担。

2. 卧位适于做各部位的针刀操作,手术野开阔,便于操作者进行各种手术操作。这种体位可以使施术部位充分暴露。

3. 减轻或避免晕刀的情况发生。由于体位舒适,身体与精神均可得到放松,减少紧张性刺激。减少了晕刀尴尬局面的发生。即使发生也会较轻,且易于处置,不用床上床下的搬动,就是俯卧位也容易改为仰卧位,都很方便。

有人推荐颈椎针刀操作时用悬吊牵引的体位,这不是一个好的选择。悬吊牵引下做颈椎针刀操作的设想是:这样的体位,可以将椎间连接的韧带,关节囊拉紧,同时使椎间关节等的间隙拉大而便于操作。然而事实并非如此,在观察中发现,这种体位不仅不能满足设计者的要求,反而会造成许多麻烦,其原因是:

1. 垂直牵引,颈椎的棘间不可能扩大,暴露不充分,手术野仍很狭小。

2. 悬空状态,极不稳定,易于晃动,不利于针刀操作。特别是精细操作,因为无固定物,则无法依托。

3. 颈椎吊带紧吊下颌骨,使病人开口说话困难,不能及时反映自己的不适感觉,待严重时才发现,则症状较重,处理相对麻烦。

4. 悬吊时的体位本来就不舒适,加上心情紧张、针刀刺激,则更加紧张,故易发生晕刀反应。

5. 在晕刀发生之后,不仅需要马上停止针刀操作,然后摘掉牵引吊带,还需多人抬起已经意识暂时丧失的病人到床上,再进行处理,闹得十分紧张,手忙脚乱。应用这种体位做颈部针刀操作,发生晕刀的情况,

并不少见。所以这种体位应予摒弃。相反，应用卧位做针刀操作，当病人有反应时，如感到胸闷不适，心慌心跳，恶心欲吐等情况，可以先暂停针刀操作，嘱病人深吸气，转移一下紧张的精神状态，或者做些穴位按压治疗，绝大部分病人症状可缓解，可以继续完成针刀操作，免得半途而废。以上所述，就是在行微创针刀手术时选择最佳体位——卧位姿态的理由。

二、卧位的选择

（一）仰卧位

可做如下部位的微创针刀手术：

1. 肩部、前胸部及肋弓处微创针刀手术：包括肋软骨、喙突、肱骨大小结节、肋弓等处的针刀术。

2. 腹前部、腹股沟部及耻骨部微创针刀手术。

3. 髋前面（包括髋关节前内侧点、前外侧点、股神经、闭孔神经和股外侧皮神经点等）手术。

4. 大腿"4"字位或外展位，做股内收肌松解术。

5. 上肢前、后、内、外侧的微创针刀手术均可采取仰卧位，下肢的前侧和内、外侧前1/2部的手术均可采取仰卧位进行。

（二）俯卧位（图1-5-3-1~2）

有许多微创针刀手术是在俯卧位状态下进行的：

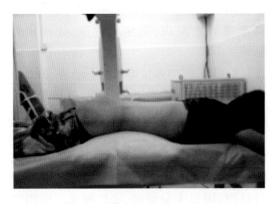

图1-5-3-1

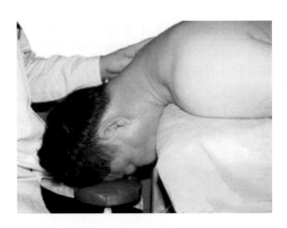

图1-5-3-2

1. 项部的微创针刀手术。包括颈椎病、项韧带损伤等项背部的各肌损伤手术。

2. 胸、腰、骶椎及背部、胸廓背侧椎旁的微创针刀手术。

3. 臀部、髋背侧、下肢的背侧各种微创针刀手术。

（三）侧卧位（图1-5-3-3）

侧卧位指躯干侧卧于治疗台上，躯干额状面与治疗台的纵轴线平行，胸背平面（躯干额状面）与治疗台平面呈90°角。头垫枕，枕高为肩外缘至头侧方（即面部）的距离，使颈部处于中立位。上、下肢按不同需要摆成屈曲、伸直等不同体位以维持体位的稳定。

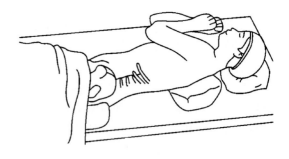

图1-5-3-3

1. 肩部微创针刀手术包括肩周炎、肩部肌损伤、三角肌损伤等针刀操作时，患侧在上，上肢直放于体侧面（可选择不同的外展角度），下肢则上面腿伸直，下面腿屈曲，使体位稳定，年老体弱者可用枕头等物顶住背部腹部,或者请助手给予扶持以免倾斜。

2. 腋部以下的胸胁部手术如腹外斜肌起点针刀术时,患侧在上,双手置于胸前,双下肢放稳。

3. 髂嵴以下手术如髋手术,髂嵴部针刀术,股骨颈外侧部、大转子、转子间等处,肢体可放于屈曲或伸直位,以平稳为准。

4. 下肢侧面的手术亦可选择此等卧位,外侧面的手术患肢在上,内侧面的手术患肢在下。

三、其他姿势的选择

1. 屈肘胸前位(图1-5-3-4)

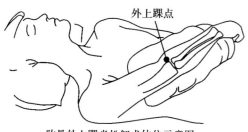

肱骨外上髁炎松解术体位示意图

图1-5-3-4

肘屈曲90°放于胸前,适用于肱骨外上髁及外侧关节囊的松解术,病人舒适,体位稳定,操作方便。

2. 屈肘上举过头位 主要用于肱骨内上髁部位的针刀操作,这样的体位,比较稳定,免得病人将肘部屈曲外旋很不舒服。

3. "4"字位(图1-5-3-5)

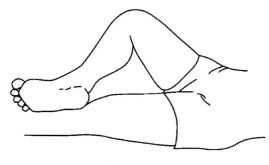

图1-5-3-5

此体位可使股内收肌紧张,暴露清楚,易于找到肌腱的附着部位。同时,股内收肌的手术视野也比较开阔,操作起来方便得多。

4. 屈膝位(图1-5-3-6)

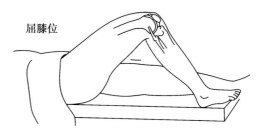

屈膝位

图1-5-3-6

膝关节屈曲80°左右,足平放于治疗床上。除膝关节强直以外,此体位对于膝关节的大部分针刀操作都是适用的。

5. 交腿位(图1-5-3-7)

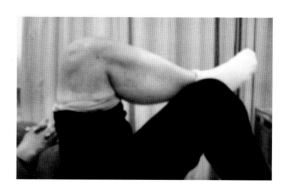

图1-5-3-7

这是暴露膝关节外侧副韧带的最好体位,可以使外侧副带紧张,清楚地摸到,甚至可以清楚地看到膝外侧副韧带的走行。对于作膝关节外侧副韧带的操作来说是最佳的体位。

6. 足外旋位 适用于股骨头骨内减压时应用,足外旋最大位可以消除股骨颈前倾角,可以在水平位进行股骨颈穿刺减压。

当然还可以摆成很多不同的体位,用以适应不同手术时的需要。以上所列体位是针刀闭型手术比较常用的,供参考。

第四节　不同部位手术的体位选择

一、颈前部针刀操作的体位选择

仰卧、双肩与背上部的下方垫薄枕，枕高 50~80mm 即可，头部轻度后仰，枕顶部落于床上，使颈前部充分暴露，C_{1-7} 均在视野之中。活动颈部，胸锁乳突肌、斜角肌等肌形态轮廓，胸锁关节及甲状软骨骨性标志等均可清楚见到，有利于颈前部的准确定点和针刀操作。

二、项部及枕部针刀操作的体位选择

项部、枕部微创针刀手术采用俯卧位，其摆放方式可选择以下两种。

（一）俯卧床头垫枕

病人身体纵轴应与治疗床的中轴线相吻合，躯干和下肢不应有偏歪。床头垫枕，头部探出床头，尽量屈颈，使下颌部贴于胸前，并将下颌的颏凸部抵于床头所垫枕上（即让颈部尽量前屈，下颌颏部软组织不被床头硬物所卡压），以相应高度的支架将额部落在其上（如无特殊支架，可使病人额部落在术者的大腿上，如腿的高度不够，可垫适当的枕垫）。这样，病人可以较舒服的卧于治疗床上。头颈部因均有着落之处，无悬空的紧张感，故可以放松肌肉。此体位，颈椎棘间和枕寰间均已呈扇形张开，视野开阔。因此，颈椎各骨点标志、沟凹标志、划线标志等均易于扪摸和观察，对准确确定治疗点很是方便。如果铺以消毒巾盖住头发则可以随时调整头、颈部体位。由于体位稳定，提供了针刀操作的方便条件，使针刀操作可以达到精确入微的程度。这种体位须要特别注意的是呼吸通畅，所垫各物不能堵塞鼻孔，以免影响呼吸。

（二）应用半圆形缺口的治疗床

为了更好地暴露颈部视野，可在治疗床头上进行改进。在治疗床的一端正中挖掉一直径为 200mm 的半圆，以此半圆状物再在其缺口下设一个头垫，其高度应上下能调。病人俯卧于治疗床上，头颈部伸到床头的半圆缺口中。颈仍应尽量屈曲（请注意颈部是屈曲，而不是向床头外伸），额部落在头垫上。这种治疗床的好处是不会影响呼吸，也无须术者担心病人头部的着落，术者比较自由，操作起来比较方便。

三、肩背部针刀操作的体位选择

病人俯卧，上胸部垫以薄枕，双上肢放于躯干两侧，肩部放松，让肩胛骨贴于胸壁，使肩胛间区不致变深，减少该处从体表到骨面的厚度。将头面部转向一侧，放于床面上，也不会影响呼吸，又绷紧了背部皮肤，也会减少软组织的厚度。这样的体位给准确定点、顺利进行针刀操作创造了条件。如果把双手交叉放于胸前，将使肩胛骨抬起，增加了背部软组织的厚度。因扪不清肋骨的骨面，对于菱形肌、肩胛提肌的定点十分不利，在针刀操作上增加了难度，也容易造成失误，若误入胸腔则可造成气胸。

四、胸腹部针刀操作的体位选择

胸腹部的微创针刀手术当然要选择仰卧位，其他体位都无法满足这种手术的要求。

五、腰臀部针刀操作的体位选择

除非腹部脂肪很多，腹部明显突出的人，在俯卧时腰部不会明显塌陷者外，一般人俯卧床上时，腰椎部均会呈现轻度凹陷状，个别瘦弱的人则会凹陷较深。当腰椎前凸加大时，各棘突则会呈辐辏状态，棘间间隙变窄，甚至摸不清每个棘突的清楚界限。此时，要想依棘突骨点定位则比较困难。当然，在棘间做针刀操作也就会比较困难。为便于针刀治疗，采取如下体位：

（一）俯卧位

病人躯干纵轴与治疗床的中轴平行，肉眼不应看出偏歪。病人髂前上棘以上的腹下垫枕。枕高8cm左右，瘦弱人要高些，体型肥胖者要低些。垫枕后要使病人的腰部不是向下凹陷，而是呈平面或稍有后凸才好。病人双手背放在身体两侧的治疗台上，嘱病人放松。此种体态，整个腰部，臀部暴露最佳。体态舒适，病人易于接受，不觉得劳累。这种体位，使腰椎呈反弓状态，脊柱腰椎部分向后凸起，各棘突间的距离会变大，棘突便可较清楚地扪及，可以准确定点。同时，由于视野开阔，针刀操作亦方便。

（二）特殊体位

对于腰椎滑脱病人的体位摆放有特殊要求，腰椎滑脱，无论真性滑脱或假性滑脱均以L_4前滑脱为多见。这种病人的腰部，在$L_{4\sim5}$棘间间隙会呈现明显的阶梯状改变。L_4椎体前滑，L_4棘突随之前移（特别是假性滑脱）。因此，L_4棘突则深陷。为了使阶梯状凹陷减轻，使L_4棘突稍抬起，故将垫枕放于L_4椎体以上的腹部，也就是说，将腹下垫枕放于髂嵴连线之上方。这样，既有利于针刀操作，也有利于下压手法的操作。

（三）强迫体位

病人的体位摆放有的腰突症病人疼痛严重，不能平卧，只能侧卧时，也就只好采取这种卧位进行针刀操作。好在侧卧位做脊柱两侧的针刀操作还是可以的。所以，可根据病人的病情适当调整卧位，不但允许，而且应该。

六、四肢针刀操作的体位选择

（一）肩部

肩前部可仰卧；肩背部可俯卧；肩前、肩后、肩外侧均有定点时，可侧卧位。

（二）肘部

肘窝或前部可仰卧，肘部伸直位；外侧部或鹰嘴部，可屈肘90°（图1-5-3-4），置于胸前部；肘内侧部、屈肘90°上举过头更为方便。

（三）腕部

做掌侧手术和手背部手术时均应在腕部垫以脉枕样物，使术野凸出，视野开阔，有助于针刀操作。

（四）髋部

前部针刀操作应用仰卧位；外侧部针刀操作应用侧卧位，患侧在上；后部应用俯卧位；如只用侧卧位可以完成全部操作的话，亦可只摆成侧卧位。在做内收肌松解术时可用仰卧下肢"4"字位或外展位更为方便。

（五）膝部

1. 在膝前部做针刀操作，基本应用膝屈曲位，屈曲度为70°~80°，足平放于治疗床上。膝前部，膝内侧面和外侧面的针刀操作均可施行，且体位比较舒适。

2. 腘部针刀操作，采取俯卧位，踝关节处垫枕。

3. 髌周松解术，则以半屈位为佳，即膝下（腘部）垫枕，髌骨与股骨髁间的间隙易找到。

4. 关节强直或功能障碍者则只能随其条件而定，有的可仰卧，有的要俯卧位才行。

（六）踝足部

1. 踝关节前方、内外侧前方、足背面的针刀操作可仰卧位、跟腱下垫枕。

2. 踝内、外侧方针刀操作可侧卧位。踝内侧手术患肢在下伸直，健肢在上屈曲；踝外侧手术，患侧在上，患肢伸直，健肢屈曲，患侧踝下垫枕。

3. 跟及足底针刀操作，取俯卧位，踝关节下方垫枕。

4. 外翻矫形针刀操作取仰卧位，可进行前、内、外、后内侧、后外侧各个方向的操作。

第五节 术中配合和术后处理

微创针刀手术治疗的术中配合并不复杂,关键是如何实现无菌技术操作,观察病人仔细,及时发现病人的不良反应,选取大小适当的器械,注意有无出血及以无菌敷料(创可贴也可)覆盖创口等,紧密配合手法操作,安排病人休息,确认病人一切正常才能让病人离开针刀治疗室。

一、术中配合

1. 病人更换专用拖鞋,方可进入针刀治疗室。

2. 摆放病人体位,垫枕等物要垫得合适,保证符合要求。

3. 协助定点,划好标记。定点标记以甲紫为佳,因为甲紫有抑菌作用,与碘酊无毒性反应,且在碘酊消毒后甲紫不仅不会消失,反而被固定。

4. 进行术野消毒,操作要正规,由中央到四周,以治疗点为中心,以100mm为半径,在此范围内为皮肤消毒的最小界限。

5. 协助并监督术者戴好无菌手套、保证无污染。

6. 铺无菌巾。小范围的针刀操作可用洞巾;大范围的针刀操作用手术室中的各种无菌单。

7. 做局部浸润麻醉时,要认真核对药名,浓度及稀释液品名,对药品标识不清的安瓿装药品不能使用。此事不大,但绝不可马虎大意。

8. 挑选长短合适的麻醉针头,弄准型号,保证通畅。

9. 选用合适型号的针刀,传递过程中,保证无菌,不受污染。

10. 在术中,一方面要注意术者的操作,及时给予无菌敷料等用品;另一方面观察病人的反应,安慰病人,稳定病人情绪。如有不良反应,及时报告医生并做必要的处理。

11. 在与病人交流或询问反应时,应避免说"痛不痛""痛的重吗"或者问病人"晕吗",甚至说"一定有点晕的",等等。医护人员说话不应有不良诱导之意。应对病人问"有什么感觉""有什么不适"等。

12. 在术中医护间的交流多以手示、目示为好,少说话。对于学员应事先规定,在针刀治疗室内,在病人面前不能讨论有关治疗、并发症等问题,也不能对治疗及有点出血等大惊小怪地说"出血了",等等。总而言之,在治疗室内的谈话不应对病人有不良刺激,以免给病人造成情绪波动。

13. 治疗结束后,处理好创口,可用创可贴或无菌敷料覆盖,不能只用橡皮膏粘贴了事。创可贴过敏者,可换适当覆盖物。如橡皮膏也过敏者,可在针刀口处再涂以碘酒,不覆盖敷料亦可。

14. 如果一位病人做几个体位的针刀操作,在变换体位时,护理人员必须协助病人更换体位。特别要注意的是,治疗床窄小,防止病人坠床。

二、术后处理

1. 搀扶病人下治疗床,安排休息,待15分钟后,一切生命体征正常后方可离开休息室。

2. 需做牵引等治疗者,按顺序予以安排,并告知牵引等治疗的时间。

3. 有不良反应的病人应格外加以关照。应询问有何不适,如头晕、无力、口渴、心慌等。在症状缓解前,应由医护人员或陪同家属专人陪护,以免发生晕倒、坠床等。可按压相关穴位(如内关、外关等)以缓解症状。有口渴者可给予温水饮用。如心律、呼吸等生命体征确有改变者应给予相应药物治疗;必要时应开放静脉,以方便救治措施的实行。

4. 对于有严重反应、药物过敏、心血管并发症的病人应及时与有关科室联系,请麻醉科等抢救人员及时救治。要当机立断,分秒必争,以求最佳效果。

5. 向病人交代注意事项,至少要向病人告知下列各项:

(1)针刀术后同开放型手术一样会出现一段反应期,其长短与轻重可大不相同。轻者基本无反应或仅有刀口疼痛较重,需服止痛药物方能缓解。重度反应者则可能有较重的疼痛或窜麻感等症状,如无神经根损伤则可给予止痛药;如有神经根刺激、水肿者可给予脱水剂治疗。

(2)交代活动、休息的注意事项。颈椎术后可以自由活动。腰椎活动受限者可适当卧床休息。下肢术后可适当抬高患肢,以利下肢血液循环。

(3)交代术后复查及下次手术日期。

(4)嘱病人有病情变化时随时联系,并告知联系方式。

(王琢 赵新娜 庞继光 撰写)

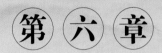

第六章

针刀手术与麻醉学

第一节 麻醉的作用和重要性

麻醉学是研究临床麻醉、重症监护治疗、急救复苏和疼痛治疗理论与技术的一门发展中的学科。临床麻醉的基本任务是：手术中消除病人疼痛，确保病人安全，为手术进行创造良好条件；目前，也用于某些检查和疼痛的治疗。

麻醉的作用是确保病人在手术施治过程中无痛苦，能安然度过手术治疗的全过程并给予手术以适当的配合。古人华佗（汉代名医、外科学家，约 145—208 年）已用麻醉剂施行外科手术。近代麻醉药物、麻醉方法层出不穷，为实施多种复杂手术创造了实际操作的可能性和安全性。由此可以看出，麻醉术对于病人是多么重要。这里有两方面的意义：对于病人来说，因为无痛，则愿意接受这种手术治疗；也因为无痛，在施术过程中不会产生更大的恐惧，可以避免精神 – 神经方面的不良反应；更因为无痛，在清醒状态下病人可以主动配合术者，满足术者对病人的要求。这些，都有利于手术的进行。另一方面对于医生（术者）来说，因为有良好的麻醉（不管是局麻、硬膜外麻醉、全身麻醉等），就可以从容不迫的进行手术操作，使手术做得既稳又准；也因为有良好的麻醉达到无痛的状态，就消除了病人因疼痛而产生的骚动，从而避免

了意外的损伤；更因为有了良好的麻醉，即消除了病人紧张心理状态，也消除了术者的紧张精神状态。医生的良好精神状态对手术操作来说，是保证手术能顺利进行的最佳条件。由此可见，麻醉术之实施，对病人对医生都是有百利而无一害的。

麻醉术，消除病人手术中的疼痛也是人道主义的一种表现。

有些人主张针刀手术不应给予麻醉，其理由有二：一是，农民有耐受力，对疼痛不敏感，无需麻醉；二是，麻醉后，无感觉会造成神经损伤。然而，在论文交流会上，不少作者反映一个共同的问题是："由于害怕疼痛，病人终止治疗，无法确认其疗效……"这一现实问题是推广微创针刀手术的巨大障碍。解决这一问题需要从两个方面着手：一方面是，要有对病人的高度同情心。本人从颈、腰到脚做过多次针刀手术，都没做麻醉，其目的是要亲身体验一下（我对学生也是这样要求），针刀扎进不同的部位到底是怎样的滋味，到底疼痛到怎样的程度？应该说本人的耐受力是比较高的，但在做针刀切割、剥离操作时，疼痛虽可忍受，仍有很不舒适或比较强烈的感觉。因此，本人对实施微创针刀手术治疗操作的病人一律给予充分的局部麻醉或依需要

给予其他麻醉选择。本人认为,对实施微创针刀手术的病人给予麻醉,它的作用和意义与现代麻醉术的作用和意义是完全相同的,只有好处,没有害处。然而,微创针刀手术的麻醉又不能完全照搬原来的麻醉方式方法,而应当与时俱进,适我所需,为我所用。也就是说,要适应新的要求,进行必要的改进。应用本人创用的局麻操作方法——退出式局部浸润麻醉,病人可以从容、顺利、无痛地度过针刀操作全过程,其麻醉操作又十分安全。事实证明,麻醉术的实施,给微创针刀手术的广泛开展和顺利推广创造了良好的条件,对于微创针刀手术的发展可以起到巨大的促进作用。

第二节　麻醉方法选择的原则

麻醉方法的选择原则就是:无痛、安全。

一、病人的条件和要求

在麻醉前必须对病人身体情况做较全面地了解。全面体检,必要的化验检查,对病人心、肺、肝、肾、脑等重要脏器的功能状态做出判断。还要根据病人的病情需要、施术部位的要求来选择麻醉方法。微创针刀手术,对于大部分针刀操作点只要局部麻醉即可;对于关节强直的松解,骨折畸形愈合的凿开、再复位和固定时,则应请麻醉师选择适当的麻醉法;对于病人不能耐受、对重要器官干扰较大的麻醉方法则应放弃。在麻醉前,病人尚有一些必要的准备。有些麻醉可能引起呕吐等反应,麻醉师会要求术前禁食、水等。但在局麻的病人或较简单的阻滞麻醉时,不但不让病人禁食,还应让病人吃好、睡好,不能让病人在饥饿等不良状态下接受微创针刀手术。这样可以避免许多不良反应,减少晕刀的发生。

二、对麻醉执行医生的要求

麻醉术是一种专科技术。硬膜外阻滞、全麻等自不必说,就是局部浸润麻醉术也需要认真学习。要学习麻醉药物的知识,麻醉操作的技巧,药物浓度的配制,药物用量的限制,药物的过敏、极量、中毒、对内脏器官的影响,以及出现各种问题的判断和处理的技能。不管什么事情都不能只看表面,要深入研究,力争掌握全面知识才行。

三、设备、器械、药品的准备

有了病人的要求,病情的需要及麻醉施术者的条件以后,还要有医疗设备、器械、药品的供应。麻醉前除了麻醉本身需要的器械、药品外,更为重要的是意外及抢救处理的设备,如常用的氧气及吸入装置、急救药品、简易呼吸设备、喉镜、气管插管器械等。这些设备和药品可能几年都不用一次,但绝对是必备的设施,不可忽视。

第三节　局部浸润麻醉药物及选择

局部麻醉药应用于某部位神经末梢和神经干,暂时阻断身体某一部位神经冲动的传导,产生相应区域的麻醉作用称局麻。椎管内麻醉也属局部麻醉范畴(另节专述)。局麻的管理和所需设备简便,病人清醒,对重要脏器功能的干扰较小,故值得采用。而局部浸润麻醉法是在施术部位的组织内给予分层注射局麻药物,使局部神经末梢受到阻滞。此法适用于身体较表浅部位的手术应用。微创针刀手术中除较大的关节松解术外,余者均可采用局部浸润的方法麻醉。应用这种方法麻醉,完全可以满足病人无痛的要求,也完全可以适应针刀操作的需要。

常用的局部麻醉药有两类:一类是酯类局麻药,常用的是普鲁卡因和丁卡因;另一类是酰胺类局麻药,常用的是利多卡因和丁哌卡因(布比卡因)。这些药物的理化性质、麻醉效能、药物浓度、最大剂量等,可见表1-6-3-1。

下面,分别介绍局麻药的作用方式,生物转化和常用的局麻药。

表1-6-3-1 常用局部麻醉药作用与剂量表

比较项目		麻醉药物			
		利多卡因	布比卡因 (丁哌卡因)	普鲁卡因	丁卡因
理化特点	pKa(25℃)	7.9	8.1	9.0	8.5
	分配系数(脂溶性)	2.9	27.5	0.02	4.1
	非电解质成分/%	25.0	16.6	2.5	7.4
	血浆蛋白合率/%	64.3	95.6	5.8	75.6
	稳定性	稳定	稳定	结晶稳定,溶液耐热	结晶稳定,溶液遇热破坏
麻醉效能	毒性	4	10	1	12
	强度	4	10	1	12
	穿透力	强	弱	强	强
	弥散性能	强	较强	弱	弱
	显效时间/min	<2	3~5	5~10	10
	作用时间/min	90~150	300~360	45~60	150~240
应用浓度	表面麻醉	2%~4%	无作用	无作用	2%
	局部麻醉	0.25%~0.5%	0.25%(70~90ml)	0.25%~1%	少用
	区域麻醉	1%	0.25%	1%	0.1%
	神经干丛阻滞	1%~2%	0.5%	2%	0.2%
	脊髓麻醉	2%	0.5%~0.75%	3%~5%	0.3%~0.5%
	硬膜外麻醉	1%~2%	0.5%~0.75%	2%~4%	0.2%~0.3%
应用剂量	单次最大剂量/mg	500	150	1 000	60~75
	小儿应用剂量	<10mg/kg	2mg/kg	<0~25mg/kg	<2mg/kg

一、局麻药的作用方式

局麻药是通过四种方式发挥作用并维持麻醉状态的。

1. 扩散 麻醉药分子按照浓度进行移动,通过组织液、纤维组织、神经鞘及其他非神经组织,然后扩散到神经束。因此,局麻药显效速度与药物浓度对数成正比,即浓度愈大,扩散愈快,显效亦快,反之则慢。

2. 穿透 扩展到神经鞘膜后的药物分子,需穿透鞘膜和神经细胞膜才能发挥麻醉作用。这种对神经细胞膜的穿透性和麻药分子的亲脂性就是麻醉药的活性所在。而这种穿透性和亲脂性取决于该种麻醉药的解离程

度,即解离常数(pKa)和机体局部环境(即组织液)的 pH。不同局麻药的 pKa 亦不同。常用的局麻药的 pKa 均在 8~9。当 pH 为 9 时,此时药物分子的解离率高达 100%,而当 pH 下降,即在酸性环境中(如有炎症的部位)时,麻醉药效将明显降低。

3. 分布 局麻药主要分布在神经细胞间隙、细胞膜和轴浆内。而对神经起阻滞作用的主要部位是神经细胞膜和轴浆内。所以局麻约到达细胞膜时产生部分阻滞,而进入轴浆内时才会产生完全阻滞。

4. 固定 局麻药有较大的游离分子表面,它同神经纤维膜表面接触而起固定作用,从而产生对神经的有限局部阻滞作用。

二、局麻药的生物转化和排泄

局麻药物通过吸收、再分布、分解和排泄四个过程而清除。

1. 吸收　进入组织后的麻醉药被细胞外液所稀释,被毛细血管摄取,最后进入血流。其吸收速度取决于注射部位的血液循环状态。各不同部位吸收速度依次排列如下:

静脉 > 黏膜表面(咽喉、气管) > 支气管黏膜 > 皮内、皮下 > 尿道黏膜 > 食管胃黏膜。

2. 再分布　入血后的麻醉药大部分与血浆蛋白结合,再分布到其他组织中去。血循环越丰富的部位再分布量越多。不同药物与血浆蛋白的结合比率也不同,如丁吡卡因结合量84%、丁卡因75%、卡泼卡因55%,而普鲁卡因仅为5.8%,所以普鲁卡因排泄就快。另外,创伤、心肌梗死、肿瘤、吸烟、肾功不全等会增加血液中局麻药的含量,会进一步增加全身的毒性。这些药物会随同血流进入肺、肝、脑、肾,而后才到肌、脂肪和骨组织内。

3. 分解　局麻药分解主要为两个途径,一个是肝脏分解、破坏解毒。大部分酰胺类药如此分解;另一个是酯类局麻药在血浆中被假性乙酰胆碱酯酶所水解。前者分解速度慢,所以,药物作用时间较长。

4. 排泄　所有局麻药大部分以被水解生成的代谢产物从肾脏排出,有少部分以原形状态从肾脏排出。利多卡因在肝脏分解后,20%~30%以药物原型由尿排出。因此,肝功能异常者利多卡因的半衰期延长,排泄变慢。

三、局麻药的全身作用和变态反应、毒性反应

正常用量的局麻药,经体内代谢后不会引起全身反应;如局麻药用量过大,浓度过高,特别是误入血管后会出现以心血管和中枢神经系统为主的多种不良反应表现。病人的低蛋白血症,肝肾功能障碍,短时间多次给药者易发生中毒反应。具体反应有以下几种:

1. 中枢神经系统的反应　起初表现为眩晕、烦躁不安、肌肉震颤,继而发展为神志错乱,全身性肌肉强直、阵挛性惊厥;可造成呼吸困难、二氧化碳蓄积与低氧血症;进一步转入昏迷、呼吸麻痹。静脉注射安定、咪达唑仑、硫喷妥钠、异丙酚等,可阻断惊厥的发生。一般说来,局麻药引起的惊厥是抑制的减弱而不是兴奋的加强,所以局麻药作用越强越容易引起惊厥。利多卡因之所以取代普鲁卡因的重要原因之一是普鲁卡因易影响中枢神经系统。

2. 对心血管系统的作用　局麻药对心血管系统的作用表现为心肌兴奋性降低、收缩力减弱、传导速度减慢、不应期延长、血管平滑肌松弛、小动脉扩张等。也可因中枢兴奋而引起暂时性血压升高、心率加快,继而又表现为心率减慢、血压下降、传导阻滞。心脏对局麻药的耐受性相对较高,中毒后常见呼吸先停而后心跳停止。这种情况在布比卡因中毒时常有发生,一旦心跳停止则不易复搏。另外,局麻药有抑制异位起搏点的自律性,有利于心律失常的纠正,利多卡因为首选药。

3. 高敏反应与变态反应　应用小剂量局麻药即出现毒性反应者可考虑为高敏反应。除体质外,单胺氧化酶抑制剂(如格列苯脲)有增强局麻药(可卡因)诱发惊厥的可能。大剂量哌替啶有可能增强利多卡因引起的中枢毒性。不同的局麻药其毒性也有差异,利多卡因引起中毒的浓度和正常剂量之间有较宽的幅度,而布比卡因幅度较窄。

4. 中毒反应的防治　局麻药发生中毒的主要原因是血管内意外注药、短时间重复用药使血中局麻药的浓度超过阈剂量所致。因此,在浸润局麻时,确保不注入血管和控制药物总量是预防中毒的根本。合理选择局麻

药及其浓度和良好的药物配伍,既可增加局麻效果,又可减少局麻药用量,从而降低中毒反应的发生率。坚持应用毒性较小、作用较好、浓度适当与剂量合适的局麻药是最佳选择。

四、常用局麻药

1. 利多卡因　利多卡因是酰胺类中效局麻药,可用于多种麻醉方法,有全能局麻药之称。本药性能稳定,可耐高压消毒及长期保存。pH 为 9,与生理盐水近似,对组织无刺激性。局部血管扩张不明显,加入血管收缩药可延长作用时间。本药安全性大,能穿透黏膜。与相同浓度的普鲁卡因相比,本药起效快,作用持久,麻醉效果强,而且是抗室性心律失常的首选药物。

利多卡因浸润麻醉用 0.25%~0.5% 等渗液;神经阻滞和硬膜外阻滞时用 1%~2% 的浓度;表面麻醉用 2%~4% 的水溶液。1 次最大安全剂量为 0.2~0.4g。如血中浓度达到 5mg/ml 可出现中毒。如果 1 次将 400mg 利多卡因注入血管则有发生心跳骤停的可能。对中枢神经亦有毒性作用,先期昏睡,随即可出现晕厥和休克,应特别注意。

2. 普鲁卡因　属脂类局麻药。该药与利多卡因比,亲脂性低,不易穿透黏膜;体内代谢快,半衰期短,作用时间较短;弥散性差,起效时间慢。此药主要用于痛点注射。注射后 1~3 分钟起效,维持 30~45 分钟。用药过量可引起中毒,偶见过敏反应,用前应按规定做过敏试验。成人 1 次最大剂量为 1g。

其他多种局麻药,请参考局麻药物表。

第四节　退出式局部浸润麻醉法

——局部浸润麻醉的新方式

一、针刀术局部浸润麻醉的特殊性

微创针刀手术是一种闭合型、微侵袭的手术疗法,必须以麻醉来消除病人的痛感,为针刀操作创造良好的局部条件,所以麻醉是非常必要的。但针刀手术操作不是在直视下进行,有的部位很深,不宜用由浅入深的逐层麻醉的方式进行,这样易误入某些不宜注药的部位而造成严重后果。因此,麻醉的方式应该随需要和条件而加以改进。就是说,微创针刀手术浸润麻醉的操作方法与原来外科手术的局部浸润麻醉操作方法有所不同,应提起特别注意。

二、针刀手术局部浸润麻醉药的选择

目前常用的是利多卡因,其浓度为 0.5%~0.75%~1%。一次性总量不超过 400mg,一般在 200mg 以内。在临床使用时,以 20ml 注射器,抽取 2% 的 5ml,加水稀释至 10ml 为 1%,稀释至 15ml 为 0.75%,稀释至 20ml 为 0.5%,最多可用 40ml,总量仍在 200mg 之内。

三、局部浸润麻醉操作法——退出式注药法

目前,微创针刀手术所涉及的都是体表直接可以达到的身体各个部位。虽有一些是比较表浅部位的手术,但大部分是在体腔外的深层次部位。因此,它的浸润麻醉也与外科常用的局部浸润麻醉(逐层浸润麻醉)有着很大的不同。为安全起见,采取了一个与常规完全不同的方法——退出式浸润麻醉法。采用这种麻醉法,十多年来,从未发生麻醉中毒等不良反应。这一常规的建立既保证了麻醉的效果,又绝对保证了麻醉的安全。由于微创针刀手术部位的不同,局部浸润式麻醉的方法也各不相同。下面,将常用的几种局

部浸润麻醉法予以详细介绍,请注意与普通局麻法的不同点。

(一)以体内深部骨面为标志的麻药注射操作法

1. 颈椎棘间点局部浸润麻醉法 选10~20ml注射器,以口腔科用5#注射针,刺入皮内,直达下位棘突顶,注入少量药液;再调整针尖到下位棘突上缘骨面,深入距棘突顶5~10mm处,回吸无血、无液呈负压状态,边退边注射局部麻药液0.5%利多卡因1~2ml,在注射过程中要边退针边回吸无血、边注入药液直到皮肤为止,皮内不须做皮丘(皮丘——即皮内麻醉疼痛最重);当锋利的针刀刀刃快速刺入皮肤时并无疼痛感,故不做皮丘麻醉。本法临床实践证明效果很好。

2. 颈部棘间旁点的局部浸润麻醉方法 颈椎棘间旁点的麻醉,部位深在,此处麻醉更要谨慎从事。该点麻醉是将局麻药注射于颈椎关节突关节背面的骨面上,可以浸润麻醉关节突关节囊及椎板间黄韧带及针刀径路所有的组织。注射器及针头同1项。于定点处刺入皮肤,然后缓慢匀速垂直进针,直达骨面,只有确认到达骨面,又回吸无血、无液,针筒内呈负压状态后才能推入局麻药0.5%利多卡因1~1.5ml;然后边退针边回吸并证实无血、无液吸出时,可边退针边注入麻药0.5ml左右,仍然不做皮丘麻醉(以后均不做皮内麻醉,不再重复)。

3. 在枕骨大孔后下缘处的局部浸润麻醉法 枕骨大孔后下缘的局麻比较特殊,平常少用,不甚熟悉,其操作步骤也较复杂,请操作者注意。于定点处垂直皮面进针达皮下;然后,调整进针方向,针筒向尾侧倾斜,几乎与皮面平行,缓慢、匀速向枕骨大孔下缘骨面推进;由于进针角度几与皮面平行,针尖到达的骨面可能在枕骨大孔下缘的后(外)上方,离骨缘可能稍远。这时,可沿骨面稍微调整,使针尖距枕骨缘稍近些,也就是枕骨大孔边缘较平的骨面,回吸确实无血、无液时再注入局部麻醉药0.5%利多卡因1ml。然后,边退针、边回吸、无血无液吸出后,在针刀经过的路径上,注入少量局麻药。

4. 在胸、腰椎横突上的浸润麻醉方法 胸、腰椎横突位置本来较深,对于肥胖病人来说则更深,故常选用20ml注射器,7#80mm长针。其操作方法是:刺入皮肤后,垂直进针,直达横突骨面,确定回吸无血、无液,针筒内呈负压状态后,于横突背面注入0.5%利多卡因1~1.5ml左右药液。然后边退边回吸,无血后注入药液,直至退出皮肤为止。

(二)局麻处无深部骨面标志的操作法

1. 在腰椎棘间点的局部浸润麻醉法 以20ml注射器,7#80mm长针,垂直进针,进入皮肤、皮下组织,穿过棘上韧带时应有明确的冲破第二个阻力的消失感(第一个阻力消失部位是皮肤)。然后,再深入至棘间5~10mm停止进针,认真回吸无血无液、针筒内呈负压状态后,边退边注药,边回吸边注药,直至退出皮肤为止。这里不可刺入过深,不可刺入硬膜外腔或蛛网膜下腔。棘间韧带痛觉本来不敏感,麻醉液不需很多,在针刀径路上少给一些即可。所以,在此处麻醉不是怕刺入太浅,而是怕刺入太深,甚至已进入硬膜外腔或蛛网膜下腔时还无察觉,这是最危险的。另一种进针方法是,当穿刺针进入棘上韧带后,将针筒向头侧倾斜30°~45°,针尖直指下位棘突上缘,触到骨面后再注入麻醉药。这种方法更为稳妥,绝对安全。

2. 梨状肌下孔局部浸润麻醉法 此处的针刀操作是为剥离坐骨神经与梨状肌下孔周围软组织粘连病变而作。梨状肌下孔处比腰椎横突的位置还要深,该处需用7#长针穿刺。垂直刺入皮肤后,要缓慢摸索进针,匀速向深部推进。与此同时,要时时询问病人有否刺激坐骨神经的窜麻感。当病人反映有窜麻感时,马上停止进针,而后将针头退回10mm,回吸无血、无液,针筒内呈负压状态后再边退针边注入局麻药,直到退出皮肤为止。这是一种情况。

另一种情况是,注射针以同法刺入到深部后,不是得到窜麻感,经过反复在附近寻找也未有窜麻感,而只有酸胀感的,此处可能是坐骨神经与周围的粘连处。遇此情况,也须将针头退回10mm,然后再边退边回吸证实无血后,边退针边注射局麻药液,直到退出皮肤。这一操作的关键在于:一是事先交代好病人,当穿刺中遇有窜麻时立即告知;二是穿刺针的推进要慢,要摸索进针,时时询问病人的反应;三是当有窜麻感反应时,立即停止进针,退针10mm后再做注入麻药的操作。如此操作,才能避免将坐骨神经干也做了阻滞麻醉,从而保证了针刀操作不会损害坐骨神经干,也就保证了针刀操作的安全。

四、局部浸润麻醉的注意事项

(一)局麻药物的选择

应选择毒性小,变态反应少,麻醉起效快,用药安全范围大,药物易得而不贵,又无须做过敏试验的药物,目前常用的是利多卡因。

(二)麻醉方式选择

局麻操作方式可能有多种多样选择,但如要按本书提供的局麻方法,即退回式麻醉方法进行的话,其安全性和有效性将会同时得到保证。理由如下:

1. 外科应用的是推进式的逐层浸润麻醉法,首先要打皮丘,然后分层麻醉,切开后再予麻醉,注射麻醉药物在浅部,如皮下部分,无大的动脉血管,又在明视下进行,可以避开血管与神经。而针刀治疗的许多部位与神经、血管有密切关系,如不事先把它们投影位置找到,然后避开,则可能麻醉了神经而致误伤。

2. 针刀所要麻醉的部位多是一些深部的骨面标志,如用推药前进法,有时不一定能找到应到达的骨面,那样麻醉就无效了。所以,必须先找到体内深部的骨性标志,然后方可施以浸润麻醉。

3. 脊柱、四肢的深部组织,特别是肌组织内和肌间隙内,有许多大血管、神经干走行。而针刀要处理的组织往往是深部组织,在针刀的径路中可能存在一些血管、神经,故在穿刺过程中,如遇到这些血管、神经,会有明显的反应,如窜麻、剧烈疼痛,这时应退回注射针,重新穿刺,以避开它们。如此操作就不会将神经麻醉,也不会将麻醉药注入血管中。

4. 在脊柱的棘间和椎板的浅面麻醉时更应注意,在本书中均有具体规定。其原因是,那里的深部就是硬脊膜外腔和蛛网膜下腔,如误注入麻药,后果不堪设想。所以,一再强调,必须在骨面的浅面,即椎板外、关节突处施以麻醉才行。方法不难,只是要认真操作才行。

(三)仔细体会针感

某些部位进针深度和阻力消失的标志必须仔细体会并切实做到。

胸、腰椎棘上韧带是背部软组织的第二个阻力部位;注射针穿过皮肤为第一阻力消失处,穿过棘上韧带为第二个阻力消失处,这后一个阻力消失处更为重要;第三个阻力消失部位为黄韧带。每个部位的阻力和阻力的消失要有明确的感觉。对于腰、胸椎,特别是颈椎的棘间点的麻醉,不是怕刺入得浅了,而是怕刺入过深,加之回吸不认真,吸出无色液体又没有发现,而向内部注入麻醉药,那可是太危险了!所以一定要认真执行规范操作。此时回吸不仅应是无血、无液,更须针筒内是负压状态,以保证麻醉的安全。可以这样说,此处局麻针头的进入深度一定要"宁浅勿深"!因为棘间韧带的痛觉本不很敏锐,所以麻药也不用注入太深、太多。

(四)局部浸润麻醉是一次针刀操作的探查

局部浸润麻醉不仅仅是作浸润麻醉,实际上,它是一次针刀操作点的探查。麻醉针头达到了针刀操作所要达到的目的地,说明定点准确无误;如果针头穿刺经过一番调整,才到达针刀操作部位的骨面,在此调整的过程中,给予操作者以正确的引导。针刀操作者应该避免不正确的路线,使针刀操作循正确入路较准确地到达目的地,使针刀操作顺利、成功。照此看来,局麻本身便具有了双重的意义,不管是哪一方面都是很有价值的。

（五）麻醉消除了病人的恐惧感,增加了安全感,为微创针刀手术的推广和应用打开了大门

既往好多病人认为针刀有效,但太疼,所以不到迫不得已是不愿接受的。有一些人,因为疼痛较重而半途而废,不再坚持治疗,给微创针刀手术带来了负面影响。局部麻醉的实施解决了这些问题。只有消除病人的恐惧感,增加安全感,病人愿意接受微创针刀手术治疗,才能体会到针刀治疗的疗效,才有可能逐渐扩大微创针刀手术的影响,才能使微创针刀手术得到推广和发展。实际上,给予麻醉,消除疼痛,这是病人接受这项疗法的重要条件,不可小视。

（六）针刀的局部浸润麻醉法不难,但也必须讲究操作技巧

比如怎样持针,如何刺入,各种软组织不同的感觉性标志(软性标志),如何寻找体内深部的骨性标志等;对回吸、推药等的操作要保证其准确性,均匀性等,这些需要自我主动约束自己,培育自己的本领。许多参加系统培训、进修的医生,不仅学到了技术本领,更得到了操作安全的保证。

第五节　其他麻醉方法的选择

局部浸润麻醉不能适应针刀操作要求时,可以选择其他方法,保证麻醉效果,完成针刀治疗在临床中多选择如下麻醉法。

一、臂丛阻滞法

当冻结肩微创针刀手术治疗后,有人愿意在臂丛麻醉下行手法活动肩关节。为了减少病人疼痛,也可选择此法。当肘关节强直做针刀松解术时,也可以考虑应用此法麻醉并做手法操作。但我们经常用的仍然是局部浸润麻醉法,只要针刀松解术做得到位,局部麻醉亦能满足要求。臂丛阻滞麻醉法有3种入路,多采用颈路,对冻结肩来说此为最佳入路。但应特别注意避免气胸并发症的发生。

二、硬膜外麻醉或腰麻

在做髋、膝关节强直针刀闭合型松解术时,要求肌肉必须松弛,否则无法完成针刀松解后的关节复位。即使在肌肉松弛的麻醉下,其复位也不是很容易的。所以,更要有充分的麻醉配合。这一麻醉应请麻醉师执行,不可非专业人员从事。因为,这样的麻醉对病人主要器官有较大的干扰,同时可能有意外情况发生,非专业人员则无此经验和素质,可能会酿成不良后果。因此,这样的麻醉不可草率从事,掉以轻心,发生意外,悔之晚矣。

总之,局部浸润麻醉法是针刀医生必须熟练掌握的技术,必须准确无误的按规范操作,不允许出现失误。本书所讲局部浸润麻醉方法,已经过多年数以千计病人的临床实践检验,安全可靠、效果良好,没有发生过任何问题。至于那些较大手术,请麻醉师实施适合的麻醉术,则是最聪明的选择。

第六节 麻醉并发症及其处理

微创针刀手术所应用的麻醉方法比较简单,多用局和硬膜外麻醉,故只谈这两种麻醉并发症的相关问题。

一、局麻药物中毒

1 次用量相对过大、药物作用部位血管丰富或误入血管是主要原因。年老、体弱等是易发因素。有些人是因为不用早餐等也易诱发。局麻药 1 次用量限量见表 1-6-6-1。

表 1-6-6-1 局麻药 1 次用量限量表

局麻药物	用药方法	1 次限量 /mg
利多卡因	表面麻醉	100
	局部麻醉	400
	神经阻滞	400
布比卡因	神经阻滞	150
左旋布比卡因	神经阻滞	150
罗哌卡因	神经阻滞	250
普鲁卡因	局部浸润	1 000
	局部浸润	1 000
丁卡因	表面麻醉	40
	神经阻滞	80

在美国 Waldman.S.D. 所著《疼痛治疗技术》一书的舌咽神经阻滞中写道:"在实行舌咽神经阻滞时,不慎刺伤任何一条血管都将导致药物误注入血管内或形成血肿。即使是误将小剂量的局部麻醉药在该位点注入颈动脉,都会产生严重的局麻药中毒反应。"

临床主要中毒表现是在中枢神经系统和心血管系统。当局麻药物中毒时,局麻药物对中枢神经和心血管系统的作用主要是抑制;但在中毒之初则可表现为兴奋。这是由于中枢神经系统下行抑制神经元较兴奋神经元更易被抑制。当剂量继续增大,则表现为全面抑制。其临床可分为轻度和重度。

(一)轻度中毒

表现:眩晕、多语、寒战、惊恐不安、定向障碍、嗜睡、心率增快等表现。

处理:短时可自行恢复,无须特殊处理。

(二)重度中毒

表现:神志丧失、面部及四肢肌震颤、惊厥、血压升高、心率增快、呼吸困难、缺氧,继而心肌抑制、血压下降、心率减慢,甚至心跳呼吸骤停、呼吸循环衰竭而死亡。

处理:①立即停止用药。维持呼吸与管理呼吸即立即给予氧气吸入,或面罩加压给氧,如需要应给予气管插管、人工呼吸。②控制惊厥、抽搐可静脉给予安定 0.1~0.2mg/kg、异丙酚 1~2mg/kg、琥珀胆碱 1~2mg/kg,以防发生意外。③对症处理包括血压下降时应用升压药,心率减慢时应用阿托品,呼吸心跳停止时应用心肺复苏术等。

二、局麻药过敏反应

局麻药产生过敏的原因可能有二:

1. 过敏体质,有过敏体质的病人绝大多数对酯类局麻药过敏,如普鲁卡因与丁卡因等,而酰胺类局麻药(利多卡因与布比卡因等)过敏极为罕见。

2. 对药物保护剂过敏,如对某些局麻药内含的保护剂(如羟苯甲酯)过敏所致。

过敏反应表现当应用少量麻醉药后,出现荨麻疹、咽喉水肿、支气管痉挛、低血压及神经性水肿。

处理一旦发现,立即静注肾上腺素 0.2~0.5mg。然后,用肾上腺皮质激素和抗组胺药及其他抢救措施,积极果断处理。

三、硬膜外麻醉的并发症

1. 一般并发症 硬膜外麻醉可以产生许多并发症,除药物过敏、中毒外,还可出现穿破蛛网膜(可造成脑脊液外溢导致颅内压降低)、穿刺针损伤神经根和脊髓、大量空气进入硬膜外腔(空气栓塞或致下肢感觉异常)、硬膜外血肿、硬膜外感染(导致脊髓和神经根受压)等。这些问题绝大多数应由麻醉医生处理,与针刀有关的问题将在针刀并发症中叙述。

2. 与药物比重有关的问题　利多卡因以生理盐水、蒸馏水稀释的为轻比重,以5%~10%葡萄糖注射液稀释的为重比重。当行腰麻或在其他麻醉,药液误入蛛网膜下腔时,药物比重对药物在脑脊液中的扩散方向上起着重要的作用:如药物为轻比重,药物则向人体所处体位的高处扩散;药物为重比重,药物则向低处扩散。因此,当药物进入蛛网膜下腔时,一定要明确当时应用的药物是轻比重、还是重比重,以此来决定如何调整病人的体位。如果是麻醉药物误入蛛网膜下腔,已经出现脊髓麻醉平面,为了控制麻醉平面不再上升,就必须按照不同药物比重在脑脊液中的扩散方向来重新调整病人的体位。如为重比重,应上身抬高,如为轻比重则应上身放低,以保证麻醉平面不再上升,这是关键时刻要做好的第一步处理工作;其他的后续处理工作也必须跟上,才不致发生重大危险。所以,麻药比重也是不可忽视的问题。

（向东东　赵新娜　庞继光　撰写）

第七章

针刀手术中与术后并发症的处理及预防

从微创针刀手术结束时开始，到治愈康复的全过程称为术后观察阶段。这一段时间内所出现的正常反应和并发症，是本章讨论的内容。针刀手术有其特殊性，故术后处理的方法也有其自己的特点。

微创针刀手术后不是治疗的结束。针刀手术后，仍须密切观察反应，有无并发症等新问题需预防和处理。同时，为继续治疗做准备。即使治疗已经结束，还有一个远期效果随访的工作要做。一个医生，不知自己治疗过的病人到底有什么样的效果，这种效果能维持多少时日，不知近期疗效，更不知远期疗效如何，肯定不是一个好医生。

从技术上来说，术后处理比术前准备要复杂得多。微创针刀手术后各种各样的反应都可能出现，可能是心率较快，可能是有点发晕，还有出血、血肿的问题，或小刀口针眼感染、形成脓肿，甚至出现精神、神经方面的反应，等等。这些问题，不仅要仔细观察，还要能及时而准确地判断，更要不失时机的早期处理，以求达到满意的效果。比如，某些抢救性手术（如气管切开等）是有时效限

制的，错过了时机，恢复的希望就丢失了，只能遗憾终生了。所以，希望医生能多多掌握这方面的知识与技能，为病人的康复创造良好的条件。

针刀治疗操作是手术，它必然具有一般手术后的普遍规律。手术操作的刺激会引起心血管等系统的一系列变化，如心率加快，代谢增加，某些器官的功能处于抑制状态；然后进入紊乱期，而后才进入恢复期，逐渐恢复到原来正常功能状态。微创针刀手术后也完全符合这些规律。针刀手术由于切口微小，对正常组织侵袭轻微，对病变组织的切割剥离也不大，因而总体来说对病人的干扰很小。所以，绝大多数病人的术后反应很小，有的几乎没有什么不适症状。只有那些剥离范围较大、对刺激极为敏感的部位才会有较大的反应，表现比较明显的是膝关节与手足部位。心理素质较差对针刀手术有恐惧心理的人也会有一些不适的反应。有些术后所产生的血肿、感染、神经卡压等严重症状，则属术后并发症。本章将术后观察与并发症的原因、表现、处理和预防一并讨论。

第一节　针刀刀体折断的处理与预防

一、针刀刀体折断的原因

1. 针刀材质不良　这是发生针刀折断的最主要的原因。其中①材质易腐蚀，其主要表现为刀体与刀柄交界处最易发生锈蚀的部位。此类产品在经过多次高压灭菌后，在刀体与柄的交界处可见有锈色或锈色的斑点，其刀体则可见锈蚀的凹痕，手指触摸则不光滑。②质脆，只有刚度和强度，而无韧度，缺乏延展性，抗折能力小，在做疏通剥离时则易折断。

2. 操作不当　这是发生针刀折断的主观原因。当针刀操作者对深部组织过度进行大幅度的剥离时，导致刀体过度弯曲，超过了刀体的抗曲折能力而导致刀体折断。也有在疏通、剥离时，虽然已遇到较为硬韧的组织，本应先予切开，然后再进行剥离；但操作者却强行大力剥离操作，因而导致刀体折断。另外，还有的操作者在拔刀时不是直线拔出，而是走曲折的路线，对刀体的某个部位，瞬间内产生较大的折角，导致大的剪力发生而致刀体折断。

3. 没有及时淘汰已有破损的刀具　在工作中，一旦发现已有锈蚀的刀具应立即剔除，绝不可再用，如果继续应用则有折断的危险。

二、针刀刀体折断的处理

处理此类事件应镇静，有条不紊地进行。不要慌张从事，以免造成不应有的损失。

针刀刀体折断时不要有任何紧张的表情，不要吵嚷"刀断了"等语言。这些都会影响病人的精神与情绪，如造成病人的恐慌，会影响病人对突发事件处理的配合。所以，一定要保持镇静，不慌不忙，认真分析研究，如何恰当处理，以便使大事化小，小事化了，不影响医疗工作。

认真科学分析针刀刀体折断情况，分别加以处理：

1. 折断端露于皮肤外面，较长者可用手捏持其断端将残端拔出。这是最佳一种情况。

2. 折断端露于皮肤外面，但较短，不能用手捏持其断端将残端拔出时，一定不要试图用手去捏持其断端将残端拔出。如果这样处理，往往会使残端陷入皮肤内，而必须手术切开取出。此时，最好应用止血钳取出。将止血钳大些张开，以针刀为中心，以止血钳的两翼轻压皮肤，一边加压，一边缩小止血钳的两翼，以使折断针体的残端不再下陷（或残端露出增加）。最后，以止血钳牢牢夹住折针断端将其取出。这也是很好的一种结果。

3. 如果针刀折断部分未露出皮肤，其体内残留部分的刀刃是在骨面上时（如果这个判定是准确的），也就是说，当用手从残刀的两侧向下压迫皮肤时，针刀不会向深部移动，反而可以从原来的孔隙中缓慢露出皮肤之外，再将其拔出。那么，这样的结果最好。

4. 如果折断刀体干未露于皮肤之外，如有条件应先行透视，确定其位置与深浅，然后再决定处理办法。本单位有条件处理，则行外科切开取出，无条件处理时，要及时转院，不要耽误。

三、针刀刀体折断的预防

1. 使用质量可靠的针刀。
2. 发现有锈蚀的针刀马上淘汰。
3. 操作正规，不急不躁，无须"高速或超高速"运行针刀，而是要一个动作一个动作稳步进行，做一刀是一刀，这样做一点也没有浪费时间，反而节约时间。
4. 拔刀时应与刀体的延长线一致的方向稳健拔出，即与刀体平行拔出，根本不会有折刀的问题发生。如有角度，最多也不应超过

30°，以免折曲过大，剪力过大而发生刀体折断。

5. 拔刀的速度不宜过快，稳稳当当将刀体拔出，绝对不会发生折刀事故。如拔刀速度特快，再加拔刀时方向有折角，其刀体所受瞬时剪力很大，则易以生刀体折断。因为这种情形发生过，故予以提醒。

第二节　疼痛的处理与预防

手术切口，无论大小，都是损伤。有损伤，就会有不同程度的疼痛反应，这是机体对损伤的正常应答。对不同程度的疼痛，应该有分析，区别对待，处理方法也不尽相同。

一、轻微疼痛

原因绝大多数的针刀术后的病人，只有针刀口轻微的疼痛，对活动毫无影响。因为治疗点少，松解、剥离面较小，组织的敏感性又低，故疼痛极轻微。

表现这样的疼痛多产生于本来对疼痛不大敏感的部位，如项部、腰背部等处。痛处无红、热的表现，即无炎症表现。

处理这种疼痛不超过 3 天，3 天后则完全正常。对于这样的疼痛，自然无须处理。

二、较重的疼痛

原因少数人对疼痛比较敏感，针刀手术的某些部位对刺激反应较大，或者手术剥离面大，损伤组织较多，因而疼痛反应强烈。

表现此种疼痛多发生于对疼痛较敏感的部位，如膝关节、手足等部位。这种疼痛从局麻药物作用消失起，一般可达 3~5 天，甚至有的达到 7 天。检查局部无红、肿、热等表现。

处理对于四肢部位的针刀手术病人可给予一般止痛药，片剂、注射剂均可，无须应用麻醉药品。疼痛应在 3 天后逐渐减轻。如有增重现象，则应考虑有其他并发症。

三、炎症性疼痛

原因多由于无菌观念不强、不按无菌要求办事、消毒不严格、操作有污染，或根本不讲无菌技术等原因所致。这里的根本原因是医护人员的素质不高的问题。

炎症的第一个表现便是疼痛。此种疼痛，应该在术后 2~3 天以后发生和逐渐加重，而无缓解趋向，且局部可发现红、肿、热等征象。体温相应升高，血象也应有所反应。

这种疼痛的处理请见感染节。

四、预防

1. 定点数目要适当，不可一次定点过多。操作点多，反应可能就大些。

2. 操作要轻柔，对切开、剥离的操作要以达到目的的最少操作为标准。初学者往往总觉得剥离得不够。总而言之，时时刻刻要注意针刀手术是微侵袭疗法，从定点到剥离松解的操作都要以微侵袭为原则。

3. 针刀操作中应注意所有的疏通、剥离操作都应在骨膜外进行。如果伤及骨膜则易引发疼痛。

4. 做好病人的思想工作，让病人了解针刀松解术的优越性，增强病人的治疗信心。这样，可以减少病人的思想负担，也就可以减轻病人的疼痛。

第三节　眩晕乏力的处理与预防

一、原因与表现

应用局部浸润麻醉后，无痛、安全、平稳地渡过了手术的全过程，并无头晕、目眩、疲倦无力等表现，有的甚至说眼睛视物不清等症状。而后，出了手术室外有的病人出现了头晕、恶心(无呕吐)、心慌、疲倦感等症状。有的休息片刻,症状消失,这种不良反应很少超过15分钟。而在一两天内尚有此症状者则比较少见。这些情况的发生如何解释?考虑可能与心理因素和局麻药物的吸收与再分布有关。应该说心理因素是主要的,精神敏感的人出现此类症状者比较多。如果纯系局麻药问题,则应绝大多数都应出现此类问题,然而,并非如此。但目前常用的利多卡因对心血管的作用比较明显,由于局麻药的吸收后再分布,个别人可能产生一些反应,这也在生理范围之内。到底是何种原因所造成,应继续仔细观察。

二、处理

对此症状应作以下处理:

1. 如为心情紧张所致,应多做解释。说明针刀手术的操作比较简单,不会造成不良影响等。解除思想顾虑,则可消除不适症状。

2. 为避免由于眩晕,乏力,进而发生晕倒以致跌伤的事件,一定要在针刀手术后休息或卧床观察15分钟,经测血压、脉搏正常后再离开医院。一般在颈椎病、腰椎间盘突出症等针刀手术后都要做牵引,因此病人在15分钟之内是不能离开医院的。所以,并未遇到由此而晕倒的病人。

3. 少部分人症状持续时间较长,应嘱病人休息一两天,症状重者应卧床休息,一般无须给予药物处理。

4. 局麻药中毒和过敏反应及其处理已在第七章中讨论,这里不再赘述。

三、预防

1. 做好病人的思想工作,消除对针刀手术的恐惧心理,打消对施术疼痛的顾虑,减轻思想负担。

2. 局麻药物的浓度和剂量要适当。局麻药不是浓度越高越好,更不是用量越多越好。应当以达到麻醉效果的最低的浓度、最少的药量为最佳组合。

3. 绝对不可将局麻药注入血管内,在注射麻药时要不时回吸,保证没有误入血内。

第四节　出血血肿的处理与预防

微创针刀手术的创口出血很少。Ⅰ型针刀操作,一般根本不出血,有的出血也只几滴而已,经压迫止血就可以了。多年来,我们从不在术前、术中或术后给予止血剂,从未发生血肿或大出血的情况。据了解,也有发生针刀手术后血肿的情况,这不能不提醒大家注意,不能因为针刀刀刃小,而忽略因切割血管而发生的出血,进而形成血肿的问题。本节讨论的血肿不包括硬膜外血肿问题。

一、出血和血肿的原因

1. 血友病病人和未确诊的血友病患者。这类病人应特别注意,绝不可漏诊。这是最易发生出血的病人,而且一旦有出血发生,将较难处理。

2. 出凝血时间、血小板不正常。术前应做常规检查,不能忽视。

3. 女性经期,全身血管均处于轻度扩张充血状态,应避免做针刀操作。这一点,只要注意询问就可以知道。

4. 对针刀手术部位的大血管解剖不熟悉,针刀切破较大血管,因而产生出血或血肿;较大范围的针刀松解术,特别是瘢痕大、粘连多、涉及面广的关节松解术(使用Ⅱ、Ⅲ型针刀者),往往刀口处渗血较多。即使外渗不多,手术部位的肿胀,除水肿外也有血肿的原因。特别值得提出的是对肌结构中的"肌门"所处的位置不熟悉,在肌门处操作,导致肌门处大血管损伤,造成较大的出血和血肿。图1-7-4-1为臀大肌与臀中肌之间有两肌的肌门,其血管、淋巴管与神经均极为丰富,损伤此处易形成大血肿。其中,臀中肌的肌门位于梨状肌上缘线的中内 1/3 处,那里有臀上动脉及其伴行的静脉和神经,并向前行,这些血管、神经的表面就是臀中肌。该处粗略测量为髂后上棘之前三指宽与髂嵴下三指的相交处。此处为真正的危险点,在行针刀治疗时应注意此点。梨状肌下孔处的血管神经比其上孔的血管、神经更多,当然更应引起特别注意,即针刀操作出现较大血肿者多与此种情况有关,应引起注意。

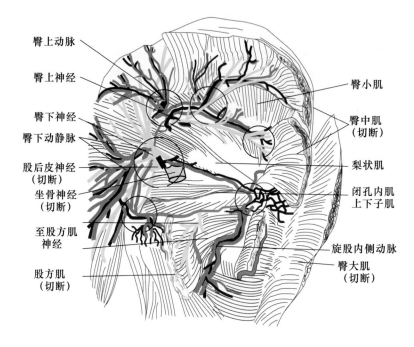

图 1-7-4-1

5. 针刀操作粗暴,切割、剥离过多,损伤了某组织的小血管造成血肿;听病人反应,某医院做腰椎间盘突出症针刀治疗,竟在臀部的一个点上反复切割 15 分钟;然后,让病人家属按压该点半小时;并嘱咐不得偷懒,否则会出血。这种粗暴的操作,岂能不出血!

6. 针刀操作不到位,特别是在肌腹中的操作较大、较多。针刀操作,绝大部分都是在肌腱、韧带、关节囊等部位。这些部位,特别是有粘连、瘢痕的部位,那里的血管应较少,血液循环状态应较差。如果这些部位血液循环丰富,它就不该有那么重的病变了。一位医生(也是学员)做臀中肌损伤治疗时,因为部位深在,针刀还未到达骨面便做了疏通剥离,结果瘀血斑达到了腘部。

二、出血和血肿的临床表现

1. 由刀口向外渗血,但绝不是动脉性的喷射式的出血,一般都是渗几滴血,这是正常现象。

2. 渗血较多,如从针刀切口向外渗出在 30ml 以下。

3. 针刀松解术部位有肿胀或包块。其肿胀的程度、包块的大小视内出血的多少不等。肿胀部位较硬韧,肢体可增粗,腹背腰部可扪及包块,并有压痛。

4. 注意血压、脉搏、血红蛋白检查,一般应无大变化,但大量出血者,可影响到生命体征。

5. 一两天后,如血肿较浅表,可表现为皮下瘀血斑;有的还可顺肌间隙向下流注,相邻部位出现瘀斑。

三、处理和预防

1. 一般出（渗）血，可以压迫止血，应无问题。

2. 四肢较多出血，可患肢抬高，用枕垫起肢体至少达 30°，即达到高于心脏的水平。

3. 对关节强直针刀松解术后的病人要做好关节的屈曲固定。如果关节松解比较充分，固定的角度足够，只要度过几个小时的时间，那么，内出血肢体肿胀将大大减轻，会大大促进肢体功能的恢复。在固定时，一定要注意不能环形缠绕肢体，保证肢体的血供和神经功能不受影响。应特别注意肢体远端的毛细血管恢复时间、疼痛程度、有无麻木感觉、足背屈、足趾活动障碍等症状的观察，如有改变要及时处理。

4. 对于已发生肢体严重肿胀、血运不良或有麻木等神经功能障碍者，要不失时机地及时松解对肢体的固定，包括绷带、夹板等。

如果等到已出现严重麻痹症状（如足下垂等）时才发现和处理，则为时已晚。

5. 对于重大针刀松解术的术后，医护人员一定要密切观察伤口渗血、肿胀及有无异常感觉等情况。术后医嘱应明确示出各项观察项目，按时测量血压、脉搏等生命体征，以免发生意外。对确有较多渗（出）血、血肿的病人则应及时给予止血、补充液体及输血等处理。

6. 事先考虑有出血可能者，术前可给予止血剂，术后继续给予。但请注意的是，止血药的效果是有限的，单靠止血药来止血往往是靠不住的。

7. 防止和减少出血的最重要办法是针刀操作要轻柔，应做到对正常组织损伤最小，不损伤较大血管，出血、血肿自然就可避免。这就必须对针刀手术部位的血管走行、体表投影等有深入地了解，对针刀入路做合理的设计，避免损伤血管，造成出血。

第五节　发热的处理与预防

微创针刀手术后发热，可能是吸收热，这是一般手术后的正常反应。有的术后发热可能不仅仅是吸收热，而可能是切口感染的表现，或者是其他疾病所致。所以，对术后发热的病人要进行密切观察，根据不同情况，分别处理。

一、吸收热

针刀侵袭轻微，故一般无吸收热现象发生。但少数针刀术后确有发热者。吸收热大多在 38℃ 以下。这些发热病人，没有上呼吸道感染、病毒性感冒等疾病或切口处感染的症状。一般持续时间为三天左右，且一天天逐渐下降，直到正常，故无须处理。

二、切口感染致发热

这是针刀术后发热病人的一个重要方面，应密切观察，下面有专节论述。

三、其他原因发热

最重要的原因可能是病毒性感冒或上呼吸道感染。这是在针刀手术的过程中，由于治疗室的温度不合适，过冷或过热，病人对环境不大适应，故而发生感冒。这种病人自然应具备普通感冒、上呼吸道感染等疾病的症状和体征，一般病程 3~5 天，对症治疗有效。

四、预防

1. 针刀操作轻柔、侵袭小、无污染是无吸收热和低吸收热的保证。

2. 关心病人，知病人冷暖，在手术时不要使病人感冒。

第六节 感染的处理与预防

每年都有几起咨询针刀感染的电话,有的是一个病人,有的是多个病人同时发生创口感染,有的为皮下感染,有的则是关节内感染,有的是臀肌的深部感染,等等。为此,写了这段文字。我们的临床绝对没有感染病例,其原因是适应证选择严格,无菌操作正规,时时处处,从不马虎从事。这就是防止感染的秘诀。

一、切口感染的原因

1. 适应证选择不当,病人全身状态不佳,对疾病抵抗力及抗感染能力低下,如体质衰弱、患有糖尿病、贫血等疾病,切口有污染时则可酿成感染。

2. 病人已有深部或浅部感染灶,如深部原有炎症,或浅部有毛囊炎、窦道等未被发现或未予重视。

3. 在手术操作过程中,无菌操作不严格,有污染的可能。如戴手套时有菌区与无菌区区分不严格,穿戴过程中被污染。又如在刀具、敷料传递过程中被污染。

4. 备皮不够,特别是头部有毛发处没有处理好,皮肤消毒不严格。碘酊、酒精、器械浸泡液等浓度不够。

5. 手术器械、手套、敷料、棉球、泡镊桶、镊子等物灭菌未达到要求。

6. 消毒面积较小,在操作中超出消毒面而污染。

二、临床表现

1. 切口疼痛 术后 3~4 天后切口疼痛不减轻反而增重,或者切口疼痛一度减轻后又加重。

2. 体温升高 术后有微热已经下降,而后体温又有上升者。

3. 切口浅部反应 有组织发硬、水肿紧胀感、有压痛、逐渐增重,或切口部皮肤已有红肿。

4. 组织深部反应 筋膜以下的感染有特殊性,即切口表面只有轻度发红,或根本无发红,但局部肿胀压痛和自觉痛则明显;如果体温持续不降或温度再度升高,切口肿胀表现有增无减,而体温却不再升高、甚至反有下降者,可能脓肿已经形成。

三、处理

针刀手术后切口一旦感染,肯定是较深层组织的感染,所以处理起来比较麻烦。其处理方法,可分以下几个方面:

1. 全身处理:给予敏感的抗生素,用量要足够,时间也要足够。

2. 局部热敷或理疗。

3. 必要时做脓肿试穿,有脓者予以及时切开引流。凡切开引流者,引流口一定要足够大,而且要"底小口大"才能引流充分。如果只切小口,则引流不畅,不仅拖延病程,而且对组织的破坏会更大。

4. 一些人对感染的处理经验不足,如处理创口的引流时,将引流物像灌水泥一样塞得紧紧的,岂能有新的肉芽长出来? 没有新鲜肉芽长出来,创口岂能愈来愈小? 如果没有外科专业知识,应请专业医师来处理。

四、预防

对待切口感染的态度,最根本的是预防,而不是治疗。要从杜绝污染着手。针刀手术切口小,几乎不见裂痕,本不易感染,所以感染的事不易发生。但是,做针刀微创手术治疗的病人确有发生感染化脓的事,所以对感染问题必须认真对待,并要注意下列各点:

1. 必须提高医护人员对无菌技术操作的认识,树立无菌观念,提高思想认识,体现在工作实践中。

2. 必须严格按无菌技术要求办事。不

管是器械、敷料、手套、棉球、钳镊、器械液等，必须按规定消毒、灭菌和更换。

3. 术者、助手、配合的护士等人的技术操作(术者和配合者)都必须严格执行无菌技术规范，有不符合操作规范的就要相互提醒、相互监督、马上纠正，绝不可马虎大意，更不能爱面子而"姑息养奸"。最后，既害别人，又害自己。感染并发症，时有发生。一旦出现感染则后果严重。因此，多写几笔，绝非小题大做，要提高认识，提高警惕，大喊几声，不无益处。

第七节　术后腹胀的处理与预防

一、原因与表现

针刀微创手术本不涉及腹内脏器，亦不应有腹胀症状出现。在针刀松解术后，有人做较重的复位手法或机械牵引时，腹胀时有发生。腹胀多为轻、中度，发生肠麻痹者极少见。在做腰椎牵引时，牵引距离太大，重复次数较多;或做提腿压腰手法时，提腿力量太大，次数过多，腰部下压力量太重，大都有腹胀发生，极个别的病人也出现过肠麻痹。

二、处理和预防

应该注意的是，做牵引或手法的力度一定要适当，不可宁多勿少，更不可宁重勿轻，好像用力不大，病就治不好一样。实际上，在多年的实践中，如果针刀真的松解到位，好多手法是可以省略的。比如，针刀治疗腰椎间盘突出症，一般是先做针刀，再做手法，最后检查效果，我则不然。做完针刀松解术后，马上检查治疗效果、已经证明疗效很好，还做手法又有何意义！所以应当在针刀松解的技术上苦练基本功，而不是拼体力，比力气，更不是力量越大越好。

如出现腹胀，可给予胃肠蠕动增强剂，中西药物很多，可选用。如出现肠麻痹，则应请普外医生协助处理。

（王琢　王春久　庞继光　撰写）

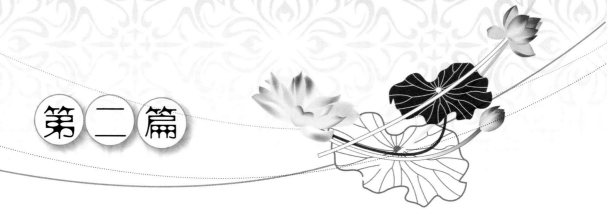

第二篇

肌、腱、腱周围结构损伤

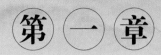

第一章

总　论

第一节　骨骼肌的结构与功能

一、肌的形态与结构

人体肌根据其组织构造的不同可分三类：

第一类为平滑肌，主要存在于内脏，亦称内脏肌。

第二类为骨骼肌，主要存在于躯干和四肢，通常附于骨。

第三类为心肌，是心脏所特有的肌，只存在于心脏。

在显微镜下观察心肌和骨骼肌都有横纹，称横纹肌。在生理功能上，心肌与平滑肌同属于不随意肌，它们受内脏神经支配，不直接受意志的管理。而骨骼肌则受躯体神经管理，故称随意肌，它们的运动是直接受人的意志驱使的。骨骼肌包括肌和腱两部分。四肢骨骼肌，包绕肌束的结缔组织是肌束膜；肉眼可见多个肌束集合在一起，形成肌块，其外覆有明显可见的结缔组织外膜，称肌外膜。肌束膜与肌外膜相连。骨骼肌通常与肌腱相连。每块肌的形态各有不同，可分为肌头、肌腹与肌尾，其中间部位尚有肌门，加上供应它的神经、血管、淋巴管就形成了具有一定外形的成块的肌。人体共有600多块骨骼肌，它们约占人体重40%。肌的大小、形态虽不相同（图2-1-1-1），但可概括分为长肌、短肌、扁肌和环肌等。长肌多位于四肢，收缩时可引起大幅度运动。短肌多位于躯干，肌纤维短而多，其运动幅度虽小，却有利于稳定关节。扁肌薄而阔，多见于胸腹壁，对内脏有保护作用。环肌位于孔、裂的周围，有括约作用。

根据肌纤维与腱的排列方式不同，可分为带形肌、羽状肌等。肌束排列的方向与腱的方向一致或基本一致的，叫带形肌或梭形肌。肌束斜行排列于腱两侧的，叫羽状肌。肌束斜行排列于一侧的，则称半羽肌。多个小的羽状肌或半羽肌组成一个完整的肌，称为多羽肌。

骨骼肌的功能就是收缩。收缩可以产生力，肌力带动关节便产生机体的运动。因此，按肌的作用可将肌分为伸肌、屈肌、收肌、展肌、旋肌等。它们分别有伸、屈、内收、外展和旋转关节的作用。也可以按功能分为主动肌、拮抗肌、原动肌、协同肌等。

二、肌的血管和神经

1. 肌门　血管、神经和淋巴管进出肌内的边缘部位称肌门。通常动脉、静脉、淋巴管和神经结伴而行。肌门位于肌腹的中点附近。浅肌的肌门在肌的深面，深肌的肌门在肌浅面的边缘处。

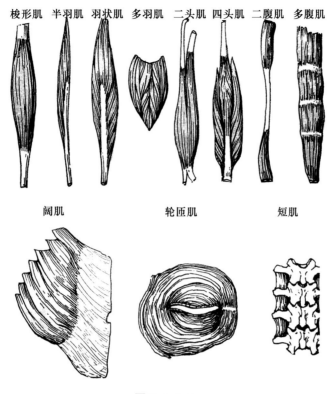

梭形肌　半羽肌　羽状肌　多羽肌　二头肌　四头肌　二腹肌　多腹肌

阔肌　　　　　　　轮匝肌　　　　　　短肌

图 2-1-1-1

2. 肌的血液供应　肌的血液由邻近的血管分支供应，血管丰富。肌的血管分布情况，可分为三类。第一类，血液供应来源很多，彼此之间有丰富的血管吻合，例如：胸大肌、三角肌、股外侧肌；第二类，有 2~3 支血管供应，血管吻合支较少，例如缝匠肌、股直肌、腘绳肌；第三类，单个动脉，没有侧支循环，例如腓肠肌、股中间肌。但以上各供血类型，均在肌内形成巨大的毛细血管网(图2-1-1-2)。

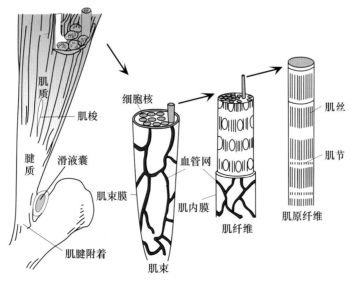

肌质
肌梭
腱质
滑液囊
肌束膜
肌腱附着
肌束
细胞核
血管网
肌内膜
肌纤维
肌丝
肌节
肌原纤维

图 2-1-1-2

肌内毛细血管网的分布情况如下：血管由肌门进入肌内后，在肌束膜、肌内膜间继续分支，最后在肌内膜（肌细胞膜）处形成纵横交错的毛细血管网及微循环，使每条肌纤维（肌细胞）都得到充足的血液供应，最后汇成静脉而流出。如果长时间阻断肌的血液供应可使肌坏死，减少血液供应则会影响肌的功能。

3. 肌的神经支配　骨骼肌的神经支配呈节段性。躯干肌如此，四肢肌和头面肌的神经支配也是如此，只是后两者表现不甚明显而已。支配骨骼肌的神经来自脑神经和脊神经。与血管一样，神经由肌门进出肌内。浅层肌常由肌腹深面进出，深层肌则从其浅面进出。神经进入肌束间继续分支直到每个肌纤维内。

每个肌纤维都有运动和感觉神经支配。通常认为，感觉神经纤维占 40%~50%，运动神经占 50%~60%。运动神经的末梢和肌之间形成运动终板，即神经－肌接点。而感觉纤维则终止于肌腹或肌腱，其末梢接受痛觉、肌收缩或被动牵张的刺激，反应给脊髓和脑。此外，还有交感神经纤维，分布到肌内的血管，司理血管的舒缩。如果肌失去（或切断）神经支配，肌将失去收缩能力，继而发生肌变性，最后以结缔组织代替。人的肌失神经在 12 个月内可以通过再生或移植神经而恢复其肌的结构和功能。

4. 肌梭　神经肌梭的简称。肌梭分布于骨骼肌内，典型的肌梭长宽为 6mm×1mm，长轴与肌纤维平行。在肌梭的梭形包囊内有 6 条或稍多一些的梭内肌纤维。这些肌纤维与骨骼肌纤维不同，不仅细小，胞核多，且无横纹，更无收缩功能。梭内肌纤维分两种：一种是核堆在一起的称核袋纤维，另一种是核呈链条状排列的称核链纤维。

分布到肌梭内的感觉神经纤维有两类：第一类是粗大的 A 纤维（Ⅰα类）称螺旋末梢；其末端螺旋状的卷绕在梭内肌纤维的中央；螺旋末梢的末端分布于梭内肌纤维中央的两侧。第二类是稍细的 A 纤维（Ⅱ类）称花絮纤维，还接受传出的运动神经纤维支配，即受 Aγ 运动纤维的支配（较支配梭外 α 运动神经元小）。此神经元主要在梭内肌纤维的两端分布。正是由于肌梭的存在，在中枢神经系统的控制下的肌梭活动，对反射性的调解肌的紧张度起着重要的作用。这便是产生肌张力的原理，同时，也是疼痛发生机制中闸门学说的解剖学基础。

5. 运动终板　运动神经（包括自主神经）是一种节后纤维。运动终板（图 2-1-1-3）是分布到骨骼肌的梭内和梭外肌纤维上的运动纤维，又称神经肌肉接点。每个肌纤维至少有一个终板，长的纤维可有多个。该神经末梢的轴突终端膨大部释放化学递质（乙酰胆碱）引起肌纤维运动。不仅如此，支配运动神经元末梢在正常情况下还可分泌若干营养因子，这对其所支配的肌纤维的发育、形态、功能的维持起着一定的作用。因此，当运动神经元损伤时，除引起支配的肌瘫痪外，还能使肌肉发生明显萎缩。

综上可见，肌的运动与血管、神经密不可分；当然肌的损伤也与血管、神经有密切的联系。值得注意的是：肌门处是血管和神经等组织的集中地；肌门大都位于肌腹的中央部位，有着极其丰富的血管分布，肌内血液供应十分丰富。如果在肌门处进行针刀手术操作，易损伤血管而产生出血。所以，针刀手术操作应避免在肌腹处进行。也就是说，除肌损伤的瘢痕结节可行针刀微创手术操作外，在正常的肌肉内，不允许在肌腹内做"摆动"等之类的操作，其道理就在这里。

三、骨骼肌功能

骨骼肌的结构和功能在人的生长发育过程中，随年龄的增长和肌活动的增加而逐渐增强和提高，也会因年龄的继续增长和肌活动的减少而使肌的结构发生废用性萎缩，功能下降；另一方面骨骼肌的结构和功能也随着不同的生活和生产劳动而产生适应性的改

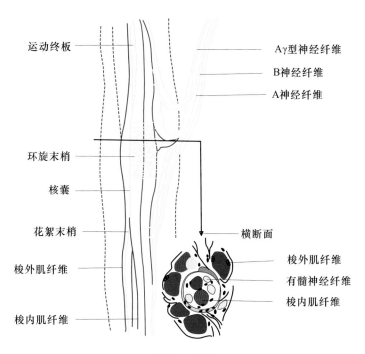

运动终板

Aγ型神经纤维

B神经纤维

A神经纤维

环旋末梢

核囊

花絮末梢

横断面

梭外肌纤维

有髓神经纤维

梭内肌纤维

梭外肌纤维

梭内肌纤维

图 2-1-1-3

变。由于肌工作的数量和强度的增长可出现结构增强和功能提高；也可能由于急性或慢性的过度负荷而导致肌的损伤和功能障碍。也就是说，骨骼肌结构和功能的发展变化与肌工作负荷的适应与否有着密切的关系。

（一）运动单位与肌张力

1. 肌的结构单位 肌纤维。

2. 肌的功能单位 一个运动神经元和它所支配的全部肌纤维，称为运动单位。运动神经元通过与肌纤维内的运动终板的连接而实现对肌肉运动的支配。一个运动单位内可能有一至数百甚至上千个肌纤维，通常为 100 个左右。但，这众多属于同一运动单位的肌纤维并非都集中在一起，而是分散于与其他运动单位的肌纤维相间的不同部位，其分布的周径约为 5mm。这样，由运动神经传来的冲动便可同时在肌肉的不同部位引起肌纤维的收缩。当神经冲动沿一个运动神经元的神经纤维传至该运动单位所有肌纤维时，则全部肌纤维同时收缩。在肌收缩时，神经冲动的频率影响着肌纤维状态。因此，整块肌肉收缩力的大小，则取决于神经冲动的

性质和在一次收缩活动中运动单位参与的多少。

3. 肌张力 当身体维持在一定的姿势时，在一段时间内，其维持该姿势的肌仅有部分运动单位处于工作状态，即部分肌处于收缩状态；而在另一段时间内，则有另外一些原处于非收缩状态的运动单位的肌进入工作状态，以代替原处于收缩状态的运动单位的肌。这样，人体才能有效地维持其身体的姿势，而收缩中的肌也不至于迅速疲劳。这种收缩状态所产生的力就是肌张力。当支配该肌的神经被切断后，肌张力则立即消失。

（二）肌工作的分类

尽管人体生活、工作的活动形式十分复杂，但每个单一动作基本上都是由骨骼肌在神经系统的支配下，以关节为轴心，牵动骨而完成的杠杆运动。

骨骼肌的工作可分为动力性工作和静力性工作。

动力性工作是指的肌肉既对抗阻力又产生位移。这种肌肉运动包括运动形式中的平动（肢体末端的运动轨迹呈一直线）、转动（肢

体末端的运动轨迹是一弧线),此类运动为单关节运动。

静力性工作指的是只有肌张力增加而不产生环节的位移,即肌肉用力只能与阻力相平衡,肌的长度保持不变。

四、骨骼肌的生物力学

(一)前负荷和后负荷

人体各种形式的运动主要是靠肌肉的收缩活动来完成的。骨骼肌受到刺激时,便会产生张力、缩短或同时产生张力和缩短的动,以此功能来完成躯体的运动或对抗外力的作用。当肌肉为克服某一阻力而缩短或牵动某一负荷物运动时,肌肉完成了一定量的物理功,其数值等于所克服的阻力或负荷和肌肉缩短长度的乘积。肌肉在收缩时到底是以产生张力为主或以表现缩短为主,则要由肌肉本身的机械状态和肌肉所遇到的载荷条件来决定。肌肉所遇负荷主要有两种:一种是前负荷,即负荷在肌肉收缩前就加在肌肉上。如把肌肉一端固定,在另一端悬挂一重物。这种负荷方式称前负荷。前负荷使肌肉在收缩前即处于被拉长的状态,肌肉将在被拉长的状态下进行收缩。另一种是后负荷,即肌肉在开始收缩后才能遇到负荷或阻力,这种负荷或阻力不能增加肌肉收缩前的长度,但能阻碍肌肉收缩时的缩短。肌肉由于前负荷和后负荷的不同,同一肌肉的收缩也可以表现出不同的收缩形式和做功能力,产生各种不同的力学效应。由于后负荷的大小不同,则肌肉收缩所表现的收缩形式也各不一样。

(二)肌收缩的分类

肌收缩是指肌内部产生的张力,这种收缩可以表现为肌纤维的缩短,或者是肌纤维不缩短而是肌张力的增加。可以说,肌收缩并不是必须有肉眼所见的肌缩短。肌收缩可分为以下类型:

1. 等长收缩　亦称静力收缩,即肌张力增加而无肌长度的变化。它可以是主动的静止不动,也可能是肌张力不足以克服所受的阻力而使肌长度不能发生改变时的状态。当后负荷愈大时,肌收缩最后达到的张力也愈大,但开始出现收缩的时间也愈晚,且缩短的速度和长度也愈小。最后,当负荷增加到或超过某一数值时,肌在收缩时则完全不能缩短,即收缩的速度和长度都减少到零,而肌所产生的张力却达到最大。这最后出现的收缩形式就称为等长收缩。虽然等长收缩产生的张力最大,但由于肌完全没有缩短,因此它所做的功为零。例如,项、腰、背部肌维持脊柱固定位置的肌收缩就属此类。

2. 等张收缩　也叫动力收缩。是指肌受刺激时肌收缩变短,其肌张力大小不变。在肌开始收缩时遇到阻力而不可能缩短其长度,只能以不断增加的张力作用于负荷。当肌张力增加到与负荷量相等的瞬间,负荷不能再阻止肌缩短,于是肌开始以一定的速度缩短,并使负荷移动,直到肌收缩完成时,肌再逐渐舒张,长度和张力也都恢复到收缩前的状态。这种肌收缩的特点是,肌张力的增加发生在前,肌的缩短出现在后,但肌的张力在肌开始缩短后即不再增加,直到收缩的结束,故这样的收缩称等张收缩。这种肌收缩是显而易见的。等张收缩可见负荷的重量,也可测量出负荷移动的距离,因此它所做的功是:等张收缩的功＝负荷的重量(即肌肉产生的张力)×负荷移动的距离(肌缩短的长度)。这种收缩可以是向心性的,也可是离心性的。

3. 向心收缩　当肌肉产生的张力足以克服阻力,主动的使肌肉收缩变短,致机体某一部位移动。也就是说,向心收缩是指当关节处于伸展状态时,肌肉用力大于阻力,肌肉沿自身长轴缩短,牵拉关节屈曲,如肱肌、肱二头肌提起重物时所做的工作。

4. 离心收缩　当关节处于屈曲状态时,肌肉用力小于阻力,原已缩短的肌肉被拉长,使关节伸直,或者是一定的阻力克服了肌肉的张力致使肌肉实际上被拉长时,肌肉则处于离心收缩中,如上述肱肌、肱二头肌放下重物的动作。

（三）肌形状对收缩强度的影响

肌力是人体运动的内在动力，肌力的大小受到肌形状的直接影响。

人体的每一块肌，都有一个最适前负荷和最适初长度。肌在这样的条件下进行收缩时，可以产生最大的收缩效果。如果这时肌进行等长收缩，肌所能产生的张力将达到最大。当逐渐增加肌的前负荷时，在它达到最适前负荷以前，肌收缩的强度和做功能力将随负荷的增大而增大；但在超过此限度以后，肌收缩的效果将随负荷的增加而减小。如果让肌在不同后负荷时进行等张收缩，它在每一具体后负荷时的收缩速度都要较肌处于任何其他前负荷时为大，说明肌的做功能力增大。所有骨骼肌在体内所处的自然长度，大都是它们的最适初长度。这一点，在肌的重建手术中具有指导意义。

（四）肌截面积对收缩强度的影响

肌力的大小与肌纤维的数量成正比。

与每一块肌的纵轴垂直的横截面叫做解剖横截面，与每块肌所有肌纤维垂直的横截面叫做生理横截面。肌力的大小（Fm）应与生理横截面的面积（S）成正比。即：

$$Fm = \lambda \cdot S$$

λ为肌力系数，表示单位生理面积所受的肌力，它与肌的状态有关。在相同的状态下，即λ相同，体积和质量相同的两块肌，肌纤维平均长度短的，生理截面积大的，肌力也大。

（五）肌纤维排列形式对收缩强度的影响

1. 梭状肌　这是构造最简单的肌形式。梭状肌的肌纤维与肌的纵轴是平行排列的，其生理截面积与解剖截面积相同，肌力方向与肌纵轴平行，作用点位于肌的抵止点。

2. 扁形肌　肌纤维相交于一点，其生理截面积与解剖截面积不一致。根据力的平行四边形定律，把每条肌纤维的拉力相加，可以确定扁形肌的方向是沿着扁形角的平分

线，作用点位于止点的中心。

3. 羽状肌　其肌纤维分为两组，每组的肌纤维相互平行，两组的肌纤维形成一定的角度，其生理截面积要比解剖截面积大得多。羽状肌的肌力方向应与肌纵轴平行，作用点位于纵轴的抵止点上。

半羽肌的肌纤维是平行排列的，但与肌腱成一定的角度，其生理截面积也大于解剖截面积。半羽肌的肌力方向与肌纤维平行，作用点位于抵止点的中心。

在体积相同的情况下，羽状肌比梭状肌的肌力大得多。但肌纤维短者，收缩的幅度就小，因而产生的肢体运动就不灵活，不适宜做技巧的工作，这种肌多分布运用力量的下肢。而梭状肌肌纤维长，运动灵活，因而多分布于运用技巧的上肢。这就是功能的适应性。

（六）绝对肌力和比肌力

1. 绝对肌力概念　绝对肌力的生理学概念是一块肌肉做最大收缩时所能产生的最大肌力，它以最大收缩时所能克服的阻力来表示。影响绝对肌力的因素有：单个肌纤维的收缩力、肌肉中肌纤维的数量和体积、肌肉收缩的初长度、中枢神经系统的功能状态和肌作用于骨骼时的机械条件。在特定的环境中，某一肌的肌力除要由各方面的条件来决定外，肌力系数（λ）是一个重要条件，它必定有个最大值。作为整体条件下的绝对肌力是以握力、背肌力、伸膝力以及推举、负重蹲起等运动中所克服的重量为指标所反映的肌肉力量。而把引体向上、俯卧撑、爬绳等，以自身体重为负荷的运动作为指标所反应的肌肉力量，称为相对肌力。相对肌力在横向对比中消除了体重的影响。

2. 比肌力的概念　绝对肌力除以该肌的生理横截面积，每平方厘米的肌力平均值称它为比肌力。目前，各国学者所测定的肌力值很不统一（见表2-1-1-1）。

根据测量，每平方厘米截面积肌肉的比肌力约为4kg（3.65～4.0kg），那么，每块肌肉的绝对肌力（F），可用下述公式表示：

表2-1-1-1　比肌力值测量表

国家	学者	数值
德国	菲克	6~10kg/cm²
美国	莫利斯	9.2kg/cm²(男)7.1kg/cm²(女)
美国	克罗默	3.5kg/cm²
前苏联	童可夫	10kg/cm²
中国	程国庆	6.17kg/cm²
平均值		4kg/cm²(3.65~4.0kg/cm²)

绝对肌力（F）= 比肌力 × 肌截面积

当骨骼肌发生某一运动时，它是在克服内、外阻力的过程中完成的。所谓内部阻力，包括肌本身关节和韧带等软组织的黏滞性、弹性等机械属性的阻力；外部阻力则包括参与运动的肢体某一节段本身的重力以及外加负荷等。每块肌肉活动力的大小是由全体肌纤维收缩的总和决定的。因此，肌力的大小是与肌的横截面积成正比的。肌纤维数多，横截面积大，该肌的工作力就大。

3. 肌力　可作如下表述：肌力是指肌做功的能力。肌力取决于肌的横截面积。当肌腱移位时，通过力臂的改变可调整力矩的大小，改换做功方向和能力，但肌力的绝对值没有变化。肌做功能力可按下述公式计算：

$$W = F \times d$$

W 为肌做功，F 为绝对肌力，d 为肌肉收缩幅度、即收缩范围或肌腱移位的距离。

也可把上述肌做功公式分解如下：

W = 比肌力 × 肌截面积 × 肌收缩幅度

W=4kg/cm² × 肌截面积（cm²）× 肌收缩距离（cm）

了解肌与肌力是为肌损伤及其治疗打下基础。

第二节　腱与腱周围结构与功能

每个肌都分为肌性和腱性组织两个部分。肌性部分由肌纤维组成。肌是力的产生部分，有收缩作用；腱不能收缩，是肌力的传递部分。腱性部分，由腱纤维组成，腱纤维是由胶原组织构成的。

一、胶原组织的生物力学

骨骼系统周围的胶原组织是肌腱、韧带和皮肤。

胶原组织主要有三种纤维组成，即胶原纤维（提供强度和刚度）、弹力纤维（提供延展性）、网织纤维（提供容积）。

（一）胶原组织的力学特性

在负载情况下，有3种因素影响其特性。

1. 纤维结构的取向（排列）　纤维结构的取向有平行、交叉、折曲、波浪等排列形式。这些纤维结构取向与其功能相关。肌腱的纤维在未受载荷（力）时呈现波浪状，几乎完全平行排列；当肌腱受力时，呈波浪状平行排列的纤维同时被拉直。这一改变可使肌腱易于承受较强的拉伸载荷。而韧带（包括关节囊）则不同，它们的纤维结构取向很少是恒定的，而是随功能而异。如膝关节内侧副韧带，其纤维便有深、浅层及前纵部、后斜部之分。膝在完全屈曲位时，前纵部紧张，后斜部松弛；膝半屈曲位时，韧带大部分松弛；膝完全伸直位时，全部韧带均呈紧张状态。这种纤维结构和取向（排列）使韧带或关节囊在受力（加载荷）时，只有与主载荷取向一致的纤维被首先拉直，承受最大载荷，这部分纤维自然易被损伤；而与载荷取向不一致的纤维在被拉直前，只承受较小载荷，这部分纤维则不易损伤。正因为如此，膝关节在不同体位状态下损伤时，膝关节内侧副韧带的损伤部位将完全不同，因此其损伤点几乎完全不在同一平面上。从临床角度看，这一理论足以解释许多损伤性疾病的复杂临床表现；同时，也有力地说明了韧带纤维结构不同取向、混合排列在临床上的重要意义。

2. 胶原纤维和弹力纤维的力学特性 胶原纤维和弹力纤维约占胶原组织的90%,但胶原纤维和弹力纤维的特性却有很大不同。从胶原纤维和弹力纤维在拉伸破坏试验时的应变曲线图(图2-1-2-1)中可以看出,胶原纤维加载时,纤维先是稍伸长,直至纤维的波浪状拉直,然后纤维变刚硬直到屈服点;此后发生非弹性变形直至极限破坏——断裂。直到破坏时,胶原纤维的变形范围仅为6%~8%。而弹力纤维则不同,在较低载荷作用下,纤维可伸长200%(可长达2倍),在没有明显非弹性变形的情况下而突然断裂。两种纤维所承受的应力与皮质骨相比,胶原纤维为骨的一半,而弹力纤维仅为1/10。显而易见,两种纤维的力学特性是绝对不同的。

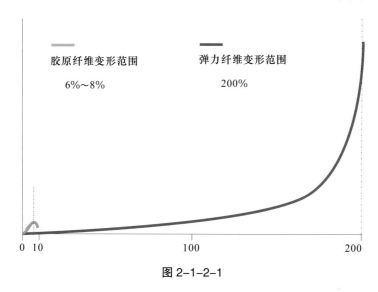

图 2-1-2-1

3. 胶原纤维和弹力纤维的组合 由于胶原纤维和弹力纤维力学性能的不同,又由于胶原纤维与弹力纤维在肌腱和韧带中所占的比例不同,势必会影响肌腱和韧带的性能。如膝交叉韧带90%为胶原纤维,当其应变超过6%~8%时,就出现进行性破坏;而项韧带和黄韧带则弹力纤维占2/3以上,因而几乎完全表现为弹性性能。它们具有保护神经根免受机械力冲击的作用;还可以使椎间盘受预应力的作用而免受损害。因而,它为脊柱(特别是颈椎)提供了内在稳定性等特殊功能。总之,肌腱或韧带的胶原纤维比例多则强度与刚度大,弹性纤维比例多则弹性大。

(二)肌腱的力学特征

肌腱的功能是将肌肉附着在骨(软骨)或筋膜上,并把拉伸载荷(牵拉力)从肌肉传递到骨或筋膜上,从而引起关节运动。在运动上,肌、腱和骨是一个整体,故可表达为肌-腱-骨复合体的概念,肌腱是其中的一个环节。

肌腱受力的大小称为应力值。

应力值与以下3个因素有关:

1. 是与肌腱连接的肌的收缩量(力);

2. 是肌腱的横截面积与肌横截面积的比值;

3. 是肌腱的胶原组织成分,即胶原纤维与弹力纤维的组成比例。

前面已经提到,肌的收缩量决定于它的生理横截面积,横截面积越大,收缩产生的力值越高(比肌力一般为$4kg/cm^2$,高则可达$9kg/cm^2$),因而肌腱须传递的拉伸载荷便越大;同样,肌腱的横截面积越大,能承受的载荷也越大。一般说来,健康肌腱的拉伸强度为肌强度的2倍以上。由此可以推论,肌损伤应较肌腱损伤为多才对。然而,这一推论并不与事实相符合。还必须看到另一方面,肌腱所承载的巨大应力，只有在肌腱末端附着于骨组织后这一应力才能被缓冲，因此肌腱进入骨组织前的部分，则承受着肌肉收缩传递来的巨大应力。这个应力，由相对于肌肉截面积要小得多的肌腱来承担，所以这个肌腱末端所承受的力应该是最大的，也就是应力的集中点。所以说，肌腱末端，即腱的骨附着点与腱的游离点的交界处（可以用一个形容词来表达，就是"若即若离"之处），此处就是腱的应力集中处，即整个腱承受应力最大的部位，此处即称为腱的高应力点。在人体的研究中证明，正常活动时，体内肌腱所承受的载荷远不到它的极限应力的1/4。由此推论，肌腱的损伤应较肌损伤为少才对；其实不然。这一问题将在肌、腱及腱围结构损伤部分详细论述。

（三）韧带的力学特性

韧带的功能是稳定关节、支持关节的运动，并防止过量运动。

决定韧带的强度有三个因素：一是韧带的横截面积和形状；二是胶原纤维和弹性纤维的组成比例；三是载荷速度与纤维取向。

1. 韧带的横截面积和形状　与肌肉、肌腱一样，韧带横截面的面积愈大，其强度越高；不仅如此，由于其纤维排列的形态不同，也同样影响其强度。即与其载荷方向一致的纤维数愈多，截面积愈大，其强度也就愈大。

2. 组成韧带的胶原纤维和弹力纤维的比例　胶原纤维比例多，则表现为塑性材料载荷 - 变形曲线；弹力纤维比例多，则呈现为类脆性材料载荷 - 变形曲线。前者应变超过6%~8%（屈服点）后，胶原纤维就出现进行性破坏；而后者应变达200%时可突然折断（断裂）。

3. 载荷速度　韧带同骨一样，其强度和刚度随载荷速度的增加而增大。

在人体内，必须把韧带看作骨 - 韧带 - 骨复合体中的一环。在韧带的骨附着区，即从其腱末端装置的材料上看，其刚度呈递增排列，当韧带的纤维进入刚度较大的骨结构区后，应力的集中效应就减小。所以韧带在进入骨附着点之前也是应力的集中区，是高应力点。

（四）载荷速度与持续时间的关系及临床意义

荷速度与持续时间对骨 - 韧带 - 骨复合体的影响这一问题，在估计关节损伤和治疗关节疾病时有很大的临床意义。

1. 恒定载荷效应　关节长时间承受恒定的低载荷时，软组织发生缓慢变形，称蠕变（Creep）。受载初期6~8小时内这种蠕变最大，但可在低速下持续蠕变数月。以此原理，可有效地治疗某些畸形。如在夹板、支架、牵引、石膏床等方式下治疗脊柱畸形。在骨组织发生变形的同时，软组织也会发生相应的变化；当软组织变形到一定程度，则发生载荷松弛，即载荷随时间而减少，特别是在受载的头6~8小时内发生的载荷松弛最大。

2. 载荷速度的影响　研究发现，完整的骨 - 韧带 - 骨复合体的不同部分，在不同的拉伸载荷速度下强度不同。在慢速下（69s），韧带的骨性止点是最弱部。如临床上常见到的，韧带附着点的骨棘所发生的撕脱骨折便是在这种慢速载荷下所产生的损伤；相反，在快速载荷下（0.6s）其最弱的部分是韧带的末端。在临床上的表现便是，某些在快速撞击等外力下产生的韧带断裂。这些研究成果表明，随载荷速度的增加，骨强度的增加比韧带强度的增加要多。

3. 韧带重塑性能　韧带能根据力学需要进行重塑。也就是说，韧带在承受高应力时，强度和刚度增加；而在应力下降时，强度和刚度减小。这一生物学性能说明，韧带可以在锻炼过程中增强其强度和刚度；同理，当废用时，随着时间的推移，其强度和刚度则逐渐下降。老年人的韧带与青年人相比，韧带的强度与刚度要减少1/3~1/2。这种改变与老年人的活动水平有关，产生了废用性效应。在临床上，关节被制动时，时间越长，肌、肌腱、韧带上的应力就愈减少,这些组织的强度和刚度也愈减少。在制动期间,即使作等长的肌收缩锻炼,它们的生物学性能的恢复也需很长时间(图2-1-2-2)。

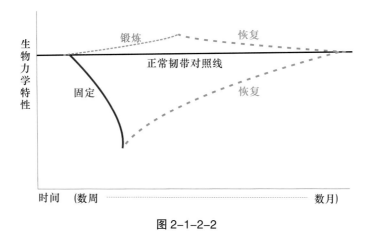

图 2-1-2-2

从上述各项可以看出,韧带具有限制关节活动和活动时保护关节的作用。这时由于韧带具有双重的内部结构,它们对活动的关节起到稳定的作用;而在关节活动的中间位置(中立位)时,韧带是最松弛的。特别是滑膜关节,其关节囊是一个薄弱的韧带样结构。

二、腱附着

腱附着就是骨－肌腱结合部位,该处包括以下各点:即接点、附着点或止点,它们是肌腱、韧带或关节囊与骨接触的部位。其中特征性结构是移行的纤维软骨带。近年来,Benjamin 等认为韧带或肌腱止点应分为“纤维性”和“纤维软骨性”两类。而典型的纤维软骨性骨与肌腱结合部位有4层组织结构:纤维结缔组织、非钙化的纤维结缔组织(UF)、钙化的纤维软骨(CF)和骨。该部位的组织结构复杂,在很短的距离内由软组织(肌腱与韧带)经过一系列的组织类型转化为硬组织(骨),特殊的形态学特点决定了该部位具有特殊的功能,即确保由肌腹产生的收缩力传递到骨骼,并将集中在骨与肌腱界面上的应力分散到肌腱或骨。因此,肌腱附着于骨、软骨、筋膜、黏膜或皮肤。长肌末端的腱一般较长,呈索状或带状;扁肌的腱呈膜状,称腱膜;面肌、舌肌以及环形的括约肌、轮匝肌等也通过结缔组织而附着于黏膜或皮肤;有些肌的腱很短,肉眼不能分辨。从人体结构和功能上看,肌、腱和骨组织是不能分离的,故把这一结构称之为肌—腱—骨复合体。而韧带和关节囊的组成成分与腱完全一致,只是纤维的排列结构不同,因此,也同样把骨、韧带称之为骨—韧带—骨复合体。

三、腱、筋膜、韧带附着——间质细胞屏障

腱或筋膜附着部的骨面多形成结节或嵴,其组织结构与无腱附着的骨面也是不同的。如图 2-1-2-3 所示,骨与肌腱之间有非钙化的透明软骨与钙化带相隔。这层透明软骨隔开了钙化层与肌腱的联系,限制了间质细胞与骨表面的接近。没有间质细胞对骨的接近,就意味着不存在骨的吸收或生成,这层软骨便称之为间质细胞屏障。它的作用是限制其所在的部位的骨表面的空间极化行为。所谓骨的空间极化效应是指骨细胞活性在应力作用下的方向性。骨所承受的大部分生理载荷是肌肉的牵拉力,体重的载荷则不足肌力载荷的 0.3%。这两种力不仅是骨发生畸变的载荷,而且也间接地控制着细胞活性的空间极化、骨的形状、大小和定位。所以,当肌收缩时,其附着的骨不容易塑形,但附着点周围的

骨则可发生吸收，导致附着点周围的骨轻度凹陷，这是形成肌附着点处骨凸（结节）的原因之一。另一原因是附着点以软骨化骨的形式向肌腱生长，所以加大了肌附着点的结节或嵴。

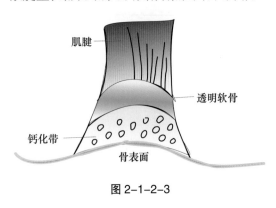

图 2-1-2-3

四、腱的基本结构和血管神经

（一）肌腱的分类

肌腱按结构与周围环境可分为两种：即无滑膜肌腱和有滑膜肌腱两种，这两种腱结构可在一条腱中同时存在（图 2-1-2-4）。

无滑膜肌腱：被腱周围组织所包绕，表面无滑膜，呈扁带状，银白色，松弛时表面有波纹，受牵拉时波纹消失。腱束与腱长轴平行，腱束间有较多结缔组织，并与腱周组织延续。腱周血管与束间血管有广泛联系。这类肌腱居于骨筋膜鞘内，如前臂远端的手屈、伸肌腱及掌和指的背面。

有滑膜肌腱：被滑膜脏层所包裹，呈带状、扁圆形或梭形，乳白色，质地坚韧，表面光滑无波纹。腱内以腱束为主，且交错编织、排列紧密，束间结缔组织和血管较少，血管多分布于腱的背侧，由腱系膜和腱纽中的血管供应，血供具有偏侧性，不均匀性和节段性。腕掌侧滑膜囊的手屈肌腱、指滑液鞘内指深浅屈肌腱及腕背侧滑液囊中的手伸肌腱即属此类。

无滑膜肌腱与有滑膜肌腱的区别与其力学环境有关。无滑膜肌腱仅承受直线拉力，

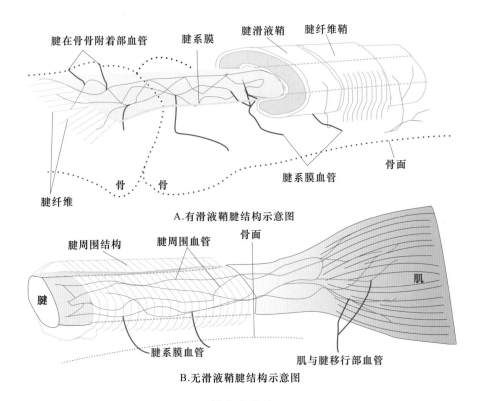

A．有滑液鞘腱结构示意图

B．无滑液鞘腱结构示意图

图 2-1-2-4

不产生位置变化,与周围组织无明显摩擦与阻力,肌腱受力均匀,从而建立了全方位均匀分布的血液供应系统。有滑膜肌腱在狭窄的腱鞘内滑动,仅通过腱系膜和腱纽与周围联系。当肌收缩时,腱除承受拉力外,其屈侧面还承受腱纤维鞘滑车压迫所产生的剪切力和压应力。因此,这类肌腱内的胶原纤维增多,腱束交错编织,受压部位血管减少或消失,更多依靠腱系膜和腱纽供血,形成了腱供血的偏侧性和节段性的特点。

(二)腱结构

肌腱是肌的延续部分,由大量平行排列的胶原纤维组成,其间有少量的肌腱细胞。每条胶原纤维束被结缔组织的腱内膜包被。多条胶原纤维束合在一起组成腱。其外有结缔组织或滑膜脏层包绕形成腱外膜。腱组织内缺乏血管组织。腱外膜外有半透明的腱系膜,其中有血管、淋巴管和神经,供给肌腱营养。

肌腱结构的最小单位是胶原分子。胶原是由成纤维细胞产生的原胶原形成。原胶原分子形成原胶原纤维,它充填于致密胶原样组织中。其基质的主要成分是黏多糖类物质,最常见的基质为硫酸软骨素、玻璃酸及水。这是腱生存的内环境。所以,腱组织虽然致密,但腱纤维束间并非为无隙结构。肌腱的基本单位是胶原纤维束,这些纤维束间没有分支,肌腱纤维束间也少有联系,但束与束之间互相交错,可防止纤维间的分离。

(三)腱的血液供应

1. 腱的血液供应有 4 个来源

(1)腱与肌的移行部位有较多血管入腱,向远近分支;

(2)在腱的骨附着部位周围有骨或骨膜的血管分支入腱,数目较少;

(3)在无滑液鞘包绕部位的腱,血管来自腱周围,来自邻近的肌、筋膜或骨膜的血管,可经腱周围分布于腱;

(4)在有滑液鞘包绕部位的腱,血管通过腱系膜或腱鞘分布于腱。

2. 腱血管的分布　腱血管呈节段形式

分布,节段间有微弱吻合。腱起、止部的血管仅滋养腱附近 1/3 的范围。而腱系膜的血管,有如肠系膜一样呈扇形分支,每支营养 10~20mm 长的腱。因此,腱系膜在腱的血液供应中起重要作用。了解腱的正常血液供应十分重要,如果腱系膜及腱周围、腱起、止点的血供不佳,则会影响到腱的健康存在。

(四)腱的神经支配

在肌与腱的交界处有神经腱梭(也称高尔基器)。它的结构比较简单,仅由腱的胶原纤维所围成的包囊包裹着粗 A 类纤维而成。腱器的排列方向同肌纤维方向是串联式的,因而在肌收缩和被动牵拉时都会被牵张而引起兴奋。这种兴奋,可反射性的抑制运动神经元的活动。

(五)腱装置(图 2-1-2-5)

把肌腹连结在肌起、止点的骨或软骨上的装置是肌腱。也就是说,肌腱的一端是连接在肌腹上,另一端是连接在骨或软骨上。那么肌腱是怎样实现它的连结呢? 它们的结构又是如何呢?

1. 肌起肌止　除括约肌外,一般骨骼肌都以两端附着于骨或软骨,中间越过一个或多个关节的形式存在。肌肉收缩在其两端之间做直线牵引而产生关节运动。因此,将骨骼肌两端的附着处称为起、止点。所谓起点,就是肌比较固定的一端,止点就是活动比较多的一端。在四肢肌,通常把近端称为起点,远端称为止点。但随着运动的变化,原来的起点可变为止点,原来的止点也可变成起点。因此,确定肌的起、止点是按一般情况而定,是相对的。肌肉可通过肌外膜与骨相连结,而绝大部分是通过肌腱装置与骨连结。

2. 肌与腱的连结　肌腹与肌腱的连结,看似移行的关系,其实不然。肌纤维与肌腱的胶原纤维之间并不直接相连。在肌纤维末端,肌内膜、肌束膜增厚,并与肌腱的胶原纤维相连;也可以说,肌腱是由胶原纤维所形成的肌内膜和肌束膜的延续。

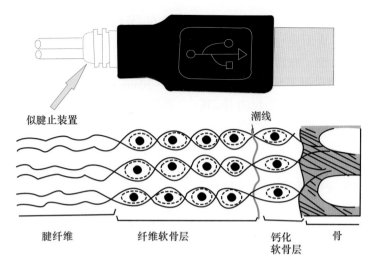

似腱止装置　　　　　　　　　　　潮线

腱纤维　　　纤维软骨层　　　　钙化　　骨
　　　　　　　　　　　　　　　软骨层

图 2-1-2-5

3. 腱与骨的连结　肌腱与骨或软骨的连结比较复杂。肌腱的正常结构(图2-1-2-6)包括 5 个不同的组织层次:由肌腱至骨分别为腱纤维层(波浪状)、纤维软骨层(腱纤维呈交叉走行将软骨细胞裹于其中)、潮线、钙化软骨层及骨。这种腱与骨的连结有着巨大的缓冲作用。根据 William 力学公式推算,在跳跃时,髌腱止点髌尖部所受的牵拉应力可高达体重的 2~5 倍。而此时,髌腱并未损伤,其原因就是有腱末端的缓冲作用的缘故。因此可以说,腱止点的作用类似一个缓冲器,使牵拉力的牵拉速度逐渐减弱,从而使拉力合理地分散到各组纤维的着力点上,以避免腱组织受到伤害。

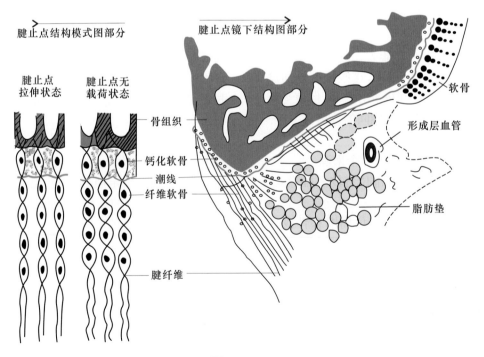

腱止点结构模式图部分　　　腱止点镜下结构图部分

腱止点　　腱止点无
拉伸状态　载荷状态

骨组织　　　　　　　　　　　　　软骨

钙化软骨
潮线
纤维软骨　　　　　　　　　　形成层血管

腱纤维　　　　　　　　　　　脂肪垫

图 2-1-2-6

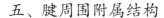

五、腱周围附属结构

腱周围附属结构是一个被很多学者忽视的研究课题。并非这种结构不存在,而是忽略了它的存在,更没有认识到它存在的重要意义。经我国学者曲绵域教授的研究,提出了腱及韧带附着点的周围存在着腱周围附属结构的观点,并阐明了它们的作用。这一观点的提出,对软组织损伤的研究具有深刻的指导意义。

腱周围附属结构主要有:腱周围疏松结缔组织、滑液囊、脂肪垫及腱附着点下软骨或软骨垫。

(一)腱止点分型

根据腱的附属结构的不同,将腱止点(亦可称附着点)分为 3 型:

Ⅰ型——滑车型　如肩袖和跟腱的止点,其下都有球形关节软骨面,其作用似滑车,增加力矩并减少局部摩擦。

Ⅱ型——牵拉屈曲型　如髌腱止点,其下有一特殊的软骨垫结构,止于髌骨下极。其作用是防止膝关节屈曲时髌腱止点被折曲应力所损伤。

Ⅲ型——牵拉型　如跖腱膜在跟骨上的止点,它既没有软骨垫也无关节软骨面,由于足跟要持重,承受拉应力,因此有滑液囊、腱周围疏松结缔组织和脂肪垫。它们呈层状构造,可随腱的移动而移动。这些结构的存在是与腱的功能相匹配的,它们都起到了协助腱完成其功能的作用。

(二)腱周围附属结构的分类及其作用

腱附属结构包括腱周围疏松结缔组织、滑液囊、脂肪垫及软骨或软骨垫等,分述如下:

1. 腱周围疏松结缔组织　简称腱围,是腱止点(附着点)之前,骨与腱交界处普遍存在的网状疏松结缔组织,呈层状(或网状)构造,可随腱活动。它连接肌腱与周围骨膜、筋膜等比较固定的组织,其纤维较长,弯曲,富有弹性,内含丰富血管网,营养肌腱及其周围

的筋膜、肌间隔、骨膜等组织。腱周组织将肌腱与其他组织隔开,便于肌腱在硬韧组织上滑动。凡需成角滑动,如肌腱越过关节成角滑动时,其肌腱周围必有滑液鞘,纤维鞘管或支持带等结构。而这些组织则是保证肌腱滑动、营养、发挥肌腱功能的重要结构。

2. 滑液囊　是腱附属结构中非常重要且较普遍存在的组织。它是结缔组织形成的密闭的囊,略扁,囊壁很薄,囊内有滑液,多位于骨面与肌腱交界处。有的滑囊在关节附近与关节腔相通。还有的在骨突表面、腱表面、或在皮下等部位。滑液囊可以是先天固有的,恒定的;也可以是后天继发的。也就是说,在某种条件下,如炎症、损伤、渗出等,便可积聚形成新的滑液囊。滑液囊的作用是分泌滑液,增加肌腱的滑润功能,减少肌腱摩擦与损伤,同时也有缓冲作用,缓冲肌腱所受的牵张力。滑膜与滑囊的结构和作用基本一致。

3. 脂肪垫　脂肪垫是腱与骨面之间存在的空隙的填充物,具有缓冲震荡,缓冲牵拉力及散热的功能。脂肪垫这样的腱附属结构,在许多关节处均存在。如最常见的是髌下脂肪垫、前髌上脂肪垫、后髌上脂肪垫、腘脂肪垫、跟骨下脂肪垫等。

4. 软骨或软骨垫　软骨或软骨垫与纤维软骨层不同,它有增强肌腱防止折曲应力损伤的作用。此种组织存在于腱下。通过对胎儿及老年人组织学和病理学的观察,证明其发生是随年龄的增长而逐渐形成的。

六、腱末端装置的功能

根据腱止点——腱末端装置的结构特性,大致具有以下功能:

1. 腱纤维的缓冲作用　止点部的胶原纤维和弹力纤维,在无载荷时呈波浪状,当波浪状的胶原纤维和弹力纤维受牵拉时,原来的波浪状几乎被拉直,这样就如同弹簧一样起了缓冲作用。

2. 软骨细胞胞囊(Lacunae)的缓冲作用　在止点的纤维软骨带中,其细胞的胞囊

在牵拉时,由圆形变成梭形,推测有一定的缓冲作用。

3. 纤维软骨带的缓冲作用　纤维软骨带的基质含有一定量的氨基多糖。这是一种胶性物质,类似电线接头处的橡胶管,有防止被拉断或折断的作用(图 2-1-2-5)。

4. 钙化软骨层的缓冲作用　具有类似纤维软骨的作用,有如电线接头处的橡胶管,也具有防止被拉断或折断的作用。而潮线是连接钙化区与非钙化区的胶原纤维。

5. 腱纤维在骨内分布的状态和作用　腱纤维穿过钙化软骨层进入骨内,把它们称为 Sharpey 纤维。据观察它们入骨的方向不是垂直的,而是斜行插入,在骨内呈树根样分布,而且很牢固。这种分布结构可分解肌收缩时传递至骨的力量。按力学推算可大大减小拉应力,自然会产生缓冲作用。

6. 舌状软骨垫的作用　在膝部髌腱止点的下方,有特殊的软骨垫结构,止于髌骨的下极。此软骨垫有进一步减少曲折应力的作用,也参与运动时的缓冲机制。

7. 肩袖和跟腱下的关节软骨的作用　当肩袖(腱)和跟腱受牵拉时,在腱下的关节软骨会受压变形,这在一定程度上也有缓冲作用。

综上所述,可以看出:

其一,腱止点部位无论是固有结构或是附属结构都有应力缓冲作用。由于它们是肌力作用时承受应力的集中点,所以,腱围结构很易受损伤。

其二,肌腱的主要功能是将肌肉收缩所产生的应力通过止点传递到工作器官——骨或筋膜上,继而产生运动。经测定,肌腱单位截面积的抗张强度为 $611\sim1\,265\mathrm{kg/cm^2}$,比骨骼肌的肌力要大许多倍,即使肌纤维做最大收缩时,肌的抗张强度也不如肌腱大。根据力学公式推算,许多活动或运动,某些部位的牵拉应力可高达体重的 5 倍。腱止点之所以能承受如此大的力,是因为它具有完善的应力缓冲结构的缘故。

其三,除上述作用外,由于腱止点的部位和解剖特点所系,它还有增加力矩的作用。如髌腱下的舌状软骨垫即可增加力矩,有利于膝关节的运动;跟腱和肩袖可通过肱骨头及跟骨的滑车增加力矩,达到运动省力的目的。

第三节　肌、腱(韧带)、腱周围附属结构损伤

一、肌、腱、腱周围结构损伤的原因

软组织损伤的原因十分复杂,有人举出 10 余种之多,但归纳起来不外乎以下几种:

1. 劳损　比如,连续看电视、长时间的电脑操作、经常伏案写作、经常处于颠簸状态的司机、流水线紧张操作的工人,或者不正确的读书、休息、睡眠姿势等慢性的损伤。这种损伤是积累性的。其形式可能多种多样,可以是过量运动、劳动,也可以是姿势和习惯所造成。

[美]R·凯雷特(RENE CAILLIET, M.D.)在《颈与肩背痛》一书中指出,当肌肉急剧或持续收缩时,疼痛和压痛发生在肌腹内。肌肉收缩造成肌内压增高;肌肉等长收缩(肌肉收缩而无长度变化)比等张收缩时(肌肉受刺激时收缩变短)肌内压增高更为明显。肌肉的强力等长收缩引起肌肉内的小血管萎陷,肌纤维断裂已被证实。

2. 病损　某些疾病对肌、腱、韧带及腱附属结构、关节囊、滑膜等组织的侵害的结果。典型的病损是类风湿关节炎、强直性脊柱炎、股骨头缺血坏死,骨关节炎等疾病,它们对软组织的侵袭尤为严重。

3. 创伤后遗症状　外来可见的因素致骨、肌、腱、韧带和关节囊等组织急性损伤,这

个损伤原因是明确的。绝大部分受伤的病人都会告诉医生这一病史。这种伤可能较严重，如多处骨折、脱位,肌腱、韧带、关节囊断裂;可以是开放性的,也可以是闭合型的。

4. 医源性损害　这一原因是医生不愿谈论的。然而,在许多软组织损伤性疾病中,医源性损害所致的病变并不少见。体表切口瘢痕、脊柱四肢关节术后遗留的功能障碍等,不仅是一种损害,有的竟是治疗中的难题。

5. 药源性损害　它也是医源性损害的一种,如激素或某些药物局部注射等。最常见的是激素对肌腱、韧带、软骨面等的损伤,导致其变性而引起的一系列软组织损害。

6. 不确定因素　如情绪的大起大落,气候环境的侵扰,放射线的侵害,有害物质的作用等,许许多多不确定的因素。这些因素,对于软组织来说,很可能造成某种程度的损伤。然而,它们不像创伤、劳损等因素十分明确,但却是不容忽视的病因。

二、肌损伤的特点

(一)破坏肌力

据测定,人体骨骼肌在松弛时的抗张强度约为 $5.44kg/cm^2$。即 5.44 kg 的拉力可将横截面积为 1 平方厘米的肌纤维拉断。特别是在无准备的活动中,或某肌的运动不是在全部肌纤维同时收缩的情况下,更易损伤。比如,当颈部处于静力状态时,持续的肌紧张会导致紧张性劳损。它的表现是:肌收缩 – 缺血 – 疼痛,其压痛在肌腹。

(二)最易损伤的部位和状态

研究者大都指出,肌最易损伤的部位是深层伸肌的细胞膜和连接处,最易损伤的状态是等张收缩的离心性收缩。显而易见,深层肌连续收缩时不仅有自身收缩对肌内血管的压迫,同时也会受到浅层肌的压迫。这样,深层肌的缺血程度就会更加严重。而伸的运动同时也是离心性收缩。离心性收缩,既要使肌肉收缩(本该缩短),但在本该缩短的情况下,实际上又要伸长。肌的伸长,肌腹直径

会变细,这样,便增加了对肌肉血管的更大压迫。严重缺血的肌细胞—肌纤维便易撕裂,这是不言而喻的。这种损伤在电镜及免疫电镜下所见是:当肌收缩(紧张)时,肌腹内压升高,肌腹内血管被压缩,肌内血液循环受阻;而收缩的肌仍在做功,这样不间断的压力使肌腹缺血更加严重,并进一步刺激了肌的收缩,结果形成恶性循环。肌腹缺血,肌腹内肌梭等神经也缺血,因缺血而引起神经痛。不仅如此,等长收缩也易造成肌损伤。美国学者 R. 凯雷特(RENE　CAILLIET)指出:"肌肉收缩造成肌内压升高;肌肉等长收缩(肌肉收缩而无长度改变)比等张收缩(肌肉受刺激时收缩变短),肌内压增高更明显。肌肉的强力等长收缩引起肌内小血管萎陷,肌纤维撕裂已被证实。"因此,当肌肉急骤或持续收缩时,肌疼痛和压痛发生在肌腹内。与此相反,肌不是呈持续收缩状态,而是采取交替收缩和松弛的肌活动状态,便能使肌活动无痛而且不致疲劳。

(三)肌缺血 – 代谢障碍 – 无菌性炎症 – 纤维化反应 – 粘连

当肌收缩(紧张)时,肌腹内压升高,血管被压缩使肌内血液循环被阻断,并形成恶性循环时,肌组织则产生需氧代谢产物。这种肌组织在缺氧和代谢产物淤积的联合作用下,使肌组织发生了无菌性炎症,最后导致肌和其邻近组织的纤维化反应——粘连。

(四)肌损伤修复不全——瘢痕

不管是肌主动收缩(向心与离心)或是被动牵拉都可造成肌肉劳损的病理改变。肌损伤的病理改变基本是近似的,都有肌变性、修复和肌细胞再生的过程。当肌缺血达4小时,肌纤维便有断裂现象;继续缺血,肌纤维则进入严重的变性、坏死阶段。这种肌纤维的断裂,是由于牵拉力造成骨骼肌细胞膜内肌丝在 Z 线处断裂(亦称盘状变性)的结果;也可能由于肌内膜、肌束膜、肌外膜等的胶原纤维和血管被拉伤所致。如肌细胞受伤较重,坏死较多,坏死区血运又不佳,那么在修复时

肌纤维再生就不完整或者无法修复。这时，结缔组织的修复则占主导地位，局部形成的结缔组织瘢痕必然较多。如果牵拉等造成的劳损较重时，则预后较差。

（五）肌损伤可以修复

肌损伤的修复过程可分为以下各期：

1. 肌损伤期（亦称初期）　主要是肌变性坏死、自溶。肌收缩后出现机械性内膜撕破、损伤网状结构和肌丝，钙离子通过牵伸的通道进入肌细胞内，细胞内呈高代谢状态，表现为高温、线粒体呼吸不足，自由基生成，pH降低和蛋白质结构损伤。

2. 肌再生期　主要有以下过程：

（1）首先是坏死组织的清除，主要由吞噬细胞负责。

（2）其次是肌细胞核增殖。在坏死组织清除的同时，肌膜上附着的肌细胞核开始增殖，并逐渐排列成肌蕾。8~14天后，肌原纤维开始出现，6周左右肌纤维可恢复到原形。

3. 肌再生的条件　骨骼肌再生必须具备3个条件：

（1）是坏死区恢复血运；

（2）是肌膜的完整；

（3）是附着在肌膜上的肌细胞核的存活。

以上3项是肌纤维再生的基础。肌组织的血运很好，所以肌组织的修复较肌腱等组织的修复要好得多。正是由于肌组织具有强大的修复能力，肌组织虽最易损伤，却也最易被修复。这便是在理论上本应最多见的肌损伤，而在实际临床上，肌损伤较腱损伤要少得多。

三、腱损伤的特点

首先是腱变性，损伤的腱组织变黄失去光泽，有血管入侵。镜下显示，轻者正常腱的波浪状纤维排列消失，代之以紊乱的排列；重者出现玻璃样变、纤维样变及截断变（Fibrillation and fragmentation），同时有血管及脂肪组织侵入腱内，个别腱内出现软骨岛或者骨岛，即有瘢痕及骨化表现。

其次，从结构上看，腱的血液供应，营养供应本不充足，大部分是间接状态，故腱的血供较肌的血液供应相差甚远，这也是腱在损伤时易于变性的原因。此时，变性腱的刚度、强度降低。也就是说，平时由于腱的负荷较大，加之血运营养不佳，故腱的功能下降。虽然它的抗张强度较肌肉大许多倍，肌损伤应较腱损伤为多才对；然而，恰恰相反，由于腱的血运差，易于变性，而使其强度明显下降。因此，变性后的腱再遭到损伤则不易恢复正常状态，其结果则是瘢痕修复，故腱损伤比肌损伤要多得多，其修复则更难得多，形成粘连、瘢痕与挛缩也就不可避免了。

四、腱附属结构损伤的特点

在腱附属结构研究中，我国著名运动医学权威学者曲绵域教授指出：值得注意的是……腱止点的附属结构的病理改变程度，尤重于固有的腱止点结构，如跟腱损伤表现跟后脂肪垫的异位骨化，滑囊炎及腱围肥厚等均较腱止点本身的病变更重。在病理检查中可见，腱固有组织中有怒张的血管，或毛细血管动脉化及硬化，腱周组织水肿与腱紧密粘连在一起等改变。

这一研究揭示了在肌、腱、腱附属结构这类软组织损伤中的一个规律：

按组织结构特点推论，其损伤是：肌损伤＞腱末端损伤＞腱围结构损伤。

按组织损伤机制结论，其损伤是：肌损伤＜腱末端损伤＜腱围结构损伤。

也就是说，在软组织损伤中，肌损伤较少，腱损伤比肌损伤要多，而腱附属结构的损伤则最多。这一发病机制的揭示，不仅在理论上有重大意义，同时，对于临床治疗有着巨大的指导意义。

五、某些药物对软组织的有害作用

临床观察及实验研究均证明，激素、丹参、透明质酸酶等药物注入腱及韧带等组织内都易产生腱病，使腱变性；而变性后的腱则

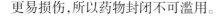

更易损伤,所以药物封闭不可滥用。

六、肌腱、腱围损伤的针刀治疗

(一) 高应力点与异常高应力点

应力是单位面积上的作用力,换句话说应力是物体内部一个面上由于外力作用而产生的单位面积上的力。应变是结构在载荷下某一点上发生的变形。而载荷便是作用在物体结构上的力。前面我们已经明确了肌与腱的结构和它们所能承受的力(载荷):

比肌力为 $3.6 \sim 4.0 kg/cm^2$;

破坏肌力为 $5.44 kg/cm^2$;

腱承受力为 $611 \sim 1\,265 kg/cm^2$;

由上述数字(不同国家与研究者测得的数值不完全一致)可以看出,腱大约能够承受破坏肌力的几十至几百倍。

当肌承受载荷(力)时,肌产生收缩,其收缩力可用下面公式计算:

肌截面积 $\times 4kg/cm^2$

这些肌力将通过腱给予传递。

我们知道,同一块肌的截面积与其腱的截面积相比则相差甚远。虽然仍未超出腱所能承受的最大的力范围,但单位截面积的腱所承受的力却是相当大的。另一方面从腱的结构来看,当腱一经附着于骨组织部位后,腱纤维便进入骨组织内部,并分散成树根状,因此该腱所承受的力即被骨结构所缓冲。再一方面,在附着点与游离腱交界的腱的截面积一般说又是最小的。因此得出下面的结论:较小截面积的腱,承受着肌传递而来的全部的力,而此力一经进入骨附着点后,力便被分解缓冲,那么把肌和腱的不同部位所承受的力作一比较,承受最高应力的部位应该是哪里呢? 毫无疑义,那便是该腱的骨附着与游离的交界处,亦即腱末端处。

腱末端就是腱的高应点处,自然是腱最易受到损伤之处,这也是毫无疑义的。然而,腱之所以易造成损伤,尚有其解剖结构和病理基础。

从解剖结构上讲,腱(或韧带)的血供较

肌明显薄弱,因而易于变性,变性的腱在承受力上则明显降低。因此,变性的腱与正常的腱相比,在承受相同的应力时则易被损伤。所以,腱的高应力点处是最易受损伤的部位。

高应力点处的腱(或韧带)和腱周围结构产生损伤后,所形成的一系列病理改变,例如充血、水肿、淤血、纤维化、软骨化、钙化、骨化等,将导致腱及腱围结构产生进一步的粘连、瘢痕、挛缩病变。这样又将进一步增加了腱的应力——异常的高应力。而存在这一异常高应力的部位也正是原来的高应力点,故腱末端的高应力点便是损伤后出现的异常高应力点。这便是腱(或韧带)及腱围结构损伤后,异常高应力产生的机制。它引起了一系列的临床表现,给软组织损伤治疗增加了难度。

(二) 针刀闭合型手术——消除异常高应力

如何消除异常高应力,这是讨论肌、腱(或韧带)及腱(或韧带)周围附属结构产生损伤后所要解决的问题,而消除损伤后所形成的异常高应力的原因则是针刀治疗的目的。

腱(或韧带)和腱(或韧带)周围附属结构损伤后的病理改变是:血运障碍、缺血、淤血、腱及腱围附属结构有水肿、与腱紧密粘连在一起;还有滑囊炎,腱围肥厚、脂肪垫炎及其异位化骨等。针对这些病理改变,应用针刀疏通粘连病变,松解肥厚组织,切开剥离滑囊,使炎症得以内引流。这些腱及腱围结构的病变经针刀闭合型手术处理后,可消除由腱及腱围结构损伤而造成的异常的高应力,恢复其正常的应力平衡;腱(或韧带)与腱围结构的损伤便得以治愈。当然,还有疏通粘连、松解瘢痕、延长挛缩、减张、降压等作用,也同样使损伤处的力学平衡失调得以恢复。这些作用在许多软组织损伤中,以及颈椎病、腰椎间盘突出症、股骨头缺血坏死、骨关节炎等疾病中也同样发挥着良好的治疗作用。

这些都是针刀闭合型手术治疗肌、腱、腱周围结构损伤的基本作用,以及治疗某些重大疾病的基本原理。

(孙振洪　庞魏　王凡　庞继光　撰写)

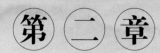

第二章

上肢肌、腱、腱周围结构损伤

第一节　冈上肌损伤

冈上肌损伤十分常见，一些病人常因肩痛、背痛而被误诊，一般疗法又难以奏效。治疗适用于冈上肌的慢性损伤。损伤一个月后即为慢性（陈旧性）。病程愈长，其治疗效果愈明显。

一、相关解剖

1. 冈上肌　是肩部诸肌中较小的一块。揭开皮肤、皮下组织和斜方肌，可见冈上肌。此肌起于冈上窝，向外行于喙肩弓之下，以扁阔的肌腱（腱宽 23mm）止于肱骨大结节最上分的骨面上（解剖学将肱骨大结节分为上、中、下三部分）。冈上肌的作用是使臂外展，是肩关节外展活动开始 15° 的发动者。因此，它对肩关节的主动外展运动有着特殊的意义。冈上肌受肩胛上神经（C_{5-6}）支配。

2. 肩胛上神经　是臂丛上干的分支，行向后外侧，在肩胛横韧带下方经过肩胛切迹入冈上窝，再绕肩胛颈下方至冈下窝，支配冈上肌和冈下肌。其神经末梢的分布则紧贴骨面，故当冈上肌或冈下肌损伤粘连时，压迫了肩胛上神经的末梢而产生剧烈疼痛（图 2-2-1-1~2）。

二、病因病理

冈上肌是臂的重要外展肌，其肌腱行于肩峰骨面之下，构成旋转肌袖的顶与肩峰下囊的底，从而成为肩部四方力量的交汇点。同时，冈上肌又处于肩峰（上）与肱骨头（下）所构成的狭小间隙中，所以常处在肩峰与肱骨大结节的挤压、摩擦与撞击之中，故此肌腱的变性、断裂与钙化十分常见，是全身最常发生钙化的肌腱之一。因此，大多数肩峰下滑囊炎的病人，也可伴有冈上肌的病理变化。

冈上肌与喙肩韧带是毗邻关系，两者在肩外展时会产生机械磨损，也会引起冈上肌腱的退行性病理变化，而保持完好的肩峰下囊则可以减少这种病理改变。冈上肌常因摔跤，抬举重物或其他体力劳动，上肢突然猛烈外展而损伤或撕裂。严重者冈上肌腱可断裂。撕裂的部位多在肱骨大结节以上 12.5mm 处，此处是经常受到撞击的腱末端，此处便是冈上肌肌腱的高应力点，故易于损伤。

有一种特殊体征值得重视，当上肢外展至 60°~120° 时，冈上肌腱被挤压于肱骨头（肱骨大结节）与喙肩韧带之间而引起剧痛，而在此范围之外则可无痛而转为有痛或由有痛而

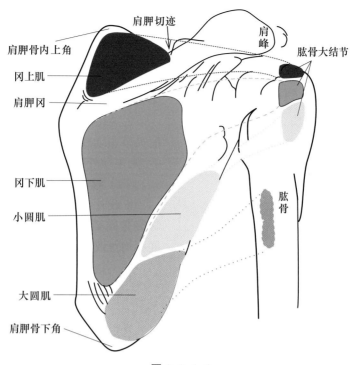

图 2-2-1-1

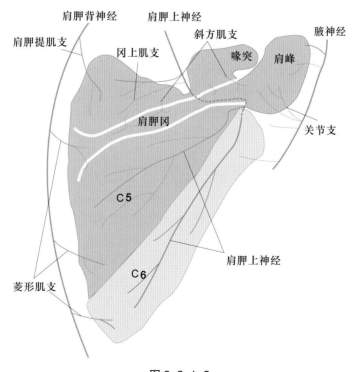

图 2-2-1-2

转为无痛,这一现象被称之为撞击综合征,亦称之为疼痛弧综合征(参阅肩峰下撞击综合征图)。这是冈上肌腱炎与肩峰下滑囊炎的特有体征。

另外,冈上肌受肩胛上神经支配,该神经来自 C_{5-6} 节段,当颈椎损伤、颈椎病波及该节段时,会引起冈上肌的放射性疼痛、酸麻胀感等症状。因此,当有冈上肌损伤症状时,亦应考虑是否与颈椎病有关联。

三、临床表现与诊断

(一)病史

急性外伤史或慢性积累性损伤史。多发于 50~60 岁中老年人,体力劳动者多见。

(二)症状和体征

1. 肩上部、肩外侧疼痛。

2. 肩关节外展活动受限,主动外展时症状加重,余各方向运动均不受影响。

3. 肱骨大结节或肩峰下压痛,大多数病人可扪及痛性硬(骨)性结节,有的十分明显。愈是病重,其硬(骨)性结节愈明显,愈易扪得清楚。

4. 当肩关节外展至 60°~120° 时,可引起肩部疼痛,再上举则疼痛缓解,是本病的特征之一。当肩外展在 0°~60° 时,大结节仍在肩峰下,肌腱尚没有被挤压;当肩外展 120° 以上时,肱骨大结节已深入肩峰下,对肌腱反而解除了压迫;只有在 60°~120° 时,冈上肌腱被挤压在肩峰和肱骨头之间;所以肩部疼痛最明显,故也称疼痛弧综合征。

5. 尚有一种"上臂外展韵律紊乱"表现。由于冈上肌完全或不全断裂,使关节囊与关节腔相通,肌腱断端可窜入关节腔中;同时,肱骨头失去支点,虽然三角肌尽力收缩,以致尽力耸肩也只能使上臂外展至 90° 而不能再上举。但病人往往借助健侧上肢的帮助或向前弯腰,使患肢下垂至 90°;或先耸肩,旋转肩胛骨,然后扭身使上臂外展至 90° 才能上举。这种扭转和旋转上臂的动作被告称作"上臂外展韵律紊乱"。

(三)特殊检查

1. 撞击试验　检查者一手固定肩胛骨防止旋转,另一手抬起患侧上肢做前屈及外展动作,使肱骨大结节与肩峰撞击,疼痛者为阳性。病程长者,可见冈上肌萎缩。

2. 当应用局麻药封闭痛点消除疼痛后,肩关节主动外展可正常。但肌腱有部分撕裂者,则主动外展无力或根本达不到 180°。

(四)影像学检查

X 线片有时可见到冈上肌钙化、肩峰和喙突骨质增生的表现。亦可有骨质疏松、密度不均等改变。

四、治疗

(一)适应证与禁忌证

慢性冈上肌损伤为适应证。

(二)体位

侧卧位、俯卧位均可,体位应舒适稳定。

由于肱骨大结节位于肩关节外侧缘的肱骨头外侧上方,如单独处理此点以侧卧位为佳。如仅在冈上窝施术,病人采取俯卧位最佳、舒适而稳定。

(三)体表标志

1. 肩峰　为肩部外侧的最高骨点,可沿肩上部皮肤向外侧滑动扪摸即可触到。从另一角度说,肩峰是肩胛冈外侧延续的终端。其肩峰长男 48mm,女 41mm,因肩峰上面没有肌肉跨越,故位于皮下,易于扪及。

2. 肱骨大结节　位于肩峰下外方,即肩部外侧面,肱骨上端、肱骨头的前外方突出的骨点为肱骨大结节。由结节的前上至后下有三个压迹,由前向后依次附着有冈上肌(上面),冈下肌和小圆肌(后面)。

(四)定点

1. 冈上窝压痛点　此处的痛点多在肩胛切迹两侧的骨突上,可定 1~3 点。

2. 肱骨大结节上分点　可定点于压痛点上,定 1 点。

(五)消毒与麻醉

皮肤常规消毒,戴手套,铺无菌巾,施局

麻后行针刀术。此处局麻有严格要求:首先,扪清痛点的骨凸,以手指压住;其次,在指旁刺入,穿刺针头必须到达冈上窝的骨面上;再次,确认回吸无血、无气(即未进入胸膜腔)方可注入麻药。注药时,先在手术部位注药;然后,在退出针头时,在针刀入路的路径中边退针、再注入少许麻药,达到针刀入路的全程麻醉。

(六)针刀微创手术操作(图2-2-1-3)

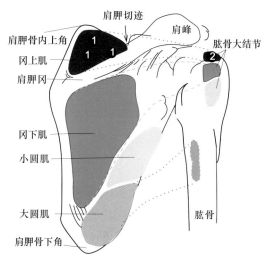

图 2-2-1-3

1. 冈上窝点 一手拇指按住痛性结节的骨面,刀口线与冈上肌纤维平行,即与人体横轴平行,刀体与背部皮面几乎平行(图2-2-1-4),快速刺入皮肤,直对冈上窝痛性结节骨面刺入,深度达骨面。先纵行疏通,后横行剥离。若痛点分散,其他定点仍按上述方法操作,刀下有松动感后,出刀。

2. 肱骨大结节上份压痛点 刀口线(刀口线)与上肢纵轴平行,就是与冈上肌腱纤维平行,刀体与上肢呈135°角(即与肩部的弧形外形的切线位垂直)。快速刺入皮肤,匀速推进,直达骨面(即肱骨头大结节上份的骨面)。然后,将刀柄向肢体远端倾斜,使刀体与肱骨头骨面平行(约与上肢为90°角),推进针刀,穿过冈上肌腱,有落空感,行纵行疏通,下囊与冈上肌腱融合处,再行纵行疏通,横行剥离,刀下有松动感后,出刀。术毕,刀

口以创可贴或无菌敷料覆盖,固定。

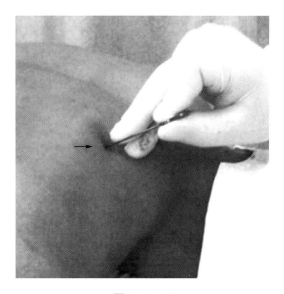

图 2-2-1-4

(七)手法操作

病人端坐位,双臂外展伸平,医生将双手放于双臂上,病人用力做臂外展,以对抗医生手的下压力,重复二三次即可。

五、注意事项

1. 在冈上肌损伤中,应注意除外冈上肌腱断裂的诊断,这在微创针刀治疗上是完全不同的。

2. 在检查冈上肌痛点时,应从肩部背侧上面向下扪压,找到骨性的痛性结节。在俯卧位定点时,就应在肩胛冈上方,与背部平行的方向扪压到骨性痛点。这样,定点与病变部位的骨性痛性结节的连线,就与背部皮面几乎呈平行的关系。手术操作时刀体则与背部皮面几乎平行,就可以避免因刀锋指向胸膜腔方向而误入胸膜腔造成气胸。应用本法进行针刀微创手术操作,针刀进入再深,最后也只能到达冈上窝的骨面。所以这种定点和操作方法比较安全。

3. 冈上窝下面为肩胛骨面,针刀施术应无任何危险。但冈上窝骨面较冈下窝小得多,且皮下组织和肌肉丰厚,往往不易清晰触及

骨面。如在定点时有误,将治疗点定于冈上窝前上方,则有可能刺入胸膜顶,造成气胸,应予注意。

附:胸膜顶的解剖

胸膜顶是覆盖在肺尖部的壁胸膜。从前面看,呈圆顶状凸出于胸廓上口而位于颈根部,又称颈胸膜。胸膜顶(肺尖)一般高出第一肋前端(即第1肋软骨)30~40mm,在后方则平第1肋颈。胸膜顶(肺尖)的表面投影是:由胸锁关节点和锁骨内、中1/3交界点两点间向上做一弧线,该弧线的最高点在锁骨内1/3段中点上方约25mm处。这一弓弦状区域是一个无骨骼遮盖,而只有软组织覆盖的肺尖部裸露区。

胸膜顶的毗邻如下:胸膜顶上面有胸膜上纤维膜(Sibson韧带),张于第7颈椎横突前缘和第一肋骨内侧缘之间。胸膜顶后上方在第1肋颈处与星状节贴邻;后方为第1~2肋骨,并与胸交感干上端相连;前方有锁骨下动脉第1~2段及其分支;前外侧为前斜角肌;外上侧为臂丛的下干;右侧胸膜顶的内侧为头臂干;左侧胸膜内侧为颈总动脉,其前方还有胸导管的终末段。

第二节　肩峰下滑囊炎

肩峰下滑液囊是人体诸多滑液囊中较大的一个,也是罹患炎症较多的一个,是肩部疾患中最常发病者。肩峰下滑囊炎也是肩袖损伤的重要部位。

一、相关解剖

在肩关节(即盂肱关节)外的肌肉可分为二层,外层为三角肌(称外肩袖),内层为肩袖(称内肩袖)。肩峰下滑液囊(图2-2-2-1)位于肩关节上外侧内、外肩袖之间。该滑液囊有助于两层肩袖之间的相互滑动,可使内肩袖避开坚硬的肩峰及喙肩韧带的挤压与摩擦。滑液囊上壁,顶部固着在肩峰和喙肩韧带的下面;下壁紧紧固定在肱骨大结节的外侧及内肩袖的上面与肩袖融合,并延至结节间沟;囊的外侧壁在三角肌(外肩袖)的下面,很松弛;内侧壁,该囊向内延伸到喙突下。肩峰下囊的形态、位置取决于臂所处的位置。臂下垂时,此囊伸展向下,位于三角肌深面和肩峰的下方;臂外展时,此囊向上退缩到喙肩韧带的下面。有人认为喙突下滑液囊实为肩峰下滑液囊的延续,但它有单独的开口,有时与肩峰下囊相通。三角肌滑液囊亦是如此,它却大部分与肩峰下滑液囊相通,所以可视为是肩峰下滑液囊的一部分。

二、病因病理

人到中年以后,肩峰易于变性,发生萎缩及炎变,发病的主要原因是由于肱骨上端(即肩袖部)超常范围的急剧转动(特别是外展)及反复的过度外展挤压肩峰下滑液囊形成慢性劳损(图2-2-2-1)。有的是一次损伤,未及时处理,或又继续损伤,最后形成慢性病变,或者就是慢性劳损所致。其急性的病理表现为积血或积液,随着急性炎症的消退或长期的慢性劳损,可引起慢性炎症性改变,如囊壁肥厚,出现玻璃样变,在滑膜的表面有点状缺损,绒毛膜增生或有纤维素沉着等,活动时常有响声,并影响肩的活动。

三、临床表现与诊断

肩峰下滑囊炎可分为急性期、亚急性期和慢性期,分述如下。

1. 急性期　典型的急性表现比较少见。以突然疼痛起病,特点是疼痛剧烈,夜不能寐。这种疼痛是因滑液囊内压增高所致。肩峰部疼痛最重,并可向颈及臂部放散。肩部肿胀,尤其肩前部明显,可达三角肌前后缘,呈哑铃状。尚可有波动感。局部压痛敏感剧烈。睡眠时不能压肩。肩关节可活动,活动

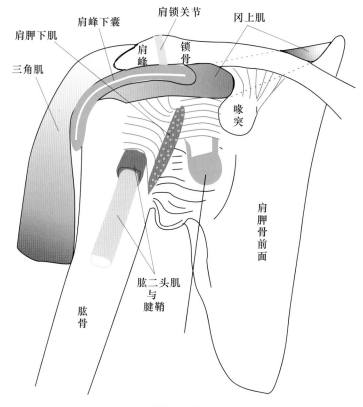

图 2-2-2-1

时可引起剧痛,但外展和旋转因疼痛而受限。一般病程可持续 10 天至半月。

2. 亚急性期　症状稍轻,病程变长是其特点。

3. 慢性期　症状较轻,缓慢发病,或由急性期演变而来。往往合并有肌腱损伤或冻结肩。可有肩峰部轻度压痛,活动轻度受限。中年以后,肩峰下囊易发生变性、萎缩及炎症。此时,患者会感到肩部疼痛。此种疼痛可有如下特点:当臂外展时,由于肩峰下囊向上退缩而被挤压在肩峰、喙肩韧带与肱骨大结节之间而感到疼痛加剧;但由于肩峰下囊完全被喙肩韧带遮盖,所以,在肩关节外展时却无压痛;同理,当臂内收时,肩峰下囊向下扩展到三角肌深面而不再被挤压于喙肩韧带与冈上肌之间,患者的主观感觉,疼痛会减轻或消失。但此时,肩峰下囊在肩部外侧及肩峰下方可被触及,并有明显压痛。这便是病人主动或被动外展于 60°~120° 或肩关节内、

外旋时产生疼痛的道理。如再有损伤或劳损,则可急性发作,症状和体征与急性期相似。

四、治疗

(一)适应证与禁忌证

慢性滑囊炎、急性滑囊炎而非化脓性者为适应证。

(二)体位

侧卧位,患病侧在上,用枕等物将病人的体位摆成稳定和舒适的状态。

(三)体表标志

1. 肩峰　见冈上肌损伤。

2. 肱骨大结节　见冈上肌损伤。

3. 小结节　在肱骨大结节的前方,其骨凸比肱骨大结节小,其位置与肩胛骨喙突处于同一水平面上,彼此相邻。

4. 结节间沟　肱骨大、小结节之间的一条凹沟,以此分开大、小结节,沟内有肱二头肌长头腱走行。

（四）定点（图 2-2-2-2）

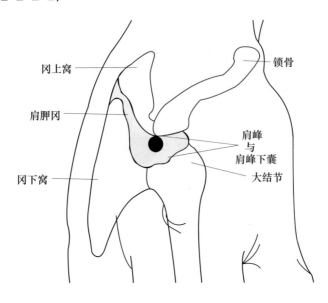

图中标注：冈上窝、肩胛冈、冈下窝、锁骨、肩峰与肩峰下囊、大结节

图 2-2-2-2

肩峰骨缘外下定 1 点，松解肩峰下滑液囊。

（五）麻醉

1. 急性期　5ml 注射器，5# 牙科用针头，0.5%~0.75% 利多卡因 5ml，由定点处进针。为减轻疼痛此处皮肤可不做皮丘。然后，以空针回吸囊内液体观察性状，必要时送检；如无肉眼化脓性改变，可逐渐深入浸润麻醉，至肩峰下有落空感为止，推入麻药。

2. 慢性期　定点处进针，直达肩峰外侧骨面，并从骨面滑入肩峰下，深入 10mm 左右（可能有落空感），回吸无血无液，注射麻药 1~2ml，然后退针。退针时要不时回吸，确认无回血，退出式注入局麻药于进刀的路径上。

（六）针刀微创手术操作（图 2-2-2-2）

1. 急性期　刀口线与三角肌纤维平行，刀体与皮面垂直。快速刺入皮肤后，将刀锋指向肩峰，匀速推进达肩峰骨面。调整刀锋到肩峰外下骨面，以刀体与肩峰外缘骨面成 45° 角向肩峰下面刺入。如有落空感，说明针刀已观测到达滑囊腔。提起针刀，

纵横切开滑囊壁 3~5 刀，再予横剥离即可出刀。

2. 慢性期　定点不变，针刀微创手术操作与急性期完全不同。刀口线与三角肌纤维平行，刀体与皮面切线位垂直。快速刺入皮下，刀锋指向肩峰直达骨面。调整针刀到肩峰下面，穿过三角肌，进入滑液囊应有落空感。提起针刀，切开囊壁 2~3 刀。然后，将针刀深入到肩峰骨的下面，深入 10mm 左右，调转刀口线 90° 与人体水平面（横轴）平行，在人体水平面上行通透剥离，刀下有松动感后出刀。

（七）手法操作

1. 拮抗上肢外展。

2. 旋转肩关节。

五、注意事项

1. 诊断要确切，应与肩部的急性炎症，肿瘤等进行鉴别，以防误诊。

2. 此处做针刀无危险性，但针刀可进入关节腔，故必须严格无菌操作。

第三节　冈下肌损伤

冈下肌损伤十分多见,此肌损伤多在起点,慢性期疼痛非常剧烈,一般止痛药物无效,治疗此病,疗效显著。

一、相关解剖

冈下肌(图 2-2-3-1)为肩带肌,位于肩胛冈下部。揭开皮肤皮下组织即可见到。其内上方为斜方肌,外下方为小圆肌、大圆肌和背阔肌。冈下肌起自冈下窝及肩部筋膜,形似三角形,向上外聚集形成扁腱,经肩关节后方止于肱骨大结节的中分骨面,构成内肩袖的后份,冈下肌和小圆肌联合腱腱宽 47mm,止点腱下有滑液囊。该肌作用为内收上臂和外旋肩关节。此肌由肩胛上神经(C_{5-6})支配,该神经以丰富的神经末梢止于冈下窝。

肩胛骨常有变异,有的冈下窝骨面菲薄,有的在窝中间为空洞样的缺损。这种先天的异常,应引起注意。

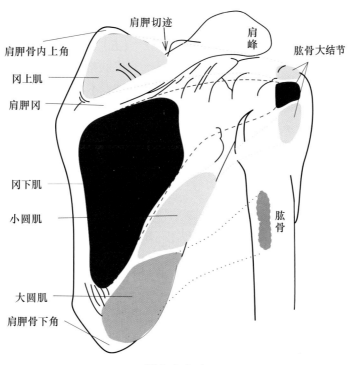

图 2-2-3-1

二、病因病理

冈下肌可由上肢突然过度外展、内旋,上肢过度前伸或做超体位交叉动作时而损伤。如排球的扣球动作、拔河、拉动物体时,超过了正常的运动幅度。此时,除肌肉受到损伤外,还可使肩胛上神经受到过度牵张而导致其受损。冈下肌损伤,为什么有时疼痛非常剧烈呢? 其原因是:一是由于冈下窝的肩胛上神经末梢十分丰富敏感。二是冈下肌损伤时,粘连、结疤面可能较重,挤压神经末梢也重。

如果在大结节下方 10mm 处疼痛,多为冈下肌腱滑液囊炎所致,两者可并存。

三、临床表现与诊断

（一）病史
有外伤史及劳损史。

（二）临床表现
1. 初期疼痛重,在冈下窝或肱骨大结节处多有电击样疼痛或胀痛,连及肩峰的前方。上肢不能自由活动。

2. 损伤日久,冈下窝有麻木感,痛觉减退。患者喜做肩胛上提的动作,上肢活动可受限。

3. 肌起、止点处有压痛,在冈下窝的疼痛面积可很大,可有多个压痛点。

4. 冈下窝可触及块状或条索状物,压痛明显。在检查时,患者的冈下窝的皮面有凸有凹,其凹陷处多有压痛,说明该处有粘连或瘢痕。

5. 患肢内收位主动外展时,引起疼痛加剧或根本不能完成此动作。

四、治疗

（一）适应证与禁忌证
慢性损伤为适应证。

（二）体位
俯卧位,患侧胸部垫枕。术野暴露好,可同时处理起、止点部位的损伤。

（三）体外标志
1. 肱骨大结节(见冈上肌节)。

2. 肩胛冈　是肩胛骨背面的一条隆起的骨嵴,几呈水平位走向,其外侧端逐渐高起,呈弧形伸向关节盂上方,形成肩峰。因此肩峰和肩胛冈形成连续的弓形结构。肩胛冈斜跨于肩胛骨背面上 1/5 与下 4/5 之间,终止于肩胛骨内侧缘一个呈钝角的三角区,此骨性突起可以清楚扪及。肩胛冈长为:男 136mm,女为 119mm,将肩胛骨背面分成冈上窝和冈下窝。斜方肌止于肩胛冈上缘,三角肌后部纤维起于冈下缘。

3. 肩胛骨内侧缘　最长,不完全与脊柱平行。肩胛骨内上角为肩胛提肌止点;内侧缘为菱形肌止点;前锯肌以线状附着于内侧缘附近的肋骨面。

4. 肩胛骨外侧缘　其上方为关节盂,盂下方有三角形的粗糙面为盂下结节,肱三头肌长头由此起始。关节盂下方为肩胛骨外侧缘。该缘中部背面有小圆肌起点,缘下部及下角背面有大圆肌起点。肩胛骨内外侧缘均可扪及。

（四）定点(图 2-2-3-2)
1. 冈下窝压痛点　如有多个压痛点,可酌情定 1~3 点。其痛点多在皮面的凹陷处。

2. 肱骨大结节压痛点　即冈下肌止点,可定 1 点。

3. 腱下滑囊点　此痛点应该在肱骨大结节中份的后内下方 10mm 处。

（五）消毒与麻醉
皮肤常规消毒,戴手套,铺无菌巾,局麻后行针刀术。

（六）针刀微创手术操作(图 2-2-3-3)
1. 在肌起点(冈下窝)治疗　刀口线与冈下肌纤维平行,即在进刀点与大结节中份的连线上,刀体与背部皮面垂直。刺入后直达骨面。先纵行疏通,后横行剥离。冈下窝其他定点,依上述操作方法治疗,刀下有松动感后即可出刀。

2. 在肌止点(肱骨大结节中份)治疗　刀口线与三角肌纤维平行,刀体与上臂呈 135° 角刺入达骨面。调转刀口线与冈下肌纤维平行,调整刀锋到大结节中份骨面的内侧(即腱末端),并使刀体与身体纵轴成 90° 角,继续推进针刀穿过冈下肌腱附着于游离的交界处的骨缘,先纵行疏通,后横行剥离,有松动感后出刀。

3. 冈下肌腱滑囊炎的治疗　刀口线与肱骨干长轴平行,刀体与皮面垂直刺入,达骨面。然后,稍提起针刀行滑囊切开 2~3 刀,再纵行疏通,横行剥离,有松动感后出刀。

术毕,刀口处以创可贴或无菌敷料覆盖,固定。

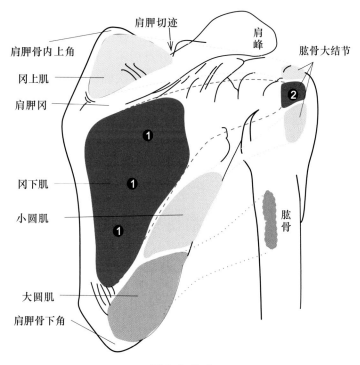

图 2-2-3-2

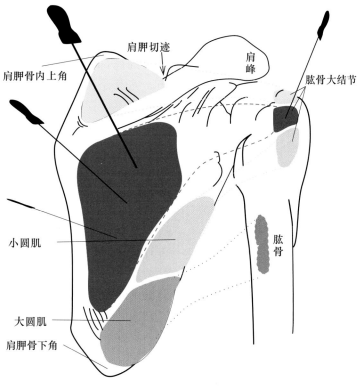

图 2-2-3-3

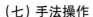

（七）手法操作

病人端坐位，患侧上肢呈外旋位，医生握住前臂，与病人行对抗式内旋患肢，拮抗旋转2~3次即可。

五、注意事项

1. 冈下窝治疗，可视压痛面的大小，多定几个治疗点，或对多个痛点分期分批治疗。

2. 在止点治疗时，如有腱下滑液囊炎时则可另行定点治疗，切开剥离数刀即可。

3. 针刀定点不得超出肩胛骨缘的范围。因肩胛骨可随肩、上肢活动而有所移动。一定要摆好位置，扪清冈下窝骨面后再定点，定好点后不允许再变动体位。而在进刀之前，还要再次确认要进刀点无误，确实是在肩胛骨缘之内。这样，就能避免误伤胸膜而导致气胸并发症。

4. 据解剖观察，肩胛骨体有先天缺损者，骨体有空洞，如无X线片及详细的物理检查，可能被忽略，造成失误。

第四节　三角肌损伤与三角肌滑囊炎

三角肌处疼痛是十分常见临床症状，三角肌损伤是常见的疾病。过去很少将三角肌疼痛视为三角肌损伤，大都诊断为肩周炎，并做相应的治疗而未取得疗效。另一方面，由于三角肌滑液囊在三角肌上方与深面的特殊位置，加之患者主诉含混不清，临床上常易误诊。又因缺乏有效的治疗措施而使病情迁延日久。针刀闭合型手术治疗，立竿见影。

一、相关解剖

1. 三角肌　三角肌在肩部皮下，是底在上，尖在下的三角形多羽肌，形成肩部膨隆的外形。肌前缘借三角肌胸大肌间沟与胸大肌锁骨部相隔，后缘游离，为肩部浅层肌。该肌起点由三部分组成，肌前部起于锁骨外侧半，中部起自肩峰，后部起自肩胛冈下缘，止于肱骨三角肌粗隆。在三角肌覆盖之下有许多结构：前面有喙突、喙肱肌、肱头肌、胸小肌与肩胛下肌；外侧部有冈上肌腱、肩峰下囊和喙肩弓；后部有冈上肌、大圆肌、小圆肌、肱二头肌长头、腋神经、旋肱后动脉及桡神经。因此，三角肌亦称为外肩袖。三角肌分前、中、后三部，中部肌纤维呈多羽状。因此该肌丰厚有力，但活动范围有限，肌全部收缩时可使肱骨外展70°。尚有使肱骨前屈内旋、后伸外旋及肱骨内收的作用。三角肌受腋神经支配。

2. 三角肌滑液囊　是一个位于三角肌的深面、恒定而又较大的滑液囊（图2-2-4-1）。

滑液囊位于三角肌筋膜深层与肱骨大结节之间，即冈上肌与冈下肌腱膜之间。此囊可独立存在，但大部分与肩峰下滑液囊相通（有的作者认为三角肌滑液囊是肩峰下滑液囊的一部分，统称为肩峰下滑液囊），有时也可与肩关节腔相通。

二、病因病理

三角肌是一块强有力的外展肌，承担着重要的肩部外展活动的功能，因此很易受伤。尤其是突然的肩外展活动最易遭损。慢性积累性损伤将导致腱变性、慢性炎症、粘连、瘢痕和挛缩，形成三角肌腱损伤以及三角肌与周围相邻肱二头肌、肱三头肌等肌的粘连、瘢痕等改变，形成了三角肌损伤。而三角肌滑液囊在40岁以后，极易发生变性。在急、慢性损伤下，均易引起急、慢性滑囊炎。如油漆、粉刷工人长期举臂劳动，负重直臂侧举重物，推手倒立，胸前提拉杠铃等劳动和运动的动作均可损伤三角肌下滑液囊。滑液囊的急性期囊液排泄不畅，使滑液囊骤然肿胀，引起严重疼痛、肿胀症状；尤其休息痛明显。慢性期囊壁膜性通道被粘连、瘢痕所堵塞，滑液潴留；或滑膜增生囊壁增厚，滑液分泌减少，造成慢性酸、胀、痛。由于失去囊液供应，冈上肌、冈下肌和小圆

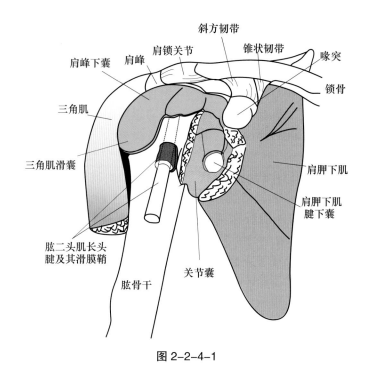

图 2-2-4-1

肌筋膜得不到润滑,肩部肌肉失去灵活、自由的运动功能,而导致酸痛不适及运动的某些障碍。

三、临床表现与诊断

(一)病史

三角肌损伤与三角肌滑囊炎均可有外伤史或劳损史。

(二)三角肌损伤

1. 三角肌腱各起点、止点及稍上部位肌腹部位疼痛,或三角肌两侧肌间沟处疼痛(其痛点可以是一个或数个,并非全部均同时发生)。

2. 腱止点、肌腹及肌间沟处局限性压痛。

3. 可扪及结节、条索状等物,且有压痛。

4. 肩外展受限,主动外展疼痛加重。

5. 病程长者可见肌萎缩、肌无力。

(三)三角肌滑液囊炎

1. 急性发作时三角肌中上部皮肤肿起,重者皮肤发亮、紧张,有明显压痛。

2. 上肢外展极度受限。

3. 慢性期肩部酸痛不适,上肢外展有疼痛,但可无明显运动受限。

4. 肩关节下缘或三角肌中上段有摩擦音或弹响声。压痛多在肱骨大结节下方。

5. 肩关节主动外展上举时,疼痛加重。

四、治疗

(一)适应证与禁忌证

凡急、慢性滑囊炎均为针刀闭合型手术的适应证。

(二)体位

侧卧位,患肢放于侧胸壁上,以舒适且易固定为佳。

(三)体表标志

1. 肱骨大结节 肩峰下方稍后方的骨突起。

2. 三角肌止点 三角肌止端,在皮面上呈现一凹陷。该凹陷位于臂部外侧面中段,是肱骨滋养动脉进入肱骨的位置。在凹陷同一水平面的内侧有喙肱肌的止点,在其后面则是桡神经横越臂后部肱骨桡神经沟的地方。

（四）定点

1. 三角肌损伤定点

（1）三角肌起点：①肩胛冈点：定点于肩胛冈骨面的压痛点上1点。②肩峰点：定点于肩峰的压痛点上1点。③锁骨外侧点：定点于锁骨外侧压痛点上。

（2）三角肌止点：定点于三角肌粗隆压痛点上。

（3）三角肌肌腹点：定点于肌腹压痛点上，可定1~3点。

（4）三角肌肌间沟点：定点于三角肌两侧边缘压痛点上，可各定1~3点。

2. 三角肌滑囊炎定点

（1）急性期定点：于三角肌中上部即肱骨大结节下方压痛或肿胀最明显处，可定1~3点。

（2）慢性期定点：于肱骨大结节中上份交界处的压痛点上。

（五）消毒与麻醉

皮肤常规消毒，戴手套，铺无菌巾。局麻后行针刀术。

（六）针刀微创手术操作（图2-2-2-2）

1. 三角肌损伤的治疗

（1）三角肌起点

1）肩胛冈点：刀口线与躯干纵轴平行，刀体与皮面垂直，快速刺入皮肤与皮下组织直达骨面。调转刀口线90°，纵行疏通、横行剥离。刀下有松动感后出刀。

2）肩峰点：刀口线与躯干纵轴平行，刀体与皮面垂直，快速刺入皮肤与皮下组织直达骨面。纵行疏通、横行剥离。刀下有松动感后出刀。

3）锁骨外侧点：刀口线与躯干纵轴平行，刀体与皮面垂直，快速刺入皮肤与皮下组织直达骨面。调转刀口线90°，纵行疏通、横行剥离。刀下有松动感后出刀。

（2）三角肌止点：刀口线与躯干纵轴平行，刀体与皮面垂直，快速刺入皮肤与皮下组

织直达骨面。纵行疏通、横行剥离。刀下有松动感后出刀。

（3）三角肌肌腹：刀口线与躯干纵轴平行，刀体与皮面垂直，快速刺入皮肤与皮下组织直达骨面。纵行疏通、横行剥离。刀下有松动感后出刀。如有条索、结节等物可调转刀口线90°，切开2~3刀，力求消除之。

（4）三角肌肌间沟点：刀口线与肌间沟走行方向一致或与躯干纵轴平行，刀体与皮面垂直，快速刺入皮肤与皮下组织直达骨面。纵行疏通、横行剥离。刀下有松动感后出刀。

2. 三角肌滑囊炎的治疗

（1）急性期：刀口线与上肢纵轴（即与三角肌纤维走向）平行，刀体与皮面垂直。快速刺入皮肤，匀速推进，穿过三角肌及滑液囊壁，有明显落空感即进入滑液囊内；提起刀锋，切开滑液囊壁2~3刀即可。出刀后可能溢出滑液，可任其流尽为止。

（2）慢性期：进刀法同急性期相同，刀锋到达骨面后稍提起，在冈上肌与冈下肌的腱膜缘与骨面交界处纵行切开2~3刀，再纵行疏通，横行剥离即可出刀。

术毕，刀口以创可贴或无菌敷料覆盖，固定。

（七）手法操作

1. 急性期时，医生以双手拇指并列压于肿胀之三角肌处，用力挤压，尽量使肿胀组织平复为佳，可以促进渗液吸收。

2. 慢性期时，病人外展上肢，医生与之对抗，反复2~3次。如有肩部活动障碍可做"爬"墙运动，以改善上肢外展、上举等活动功能。

五、注意事项

1. 三角肌滑液囊炎的诊断应慎重，有时易与肱骨骨髓炎或肱骨上端的恶性肿瘤相混淆。前者症状重，常伴有严重的炎症症状，如高热、严重肿胀、疼痛、白细胞明显增高等，试穿可得脓液，穿刺液镜检有脓细胞等。此时，可确认为急性化脓性炎症，与滑囊炎绝对不

同;此病早期 X 线片不易观察到明显骨破坏,需要 15~20 天后方能出现 X 片的改变,故应特别注意。但目前这样的病人已经很少见了。肱骨上端的恶性肿瘤则多侵犯青少年,肿胀不明显,多疼痛较重,X 线片可发现肿瘤改变。所以应摄肱骨及肩部 X 线片以资鉴别。

2. 对于慢性期粘连、瘢痕的病变,要以松解、剥离为主,因此要疏通、剥离得足够才行,所以纵横疏通、剥离幅度要大些。

第五节　肱二头肌短头损伤与喙突下滑囊炎

肱二头肌损伤是很常见的疾病,此肌可有多个部位受损:肱二头肌短头腱损伤与喙突下滑囊炎;肱二头肌长头腱损伤,即肱骨结节间沟狭窄性腱鞘炎;肱二头肌肘窝腱损伤;肱二头肌桡骨囊滑囊炎;肱二头肌腱膜损伤。前四个部分在本章中将分别叙述;尚有肱二头肌腱膜损伤,将在周围神经卡压综合征中详细叙述。

肱二头肌短头损伤是临床上最为常见的疾病。有的专家认为,喙突滑囊炎是冻结肩的一个组成部分。因为人类上肢屈伸、后旋的动作最为频繁,所以此病发病率极高,并易误诊为冻结肩。

一、相关解剖(图 2-2-5-1)

要了解肱二头肌短头腱的解剖,须先了解肩胛骨与喙突的解剖。喙突是肩胛骨的一部分。肩胛骨分为三个角,三个缘和两个面。两个面为前、后面。三个角为上、下和外侧角。外上角为关节盂。三个缘为内侧缘(脊柱缘)、外侧缘(腋缘)和上缘。上缘薄而短,其近外侧角处有一向前弯曲的指状突起,称喙突。

1. 喙突　根部内侧有肩胛切迹。在喙突上,主要附着有五个具有临床意义的重要解剖结构,即外上方至肩峰有喙肩韧带;上方至锁骨外侧段的斜方韧带和斜方韧带内侧的锥状韧带;内侧方有胸小肌附着;下方的内侧有喙肱肌附着;下方的外侧才是肱二头肌短头腱附着;而胸小肌、喙肱肌、肱二头肌短头腱又在喙突上形成联合腱。

2. 肱二头肌　是上臂前群肌,有长、短两个头。肱二头肌腹即在皮下,长头和短头

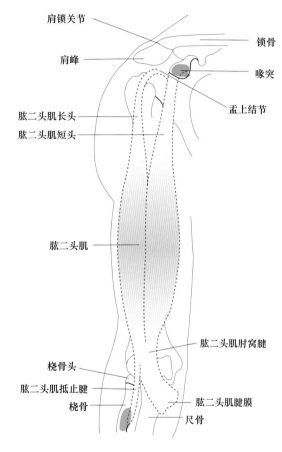

图 2-2-5-1

肌腱则被覆盖于三角肌和胸大肌之下。肱二头肌短头起自肩胛骨喙突尖部,喙肱肌下面,胸小肌的外侧,在肱骨下三分之一处与肱二头肌长头肌腹融合。主要功能是屈肘,并为前臂强有力的旋后肌,作用于喙肱、肩肱关节,同时可使上臂屈曲内收。受肌皮神经(C_{5-6})支配。

3. 喙突滑液囊　肩峰下囊是一个较大的滑液囊,可于喙突下方向前延伸,此时的

滑液囊介于喙肱肌、肱二头肌短头联合腱与深面的肩胛下肌之间，又称喙突下囊。其滑囊的开口可位于胸小肌与喙突之间的喙突下方。

二、病因病理

肱二头肌短头腱常因上肢频繁的伸屈、后旋动作而劳损。多见于体力劳作者和家庭主妇，也常见于乒乓球、游泳、投弹、吊环、体操等运动时的不协调动作所致的损伤。其病理变化是：肱二头肌短头和喙肱肌起始腱相邻并列，但肱二头肌短头和喙肱肌的作用和活动方向却不是同步一致的。喙肱肌的运动是内收、屈臂向前；而肱二头肌的运动是屈肘、前臂旋后。所以，肱二头肌腱和喙肱肌腱经常处于交错摩擦状态。再遇有突然的屈肘、前臂旋后的动作，更容易损伤肱二头肌短头腱。另外，如喙突滑液囊和喙肱肌滑液囊，因病变而闭锁，使喙肱肌与肱二头肌短头失去润滑，肱二头肌短头就会因迅速磨损而发病。肱二头肌短头损伤或劳损后，局部粘连、结疤，产生血运和代谢障碍，引起肌腱部位的变性、粘连和挛缩，因而造成功能障碍。

三、临床表现与诊断

1. 有劳损史，不一定有外伤史。

2. 上肢后伸、摸背和上举受限。活动时伴有疼痛加重。

3. 在喙突处有明显压痛。检查时应双侧对比，疼痛有显著差别方可视为病变。

4. 注意与冻结肩及肩部其他软组织损伤疾患相鉴别。

四、治疗

1. 适应证与禁忌证 除一般禁忌证外，凡肱二头肌短头损伤均为适应证。

2. 体位 患者仰卧于治疗床上，患侧上肢不应外展。

3. 体表标志——肩胛骨喙突 喙突是一个可以在体表触及的指状突起，男性长

34mm，女性长39mm，位于锁骨中外1/3交界处的前下方25mm处。喙突又恰好在三角肌、胸大肌间沟的上端（有时被部分胸大肌覆盖），所以也可顺该肌间沟向上摸，当到肌间沟的终端时，即可触及到一个骨凸，它就是喙突。其喙突下方有喙突下滑液囊。

4. 定点（图2-2-5-2） 准确扪及喙突，压痛点多在喙突外下缘，在此定1点。此点可松解肱二头肌短头腱和喙突下滑液囊。

5. 消毒与麻醉 皮肤常规消毒，戴手套，铺无菌巾，局麻后行针刀术。

6. 针刀微创手术操作 刀口线和肱二头肌短头腱走向平行即与身体纵轴线的尾端呈15°角左右，刀体与皮面垂直。快速刺入皮肤、皮下组织，在三角肌、胸大肌边缘间深达喙突骨面（图2-2-5-3）。沿骨面调整刀锋到喙突的外下缘骨面边缘，紧贴骨缘。然后，将刀柄向下外方倾斜，与皮面约呈80°角，再向骨面切开1~2刀。先纵行疏通，再横行剥离。如疼痛严重，估计有肱二头肌短头腱挛缩、有喙突下滑囊炎时，可调转刀口线90°，切开肌腱和腱下囊壁，剥离2~3刀。术毕，刀口以创可贴或无菌敷料覆盖，固定。

7. 手法操作

（1）病人端坐位，患肢肘关节屈曲，医生一手握于肘上，一手托住肘部，给予外旋动力，并让病人与之对抗。

（2）病人端坐位，让病人患肢摸背，医生扶着前臂，在病人摸背的同时，端其前臂向上，使摸背高度上升，达到进一步松解肱二头肌短头的目的。

五、注意事项

1. 进刀的位置必须准确，如不准，轻则治疗无效，重则易损伤周围神经血管，或刺入胸膜腔造成气胸。

2. 为安全起见，对初学者，在进刀前，先以左手拇指扪清喙突压痛最突出的骨面，并固定不得移动，刀刃沿拇指甲边缘刺入，直达喙突骨面。此时可稍抬起拇指，调整刀锋到

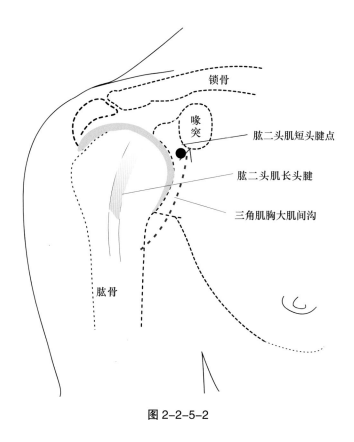

图 2-2-5-2

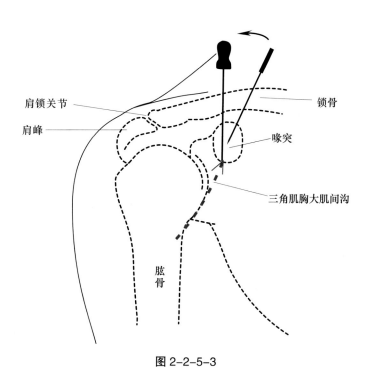

图 2-2-5-3

喙突的外下缘骨面,再行松解、剥离术。如此操作,则可准确无误。

3. 做肱二头肌短头腱针刀闭合型手术时,上肢不可大角度外展。原因是,位于喙突和胸小肌的深面的稍内侧有包绕臂丛和腋动脉的腋鞘(血管神经鞘)存在。当臂过度外展时,腋鞘紧张而移至喙突和胸小肌的深面,正位于喙突的下方,因而易被损伤;反之,臂内收时,腋神经血管鞘松弛,便远离喙突,自然不易被损伤。

4. 有人可能担心,将肱二头肌短头腱横切1~2刀,岂不要把肌腱切断? 实际上,这无须担心。肱二头肌短头腱比长头腱宽大得多,切上1~2刀是绝对不会把肌腱切断的。不仅如此,对于挛缩的肌腱来说,将是有效地消除了肌腱的异常高应力,很可能疼痛会立即消失。

第六节　肱二头肌长头腱肌腱炎

肱二头肌长头肌腱炎是肱二头肌损伤的一部分,在临床上很为常见。此病大部分为缓慢发病,但也有的是由于一次突然的牵拉致伤。应用治疗,既简便、效果又好。

一、相关解剖

肱二头肌腹即在皮下,而长头和短头肌腱则被覆盖于三角肌和胸大肌之下,揭开三角肌和胸大肌止端肌腱,可见肱二头肌长头和短头腱。肱二头肌长头(参阅图2-2-5-1)起于肩胛骨的盂上粗隆,以一个狭长的腱向下走行于肱骨结节间沟中。结节间沟长32(21~66)mm,深4(4~9)mm。结节间沟的内侧壁与沟底的夹角为54.2°(25~85°),其中45°~55°者占80.6%。结节间沟的深度与内侧壁的角度之间有明显的正相关,即结节间沟愈深,与其内侧壁的角度也愈大;反之,沟愈浅其角度也愈小。沟中的肌腱有滑液鞘包绕,其鞘上有肱横韧带覆盖。长头腱在三角肌下的全长几乎全被腱鞘包绕。在上肢活动时,长头腱在鞘内上、下滑动。当肩关节从内收位到充分外展位时,长头腱可上下滑动60mm。肱二头肌受肌皮神经(C_{5-6})支配。

二、病因病理

肱二头肌长头腱可以被急性外伤和慢性劳损致伤,如投掷标枪、手榴弹、练吊环、举重、单杠、打篮球、羽毛球,以及各种劳动等。对于那些本无体育锻炼而又做了一次过度运动时,则更易致伤。其发病过程是:在上肢活动时,肱二头肌长头除了在腱鞘内作上、下滑动外,还作外展、内收的横向位移运动。其中,最主要的是肩关节超范围的环转活动时,由于腱鞘被固定在肱骨结节间沟内,两侧有肱骨大、小结节的骨性突起挟持,使肱二头肌长头不会离开它的原来位置。但也因之时常受到横向应力和摩擦力的损伤,由于慢性损伤,腱鞘壁的脏层增厚结疤,肌腱本身劳损变性,使腱鞘相对变狭窄,致使肌腱在鞘内活动受限而发病。

三、临床表现与诊断

(一)病史
可有劳损史或外伤史。

(二)临床表现
1. 疼痛与活动受限:肩峰下,三角肌中上部、肱骨大小结节之间有疼痛,肩外展受限。有时为隐痛不适,有时疼痛向三角肌放散。当再次受伤,当时即有不适,随即疼痛加剧甚至疼痛剧烈,关节活动受限,提物亦有疼痛。

2. 压痛与摩擦感:结节间沟处有明显压痛,压痛点局限,有时可触及条索状物并伴有压痛。在肱二头肌活动时,在该处可扪及细微的摩擦感。

3. 自主屈曲肘关节,外旋、内旋引起疼

痛加剧。

4. 如有长头腱脱位,在肱骨内、外旋转时,局部可有弹动或弹响,重者可有腱脱位的绞锁感。以此与肱二头肌长头腱肌腱炎相鉴别。

5. 摸背试验:嘱患肢后伸,手指尖向背部肩胛骨触摸,正常时可触及肩胛下角以上。此为正常肩关节后伸、内旋活动,肱二头肌长头腱肌腱炎时,此活动明显受限。

四、治疗

(一) 适应证与禁忌证

除一般禁忌证外,凡确诊为肱二头肌长头腱肌腱炎者均为针刀闭合型手术的适应证。

(二) 体位

侧卧位,患肢在上并紧贴在身体侧方。

(三) 体表标志

1. 肱骨大结节 肱骨上外侧端,正对肩

峰之下的骨性突起。

2. 肱骨小结节 位于肩峰的前内侧,扪之清楚而突出的骨凸。当上肢在正常解剖位置(中立位)时,它位于正前方,适在喙突的外侧下方约 37mm 处,当内、外旋转肱骨时可触到小结节。

3. 结节间沟 大小结节之间为结节间沟。

(四) 定点(图 2-2-6-1)

在肱骨大、小结节之间的压痛处,可依病变的压痛范围定 1~3 点。

(五) 消毒与麻醉

皮肤常规消毒,戴手套,铺无菌巾,局麻后行针刀松解术。

(六) 针刀微创手术操作(图 2-2-6-2)

刀口线与肱骨干长轴平行,即与肱二头肌长头腱纤维走向平行,刀体与皮面垂直。快速刺入皮肤、皮下组织、三角肌,达结节间

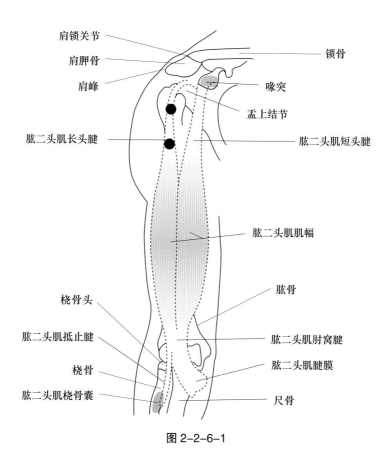

图 2-2-6-1

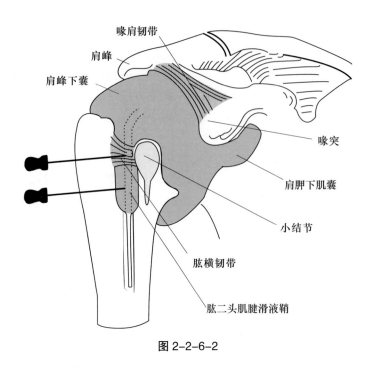

喙肩韧带
肩峰
肩峰下囊
喙突
肩胛下肌囊
小结节
肱横韧带
肱二头肌腱滑液鞘

图 2-2-6-2

沟上的肱横韧带。此处应有阻力。进入肱二头肌长头腱并穿过长头腱，深入达骨面。纵行切开肱横韧带 2~3 刀，再行纵行疏通、横行剥离，其剥离幅度应达结节间沟两侧的骨面。如有韧性结节，应作纵行切开剥离（注意！只能纵行，不可横行！）。不管几个定点均如此操作。刀下有松动感后，出刀。

术毕，刀口以创可贴或无菌敷料覆盖，固定。

（七）手法操作

病人体位不限。医生双手握住病人屈曲的前臂，让病人用力屈曲肘关节，病人与医生做对抗牵拉 2~3 次，进一步松解肱横韧带。

第七节 肱二头肌肘窝腱损伤

这个题目十分陌生。然而，在临床上，这种损伤并非少见，只是没有给予命名。肱二头肌在肘窝部形成粗大的肌腱，在用力的屈、伸运动中易于损伤。应用针刀闭合型手术治疗，疗效极佳。

五、注意事项

1. 进刀点可多选几个，松解、剥离彻底方能有效。

2. 针刀可穿过肌腱，直达骨面。

3. 操作熟练者，针刀亦可不穿过肌腱，当刀锋到达肱横韧带上以后，只切开、剥离肱横韧带。如仍感到松解不够，也可以继续深入，穿过肌腱，到达骨面，再行纵横剥离，务要松解彻底。

4. 在整个操作过程中，必须始终使刀口线与肌腱纤维走行保持一致，要绝对防止横行或斜行切伤肌腱。

一、相关解剖

肘前区皮肤较薄，隐约可见一三角形凹陷，为肘窝。屈肘成直角，前臂极度旋后时，于肘窝中部可明显摸到肱二头肌腱及其腱膜,并可用手指捏起。恰在腱的内侧,可扪及肱动脉的搏动,并可用手指尖滚动其内侧的正中神经。

肘窝(图 2-2-7-1)处有许多浅静脉和皮神经走行。在肘前区的皮下组织中,可见头静脉行于外侧,贵要静脉行于内侧,肘正中静脉连于中间。皮神经贴近深筋膜,多走在静脉的深面。前臂内侧皮神经伴贵要静脉下降。前臂外侧皮神经于肘横纹上 35mm 处的肱二头肌腱外缘穿出深筋膜,居头静脉后内方,沿肘部中、外 1/3 交界处下降。

切开皮肤和深筋膜,即可显露各肌。肱二头肌腱在最浅层,向下走行分为两部分。主腱向外走行,止于桡骨粗隆;由肱二头肌肌腱分出的腱膜向下内方放散,越旋前圆肌和前臂屈肌表面,织入并增强前臂筋膜。

肱二头肌深面有肱肌。肱肌比较肥厚,其浅面紧贴肱二头肌腱,深面紧贴肘关节囊。它起于肱骨体下段前面,抵止于尺骨上端内侧的尺骨粗隆,作用屈肘,由肌皮神经支配。

二、病因病理

主要是由于肘关节屈、伸过度用力致肱二头肌腱损伤,同时也可能有肱肌的损伤。如经常以臂扭转加屈曲用力,长期劳损,则致肱二头肌腱慢性变性,以致肌腱与肱肌发生粘连等病理改变。肱二头肌腱与肱肌粘连后,肱二头肌的屈曲和伸直功能受到限制,特别是肘的伸直功能障碍最为突出,肘关节不能完成最后 5°~10° 的伸直动作。

三、临床表现与诊断

(一)病史

多有运动损伤史或慢性劳损史。如曾遇一摔跤运动员,长期做举杠铃的锻炼,结果,一侧肘部逐渐不能完全伸直。

(二)临床表现

1. 肘关节不能完全伸直最后 5°~10° 是本病的最大特点。由于肱二头肌腱和肱肌的损伤而产生粘连或结瘢,致使肘关节的伸直功能受限。

2. 肱二头肌肘窝腱处有明显压痛,其他部位没有病变。

3. 肱二头肌的屈曲功能不受限。但前臂微屈并极度旋后时,因肌腱紧张而疼痛可加重。

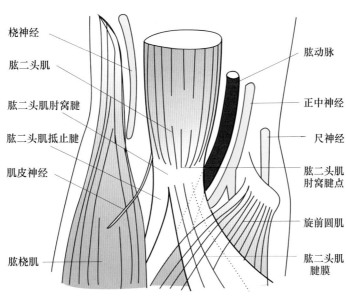

图 2-2-7-1

（三）影像学检查

X线摄片检查,肘关节骨质无异常发现;化验室检验亦无类风湿关节炎等疾病的改变。

四、治疗

1. **适应证与禁忌证**　凡属肱二头肌肘窝腱的损伤,而无其他并发症和一般禁忌证者均为针刀闭合型手术的适应证。

2. **体位**　仰卧位,患臂伸直,掌心朝上放于治疗床上,腕背部垫以脉枕之类软垫,使前臂放置平稳。

3. **体表标志**

(1)肘窝与肱二头肌腱:肘前区皮肤较薄,隐约可见一三角形凹窝为肘窝。窝上界由肱二头肌和肱肌、下外界由肱桡肌和桡侧腕屈肌、下内界由旋前圆肌和前臂屈肌的肌隆起围成。内、外上髁的连线为肘窝的上界,其线的正中即为肱二头肌腱的所在。

(2)肱动脉:肘窝线正中点的内侧可扪及肱动脉的搏动,该动脉桡侧的肌腱便是肱二头肌腱。

4. **定点**(图2-2-7-2)

肱二头肌肘窝腱上压痛点上,定1点即可。

5. **消毒与麻醉**　皮肤常规消毒,戴无菌手套,铺无菌巾,局麻后行针刀闭合型手术。此处垂直进针直达骨面也不会有损任何组织,故局麻无特殊要求。

6. **针刀微创手术操作**(图2-2-7-3)

操作方法可有两种。

第一操作方法:刀口线绝对与肱二头肌腱纤维平行,刀体与皮面垂直。快速刺入皮肤、皮下组织,将遇到硬韧的肌腱。穿过肌腱后,即有落空感,即停止进刀。在此处行纵行疏通、横行剥离2~3下,刀下有松动感受即可出刀。

第二操作方法:如果肱肌亦有损伤,且与关节囊有粘连,针刀则应在做完上述操作后,继续进刀。刀锋穿过肱肌后,又将遇上硬韧组织,那便是关节囊。在此层次(即关节囊外)行纵、横疏通、剥离,刀下有松动感后出刀。

7. **手法操作**　治疗后,一般无须做手法操作。可让病人自己伸、屈肘关节即可。如

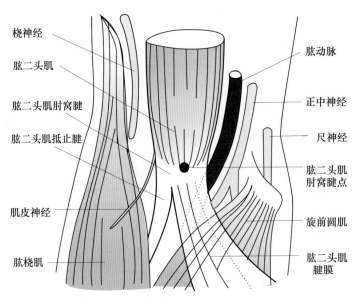

图 2-2-7-2

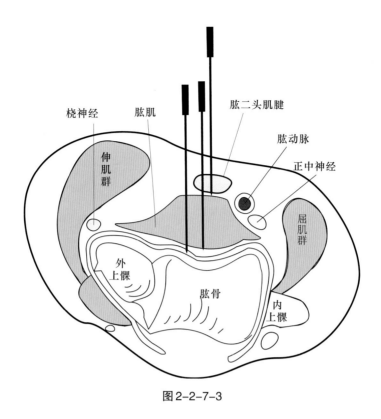

图2-2-7-3

果病人不敢用力伸屈,可由医生协助其伸、屈活动。经过治疗后的病人,绝大多数1次即愈。

五、注意事项

1. 既往未见肱二头肌肘窝腱损伤诊断的记载,故应给予一定的注意才能发现。在检查病人时,要细致、全面,诊断不难。

2. 应区别单纯的肱二头肌肘窝腱损伤,或合并肱肌损伤,应有所区别,在治疗中可进一步明确。如果在肘窝腱治疗后,肘关节的伸直功能仅得到部分改善或根本没有得到改善,那说明肱肌仍有损伤,须继续进行治疗肱肌与肘关节囊的病变。

3. 此病的针刀微创手术操作并不复杂,但必须分清肱二头肌腱与肱肌的层次;也必须分清肱肌与肘关节囊之间的层次。只有这样,松解、剥离才会有效。

第八节 肱二头肌桡骨囊滑囊炎

肱二头肌桡骨囊滑囊炎简称肱桡滑囊炎,并未引起临床工作者的足够注意,往往与肱骨外上髁炎混淆。肱桡滑囊炎,大多由劳损造成滑囊闭锁而起病。多缠绵难愈,常易误诊为肱骨外上髁炎或肱桡关节病。临床上应用针刺、理疗、封闭等均见效缓慢。治疗对该病有立竿见影的疗效。

一、相关解剖

肱二头肌桡骨滑液囊(图2-2-8-1),体表投影相当于屈肘时的曲池穴处。揭开皮肤、皮下组织,向两侧牵开肱桡肌肌腹和肱二头肌腱,其桡骨小头内下方隆起处即是桡骨粗隆,有肱二头肌腱末端附着其上。肱二头肌桡骨囊位于肱二头肌腱与桡骨粗隆的前面之间,即在肱桡肌深面的内侧,旋前圆肌的外侧面下缘。其囊底为旋后肌的纤维脚的前内侧和桡骨颈上环状韧带内下方的浅面。此囊分泌滑液,主要供给周围几条肌腱的润滑。值得注意的是,肱桡肌浅面,内侧缘有前臂外侧皮神经通过,肱桡肌的深面内侧缘有桡动脉和桡神经的分支行走。在行治疗时应予注意。

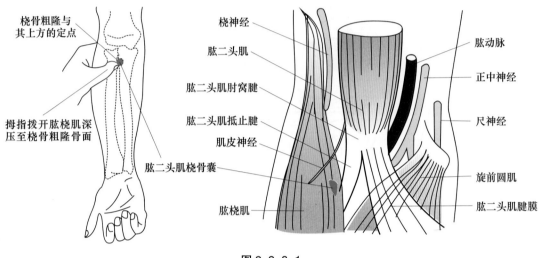

图 2-2-8-1

二、病因病理

肘关节是活动最频繁的关节,伸屈、内外旋都有桡肱关节和该滑囊周围的几条肌腱和韧带参与。因此,该滑囊摩擦、劳损机会极多。当肱二头肌腱与桡骨小头、环状韧带和肱桡肌间摩擦、挤压等损伤时,可使肱二头肌桡骨滑液囊内壁产生充血、水肿、渗液增多等改变,导致肱二头肌桡骨滑液囊内压增高,可呈现急性炎症表现。急性炎症消退或迁延变成慢性劳损时,均伴随着修复的过程;而修复不全则可导致滑囊的通道阻塞,滑液排出受阻,引起滑囊膨胀,压迫其周围的组织,导致局部胀痛不适。重者或有急性或亚急性炎症出现,滑液囊内可积聚甚多滑液。因此,病人疼痛难忍。慢性期时,疼痛虽缓解,但活动不利,且有慢性疼痛不适症状,缠绵不愈。

三、临床表现与诊断

(一)病史

患有肱桡关节滑囊炎的病人可无明显外伤史,可有积累性损伤史。

(二)临床表现

1. 上肢伸直时,疼痛在肘关节的桡侧。

2. 局部表现为疼痛、隆起、压痛,肘部屈曲、旋转受到不同程度的影响,以旋前引起的疼痛最剧;急性期疼痛可十分严重,夜间尤重。病人可彻夜不眠,抱肘踱步,痛苦不堪。慢性期则酸胀不适,变换体位也不能减轻症状。

3. 患肘伸直位,桡骨小头前内下方压痛明显,急性期可扪及囊肿样物,但屈肘位压痛不明显。肘被动活动正常。

(三)特殊检查

前臂旋后抗阻力试验与腕背伸抗阻试验时,滑液囊均受压,故均为阳性,但 Mill 试验呈阴性。

四、治疗

(一)适应证与禁忌证

凡确认为肱二头肌桡骨囊滑囊炎者均为

针刀闭合型手术的适应证。

（二）体位

仰卧位,肘关节伸直,掌心向上,平放于治疗床上。

（三）体表标志

1. 肱二头肌腱　该肌腱位于肘窝正中,为强有力的肌腱,可清楚扪及。其腱的外下方即为腱止点,该肌腱下端与桡骨粗隆之间有肱二头肌桡骨囊。

2. 肱骨外上髁　肘部外侧突出的骨点,其下内方为肱桡肌肌腹。

3. 桡骨头　患臂稍外展,曲肘90°,术者以病人同侧手握住病人手(左手握左手,右手握右手),以对侧手中指、示指并列,中指尖压在肱骨外上髁骨突上,示指所指部位即为桡骨头。此时做旋转运动,可感到桡骨头在活动。桡骨头的内下方即为桡骨粗隆所在地。

（四）定点（图 2-2-8-2）

定点于桡骨粗隆的内上缘压痛点上。

（五）消毒与麻醉

皮肤常规消毒、戴手套,铺无菌巾,施以局麻后,行针刀术。

（六）针刀微创手术操作（图 2-2-8-3）

1. 急性期　以右侧病变为例,其针刀微创手术操作如下:以左手拇指在桡骨粗隆处将肱桡肌扳向桡侧,并沿肱桡肌内侧缘,深掐下去,再揉动几下,使肌肉分开,几乎可以触及桡骨粗隆骨面。拇指压住骨突。刀口线平行肢体纵轴,刀体与皮面垂直。沿拇指甲边刺入皮肤,直接进入滑液囊,应有明确的落空感,并达骨面。医生左拇指稍抬起,但仍扳着肱桡肌内侧,以便于施术。急性期行切开剥离2~4刀即可。每切一刀应有明确的落空感,然后提起针刀再切,仍应有落空感,说明施术准确。

2. 慢性期　进刀的方法与急性期完全一样。然而,刀锋进入滑液囊时却不一定有落空感,所到之处应是较厚韧的滑液囊壁或骨面。切开滑液囊壁2~3刀后,予以纵行疏通、横行剥离,有松动感后出刀。术毕,创可贴针刀口,固定。

（七）手法操作

急性期时,病人伸肘状态下,医生用双拇指挤压滑囊部位多次,再伸、屈肘关节数次,

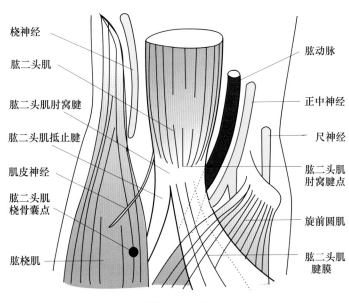

桡神经
肱二头肌
肱二头肌肘窝腱
肱二头肌抵止腱
肌皮神经
肱二头肌桡骨囊点
肱桡肌

肱动脉
正中神经
尺神经
肱二头肌肘窝腱点
旋前圆肌
肱二头肌腱膜

图 2-2-8-2

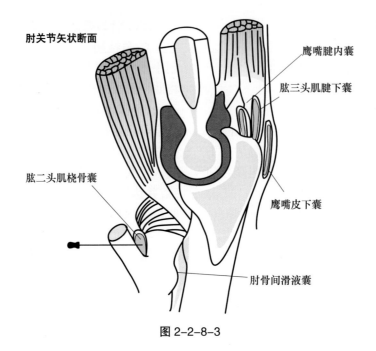

肘关节矢状断面

鹰嘴腱内囊

肱三头肌腱下囊

肱二头肌桡骨囊

鹰嘴皮下囊

肘骨间滑液囊

图 2-2-8-3

使积聚的滑液充分排除，达到彻底内引流的目的；慢性期则使粘连进一步松解。

五、注意事项

1. 肱二头肌桡骨囊滑囊炎治疗不可采取屈肘位，不符合捷径与安全的原则，易造成副损伤。

2. 进刀时，一定要将肱桡肌扳向外侧，再用拇指深掐下去，这样才能将沿肱桡肌内侧缘走行的前臂外侧皮神经、桡动脉和桡神经的分支扳至外侧，否则不易避开肘部重要血管、神经。

3. 在做切开剥离时，应切开囊的外侧壁，故在针刀到达骨面后，再稍提起，每次切开均应有落空感。

第九节　创伤性骨化性肌炎

骨化性肌炎是指肌、腱、韧带、腱膜及骨骼肌的胶原性组织的异常骨化现象而言，也可以称为关节周围软组织钙化与骨化。它可以分为两种类型，即损伤性骨化性肌炎和进行性骨化性肌炎。本节所述为创伤性骨化性肌炎。这是一个原因不大清楚且难于治疗的疾病，是一个疑难病。针刀闭合型手术对此病的治疗有一定的疗效，故而介绍。

一、相关解剖与病因病理

骨化性肌炎多发生于股四头肌、肱肌、三角肌、臀肌等处。在肘关节的发病率则更高，常见的有 3 种类型：

1. 肘侧副韧带钙化，内侧多见；

2. 肘关节囊钙化及骨化；

3. 肘后骨膜下化骨（图 2-2-9-1）。

其病因、病理尚不十分清楚。一般认为，其病因可能与下列因素有关：

一种可能是血肿演变。创伤后会出现肌损伤，导致血肿，这是十分常见的。此血肿在机化的过程中，不是逐渐吸收而是由纤维组织演变成为软骨组织，再从软骨组织发展成

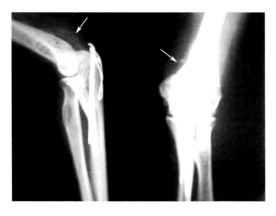

图 2-2-9-1

骨组织，并延伸至骨肌肉内。另一种原因可能是骨膜剥离或撕裂。当损伤波及骨膜，以致骨化组织长入肌组织中，并逐渐在肌组织内进行骨化增殖，从而出现骨化征。也有认为是骨膜迷生所致。即在外伤后组织修复过程中骨细胞分化时，迷向肌组织中生长，因而在肌内出现骨质。还有各种解释，如前列腺素的作用、肌组织本身的创伤反应、肌代谢异常等，都还未有证实。新形成的骨组织通常为海绵状，类似于骨折愈合后形成的骨痂，在邻近长骨的骨干部分沿骨干的方向排列，呈层状骨化。而且可于一处或数处与邻近骨相连。但病变很少伸延到骨端及关节的部位。

曲绵域教授指出：其损伤有的是在韧带及关节囊与骨的止点部，即所谓末端结构撕裂或镜下骨折，最后钙化或骨化；有的则为囊或韧带组织本身受伤，产生酶的激活，使组织"返老还童"，出现胚胎间叶组织，再化生成软骨岛、再化骨。也有的是肘关节后脱位时，在关节囊撕裂的同时，将骨膜掀起，引起骨膜下出血，再产生骨膜下化骨。常见的部位是鹰嘴窝两侧，出现骨性隆起，阻挡鹰嘴在伸肘的正常活动，出现伸肘障碍。随着病程的进展，新生骨组织逐渐老化，由边缘不清，逐渐光滑。如果骨组织的幼弱阶段，不当的予以暴力推拿，则必定使组织再伤。同样的病理过程又再重演，这样周而复始，新生骨组织越来越多，肘的活动障碍也愈益加重，甚而发生关节完全强直。

二、临床表现与诊断

（一）病史

病人都有明确的外伤史；大部分病人也都有伤后多次复位操作，或者关节脱位复位后未作关节制动的病史；也有的病人是伤后关节活动不佳而以暴力手法强制活动造成的。

（二）临床表现

创伤性骨化性肌炎，也称局限性骨化性肌炎，只显单一病灶。于外伤后 2~3 周始，在软组织中出现钙化及骨化灶。按病程可分为早期和后期两个阶段：

1. 病程的早期　显示受伤的局部较大血肿，病灶区和关节局部肿胀，疼痛、局部皮肤温度升高、关节活动受限。伤后 3~4 周后，在 X 线平片上显示有淡淡的云雾状影或毛绒状致密影像，多呈片状，界限不清，其邻近骨将显示骨膜反应。

2. 病程的后期　随着关节局部肿胀的消失，在病灶区则可触及一个坚实的肿物。然而，关节活动仍然明显受限。在 6~8 周后 X 线显示病灶边缘部清楚地被致密骨所包绕，具有新生骨的特征。肌内的骨化影界限清晰、边缘整齐、密度较高，具有新生骨的外貌。软组织的核心部有时显囊性变，且逐渐扩大其内腔。到晚期则呈现出类似蛋壳状态的囊肿。伤后 5~6 个月时，肿块收缩，肿块与邻近的骨皮质和骨膜反应像之间显出 X 线透亮带。这个透亮带可作为与骨旁性骨肉瘤的重要鉴别点（骨肉瘤的骨旁影靠近干骺端，多少都会有与骨部相连之影，此影生长速度较快）。

曲绵域教授指出，在肘关节造成活动障碍的原因远非照片所示或钙化块单一因素所致，其周围软组织瘢痕增生、炎症、挛缩与嵌顿，也是造成肘关节活动障碍的原因。例如，肘内侧韧带钙化，看来很小，但肘却不能伸直。如能细查，常可见尺神经沟饱满、硬韧,说明有新生的瘢痕充填与嵌入。切除后肘多能伸直。这是非常有价值的临床经验,对应用针刀微创术治疗肘关节强直具有指导意义。

三、治疗

(一)适应证与禁忌证

除一般禁忌证外,凡确诊为骨化性肌炎者均适于闭合型手术治疗。

(二)体位

依不同部位采取相应的体位,如肘上部,可采用仰卧位,手臂放于身体侧方或置于胸前,使病灶部位暴露充分。

(三)体表标志

也依不同部位而不同。一般都可在骨性肿块部位定点,但一定要避开重要血管和神经干。

(四)定点(图2-2-9-2)

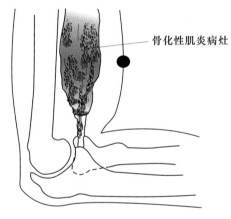

骨化性肌炎病灶

图2-2-9-2

1. 肿块处点　定1~3点。

2. 强直关节松解点　依不同关节设计不同的松解点,请参阅关节强直相应章节。

3. 瘢痕点　限制关节活动的各点,可定多点。

4. 鹰嘴两侧关节囊点　沿鹰嘴内外侧骨缘各定1点。

(五)消毒与麻醉

皮肤常规消毒,戴无菌手套,铺无菌巾。局麻后行针刀松解术。

(六)针刀微创手术操作

1. 肿块处点(图2-2-9-3)　刀口线与肢体纵轴平行,刀体与皮面垂直。快速刺入皮肤、皮下组织,直到骨化组织中。此时,应有明显的阻力感。争取在骨化处较深入的切开骨化性肌炎肿块,从上到下,或从下至上,或从中间到两端均可。务使肿块内被打通。

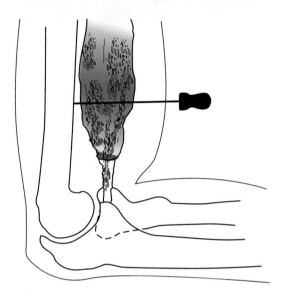

图2-2-9-3

2. 强直关节松解点　依不同关节设计不同的松解点,请参阅相应关节强直章节。

3. 瘢痕点　限制关节活动的各点,亦请参阅相应关节强直章节。

4. 鹰嘴两侧关节囊点　刀口线与肢体纵轴平行,刀体与皮面垂直,刺入后直达骨面。稍倾斜刀体,沿鹰嘴骨面切开关节囊。刀下有松动感后出刀。

(七)手法操作

这一条与一些过去的规定有所不同。既往,骨化性肌炎都是不允许做关节活动的,是以关节制动为治疗常规的。针刀闭合型手术则不然。因为,针刀闭合型手术后的病人进行手法治疗是以松解术为前提的。在针刀较彻底的松解术后,再来行关节的活动手法是完全可以的。过去的病例已经证明了这一治疗方法是可行的。但任何事物都有一个限度,过度或不及都不可取。况且,针刀闭合型手术又可以多次进行,故手法也应适度。

四、注意事项

1. 骨化性肌炎的诊断并不难,关键是在治疗上有所开拓。在长期的医疗实践中,深刻地体会到针刀闭合型手术可以使骨化性肌炎逐渐吸收,关节的功能可以逐渐恢复。

2. 针刀微创手术操作的关键是适当的切开松解,而不是毕其功于一"役",应分次逐步解决。

3. 手法操作要适当。强直关节功能的恢复是逐渐的,因此,在适当范围内做关节活动是完全可以的。来诊的病人,大部分都是经过反复手法操作的。病人反映说,医生是知道骨化性肌炎的关节强直是不可采取暴力手法的。但在治疗 1~2 次后,就开始用暴力手法,结果疗效极差。这是因为在没有任何松解的情况下进行手法操作。相反,治疗也用手法,却取得了良好的疗效,证明了针刀松解术的作用。

第十节　尺骨鹰嘴滑囊炎

鹰嘴滑囊炎是临床上较为常见的病,多发于体力劳动者,既往多见于矿工,故称矿工肘。

一、相关解剖

肘后皮肤松弛,皮下组织较薄。浅静脉和皮神经多为从前面绕行而来,计有臂后皮神经、前臂后皮神经(均为桡神经分支)、头静脉、贵要静脉的属支。当屈肘时,在肘后方的最突出部为尺骨鹰嘴骨凸,可以明显看到并触及。它是肘后部的重要骨性标志。鹰嘴下续尺骨后缘。鹰嘴尖端有肱三头肌腱附着。

肱三头肌腱可分为深、浅层肌腱。浅层肌腱集聚为长方形的腱板,会同深层纤维共同止于鹰嘴尖、后面及侧缘,并与尺骨骨膜及前臂背侧深筋膜融合。因此,肱三头肌腱宽、厚而有力。

尺骨鹰嘴部有两个滑液囊(图 2-2-10-1),一在鹰嘴后方,肱三头肌腱扩展部与皮肤之间为鹰嘴皮下囊;另一在肱三头肌腱深浅两头(即内、外侧头与关节囊)之间,为腱下滑液囊。这些滑液囊都有缓冲机械刺激与滑润腱的作用。

二、病因病理

鹰嘴因反复摩擦和创伤,可引起鹰嘴滑囊炎。鹰嘴滑囊炎可分急性与慢性两种。急性损伤多为鹰嘴部突然触地,或肘尖部突然受到撞击而致伤,使滑囊特别是皮下囊因受撞击而产生积血、积液等无菌性炎症;如不及时正确处理,则可转为慢性。

慢性劳损也是重要原因。经常用鹰嘴部用力与摩擦等也可形成慢性滑囊炎,矿工肘便由此而得名。如在劳动或体育运动中,损伤了肱三头肌腱,自然会影响到腱围结构,也会产生急、慢性滑囊炎,从而产生滑囊及周围组织的粘连、瘢痕等病变。

三、临床表现及诊断

鹰嘴滑囊炎,特别是皮下囊的诊断一目了然,根据病史和症状即可诊断。但应摄肘关节 X 线像,除外其他疾病。

1. 急性鹰嘴皮下囊滑囊炎　有急性鹰嘴部撞击史,伤后疼痛,迅速肿胀,有局限性的,边缘比较清晰的圆形凸出,该部有压痛和波动,但肘部活动正常。此种滑囊炎必须与肘后挫伤所致血肿相区别。肘后挫伤时的肿胀是弥漫性的,且常向尺骨嵴方向蔓延,如未

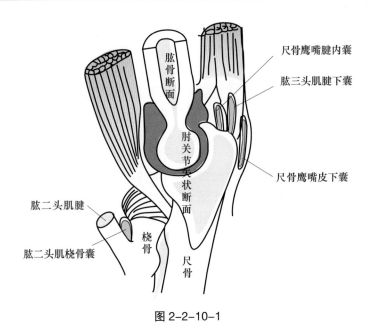

图中标注：肱骨断面、肘关节矢状断面、尺骨鹰嘴腱内囊、肱三头肌腱下囊、尺骨鹰嘴皮下囊、肱二头肌腱、肱二头肌桡骨囊、桡骨、尺骨

图 2-2-10-1

及时处理,亦可变为滑囊炎样改变。

还必须与肱三头肌腱断裂相鉴别,此种损伤常可致腱下囊积血、积液,可误诊为单纯腱下囊滑囊炎。只要做肱三头肌抗阻力和压力试验即可鉴别。

除此而外,必须警惕梅毒性和痛风性滑囊炎,前者有血清反应阳性,后者为尿酸增高及典型的关节炎发作史,且抽出之囊液中可检出尿酸结晶。

2. 肱三头肌腱下囊滑囊炎　此型为慢性损伤型。可分为两种情况:

第一种为单纯腱下囊滑囊炎。其肿胀症状显示于肱三头肌腱的两侧,腱两侧的腱旁沟消失,但不延及鹰嘴部位。

第二种情况为腱下囊与皮下囊同时受累。此种情况多为肱三头肌腱同时也有慢性损伤。肘关节肿胀不明显,但囊壁常有肥厚感。此型滑囊炎都有挤压样疼痛,肘关节抗阻力伸肘时疼痛。但肱三头肌抗重力试验阴性,且伸肘无碍。晚期,X 线片可见鹰嘴峰有"成角"样骨质增生。此型滑囊炎应与肘关节滑膜炎相鉴别。肘关节滑膜炎时,大多在关节内有积液,鹰嘴周围的沟凹都会因积液

而消失,与局限性肿胀有明显区别。

四、治疗

(一)适应证与禁忌证

凡确诊为鹰嘴滑囊炎者均为针刀闭合型手术的适应证,急性、慢性均可及时治疗。

(二)体位

仰卧位,患肢屈肘,将肘放于胸前,屈肘90°,肘下与胸壁间垫以薄枕,使肘尖暴露清楚,施术方便。也可以将患侧手放于脑后,并用垫将上臂垫稳,使鹰嘴暴露清楚,这样可以不在病人面前晃动针刀,免得病人紧张。

(三)体表标志

尺骨鹰嘴,肘背侧肘尖最突出的骨凸部即是。如有鹰嘴皮下囊肿胀,则突出更明显。

(四)定点

1. 皮下囊滑囊炎,定点于鹰嘴最突出部,即滑液囊最突出部 1 点即可。

2. 腱下滑囊炎,则定点于鹰嘴尖部的稍上方,鹰嘴与肱骨下端相交处的压痛点上,定1 点即可。

(五)消毒与麻醉

常规皮肤消毒,戴手套,铺无菌巾,局麻

后,行针刀术。

（六）针刀微创手术操作（图 2-2-10-2）

1. 鹰嘴皮下囊滑囊炎的操作 刀口线与肢体纵轴平行,刀体与皮面垂直。快速刺入皮肤、皮下组织,再深入有落空感即已入皮下囊内。提起刀锋,再切开囊壁 2~4 刀即可。然后,再提起刀锋至皮下层,将刀体向一侧倾斜,几与皮面平行,向左(或右)推进 10~15mm,在皮下层行通透剥离,皮下层松动后出刀。

2. 鹰嘴腱下囊滑囊炎的操作 刀口线与刀体的位置不变,快速刺入皮肤与皮下组织,匀速推进,刀锋直达鹰嘴骨面。调整刀锋到鹰嘴的上(尖)端,并透过肌腱达肱骨下端骨面。此时,稍提起刀锋,切开 2 刀;然后,放开捏持的刀柄,任其刀体自然"浮"起,再重新在浮起的高度上捏持刀柄,再行纵行疏通与横行剥离,刀下有松动感出刀。

术毕,创可贴或无菌敷料覆盖刀口,并固定。

（七）手法操作

术者以双手抱肘,双拇指正对皮下囊部

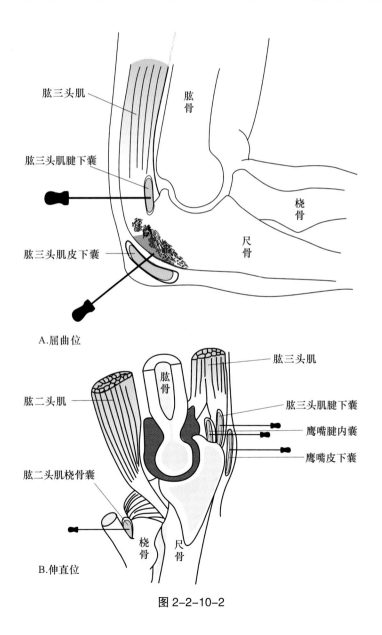

A.屈曲位

B.伸直位

图 2-2-10-2

位,进行挤压,务使囊液尽量排出(体外或皮下),一般无须做加压包扎。嘱病人多做肘关节活动,以助炎症吸收。

五、注意事项

1. 在鹰嘴部针刀微创手术操作应无危险性,但要注意,针刀不可刺入尺神经沟中或尺神经干上。

2. 鹰嘴皮下囊施术时切开滑液囊的外壁即可,切口要大些,引流通畅,早日康复。对腱下滑液囊的治疗关键在于深囊与腱之间的粘连,故以剥离为主。

第十一节　肱骨外上髁炎

肱骨外上髁炎也称网球肘。此病虽命名为网球肘,但并非网球、羽毛球运动员所独有。它是体力劳动者、运动员及家庭主妇等人群中的常见病、多发病。多采用局部封闭、针灸、推拿、理疗或手术疗法治疗,疗效不甚理想。针刀闭合型手术疗法用于该病的治疗极大地简化了治疗过程,且疗效颇佳。

一、相关解剖

肱骨外上髁(图 2-2-11-1)是肱骨下端外侧的膨大隆起部。屈肘成直角,可见肱骨外上髁明显突出于肘外侧面上。该部为前臂伸肌腱的总起点,其肌腱由外上(桡侧)至后内(尺侧)排列有:桡侧腕长伸肌、桡侧腕短伸肌、指总伸肌、小指伸肌、尺侧腕伸肌,还有肘肌和旋后肌从此处起始。

肱骨外上髁后上方续外侧肌间隔的凹沟,沟前方为肱桡肌和肱肌;沟后方为肱三头肌内侧头。自外上髁延至前臂的隆起为桡侧腕长伸肌、桡侧腕短伸肌。当腕做背伸并向桡侧偏斜动作时可见到上述各肌明显收缩。

外上髁前下方约 25mm 远,恰在肱桡肌隆起后缘的凹窝内为桡骨头所在。当前臂做旋前、旋后动作时,可触及桡骨头在转动。

肘肌起自肱骨外上髁后下方和桡侧副韧带,呈扇形从外上髁走向内下方,抵止于尺骨上 1/3 外缘,居外上髁下方的凹窝内,此肌恰好覆盖桡骨头。在肱骨外上髁起始部,肘肌与肱三头肌内侧头相接。旋后肌起始部分两个头。肱骨头起自肱骨外上髁前面下方(桡侧腕伸短肌下方)和关节囊;尺骨头起自尺骨上段外面,桡骨切迹的后下方的旋后肌嵴。

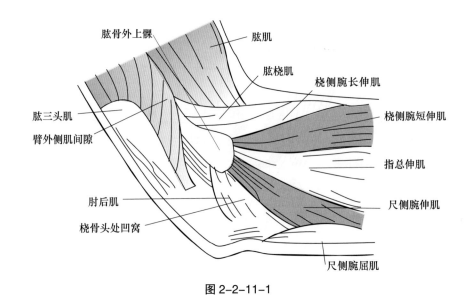

图 2-2-11-1

止于桡骨前面的上部。旋后肌为旋后运动的主动肌,受桡神经深支支配。

前臂后皮神经(桡神经分支)穿肱三头肌外侧后,沿臂外侧面及前臂后面下降,分布于外上髁、鹰嘴和前臂后面,达腕。有的研究者指出,在肱骨外上髁部有如爪状的神经末梢紧紧附着在外上髁的骨面上。这可能是肱骨外上髁产生顽固性疼痛的原因之一。

二、病因病理

该病好发于经常做旋转前臂、伸屈肘关节工作或运动的人。如打羽毛球、网球时的损伤;也有旋扭螺丝及某些农业、家务劳动的劳损。一般认为是由于肱骨外上髁伸肌总腱的慢性劳损及牵扯损伤引起的,尤其是桡侧伸腕短肌最易损伤。

在病理上,主要发现有以下变化:

1. 伸腕肌腱纤维在肱骨外上髁的部分撕脱,特别是桡侧伸腕短肌。

2. 肱桡关节处局限性滑膜炎,滑囊炎。每个伸肌腱下均有滑液囊,且在伸肌起点处均可受压,出现疼痛症状是理所当然的。

3. 支配伸肌神经的分支有神经炎表现。这一点与神经根型颈椎病时肩、背、臂、肘、手等处疼痛麻木是一样的道理。

4. 环状韧带变性。

5. 成年人在外上髁远端腱膜下有一间隙,含有疏松组织,可见无菌性炎症的表现。

6. 肱三头肌与肱肌间沟处,相互摩擦所产生的粘连和结瘢的病变等。

由于肌肉的过度活动,在早期可引起腱下间隙的组织水肿,随之是纤维性渗出,并开始血管增生及粘连形成。反复损伤及重复的病理改变使增生、粘连更为严重,间隙容积更小,随之出现肱骨外上髁炎的特有症状。大多是积累性损伤引起伸腕肌、伸指总肌、肘肌等附着点肌腱内轻度撕裂和轻微出血,在修复过程中机化、粘连、结疤,甚至钙化、骨化,挤压了该处的神经血管束而引起疼痛。由于发病后患者往往勉强用患肢去完成某些日常生活的动作(如扣纽扣等),而使该处肌腱继续损伤,粘连、结疤,牵拉与该处有牵连的神经支,致使肌痉挛、疼痛。同时,也可以造成桡侧腕伸肌肿胀及桡侧副韧带等损伤,更增加了前臂旋转功能受限、疼痛和持物无力等症状。

本病的病理改变是典型的腱末端病改变。其腱止点部的镜下表现是:肌纤维断裂,有的甚至形成囊肿状、镜下骨折、腱变性与血管增生,继发腱止点骨质增生,可见腱的钙化、骨化。在腱的周围与末端病的表现也完全一样,有的表面的筋膜粘连和血管增生,腱下的疏松组织也有损伤性炎症与粘连。由上述肱骨外上髁的各项病理改变的存在,这就不难理解肱骨外上髁炎时会出现多个痛点的道理了。

三、临床表现与诊断

(一)病史

一般无明显外伤史,但常有使用前臂旋转工作的劳损史及过度的运动损伤史。一般起病缓慢,多在不知不觉中发生。

(二)临床表现

1. 局部可有轻度肿胀,旋转前臂时疼痛,难以完成握拳旋转前臂动作,握物无力,病人拿扫帚扫地时疼痛都会加重,甚至根本不能完成类似的用力动作。症状发作时,疼痛加重,常由间歇性疼痛逐渐变为持续性疼痛,甚至夜间痛,因而影响休息和睡眠。疼痛有时向肘上、下放射。

2. 疼痛重者,可出现患手无力持物的现象,即手提重物,突然出现不可抑制的无力感而丢掉所持之物。

3. 外上髁、腱止点、桡骨小头、肱桡关节间隙处压痛,肱骨外上髁前下方联合腱等处都可能有压痛。在伸腕肌近段部分,可有肌间隔部位的明显硬韧、压痛处。以上各点可单独出现,也可几个点同时出现压痛,它们出现的多少与病理改变的严重程度密切相关。

4. 肘关节伸屈正常,但旋转受限。

5. 有时在外上髁处可扪及轻微隆起的骨嵴样物。

（三）特殊检查

可做如下特殊试验协助肱骨外上髁炎的诊断：

1. 旋臂屈腕试验（图2-2-11-2） 肘关节直伸，腕关节掌屈，手握拳，然后将前臂旋前，在肱骨外上髁及其周围激发剧痛者为阳性，也称Mill's征阳性。亦可肘屈曲、手握拳，然后前臂旋前，同时伸肘，此时肘外侧出现疼痛，亦为Mill's试验阳性。

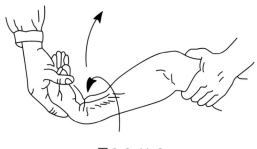

图 2-2-11-2

2. 伸肌紧张试验（Cozen试验） 患者握拳屈曲，在检查者将手压于患者手指背侧作对抗的情况下，患者用力伸指、伸腕、发生肘外侧疼痛为阳性。

（四）鉴别诊断

要与骨间背侧神经（桡神经深支）旋后肌卡压综合征相鉴别。肱骨外上髁炎时，伸肌总起点有压痛，伸腕时产生抗阻痛是其特点。骨间后神经受压综合征酷似肱骨外上髁炎，但前者的疼痛和压痛发生在更远侧的骨间后神经的径路上或在旋后肌腱弓的上方，有时这两种症状可在同一病人身上同时发生。

四、治疗

（一）适应证与禁忌证

凡确诊为肱骨外上髁炎者均为针刀闭合型手术的适应证。如病人同时有颈椎病的神经根症状，应考虑肱骨外上髁的表现与颈椎病的关系。那时，单独治疗肱骨外上髁的病变就不会取得好的疗效。这种情况，应首先治疗颈椎病，若颈椎病治疗后仍未能消除肱骨外上髁的症状，可再对肱骨外上髁处进行治疗。

（二）体位

仰卧位，肘关节屈曲90°，置于胸前。这种姿势，可以从容处置肱骨外上髁各点的病变。

（三）体表标志

肱骨外上髁，在上臂远端外侧的骨隆起，屈肘时更明显，比内上髁稍小些。

（四）定点（图2-2-11-3）

视病情不同，可有如下定点：

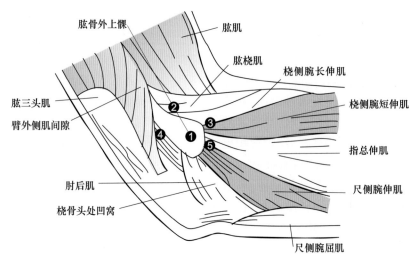

图 2-2-11-3

1. 肱骨外上髁骨凸压痛点

2. 肱骨外上髁骨凸上方点（肌间沟点）　此点为肱骨外上髁上方 10~20mm 处，即肱三头肌与肱桡肌之间肌间的凹陷处的压痛点。

3. 肱骨外上髁骨凸前内侧点　肱骨外上髁前内侧，近肘横纹外侧端的凹陷处，即桡侧腕长、短伸肌起始部的压痛点。

4. 肱骨外上髁骨凸后外侧点（肱桡关节囊点）　即肱骨外上髁骨凸与鹰嘴骨突间的凹陷处。

5. 肱骨外上髁骨凸下方点（骨凸下方 25mm 的凹陷处）　此点位于桡骨小头与尺骨鹰嘴两骨凸连线的中点，屈肘时为一凹陷，是为肘肌起始部覆盖桡骨小头和环状韧带的部位。

6. 肱桡肌与桡侧腕屈肌肌间沟损伤点　此点本不属肱骨外上髁炎的范围，但因尚未独立写出本病，即暂在这里予以叙述。它位于肱骨外上髁和桡骨小头的下方，肱桡肌隆起的外侧的肌间沟中，往往在肌间沟起始部下方 10~20mm 以远处，会有一连串的压痛点。

7. 环状韧带点　即桡骨小头下外压痛点处定 1 点。

（五）针刀微创手术操作（图 2-2-11-4）

1. 肱骨外上髁骨凸点　刀口线与前臂纵轴平行，刀体与肱骨外上髁皮面垂直刺入，直达骨面。此处，软组织较薄。轻轻松开刀柄，任其刀锋"浮"起，然后做纵行疏通、横行剥离；如刀下有骨样物则使刀体与身体水平面呈 45° 角左右行铲剥法将骨崤样物铲平即可。此后，亦可在骨膜外，将针刀向一侧倾斜，几乎与皮面平行，向皮下刺入约 10mm，在骨膜外行通透剥离 360°~720°，以求较彻底的松解外上髁处软组织。

2. 肱骨外上髁上方点（肌间沟凹陷点）　此点即肱骨外上髁上方外侧肌间沟，也就是肱桡肌、肱肌与肱三头肌内侧头肌外膜之间的粘连点。刀口线与肱骨纵轴平行，刀体与皮面垂直。快速刺入，直达骨面，行纵行疏通，横行剥离，刀下有松动感即出刀。

3. 肱骨外上髁骨凸前内侧点　此点为肱骨外上髁前侧凹陷点。刀口线与前臂纵轴平行，刀体与皮面垂直，刺入直达骨面，纵行疏通，横行剥离，刀下有松动感后，出刀。

4. 肱骨外上髁骨凸后近鹰嘴侧凹陷点　即外上髁与尺骨鹰嘴之间的凹陷处。刀口线与前臂纵轴平行，刀体与皮面垂直，刺入

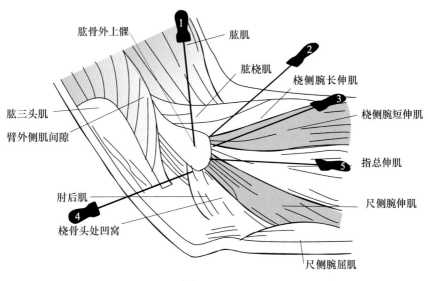

图 2-2-11-4

直达骨面,行纵、横疏通、剥离,刀下有松动感后,出刀。

5. 肱骨外上髁后外下点 即肘肌覆盖桡骨头处,此处扪之有凹陷。刀口线与前臂纵轴平行,刀体与皮面垂直。快速刺入直达骨面。令刀锋自然浮起,然后做纵、横疏通、剥离。这样,就可以避免损伤桡骨头软骨面。

6. 肱桡肌与桡侧腕屈肌肌间沟损伤点 刀口线与肢体纵轴平行,刀体与皮面垂直。快速刺入皮肤,直达骨面。同样让刀锋自然浮起,再做纵行疏通、横行剥离。刀下立刻会有松动感,出刀。

7. 环状韧带点 刀口线与肢体纵轴一致,刀体与皮面垂直,快速刺入,直达骨面。提刀于环状韧带表面,再深入切开 2~3 刀,刀下有松动感后出刀。

以上各点在操作时,只要刀下有松动感即可出刀。

术毕,刀口用创可贴或无菌敷料覆盖,固定。

(六)手法操作

病人端坐位,医生站于对面,病人和医生以同侧的手互相握住,病人屈腕,前臂旋前,医生之手与之对抗,反复两三次。然后对抗屈肘几次即告结束。

五、注意事项

肱骨外上髁炎的治疗效果取决于以下因素:

1. 定点准确。应对病变仔细检查,仔细扪摸。除骨凸外,还要对其周围组织进行全面检查,如有另外压痛点,一律定点。

2. 针刀微创手术操作到位,即一定要把粘连、瘢痕剥离开来,刀下必有松动感方可出刀。

3. 如 1 次治疗未愈,间隔 7~10 天,可再治疗。

4. 肱骨外上髁顽固性疼痛者,有部分是颈椎病的表现,而且两者亦可同时存在,诊治中应注意检查、鉴别。如为颈椎病所致,应治疗颈椎病,否则疗效不佳。

第十二节 肱骨内上髁炎

肱骨内上髁炎为肘部常见的软组织损伤,但发病者比肱骨外上髁炎为少。传统观念多认为书写摩擦内上髁所致,称学生肘。而实际上,学生患病者并不多。本病多发生于手工业操作者和运动员,且多见于青壮年,故又称高尔夫球肘。此病常规方法治疗,疗效不稳定,针刀闭合型手术治疗,疗效颇佳。

一、相关解剖

肱骨内上髁(图 2-2-12-1)为肱骨下端尺侧的骨突,揭开皮肤,皮下组织即可见到。肘呈直角屈曲,肱骨内上髁显著突出于肘的后内下方。内上髁续肱二头肌内侧沟,沟后方为三头肌内侧头,沟前方为肱二头肌。屈肘时,肱二头肌腱在肘横纹处绷起。前臂屈肌由内上髁起始走向前臂,居前臂皮

下,由上(外)向下(内)依次为旋前圆肌、桡侧腕屈肌、掌长肌和指浅屈肌。在内上髁后部内侧的浅沟为尺神经沟,内有尺神经通过。当用手指按揉尺神经沟,可感到尺神经在沟内滚动。肱骨内上髁处由臂内侧皮神经支配。

二、病因病理

高尔夫球的爱好者、运动员,肘部活动较多的手工业劳动者、修理工等,由于急性牵拉和慢性积累性劳损而引起肱骨内上髁处的肌腱或肌纤维的撕裂,致少量出血、充血、渗出、水肿;也可由于长时间伏案打字或写字使肱骨内上髁受压,反复长期摩擦,引起内上髁局部缺血、压伤或损伤尺神经小分支的末梢。由于上述种种原因而形成瘢痕、粘连、肌腱挛

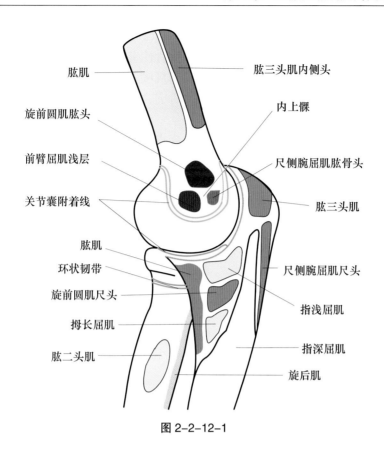

图 2-2-12-1

缩,最后引起顽固性疼痛。也可以因挤压尺神经皮支而引起疼痛症状。

三、临床表现与诊断

(一)病史 多见青壮年,有肘部急性损伤史或慢性劳损史。

(二)临床表现

1. 肱骨内上髁疼痛,可呈酸胀、钝痛、刺痛。急性损伤可伴有肿胀,不能提重物、拧毛巾,四五指有间歇麻木感。慢性期则局部疼痛时轻时重,患手无力。

2. 肱骨内上髁有压痛,触有粗糙不平感或可扪有硬韧痛性结节。

(三)特殊检查

1. 抗阻力屈腕试验(图 2-2-12-2) 病人屈肘握拳,前臂贴在桌面上。检查者压住拳的掌侧面,对抗病人的屈指和屈腕,使前臂屈肌群紧张,出现内上髁处疼痛为阳性。

2. 旋前及旋后伸腕试验 即肘伸直,臂旋后,再将腕抗阻力背伸,内上髁处疼痛阳性。

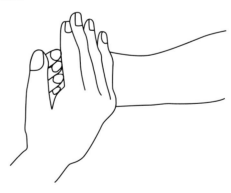

图 2-2-12-2

四、治疗

1. 适应证与禁忌证 凡确诊为肱骨内上髁炎的病人均为针刀闭合型手术的适应证。但亦有很大一部分颈椎病病人也有肱骨内上髁炎的症状,应注意鉴别。如为颈椎病引起的症状,应以治疗颈椎病为主。

2. 体位 仰卧位,肘屈 90°,臂上举过头,臂下垫以枕,将臂平放于枕上。此体位内上髁暴露完全,病人舒适。

3. 体表标志

(1)尺骨鹰嘴:鹰嘴是尺骨的最高点,屈肘时最突出的尖端骨突即是。

(2)肱骨内上髁:肱骨远端内侧的一个较大骨性突起,位于皮下,易于扪及。当伸肘时,与鹰嘴和肱骨外上髁在一条直线上(有 3 个骨突,内侧者即是)。

4. 定点(图 2-2-12-3) 肱骨内上髁压痛点,定 1 点。

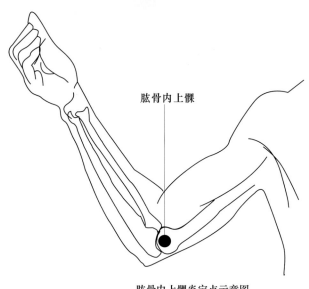

肱骨内上髁炎定点示意图

图 2-2-12-3

5. 消毒与麻醉 皮肤常规消毒,戴手套,铺无菌巾,局麻后行针刀术。

6. 针刀微创手术操作(图 2-2-12-4) 刀口线和屈肌的肌纤维走向平行,刀体与皮面呈垂直刺入,直达骨面。先纵行疏通,再横行剥离。有时在内上髁与尺神经沟相邻处有压痛,则可提起针刀,向内上髁的近中面进刀,紧贴内髁骨面行纵行疏通、横行剥离,将与尺神经周围粘连的组织松解开。刀下有松动感,出刀。

术毕,敷以创可贴或无菌敷料,固定。

7. 手法操作 病人端坐位,医生以同侧手握住病人 2~5 指,让病人尽力屈肘屈腕,前臂内旋,医生与之对抗,反复做 2~3 次即可。

五、注意事项

尺神经在肱骨内上髁内侧皮下走行,很

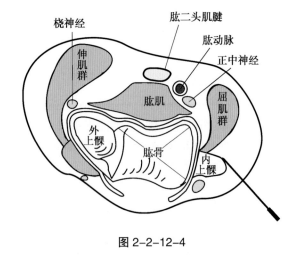

图 2-2-12-4

表浅。因此,针刀微创手术操作不可离开肱骨内上髁的近中面骨面,即使进入尺神经沟内,也不应刺伤尺神经。

第十三节 桡骨茎突部狭窄性腱鞘炎

狭窄性腱鞘炎在指、腕、跖、踝等部位均可发生,但以桡骨茎突部发病较为多见。本节所述的是外展拇长肌与拇短伸肌外伤性狭窄性腱炎,实际属于腕背伸肌腱鞘炎中的一种。因为发病较多,故单独列出,重点叙述。在腱鞘炎中以狭窄性腱鞘炎较为难治,一般保守疗法难以奏效。应用针刀闭合型手术治疗,法简效速。

一、相关解剖

桡骨远端,即腕上部桡侧,可见一骨性隆起为桡骨茎突。桡骨茎突的基部为肱桡肌腱的止点。揭开皮肤、皮下组织可见桡骨茎突腱鞘。其腱鞘底为桡骨下端茎突外侧的浅沟,在沟上由附着于桡骨下端外侧缘及桡骨茎突上的腕背侧韧带覆盖,形成了骨纤维管。腕

背侧韧带(即腕背伸肌支持带)宽20~30mm,非常坚厚,附于凹形骨面两侧的边缘,与其他肌腱分开,形成一个单独的管道(此为腕背侧伸肌支持带六个分格中的第一个分格)。此骨纤维管的外侧及背侧为腕背侧韧带紧紧包围,内侧为桡骨茎突,故通过部位狭窄,且浅居皮下。拇长展肌和拇短伸肌自桡、尺骨背面及骨间膜起始部下行,分别止于拇指掌骨及第一节指骨底,于桡骨茎突处二条肌腱共同行于该骨纤维管中。肌腱出管,两条肌腱分开,形成一定的角度向远端走去。在桡骨茎突下方的小凹陷为腕桡侧窝(图2-2-13-1),俗称"鼻烟窝"。

鼻烟窝的近侧界为桡骨茎突,桡侧界(远中面)由拇长展肌和拇短伸肌腱,尺侧界(近中面)为拇长伸肌腱构成。凹窝底为桡骨茎

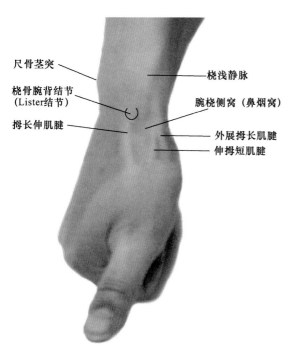

图 2-2-13-1

尺骨茎突
桡骨腕背结节(Lister结节)
拇长伸肌腱
桡浅静脉
腕桡侧窝（鼻烟窝）
外展拇长肌腱
伸拇短肌腱

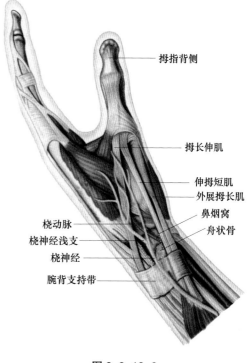

图 2-2-13-2

拇指背侧
拇长伸肌
伸拇短肌
外展拇长肌
鼻烟窝
舟状骨
桡动脉
桡神经浅支
桡神经
腕背支持带

突尖、舟骨、大多角骨及第1掌骨底。桡动脉在分出腕掌侧支之后从腕前方经"鼻烟窝"的底部,再经拇长展肌和拇短伸肌腱的深面穿过至第一掌骨间隙。故在窝底部,可摸到桡动脉搏动。桡骨茎突的背面稍上方尚有桡神经浅支(图2-2-13-2~3)在皮下通过,并走向手背桡侧部皮下。

二、病因病理

从解剖结构来看,在腕部桡骨下端茎突处的腱鞘,由于骨沟表浅、狭窄,底面凹凸不平;而沟面又被腕背侧韧带(伸肌支持带)紧紧覆盖着,因此腱鞘比较狭窄。正常时,外展拇长肌和伸拇短肌的两腱只能紧密相贴地通

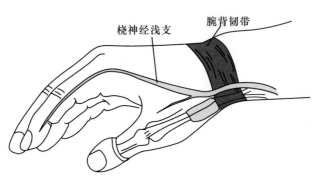

图 2-2-13-3

过这一结构坚强的鞘内。这是易致腱鞘狭窄的首要原因。

另一原因是,二肌腱在经过桡骨茎突到第一掌骨时,其屈曲角度大约为105°,女性此角更大。故当频繁的外展、背伸腕部和外展拇指、手指握物、手指内收及腕部向尺侧屈曲,特别是女人抱小孩时,其腱的折角更加变大,从而增加肌腱在狭窄腱鞘内的摩擦,造成积累性劳损。劳损后,腱鞘内壁产生炎症,不断渗出、肿胀、结疤,以至腱鞘增厚而变狭窄、硬韧。由于腱鞘内层不断结疤,在一定条件下和鞘内肌腱发生粘连,而肌腱还在不断的运动,肌腱将又受到挤压,还要水肿、粗大,最后则被挤压而萎缩变细。如此恶性循环,致使功能障碍。腱鞘狭窄的部位大多限于腱鞘的远端10~15mm处,弹响少见。

三、临床表现与诊断

(一)病史

有明显急性损伤史或慢性劳损史,常见于从事拇指长期过度用力的手工劳动者。女性和右侧居多,特别是常抱小孩子的妇女易

患此病。

(二)临床表现

1. 桡骨茎突处有明显疼痛和压痛。急性期有局部肿胀,外展、背伸拇指时,有肌腱摩擦或握雪感。慢性期可微肿,腕部活动无力,疼痛可放射至手指或前臂。

2. 局部可扪及硬性结节,条索状物,压痛明显。

(三)特殊检查

握拳尺偏试验(图2-2-13-4):患手拇指屈曲放于掌心握拳,再向尺侧屈腕引起剧烈疼痛,称握拳尺偏试验阳性。

四、治疗

1. 适应证与禁忌证 除一般禁忌证外,凡确诊为桡骨茎突狭窄性腱鞘炎者均是针刀闭合型手术的适应证。

2. 体位 仰卧位,患手轻握拳,立放于治疗床面上,在腕下部垫以薄枕。

3. 体表标志 桡骨茎突是位于桡骨远端外侧的骨突,顺桡骨的外侧面向远端摸去,下方骨端最突出的骨凸即是。

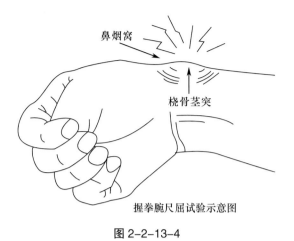

鼻烟窝

桡骨茎突

握拳腕尺屈试验示意图

图 2-2-13-4

刀口以创可贴或无菌敷料覆盖,固定。

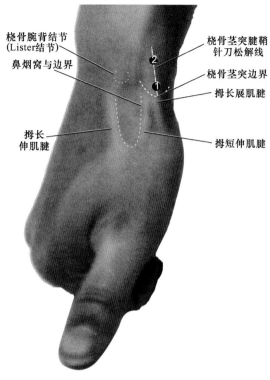

桡骨腕背结节
(Lister结节)

鼻烟窝与边界

拇长
伸肌腱

桡骨茎突腱鞘
针刀松解线

桡骨茎突边界

拇长展肌腱

拇短伸肌腱

图 2-2-13-5

鼻烟窝为桡骨茎突骨突下方的一个凹窝,凹窝之上端即为桡骨茎突。

4. 定点(图 2-2-13-5)　在定点前让患者紧握拳(拇指握于四指之内)并用力尺偏,令桡骨茎突和肌腱突出,便于定点。在肌腱通过的桡骨茎突处取最敏感的压痛点定点。由于病变的腱鞘可能较长,可酌情定 1~2 个点。

5. 消毒与麻醉　常规皮肤消毒,戴手套,铺无菌巾,局麻后行针刀术。

6. 针刀微创手术操作(图 2-2-13-6)　刀口线绝对与肌腱走行平行,刀体与皮面垂直。快速刺入皮肤,刀锋即达浅表层腱鞘处,先行纵行切开 2~3 刀,再行纵行疏通、横行剥离。病情严重者,即可刺穿肌腱,在肌腱之下使刀锋接触骨面,将腱鞘再切开 2~3 刀,并行纵、横疏通、剥离,刀下有松动感后出刀。术毕,

以上操作,绝大多数可以达到治愈的目的,但仍有部分病人未能治愈,应用改进后的凹刃刀,平行推切则可将腱鞘彻底切开,请一试。

7. 手法操作　让病人将患侧拇指握于四指之内,即握拳的姿势,做腕过度尺侧屈曲

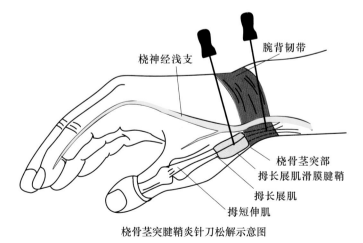

桡神经浅支

腕背韧带

桡骨茎突部
拇长展肌滑膜腱鞘

拇长展肌

拇短伸肌

桡骨茎突腱鞘炎针刀松解示意图

图 2-2-13-6

的动作、医生可协助用力,反复2~3次。

五、注意事项

1. 定点必须正确。鼻烟窝的底为舟骨,其内有桡神经支及桡动脉通过。虽然有些病人诉疼痛在鼻烟窝内,但不可在此定点。如果在鼻烟窝内做针灸操作,则必造成血肿。在此处不可"阿是"定点。

2. 针刀的刀口线必须绝对与肌腱纤维的走向平行,否则将损伤肌腱。针刀应对准桡骨茎突骨面,真正切开腕背侧韧带。

3. 在针刀剥离时,注意勿损伤桡动脉和桡神经浅支。因为桡动脉供应腕舟骨血液,该骨本来血运就较差,一旦损伤,则可能影响舟骨血运。桡神经浅支被损伤或切断则可造成痛性神经瘤和手背的感觉障碍,应十分注意。

4. 试用凹刃刀是治疗狭窄性腱鞘炎的聪明之举,法简效速,疗效确切。

第十四节　腕背伸肌腱鞘炎

腕背伸肌腱鞘炎是临床上的常见病、多发病,多由急性损伤和慢性积累性损伤引起。慢性者往往常年不愈,影响生活和工作。腕背伸肌腱分为六组,分别走行在六个腕背腱鞘中。除相关解剖外,临床部分则须分别加以论述。

一、相关解剖

手背部的皮肤较薄而松弛,有较大的活动性,能允许手指向掌面屈曲。用力背伸腕部可见三条皮肤横纹,即近、中、远横纹,其远、近横纹约为腕背侧支持带的上、下界。皮下组织内含有极少量脂肪,却有丰富的皮下静脉。掀开皮肤、皮下组织,便可见到腕背侧伸肌支持带。腕背侧伸肌支持带系由增厚的深筋膜组成。从韧带的深面发出五个筋膜间隔,止于桡、尺骨下端背侧面的骨面上,将腕背侧分成六个骨纤维性管道,来自前臂的12条肌腱,分别为6个滑液鞘所包绕,经过这6个管道到达手背和手指。

腕背伸肌腱鞘(图2-2-14-1)

从桡侧到尺侧的各个管道中,通过的肌腱依次为:

1. 拇长展肌腱和拇短伸肌腱。

2. 桡侧腕长伸肌腱、桡侧腕短伸肌腱。

3. 拇长伸肌腱。

4. 指总伸肌腱(共4条)和示指固有伸肌腱。

5. 小指固有伸肌腱。

6. 尺侧腕伸肌腱。

值得提示的有以下两方面:

1. 示指伸肌与指伸肌腱的关系　示指伸肌为前臂深层肌,其浅层有指伸肌覆盖。示指伸肌是一条窄长状的肌肉,位于拇长伸肌的内侧,并与之并行。此肌起于桡、尺骨体、骨间膜,与指伸肌腱通过伸肌支持带的深面,至示指掌骨头处并入指伸肌腱,移行为指背腱膜附着于示指第2、3指节指骨基底的背面。示指伸肌腱与指伸肌腱处在同一纤维鞘内(第3隔),且在指伸各肌腱的深面,紧靠桡骨的背面。

2. 三条神经　即骨间后神经、尺神经手背支和桡神经浅支。骨间后神经在伸肌腱腱鞘的深面,它由桡神经深支发出,到达腕背桡侧伸肌腱下缘时,紧贴腕背深层(即第二分隔腱鞘底的骨面上)发出关节支及各伸肌支。腕背尺侧有尺神经手背支,在腕上40~50mm处穿出深筋膜后,在尺骨茎突远侧掌面,转向腕背侧及手背侧。分布于手背尺侧半及尺侧两个半手指,不经过腕背腱鞘。桡神经浅支:在手背桡侧有桡神经浅支,在腕上三横指处穿出深筋膜,在桡骨茎突上方下行,在拇长展肌和拇短伸肌浅面至手背,分布于手背桡侧半及桡侧两个半指背面近侧的皮肤上。

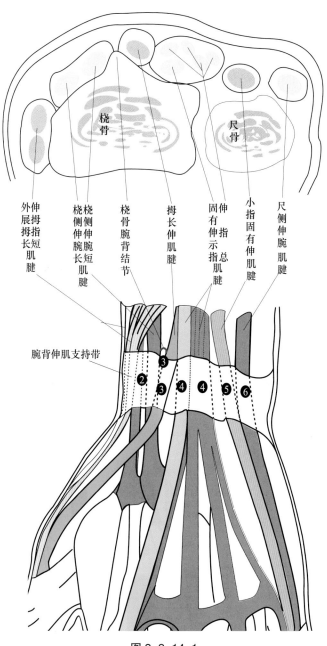

外伸展拇指拇长短肌腱

桡侧伸腕桡腕长短肌腱

桡骨腕背结节

拇长伸肌腱

固有伸指示指肌腱

小指固有伸肌腱

尺侧伸腕肌腱

桡骨

尺骨

腕背伸肌支持带

图 2-2-14-1

以上三支背侧神经的走行情况说明,在腕背侧腱鞘中,由桡骨背侧结节至尺骨茎突的腕背侧韧带处无大血管、神经干,比较安全。但骨间后神经却在腕背固有伸示指肌腱和伸指总肌腱鞘的深面,故在此行针刀术时,只能松解腕背韧带而不可过深。

由于众多指伸肌腱分别走在 6 个腱鞘内,又相互交叉重叠,故可出现各种各样的病理变化,因此,下面将分别论述几个典型的疾病。

二、桡侧腕伸长、短肌腱周炎

本病是常见病,多见于应用腕部劳作的体力劳动者。此病亦称创伤性肌腱炎、轧砾

181

性肌腱炎、捻发音性肌腱炎等。

（一）相关解剖和病因病理

前臂背侧远端1/3处是桡侧腕长伸肌腱、桡侧腕短伸肌腱，与其浅部的拇长展肌和拇短伸肌肌腹交叉重叠的部位。此处的特点是：腕长、短伸肌腱无腱鞘包绕，而仅有腱旁组织。当拇指与腕关节过度活动时，由于两组肌群的运动方向不一致，无腱鞘的肌腱与交叉的肌腹组织相互摩擦，从而发生腱周组织的无菌性炎症反应。局部组织水肿、炎性渗出，其后纤维变性并发生粘连。这便是桡侧伸肌腱周炎的急性和慢性炎症的病理过程。

（二）临床表现与诊断

一般都有过劳等损伤史，较多见的是使用手持震动工具，或从事腕部被强力震荡的工作且未做好劳动保护如用镐刨，最易发生此类损伤。

1. 疼痛为主要症状，当腕部活动时疼痛加重。

2. 伸腕无力。

3. 急性期可有明显的握雪感或捻发音（砂砾样感）。

4. 慢性者则只有疼痛和伸腕无力。

（三）治疗

1. 适应证与禁忌证　5 以慢性期最为适当。某些急性期病人也可以应用本法作松解引流之用。

2. 体位　仰卧位，患肢平放于治疗台上，背侧朝上。必要时可在腕下垫一薄枕。

3. 体表标志　此病变部位在桡骨茎突与桡骨背侧结节近侧端 30~50mm 之内。

4. 定点（图 2-2-14-2）

定于桡骨茎突与桡骨背侧结节近侧端 30~50mm 之内的肥厚、压痛的部位 1~2 点。

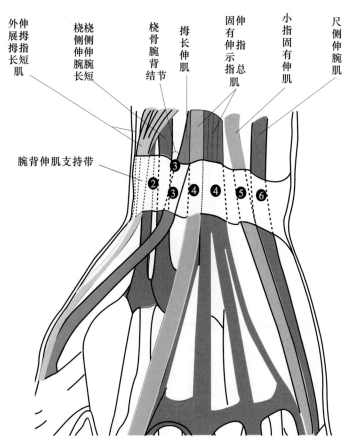

图 2-2-14-2

5. 消毒与麻醉　常规皮肤消毒,戴无菌手套,铺无菌巾。局麻后行针刀闭合型手术。

6. 针刀微创手术操作(图 2-2-14-3)

刀口线与肢体纵轴平行,刀体与皮面垂直。刺入皮肤直达骨面。先予切开几刀,再行疏通、剥离。刀下有松动感后出刀。

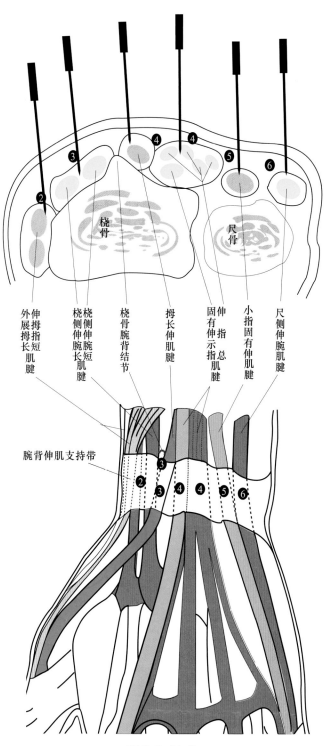

图 2-2-14-3

三、拇长伸肌腱腱鞘炎

（一）相关解剖与病因病理

拇长伸肌腱（参见图 2-2-14-1）位于腕背侧第三个纤维管道中，止于拇指远节指骨的背侧。拇长伸肌有使拇指伸直并向示指靠拢的作用。桡骨远端背侧中央有一浅而窄的沟，此沟的桡侧有一明显的骨嵴，即桡骨背侧结节（Lister 结节），该肌腱由此沟通过。拇长伸肌腱损伤的原因是，当腕关节背伸并向桡侧偏时，拇长伸肌腱则向背侧呈直角弯曲。此时，由于肌腱过度与骨突摩擦，极易发生损伤，有的甚至自发断裂。此病多发于常用手腕力量进行操作的工人。

（二）临床表现与诊断

1. 腕部疼痛：拇指强力背伸时疼痛加重。

2. 腕及拇指背伸无力。

3. 腕部轻度肿胀、局部有压痛。

4. 局部扪之有增厚感，此为反复摩擦腱鞘增生所致。

5. 如发生自发性肌腱断裂，则拇指掌指关节突然不能主动伸直，末节指骨不能伸直，掌指关节也不能完全伸直。

（三）治疗

1. 适应证与禁忌证 凡确诊者，均可行针刀闭合型手术治疗。自发性断裂者不在腱鞘炎之列，当然也不是针刀的适应证。

2. 体位 仰卧位，患肢平放于治疗台上，背侧朝上。必要时可在腕下垫一薄枕。

3. 体表标志

（1）桡骨茎突：是桡骨远端外侧面的骨突，易于触到和看到。

（2）尺骨茎突：是尺骨远端背内侧骨突，较桡骨茎突小些，易于扪及和看到。

（3）桡骨背侧结节（Lister 结节）：在腕背侧可触及，是桡骨远端背面的一个小骨突，其尺侧面有拇长伸肌腱绕过，然后以 45° 角转向桡侧到达拇指，其桡侧有桡侧腕短伸肌腱。此结节较隐蔽，约在桡尺骨茎突连线的中间偏桡侧处，即在腕背近侧横纹与拇长伸肌腱交叉处扪及的骨突。可以用以下简便方法确定桡骨背侧结节的位置：以对侧手与病手虎口同侧面互插，拇指紧贴大鱼际，示指远侧指间关节摸着桡骨茎突背面，中指紧贴示指，其远侧指间关节下面即是桡骨背侧结节。

（4）腕背桡凹：距离桡骨背侧结节（Lister 结节）远端 10~20mm，拇长伸肌腱的尺侧，相对于鼻烟窝最低处即是。可以以拇指压鼻烟窝，以示指压于拇长伸肌腱的尺侧即可明显触到其腕骨间的凹陷处，其下便是月骨。多数桡神经浅支由此处通过，是神经阻滞最佳处，当然，也是桡神经浅支最易损伤之处。

（5）拇长伸肌腱。

以上两个标志清楚易于辨认。

4. 定点（参见图 2-2-14-2）

可定 1 点或 2 点：

（1）拇长伸肌腱鞘压痛点：定 1 点，松解狭窄的腱鞘。

（2）桡骨背侧结节的尺侧缘点：扪清桡骨背侧结节与拇长伸肌腱的关系，在骨的尺侧缘（也就是腱的桡侧缘）上、下定 1~2 点松解腱周组织与腱鞘的粘连。

5. 消毒与麻醉 常规皮肤消毒，戴无菌手套，铺无菌巾。局麻后行针刀闭合型手术。

6. 针刀微创手术操作（参见图 2-2-14-3）

（1）拇长伸肌腱鞘点：刀口线与肌腱走行平行，刀体与皮面垂直。刺入皮肤、皮下组织及腱鞘，穿过肌腱直达骨面。稍提起刀锋至腱鞘表面，再进行切开腱鞘，3~4 刀，刀下有松动感受后出刀。如有Ⅳ型针刀（凹刃刀）则能做得更快更彻底。

（2）桡骨背侧结节尺侧缘点：刀口线与肌腱走行平行，刀体与皮面垂直。刺入皮肤、皮下组织，直达骨面。沿其骨缘切开粘连或瘢痕组织，再予纵横疏通剥离，刀下有松动感后出刀。两点均如此操作。

7. 手法操作 伸屈腕关节数次即可。平时可作拇指的背伸及外展动作，要多加锻炼更好。

四、示指伸肌和指伸肌腱腱鞘炎

（一）相关解剖与病因病理

腕背伸肌腱鞘炎可由急性损伤，如腕部过度振动、牵拉，或过度扭转等所致，也可因积劳成疾，如从事刨、挖、铲作业的工人或体育运动人员等也可发生。腱鞘底为骨面，凹凸不平，会对肌腱会产生磨损。这些肌腱若频繁活动则易受损，一旦遇有急性损伤极易造成腱鞘炎。因为指伸肌腱与示指伸肌腱走行于同一个腱鞘中，故某些损伤示指伸肌腱的因素也可以损伤指伸肌腱，故一并加以论述。

示指是除拇指之外活动最多的一个，而且很多活动都是拇、示指共同参与下完成的。在手的伸指活动中，示指与小指有独立的肌腱，故而示指与小指的灵活性远较中指和四指为佳。不仅如此，示指与拇指的协同活动主要是以示指的活动为主。故示指频繁的活动便易造成肌腱的磨损而形成腱鞘炎。这些腱鞘炎最易发生于腱鞘的起始部。肌腱拥挤在无弹性的、狭窄的腱鞘中，受损后，组织产生无菌性炎症、水肿、渗出、粘连、结疤、挛缩，管腔变窄等一系列变化而引起腱鞘的狭窄。

指伸肌，亦称指总伸肌。起于肱骨外上髁和前臂筋膜，肌纤维向下移行为4个并排的长腱，与示指伸肌腱共同通过伸肌支持带深面的骨纤维管至手背。此时，腱纤维分别移行于2～5指的指背腱膜，并抵止于远节指骨底的背面。它们在劳损与摩擦中也会受到损伤，形成腱鞘炎。

（二）临床表现与诊断

1. 腕部有劳损和急性损伤史。急性损伤往往拖延成为慢性损伤。本病多见于运动员、电脑操作员或打字员，或者以用手为主的体力劳动者。

2. 腕背侧会出现不同程度的酸、胀、痛等不适。急性者症状重，会影响工作和劳动；慢性者，腕背伸时会感到极不舒服，有时酸、胀难当。主要表现是腕背偏尺侧处呈弥漫性疼痛。当腕关节和手指呈屈曲活动时，疼痛更加明显。

3. 检查时，可见腕背尺骨茎突侧轻微肿胀，且有压痛。腕背侧某一部位有明显之压痛点，或有一条状肿胀或硬结。

4. 主动背伸腕关节受限。让病人作主动单独示指背伸时，可引起腕背侧疼痛。

（三）治疗

1. 适应证与禁忌证　凡确诊为腕背示指伸肌腱狭窄性腱鞘炎者均为针刀闭合型手术的适应证。

2. 体位　仰卧位，腕部掌面朝下，平放于治疗台上，腕下放一脉枕，使腕部处于掌屈位。

3. 体表标志　桡骨背侧结节。

4. 定点（参见图2-2-14-2）

（1）示指伸肌腱点：在桡骨背侧结节（Lister结节）与尺骨茎突之间的腕背韧带上，示指伸肌腱最明显之压痛点或肿胀、硬结点即为治疗点，依病变范围的大小可定1～2点。

（2）指伸肌腱点：示指伸肌腱的桡侧压痛点，可定1～2点。

5. 消毒与麻醉　皮肤常规消毒，戴手套，铺无菌巾，局麻后行针刀术。

6. 针刀微创手术操作（参见图2-2-14-3）

刀口线与肌腱走行方向绝对平行，刀体与腕平面呈90°角刺入，穿过皮肤、皮下组织、浅筋膜、腱鞘，则有落空感，在此层次先纵行疏通，再横行剥离。如有硬结需做切开剥离，务将硬结纵行切开。刀下有松动感后，出刀。

术毕，刀口以创可贴或无菌敷料覆盖，固定。

7. 手法操作　让病人多次做屈腕和伸腕活动，医生两手握于病人腕两端，增加病人腕部的屈伸力度，并以过度屈腕1～2次后，手法结束。

五、小指伸肌腱腱鞘炎

（一）相关解剖与病因病理

小指伸肌腱（参见图 2-2-14-1）细而长，位于指伸肌腱尺侧。该肌起于肱骨外上髁及指伸肌两侧的肌间隔。其细长的腱通过伸肌支持带深面的骨纤维管道，与指伸肌小指腱束会合，构成指背腱膜后再分成三束，分别止于小指的中、远节的背面。小指伸肌腱在骨纤维管道的出口处与腱鞘相互摩擦、劳损等可使腱鞘局部增厚，导致骨纤维管道狭窄，造成肌腱水肿、变粗、增厚，当肌腱通过狭窄的鞘管时，可发出弹响。小指伸肌腱腱鞘炎也常发生在桡骨远端骨折的后期，由于瘢痕挤压和摩擦损伤所致。

（二）临床表现与诊断

1. 腕背疼痛 主要表现为腕背关节活动时出现腕背疼痛。主动伸小指时疼痛加重。

2. 弹响 有时伴有肌腱弹响。

3. 检查 尺骨茎突背面轻度肿胀，有局限性压痛及局部软组织增厚感。

4. 影像学检查 可观察到桡骨骨折等表现，但对本病的诊断无特殊价值。

（三）治疗

1. 适应证与禁忌证 凡确诊为小指伸肌狭窄性腱鞘炎者，均为针刀闭合型手术的适应证。

2. 体位 仰卧位，腕部掌面朝下，平放于治疗台上，腕下放一脉枕，使腕部处于掌屈位。

3. 体表标志 指伸肌腱的桡侧，尺侧腕伸肌腱的桡侧，腕背韧带的近端。

4. 定点 指伸肌腱的桡侧，腕背韧带的近端压痛点处定 1 点。

5. 消毒与麻醉 皮肤常规消毒，戴手套，铺无菌巾，局麻后行针刀术。

6. 针刀微创手术操作（参见图 2-2-14-3）刀口线与肌腱走行方向绝对平行，刀体与腕平面呈 90° 角刺入，穿过皮肤、皮下组织及腕背侧支持带，抵达骨面。首先行肌腱旁组织的松解术，切开 2~3 刀后，纵行疏通，横行剥离。然后，提起刀锋，刺入腱鞘内，切开腱鞘 2~3 刀，纵横疏通、剥离，刀下有松动感，屈伸小指无弹响，手术结束。

7. 手法操作 屈伸小指多次，完全屈曲小指多次即可。

六、尺侧腕伸肌腱腱鞘炎

尺侧腕伸肌腱狭窄性腱鞘炎亦称尺骨茎突狭窄性腱鞘炎，为腕部各种狭窄性腱鞘炎之一，常被误诊为腕部劳损，腕部损伤等疾病，延误治疗。

（一）相关解剖与病因病理

尺侧腕伸肌位于前臂尺侧的浅面，起于肱骨外上髁、前臂筋膜及尺骨后缘。该肌向下外行走为长腱，经过尺骨头与尺骨茎突间的纵沟，通过伸肌支持带深面，止于第 5 掌骨基底的尺侧结节。在穿过腕背侧韧带下的骨纤维管时肌腱有腱鞘包绕。这个腱鞘位于尺骨茎突与尺骨头两者之间的狭小沟中。此处有桡、尺骨环状关节面，在前臂的旋转中经常摩擦或损伤尺侧腕伸肌腱，前臂常由于外伤与劳损而形成肌腱纤维鞘管肥厚，影响鞘管内的肌腱活动，产生无菌性炎症而致狭窄性腱鞘炎。

（二）临床表现与诊断

1. 本病病人常有腕部被牵拉或过度操劳的病史。

2. 患手感觉无力，尺骨远端感到疼痛。

3. 前臂旋转时也有疼痛出现，尤以尺骨茎突处疼痛最明显。

4. 检查有局部压痛，有时可触及增厚的腱鞘。

5. 腕部桡偏试验与挤压试验，腕关节掌屈并桡偏，尺骨茎突处可发生疼痛，是为阳性。

（三）治疗

1. 适应证与禁忌证 凡确诊为尺侧腕伸肌狭窄性腱鞘炎者，除一般禁忌证者外均为针刀闭合型手术的适应证。

2. 体位 仰卧位，腕部掌面朝下，平放于治疗台上，腕下放一脉枕，使腕部处于掌屈位。

3. 体表标志

（1）尺骨头：腕背尺侧最突出的骨凸即是。

（2）尺骨茎突：尺骨头远端稍凹陷处即是。

4. 定点（参见图 2-2-14-2）尺骨茎突背面内侧压痛点处定 1 点。

5. 消毒与麻醉　皮肤常规消毒，戴手套，铺无菌巾，局麻后行针刀术。

6. 针刀微创手术操作（参见图 2-2-14-3）刀口线与肌腱走行方向绝对平行，刀体与腕平面呈 90° 角刺入，穿过皮肤、皮下组织及腕背侧支持带，抵达骨面。紧贴尺骨茎突骨缘切开松解尺侧腕伸肌腱周围的粘连。然后，

稍提起刀锋，刺入腱鞘，切开 2~3 刀，纵行疏通、横行剥离，刀下有松动感后出刀。

7. 手法操作　让病人作腕关节的屈伸、桡偏和尺偏运动，幅度应较大，各 1~2 次即可。

（四）注意事项

1. 腕背侧静脉丰富，在定点时尽量避开静脉血管。在针刀术后，刀口应稍延长压迫时间，以免出现皮下淤血或血肿。

2. 治疗桡侧腕长、短伸肌腱腱鞘炎时，勿损伤桡神经浅支。治疗尺侧腕伸肌腱鞘炎时，注意勿损伤尺神经手背支。一旦损伤，虽然无感觉障碍，但可形成神经瘤，引起疼痛。进刀时必须紧贴肌腱，才能切开腱鞘。

第十五节　桡侧腕屈肌腱腱鞘炎

桡侧腕屈肌狭窄性腱鞘炎是常见的疾病。针刀闭合型手术疗效确切，故予推荐。

一、相关解剖与病因病理（图 2-2-15-1）

腕掌侧大多角骨：在腕远侧皮肤皱襞的

桡侧半深面可触及舟骨结节，紧邻舟骨结节的远侧所摸到的骨凸是大多角结节。两结节共同构成腕桡侧隆起，在腕背伸时更易摸清。

桡侧腕屈肌：位于前臂中部皮下，桡侧有旋前圆肌和肱桡肌，内侧为掌长肌。桡侧腕屈肌起自肱骨内上髁和前臂筋膜，肌纤维斜向外

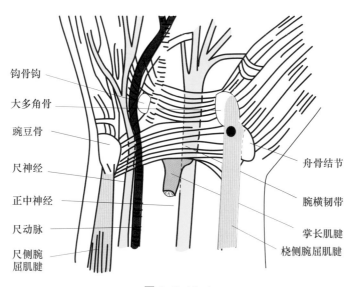

钩骨钩

大多角骨

豌豆骨

尺神经

正中神经

尺动脉

尺侧腕屈肌腱

舟骨结节

腕横韧带

掌长肌腱

桡侧腕屈肌腱

图 2-2-15-1

下方移行为细长的腱,穿过屈肌支持带深面,沿大多角骨尺侧缘下行到手掌,止于第2~3掌骨基底部的掌面。屈肌支持带(腕横韧带)的桡侧端分为两层,并且分别附着于舟骨结节和大多角骨结节,由此共同形成腕桡侧管。桡侧腕屈肌腱通过该管时,腱周绕有滑液鞘。

在日常生活及劳动中,屈腕动作多于伸腕动作,屈腕力量也大于伸腕力量。过度操劳,加上桡侧腕屈肌腱又通过狭窄的大多角骨深沟,故极易造成肌腱与滑液鞘的磨损,产生无菌性炎症,渗出、水肿,并逐渐出现纤维增生肥厚而导致狭窄性腱鞘炎。

二、临床表现与诊断

本病多见于手工操劳者和中年妇女。病人常诉劳作时腕部疼痛,尤其是持物作屈腕动作时更为明显。

检查时,在腕掌面桡侧相当于鱼际肌基底部有局限性肿胀与隆起,压之疼痛。

抗阻力试验:做屈腕并桡偏动作时可引起局部疼痛加重。

三、治疗

(一)适应证与禁忌证

凡确诊为桡侧腕屈肌狭窄性腱鞘炎者,均可作针刀闭合型手术。化脓性者除外。

(二)体位

仰卧位,手掌朝上,腕下垫以脉枕,使术野暴露清晰。

(三)体表标志

1. 腕远横纹。

2. 大多角骨结节。

3. 大鱼际基底部,即大鱼际肌的最近端。可从鱼际纹近腕横纹处向桡侧的转弯处,距鱼际纹10~20mm处即是大鱼际基底部,也是大多角骨结节所在处。

(四)定点(参见图2-2-15-1)

于腕远横纹稍远,大多角骨结节的尺侧与鱼际肌基底部三者的交界处1点。此处应是明显的压痛点。

(五)消毒与麻醉

皮肤常规消毒,戴手套,铺巾。局麻后行针刀闭合型手术。

(六)针刀治疗(图2-2-15-2)

刀口线与肢体纵轴平行,刀体与皮面垂直。快速刺入皮肤与皮下组织,直达大多角骨骨面。刀口线不变,稍提起刀锋,沿大多角骨的桡侧缘切开腕横韧带的浅层,2~4刀,纵横疏通、剥离,刀下有松动感后,出刀。

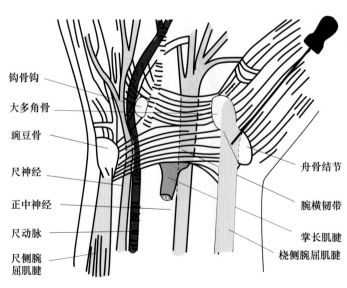

钩骨钩
大多角骨
豌豆骨
尺神经
正中神经
尺动脉
尺侧腕屈肌腱
舟骨结节
腕横韧带
掌长肌腱
桡侧腕屈肌腱

图 2-2-15-2

（七）手法治疗

让病人作桡、尺侧屈动作,反复多次。再行腕部屈伸动作,反复多次即可。

四、注意事项

此处比较安全,应注意的是刀口线一定要一肌腱走行一致,勿损伤肌腱。

第十六节　第2~4屈指肌狭窄性腱鞘炎

由于手指伸、屈频繁,肌腱与腱鞘摩擦而易劳损,所以屈指肌狭窄性腱鞘炎特别常见。有的采用保守疗法,疗效较差。手术疗法又不易为人们接受,而针刀闭合型手术治疗既简便、又安全,疗效颇佳。但由于某些医生对屈指肌腱腱鞘的解剖结构了解不细而混淆了它们的区别,出现了一些失误,故在此将拇指与其他四指分别论述。

一、相关解剖

1. 手掌和手指的皮肤厚而坚韧,无毛发色素和皮脂腺,却有丰富的汗腺和神经末梢。较多的皮下脂肪被分隔在垂直的纤维束中间,该束将皮肤与掌腱膜以及下面的腱鞘等组织连接起来。因此皮肤既富弹性又少滑动。手掌面皮肤可见一些明显凹痕,为皮纹。皮纹是适应关节活动而产生的,常表示关节的活动部位,故称皮肤关节。它们是重要的体表标志及手术标志。

2. 腕横纹适于腕屈曲,较浅,有腕近横纹、腕中横纹和腕远横纹。腕远横纹为腕管(腕横韧带)的近侧界限。

3. 掌纹有鱼际纹、掌中横纹、掌远横纹、指根横纹等。

4. 掌指关节由掌骨头与近侧指骨基底组成,2~5指的掌指关节,适对掌远纹平面。而拇指掌指关节在结构上与2~5指掌指关节稍有不同:第一、拇指掌指横纹适对掌指关节;第二、在第一掌骨头掌面的两侧,恒有两个籽骨,其上横跨一横韧带,构成一个三面是骨、一面是韧带的狭小骨纤维管。拇长屈肌腱就通过此骨纤维管。当骨纤维管相对狭窄时,则可产生拇长屈肌腱狭窄性腱鞘炎。

5. 手的屈肌包括指深、浅屈肌和拇长屈肌。指浅屈肌起于肱骨内上髁及桡骨粗隆下方的骨面上,在前臂远端分为4个腱,经腕管直达手掌。于手指近节该肌腱分为两股,止于2~5指中节指骨基底部两侧,屈曲近侧指间关节。指深屈肌起自尺骨上段掌面和骨间膜前面,向远端分为4条肌腱。穿经腕管,于手指近端穿过指浅屈肌腱的两股之间,止于远节指骨基底部掌侧,功能为屈曲远侧指间关节。拇长屈肌起于桡骨上段前面和骨间膜掌侧,亦经过腕管,于拇短屈肌内、外侧两头之间至拇指,止于拇指远节指骨基底部掌面,功能为屈曲拇指指间关节。

6. 掌侧滑液鞘及腱鞘,自掌骨头至屈肌肌腱止点有一个纤维鞘称屈指肌腱鞘。腱鞘的深面背侧为骨性壁及掌板(在掌指关节和指间关节的掌侧的纤维软骨板)。掌板与屈指肌腱鞘紧密相连,构成腱鞘底的一部分。腱鞘内有屈指深、浅肌腱通过。而腱之外覆盖着滑液鞘。此滑液鞘将2~5指肌腱包绕到腕管,将拇长屈肌腱包绕到腕管以上。腱鞘及滑液鞘内的液体可润滑肌腱。

屈指肌腱的分区(图2-2-16-1):

1. 2~5指的分区

（1）Ⅰ区 – 指深浅肌腱止点区:从指深屈肌腱止点到中节指骨中部,在骨纤维管中有单腱。

（2）Ⅱ区 – 腱鞘区:从中节指骨中部到远侧掌横纹(指纤维鞘起始部)在腱鞘中有两个独立活动的腱。

（3）Ⅲ区 – 掌区:从远侧掌横纹到腕横韧带远侧缘,是蚓状肌附着区,无腱鞘。

（4）Ⅳ区 – 腕管区:腕管中有九条肌腱和

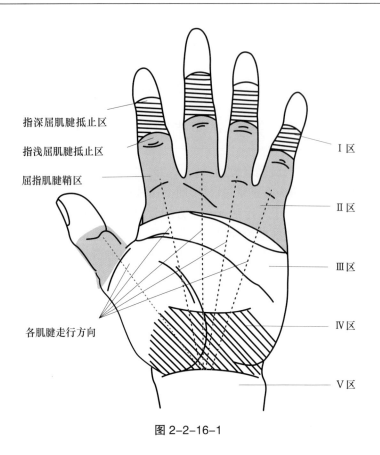

指深屈肌腱抵止区
指浅屈肌腱抵止区
屈指肌腱鞘区
各肌腱走行方向

Ⅰ区
Ⅱ区
Ⅲ区
Ⅳ区
Ⅴ区

图 2-2-16-1

一条神经。

（5）Ⅴ区－前臂前区：从腕横韧带近侧缘到腱腹交界处。

2. 拇指屈指肌腱鞘分区

（1）Ⅰ区－指区：从拇指屈肌腱止点到近节指骨中部。

（2）Ⅱ区－掌指关节区：从近节指骨中部到掌指关节近侧 25mm 处，此段肌腱恰通过掌指关节，该关节掌面尚有两个籽骨，且肌腱通过籽骨的两峰其间。

（3）Ⅲ区－从掌指关节近侧到腕横韧带远侧。

（4）Ⅳ、Ⅴ区与 2~5 指分区相同。

二、病因病理

肌腱是肌力的传递组织，它必须经过一个以上的关节才能起到屈、伸关节的作用。屈指肌腱在通过这些掌指关节骨隆起部，深、

浅腱鞘的起始部时容易发生摩擦。由于手指的频繁活动，使拇长屈肌与指深、浅屈肌腱与腱鞘反复摩擦，或腱鞘受到硬物及掌骨头、籽骨的挤压，使腱鞘壁本身发生无菌性炎症，渗出、水肿，腱鞘壁增厚；进而修复、粘连、结疤。加之伤后滑液分泌减少，更增加其摩擦损伤，使管腔变窄而妨碍肌腱活动，造成腱鞘炎（图 2-2-16-2）。有些经常从事以手握持工具的劳动者，特别是握持硬度较大的，或弹性张力大的工具时，一方面是大力挤压，另一方面是严重摩擦，两者共同作用，便产生了创伤性狭窄性腱鞘炎。

必须指出的是，在有腱鞘的范围内，均可发生腱鞘炎病变。但最常见的是掌指关节（包括掌拇关节），即腱鞘的起始部；虽然如此，却并不排除腱鞘的其他部位也可能产生腱鞘炎。曾遇到过拇指掌指关节与指间关节（即腱鞘近、远端）部位同时患腱鞘炎者，均有痛

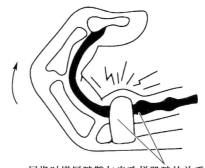

屈指时增厚腱鞘与串珠样肌腱的关系

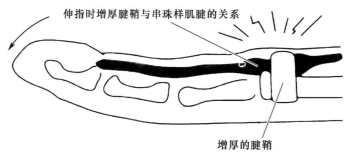

伸指时增厚腱鞘与串珠样肌腱的关系

增厚的腱鞘

图 2-2-16-2

性结节、扳机和弹响表现（1 次治愈）。

三、临床表现与诊断

1. 有手指损伤或劳损史。

2. 手指伸屈疼痛，部分病人晨起开始活动时疼痛较重，而活动一阵后疼痛反而减轻。

3. 痛性结节。拇指的结节在掌远横纹与指间横纹上，即拇指掌指或指间横纹的关节处，第 2~5 指的结节在远侧掌远横纹至近节指间横纹之间，其疼痛有时向腕部放射。

4. 弹响与"扳机"现象。腱鞘炎早期只有腱鞘摩擦感，屈伸疼痛，后期则出现弹响与"扳机"现象。

5. 在掌指关节、指间关节处可扪及结节、条索、肿块样物，且压痛明显。也可在掌指与指间关节两处同时发病，手指屈伸功能障碍，轻者不灵活，重者有弹响，呈"扳机"状态，甚至完全不能伸屈或持物。

6. 检查时，拇指呈屈曲位畸形，伸、屈受限。在掌指关节掌侧有敏锐、局限性压痛，可

以扪及硬节、痛性结节。

四、治疗

（一）适应证与禁忌证

凡狭窄性腱鞘炎均为针刀闭合型手术治疗的适应证。

（二）体位

仰卧位，掌心向上，腕下垫以脉枕，手平放于治疗台上。

（三）体表标志

1. 鱼际纹 亦称掌拇斜纹、掌近纹、大鱼际纹。适于拇指单独活动，近端起于鱼际尺侧，斜向下外，远端则渐呈横行，达手掌桡侧缘，其横行部深面正对第二掌骨头。

2. 掌中横纹 从鱼际纹桡侧端起，横行向尺侧，达第四指蹼垂线上，它是由 2~5 指掌指关节活动形成，平对 2、3 掌骨头。

3. 掌远横纹 从第二指蹼达手掌尺侧缘，平对第 3、4、5 掌骨头，适于 3、4、5 指活动，是屈指肌腱鞘的起始端。

4. 2~5指根横纹 即近端指横纹,适在指蹼水平,相对应的是近节指骨中段。值得注意的是指根横纹不是掌指关节的部位。

5. 拇指指根横纹 拇指指根横纹与2~5指根横纹所对应的部位完全不同,拇指指根横纹正与掌指关节相对。

6. 掌指关节投影 掌远纹尺侧端与掌中纹桡侧端两端的连线,为2~5指掌指关节的投影,也就是屈指肌腱腱鞘的起始部;拇指则以指根横纹正中为标志。

7. 屈指肌腱走行投影 各指掌面近侧横纹(指根横纹)中点与腕远侧横纹中点连线为2~4指肌腱的走行路线。

(四)定点(图2-2-16-3)

1. 2~4指屈指肌腱鞘起始点 掌远横纹与指近横纹之间压痛点及所触到的硬结、条索的压痛处,多在掌远横纹上,而不是在指根横纹上,有几处病变定几个点。

2. 拇指屈指肌腱鞘起始点 拇指掌指关节横纹(指根横纹)正中硬结处定1点(应在两籽骨之间)。

3. 腱鞘的任何部位独立存在的痛性结节与弹响部位均要设点,但要躲开重要的神经血管等组织,以保证安全。

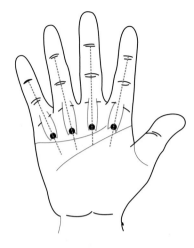

图2-2-16-3

(五)消毒与麻醉

皮肤常规消毒,戴手套,铺无菌巾,局麻后行针刀术。消毒必须严格,达到相邻指掌、背、指蹼处及指甲处,面积要足够大。铺巾时,要遮盖所有非手术的各指,留出术指,以便检查治疗效果。

(六)针刀微创手术操作(图2-2-16-4~5)

第2~4指屈指肌狭窄性腱鞘炎的治疗 刀口线与屈指肌腱走行绝对平行,刀体与掌部皮面垂直。快速刺入皮肤,匀速推进,深达骨面。此时,刀锋已穿过肌腱。提起刀锋,

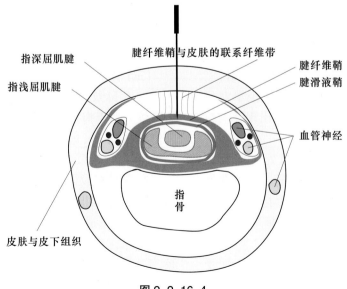

图2-2-16-4

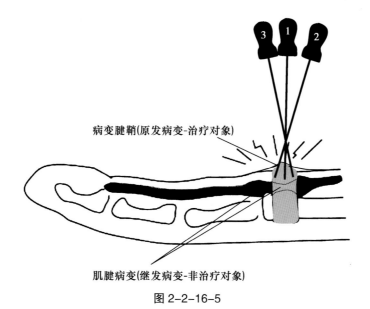

病变腱鞘(原发病变-治疗对象)

肌腱病变(继发病变-非治疗对象)

图 2-2-16-5

先纵行切开 2 刀,再做纵行疏通和横行剥离,若有硬节或条索将其纵行切开,直到"扳机"现象减轻或消失。同时,在切 2~3 刀后,如感到未完全切开腱鞘,可将刀锋提起至腱鞘表层,然后,倾斜刀体几与皮面平行,刀锋对向腱鞘壁平行方向近、远端推动刀锋,以使未完全切开的腱鞘全部松解。如应用Ⅳ型刀进行这一操作则效果更好。

在针刀微创手术操作中,要检查治疗效果。将刀锋提起至皮下,让患者屈、伸患指,如无弹响和"扳机"现象,活动自如,则可出刀;如根本无改变,应继续再做治疗;如功能大为改善,弹响或"扳机"现象已明显减轻,但尚未完全消失,则不必强求达到完全消失的程度。待 7~10 日后再检查,如弹响等已消失,是为治愈;如仍可查得局限性弹响,再做治疗,则可能很简单就治愈了。

术毕,刀口以创可贴或无菌敷料覆盖,固定。

腱鞘的任何部位的痛性结节与弹响部位设点,其操作方法与前述完全相同。

(七)手法操作

让患指屈曲到最大限度,然后医生握住患指中节给予过伸过屈运动 1~2 次即可。

五、注意事项

1. 在诊断手指腱鞘炎时,应注意的是,凡手指腱鞘区域内均可产生腱鞘炎,甚至可能同一手指存在两处,也可能同一手上存在多处,因此,应仔细检查,不要漏诊。

2. 进刀点大多在掌远横纹与指近横纹之间,而多在掌远横纹附近。其实,病变点是十分清楚的,它必然是痛性结节,有时结节很大、很硬,一摸便知。

3. 在治疗屈指肌腱狭窄性腱鞘炎时,刀口线要始终与肌腱走行绝对一致,绝对不可偏斜刀口线,否则有可能切伤肌腱或切断肌腱,造成不良后果。

4. 在横行剥离时可达指骨两侧边缘,但不可刺入手指两侧的软组织中,以免损伤手指的血管和神经。

5. 为了检查治疗效果,可以在术中稍提起刀锋,使刀在肌腱之外,让患者手指屈、伸,当无弹响并屈、伸流利时即可出刀。如果做几次未完全消除症状,或症状已大部消失,但仍有轻微弹响时,也不必强求 1 次治愈。在 10~15 日后,再次治疗时,往往极易治愈。因为,此时弹响极为局限,切 1~2 刀即可解决问题,1~3 次可治愈。

6. 有专家指出,所有肌腱的表面都包有疏松的滑膜,它具有很好的肌腱保护功能,不宜破坏。因此,在腱鞘切开松解时不宜切至肌腱部位,以保护肌腱的滑动功能不受损害。这一点值得注意。

7. 一位同仁向我反映,当做拇指腱鞘炎松解时,术者将拇指做过伸运动时,屈指肌腱断裂了。术者百思不得其解,当时我也没有想明白应如何解释。后来看到有人做拇指屈指肌狭窄性腱鞘炎时才恍然大悟。针刀手术是这样操作的:针刀刀口线与肌腱走行方向一致,刺入针刀达骨面。然后,令病人伸、屈拇指,病人说做不到;而医生则助力屈伸掌指关节,也没有活动到位。如此反复数次,病人说好些时才结束。这种松解方法有值得商榷之处:

首先,我们应当确定,腱鞘炎的病理改变在何处? 从弹响与"扳机"的病理机制上可以看出,腱鞘炎的病变首先在腱鞘,即无菌性炎症致腱鞘水肿增厚,甚至纤维化,继发性挤压肌腱亦呈无菌性炎症改变,使肌腱呈现"葫芦"样、粗细相差很大的病变。此时的肌腱变细处的抗拉能力大为减弱,并会变得很脆弱;如有一支钢刀插入其中,并用力拉动,后果则可想而知(图 2-2-16-6)。

其次,针刀已刺入腱鞘与肌腱内,而被切过的肌腱最大可能的部位应是腱鞘最厚、最坚韧处,也就是病变最严重处(此处在检查时应为结节、压痛最明显之处)。腱鞘病变最严重的部位所对应的肌腱部位应是肌腱病变最严重的部位,也就是肌腱被压迫最严重的部位——这个部位也是肌腱最细小、抗拉力最弱的部位。如果针刀就是从此处切入并到达骨面,则针刀已穿过最细小而又最脆弱的肌腱部位。

其三,针刀治疗腱鞘炎的目的是把水肿、增厚,甚至纤维化的腱鞘切开松解,使肌腱可在其鞘内通行无阻,而不是去切开肌腱。那

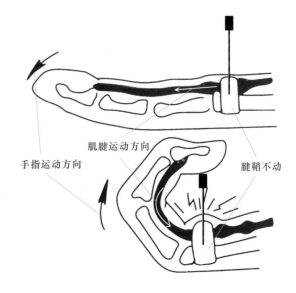

图 2-2-16-6

么,切开肌腱就是多余的,甚至是有害的。这一点已是一个操作不当。而另一个操作,则更为有害:即针刀穿过肌腱时还要让手指过度伸屈,这就更增加了肌腱的张力! 其原理是:在手指屈伸活动时,真正伸屈活动的不是腱鞘,而是肌腱! 术者本意在于不用刀切,就可把病变的腱鞘趟开,岂不事半功倍? 但因在鞘内真正能够来回活动,而又被撕开的不是腱鞘,而是早已被挤压得变细而脆的、削弱了耐力的肌腱,如果用力不当则有可能导致肌腱断裂。

8. 还有人治疗屈指肌狭窄性腱鞘炎,结果该指末节只能伸直,而不能屈曲,问我为什么? 我告诉她是把指深屈肌腱切断了,她还很惊讶地说:"那怎么可能? "这里应该注意的是,无论你的刀多么小,只要横切都可能切断某个细小的物体,况且屈指肌深腱本来就细小,加之被挤压,则更细小和脆弱,刀口线若不准,就更易将其切断。

以上分析,不一定正确,只是一种可能,望加警惕。

第十七节 拇指屈指肌狭窄性腱鞘炎

手拇指的解剖结构与2~5指的解剖结构有明显的区别,其治疗方法虽大致相同,却也有区别,故与2~5指屈指肌腱鞘炎分别论述。

一、相关解剖

1. 拇指掌指关节结构 与2~5指掌指关节稍有不同:

(1)拇指掌指横纹适对掌指关节。

(2)在第一掌骨头掌面的两侧,恒有两个籽骨,其上横跨一横韧带,构成一个三面是骨、一面是韧带的狭小的骨纤维管。拇长屈肌腱就通过这个较狭窄的骨纤维管。当骨纤维管相对狭窄时,则可产生拇长屈肌腱狭窄性腱鞘炎。

拇长屈肌起于桡骨上段前面和骨间膜掌侧,亦经过腕管,于拇短屈肌内、外侧两头之间至拇指,止于拇指远节指骨基底部掌面,功能为屈曲拇指指间关节(图2-2-17-1)。

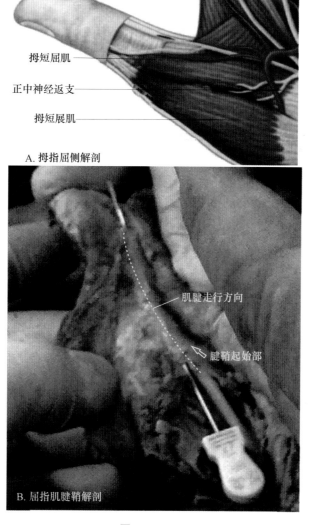

拇短屈肌

正中神经返支

拇短展肌

A. 拇指屈侧解剖

肌腱走行方向

腱鞘起始部

B. 屈指肌腱鞘解剖

图 2-2-17-1

2. 拇指屈指肌腱鞘分区(参见图 2-2-16-1)

Ⅰ区 – 指区:从拇指屈肌腱止点到近节指骨中部。

Ⅱ区 – 掌指关节区:从近节指骨中部到掌指关节近侧 25mm 处,此段肌腱恰通过掌指关节,该关节掌面尚有两个籽骨,且肌腱通过籽骨的两峰其间。

Ⅲ区 – 从掌指关节近侧到腕横韧带远侧。

Ⅳ、Ⅴ区与 2~5 指分区相同。

二、病因病理

肌腱是肌力的传递组织,它必须经过一个以上的关节才能起到屈、伸、旋转关节的作用。屈指肌腱在通过这些掌指关节骨隆起部,深、浅腱鞘的起始部时容易发生摩擦。由于手指的频繁活动,使拇长屈肌与指深、浅屈肌腱与腱鞘反复摩擦,或腱鞘受到硬物及掌骨头、籽骨的挤压,使腱鞘壁本身发生无菌性炎症,渗出、水肿,腱鞘壁增厚;进而修复、粘连、结疤。加之伤后滑液分泌减少,更增加其摩擦损伤,使管腔变窄而妨碍肌腱活动,造成腱鞘炎(参见图 2-2-16-2)。有些经常从事以手握持工具的劳动者,特别是握持硬度较大的,或弹性张力大的工具时,一方面是大力挤压,另一方面是严重摩擦,两者共同作用,便产生了创伤性狭窄性腱鞘炎。

必须指出的是,在肌腱与腱鞘共存的范围内,均可发生腱鞘炎病变。但最常见的是掌指关节(包括掌拇关节),即腱鞘的起始部;虽然如此,却并不排除腱鞘的其他部位也可能产生腱鞘炎。曾遇到过拇指掌指关节与指间关节(即腱鞘近、远端)部位同时患腱鞘炎者,其功能严重障碍,已丧失全部活动,拇指处于伸直状态,但掌指与指间关节均处伸直状态,只有痛性结节可扪及、而无扳机和弹响等活动时的表现(此病当场 1 次治愈)。

三、临床表现与诊断

1. 有手指损伤或劳损史。

2. 手指伸屈疼痛,部分病人晨起开始活动时疼痛较重,而活动一阵后疼痛反而减轻。

3. 痛性结节,拇指在掌远横纹与指间横纹上,即拇指掌指或指间横纹即关节处疼痛。第 2~5 指在远侧掌远横纹至近节指间横纹之间,其疼痛有时向腕部放射。

4. 弹响与"扳机"现象。腱鞘炎早期只有腱鞘摩擦感,屈伸疼痛,后期则出现弹响与"扳机"现象。

5. 在掌指关节、指间关节处可扪及结节、条索、肿块样物,且压痛明显。也可在掌指与指间关节两处同时发病者,手指伸屈功能障碍,轻者不灵活,重者有弹响,呈"扳机"状态,甚至完全不能伸屈活动,不能持物。

6. 检查时,拇指呈屈曲位畸形,伸、屈受限。在掌指关节掌侧有敏锐、局限性压痛,可以扪及硬节、痛性结节。

四、针刀治疗

(一) 适应证与禁忌证

凡狭窄性腱鞘炎均为针刀闭合型手术治疗的适应证。

(二) 体位

仰卧位,手举过头,掌心向上,放于枕下,其操作更为方便。病人看不到针刀治疗可减少紧张情绪。

(三) 体表标志

1. 鱼际纹　亦称掌拇斜纹、掌近纹、大鱼际纹。适于拇指单独活动,近端起于鱼际尺侧,斜向下外,远端则渐呈横行,达手掌桡侧缘,其横行部深面正对第二掌骨头。

2. 拇指指根横纹　拇指指根横纹与 2~5 指根横纹所对应的部位完全不同,拇指指根横纹正与掌指关节相对。

3. 掌指关节投影　掌远纹尺侧端与掌

中纹桡侧端两端的连线,为 2~5 指掌指关节的投影,即屈指肌腱腱鞘的起始部;拇指则以指根横纹正中为标志。

4. 屈指肌腱走行投影　各指掌面近侧横纹(指根横纹)中点与腕远侧横纹中点连线为 2~4 指肌腱的走行路线,而拇指则完全不同。拇屈肌腱位于屈指横纹的内 1/3 段,而不在屈指横纹的正中处。该处有两个稳定的籽骨,其籽骨呈长圆形,与大米粒相仿,分别固定于拇屈肌腱的两侧,平时可以清楚扪得。而发病时,因压痛明显病人往往躲避检查,此时一定扪清籽骨,以准确定位。

（四）定点（图 2-2-17-2）

1. 拇指屈指肌腱鞘起始点:拇指掌指关节横纹(指根横纹)偏内侧硬结处定 1 点(应在两籽骨之间,且有明显压痛)。

2. 腱鞘的任何部位独立存在的痛性结节与弹响部位均要设点,如指间关节处发病者,亦同时定点,一并治疗。

（五）消毒与麻醉

皮肤常规消毒,戴手套,铺无菌巾,局麻后行针刀术。消毒必须严格,达到相邻指掌、背、指蹼处及指甲处,面积要足够大。铺巾时,要遮盖所有非手术的各指,留出术指,以便检查治疗效果。

（六）针刀微创手术操作（图 2-2-17-3）

拇指屈指肌腱狭窄性腱鞘炎治疗:刀口线与拇指长轴绝对平行,刀体与皮面垂直。快速刺入皮肤,穿过硬韧的腱鞘。此时,可能有落空感,说明刀锋已经穿过腱鞘。先纵行切开硬节 1~2 刀,然后向近端与远端各切开 1~3 刀,行纵行疏通、横行剥离,提出针刀至腱鞘外,令病人做手指的屈伸活动,术者的手指触其病变处,检查是否仍有肿块、弹响与扳机现象,直到"扳机"现象减轻或消失。但在 1 次治疗中,针刀切开操作次数不可过多,以免造成新的损伤,形成血肿或新的粘连等病理改变,增加以后的治疗难度。如 1 次未完全治愈,7~15 日后,视病情继续进行针刀微创手术处理。

在针刀微创手术操作中,要检查治疗效果。将刀锋提起至皮下,让患者屈、伸患指,如无弹响和"扳机"现象,活动自如,则可出刀;如根本无改变,应继续再做治疗;如功能大为改善,弹响或"扳机"现象已明显减轻,但尚未完全消失,则不必强求达到完全消失的程度。待 7~10~15 日后再检查,如弹响等已消失,是为治愈;如仍可查得局限性病变,再做针刀微创治疗,则可能很简单就治愈了。

术毕,刀口以创可贴或无菌敷料覆盖,固定。

（七）手法操作

让患指屈曲到最大限度,然后医生握住患指中节给予过伸过屈运动 1~2 次即可。

五、注意事项

1. 在诊断手指腱鞘炎时,应注意的是,凡手指腱鞘区域内均可产生腱鞘炎,甚至可能同一手指存在两处,也可能同一手上存在多处,拇指尤其常见,因此,应仔细检查,不要漏诊。

2. 拇指的进刀点在掌拇横纹上。其实,病变点是十分清楚的,它必然是痛性结节,有时结节很大、很硬,一摸便知。在具有压痛、痛性结节、弹响与扳机症状体征的部位定点、并进行松解是绝对正确的。

3. 在治疗屈指肌腱狭窄性腱鞘炎时,刀口线要始终与肌腱走行绝对一致,绝对不可偏斜,否则有可能切伤肌腱或切断肌腱,造成不良后果。

4. 在针刀操作时,只需由中心点起,向两侧连续切开直至无瘢痕处结束。在执刀操作时,应只切开肿胀的腱鞘,而不损伤其刀下的肌腱为最佳方式。因为这样可以保护肌腱的滑膜囊,有利于正常功能的恢复。在切开时,也无需纵横剥离。

5. 为了检查治疗效果,可以在术中稍提起刀锋,使刀在肌腱之外,让患者手指屈、伸,至无弹响,并屈、伸流利时即可出刀。如果做

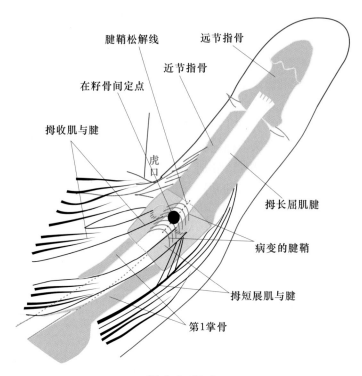

图 2-2-17-2

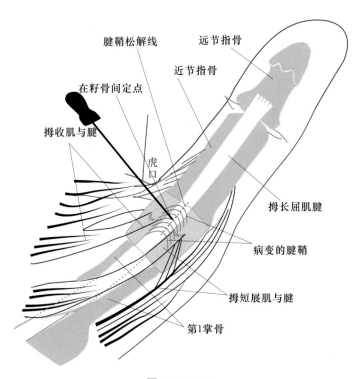

图 2-2-17-3

几次未完全消除症状,或症状已大部消失,但仍有轻微弹响时,也不必强求 1 次治愈。在 10~15 日后,再次治疗时,往往极易治愈。因为,此时弹响极为局限,切 1~2 刀即可解决问题,1~3 次可治愈。

6. 有专家指出,所有肌腱的表面都包有疏松的滑膜,它具有很好的肌腱保护功能,不宜破坏。因此,在腱鞘切开松解时不宜切至肌腱部位,以保护肌腱的滑动功能不受损害。这一点值得注意。

7. 其他注意之点,请参考上节之注意事项。

（苏支建　王春久　赵新娜　庞继光　撰写）

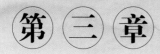

第三章
躯干部肌、腱、腱周围结构损伤

第一节　项韧带损伤

项韧带损伤是常见病，多发病。从病理改变上看虽不很大，但给病人带来的痛苦却不小，工作、生活均受影响。推拿、理疗等治疗效果较差，针刀微创手术治疗疗效满意。

一、相关解剖

人体颈部前面称颈，后面称项。在项部正中，揭开皮肤、皮下组织，下面就是项韧带。项韧带距皮肤表面的厚度依皮下组织的薄厚而不同。瘦人可较薄，而胖人可很厚，相差十分明显。由于皮下组织厚度的不同，从皮面到棘突顶端的距离也有很大的差异，值得注意。

项韧带（图 2-3-1-1~2）起于所有颈椎的棘突，止于枕外隆凸和枕外嵴，其浅层纤维连于枕外隆凸与第七颈椎棘突之间，深层附着于寰椎后结节及全部颈椎棘突。

项韧带可分为两部分，一部分为枕骨部，该部为一三角形的弹力纤维膜，底部向上，尖向下，上与枕部浅筋膜相连。大部分项韧带是位于颈椎部，此部为一约 10mm 的宽带，上接枕部项韧带，下续棘上韧带。颈部项韧带虽不直接附着于颈椎棘突上，但有紧密的纤维与棘突相连。项韧带两侧有头夹肌、颈夹肌等多块肌肉附着于其侧面。韧带的后缘游离而肥厚，斜方肌附着其上。因此，项韧带成为两侧项肌的纤维隔。

在组织学上，项韧带主要由弹力纤维组成，在生物力学上，项韧带几乎完全表现为弹性性能，即在载荷下，项韧带可以变形 200%。但人类项韧带的弹性远较四足动物为小，属于退化结构，支持项部肌肉的作用也较小。

在枕外隆凸下方及第二颈椎棘突平面中线旁开约一横指处，可见有枕大神经及第三枕神经分别穿出斜方肌。项韧带主要是控制颈部过度前屈。此韧带相对较其他棘上韧带薄弱，而头部活动又极频繁，故项韧带较易损伤。

二、病因病理

头部过度前屈是项韧带损伤的根本原因。长时间低头工作者如秘书、写作家、编辑、校对、车工、打字员、计算机操作者、常年织毛活的妇女或习惯枕高枕睡眠的人等，均可使项韧带产生慢性劳损。项韧带劳损的常见部位为下位颈椎附着点处、枕外隆凸下缘附着处（此处为项韧带的腱末端），或在项韧带的肌肉附着处等。经生物力学研究，颈前屈以 C_{4-5} 和 C_{5-6} 为中心，颈后伸以 C_{4-5} 为中心，因此在 C_{4-5}、C_{5-6} 处项韧带的张应力最大，

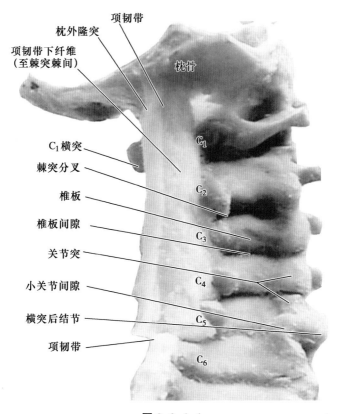

图 2-3-1-1

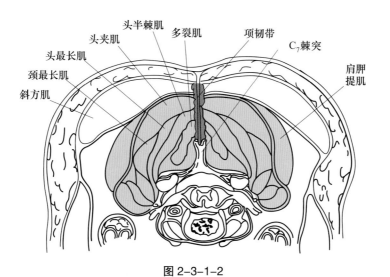

图 2-3-1-2

项韧带最易损伤的部位即在此处。除第7颈椎棘突外，项韧带均悬浮在棘突上方，且有纤维与棘突顶相连。由于各棘突所处部位不同，其生物力学的应力也不同，损伤处即是项韧带处于异常高应力状态的部位。由于韧带受到持续反复的牵拉性损伤，常使上述几处韧带变性、硬化、钙化。这些病变多在 C_{4-5}、C_{5-6} 棘突相对的项韧带处发生。其钙化的状态，从侧位片观，可呈分节、条状或小斑点状，最长可达 30~40mm。项韧带钙化常提示颈椎病的存在。有的钙化区很大，甚至引起颈椎曲度改变、错位和骨质增生。在项韧带的两侧有数个肌肉作为起、止点，如头夹肌、斜方肌等均附着其上，它们的力学运动方向不同，又处于高应力点上，故亦时常牵拉韧带发生损伤。

三、临床表现与诊断

1. 有长期低头工作或枕高枕的劳损史，或有颈部过度前屈、扭转的外伤史。如长时驾驶汽车，长时间操作电脑，昼夜不停的打麻将等历史。

2. 颈部有酸胀痛的不适症状，有枕项部压迫感，病重者睡眠时亦痛，甚至辗转不安，夜不能寐。

3. 不能长时间坚持一种姿势，如长时间低头工作、长时间看电视时，常须转动头部、耸动肩膀，以缓解颈部酸胀、疼痛不适等症状。

4. 项韧带分布区或附着点有压痛。头部过度前屈或后伸引起项部疼痛加剧。

5. 项韧带分布区有的可扪及硬块，具有压痛，推动时可有轻微弹响。

6. X线检查，颈椎正常，但项韧带可有钙化，其面积小者呈点状，大者可达 20mm 长（侧位像）。

四、治疗

（一）适应证与禁忌证

凡确诊为项韧带损伤者均为针刀微创手术治疗的适应证。对于伴有高血压、糖尿病等疾病的病人，在控制其症状后，方可施术。

（二）体位（图2-3-1-3）

俯卧位，胸上部垫以薄枕，头颈部探出床头。颈部尽量前屈，使下颏部尖端抵于薄枕的边缘上。同时，要保持病人的呼吸畅通（即不可将病人的鼻孔堵住）。这样，可使颈部尽量展开（棘突间的距离将开大），术野开阔，暴露清晰，便于施术。

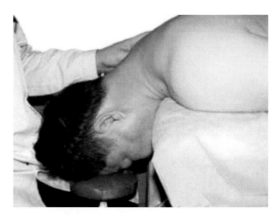

图2-3-1-3

（三）体表标志

1. 枕外隆凸　在后正中线上，由项部向枕部摸去，可在枕骨下部触及明显的骨性隆起即是。在它的两侧横行的骨嵴为上项线。

2. 第二颈椎棘突　在枕外隆凸下方，颈部正中线上，由上向下触及的最高耸、最粗大的隆起就是第二颈椎棘突。虽然位置较深，但绝大部分可以清楚触及。它是项部最恒定、最准确的计数颈椎的标志。

3. 隆椎　即第七颈椎，为颈椎中棘突最高大者，有项韧带及项部肌肉附着，皮下易于触及，亦是计数颈椎的主要标志之一。但该棘突不像 C_2 棘突那样有特异性，往往与 T_1 或 C_6 棘突相混淆，故只能作计数颈椎棘突时参考用。

（四）定点

依损伤部位不同分别定点于不同部位的压痛点上（图2-3-1-4）。

1. 枕外隆凸下缘点　定1点。

2. 枕外隆凸两侧点　距正中线10~15mm处左右各1点。

3. 项韧带损伤点　定点于棘突顶及其上、下压痛点(项部正中线——O线上),即C_{2-7}棘突顶点的位置上。

4. 第七颈椎棘突顶点　定1点。

5. 项韧带周围肌肉附着区的损伤点　定点于距正中线为5mm的棘旁压痛点处。

五、消毒与麻醉

皮肤常规消毒,戴手套,铺无菌巾,局麻后行针刀术。此处局麻应十分慎重,局麻药必须注射于棘突顶点以上的浅组织中。它的标准是:注射针头要先触到棘突顶,认真回吸,确认无回血及液体;然后边退针边注入麻醉药。在棘突两侧麻醉时,针尖应触到棘突侧面或关节突骨面后再注药,以确保局麻的安全。

六、针刀微创手术操作(图2-3-1-5~6)

1. 枕外隆凸下缘点　刀口线与躯干纵轴平行,刀体与枕外隆凸皮面的切线位垂直刺入达骨面。纵行切开疏通,再横行铲剥两下即可出刀。

2. 枕外隆凸两侧点　刀口线与躯干纵轴平行,刀体与皮面切线位垂直,快速刺入皮肤,直达骨面。可先切开1~3刀,然后,行纵

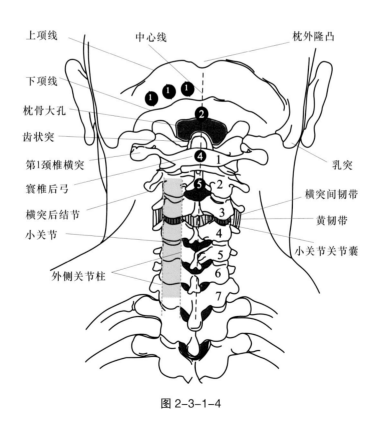

图 2-3-1-4

203

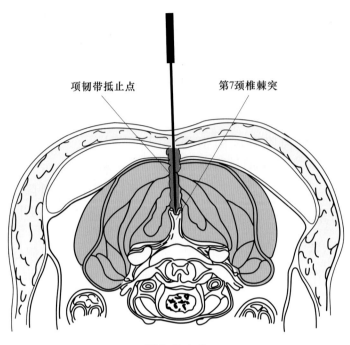

图 2-3-1-5

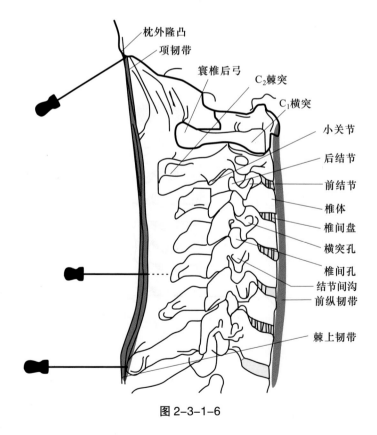

图 2-3-1-6

行疏通、横行剥离,刀下有松动感后,出刀。

3. 棘突顶点　刀口线与棘突顶线平行,刀体与皮面垂直刺入,深度达棘突顶端。在项韧带上面,纵行切开剥离数刀,再横行铲剥两下。然后将刀体向上、下端倾斜与下、上端皮面呈60°角,再深入棘突上端或下端5~10mm,行纵横剥离2~3下,刀下有松动感即可出刀。

4. 第七颈椎棘突点　刀口线与躯干纵轴平行,刀体与皮面垂直。快速刺入皮肤,匀速推进,直达骨面。然后,沿棘突周围骨面,行纵行疏通、横行剥离,刀下有松动感出刀。

5. 项韧带两侧肌附着点　刀口线与身体纵轴平行,刀体与正中皮面约呈105°角(即刀体向外侧倾斜与矢状面呈15°角左右),快速刺入皮肤,直达棘突顶骨面。调整刀锋至棘突侧面,再垂直刺入5~10mm达颈椎椎板骨面后,行纵行疏通,横行剥离2~3下即可。

术毕,刀口以创可贴或无菌敷料覆盖,固定。

6. 手法操作　病人体位不变。一助手站于病人侧方,双手固定两肩上部,医生一手托住病人的下颌部,另一前臂屈肘90°压于枕部,让病人尽量屈曲颈部并放松肌肉,与此同时,助手与医生同时向相反方向用力,牵拉并屈曲颈部2~3次即可。

七、注意事项

1. 应同外科手术一样常规剃毛备皮。一定要铺无菌巾,将头发与手术野隔开。严格无菌操作,避免感染。

2. 在枕外隆凸下缘进针刀,一定要使刀体与该处骨面切线位垂直,否则易将针刀刺入寰椎附近或寰枕关节,那是很危险的。

3. 颈椎棘突绝对不是叠瓦状排列,而是水平向后、稍向下的排列方式。当颈部过度前屈时,棘突间隙会明显开大。如在棘间进刀,将毫无阻挡的进入椎管。这一解剖特点必须牢记! 所以,不能随意将针刀刺入棘间。因此,在做棘间针刀术时,必须先将针刀触及棘突顶骨面;然后,再调整针刀达病灶处,这一点应作为操作规范对待;不能做到这一点,就不能在此处做针刀微创手术操作。

第二节　项部肌损伤

项部肌包括多个肌,既有浅层肌也有深层肌,所以,比较复杂,涉及内容较多。项部肌损伤是十分常见的,尤其是在数字时代的今天。项部软组织损伤几乎要干扰着大部分的文明人。认识这些软组织损伤,治疗和预防这些软组织损伤是当务之急。针刀微创手术的治疗,有相当好的疗效。

一、相关解剖

1. 项部肌(图2-3-2-1)　由浅入深分三层。浅层为斜方肌;中层为夹肌(头夹肌和颈夹肌);深层为横突棘肌(包括浅面的头半棘肌,中间的颈半棘肌及深面的多裂肌和回旋肌)。

2. 浅层肌　斜方肌位于项部和背部的皮下,一侧呈三角形,两侧合成为菱形。该肌以腱膜形式起于上项线内1/3部至枕外隆凸、项韧带全长、第7颈椎棘突、全部胸椎棘突及棘上韧带。其止点可分三部分:上部纤维斜向下方止于锁骨外1/3部的后缘及其附近的骨面;中部纤维平行向外止于肩峰的内侧缘和肩胛冈上缘的外侧部;下部纤维斜向外上止于肩胛冈上缘的内侧部。斜方肌的作用是,使肩胛骨向脊柱靠拢。上部肌束收缩,可上提肩胛骨,中部肌束收缩使肩胛骨后缩,向中线靠拢,下部肌束收缩使肩胛骨下降。如肩胛骨固定,一侧肌束收缩使头向同侧屈和脸向对侧旋转;两侧同时收缩使头后仰和脊柱伸直(少儿时锻炼该肌可预防驼背)。此肌受C_{3-4}神经前支(为主)和副神经(为辅)支配。

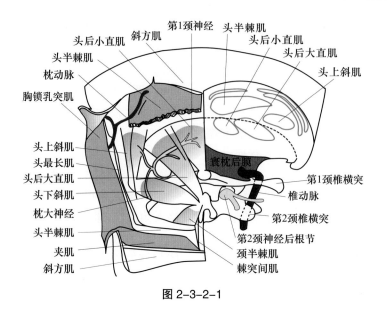

图 2-3-2-1

斜方肌的上部肌纤维与颈部联系密切,颈椎病时常有累及。

3. 中层肌 夹肌位于斜方肌、菱形肌、上后锯肌及部分胸锁乳突肌的深面,分头夹肌和颈夹肌两个部分。

头夹肌占有大部上方肌束。起至 C_3 以下项韧带的下部至 T_3 棘突,肌纤维斜向外上;止于上项线的外侧部和乳突的后缘,此处有胸锁乳突肌覆盖其上。

颈夹肌在头夹肌下方。起自 T_{7-6} 棘突,斜向外上,在肩胛提肌的深面;止于 C_{2-3} 横突后结节。夹肌单侧收缩使头转向同侧,两侧同时收缩使头后仰,受 C_{2-5} 脊神经后支支配。

4. 深层肌 横突棘肌又包括浅、中、深层肌。头半棘肌(浅层)位于夹肌的深面。瘦人在项沟的两侧隆起部即是(亦是体表投影)。起于上位胸椎的横突和下位颈椎的关节突(均为数个),向上止于枕骨上、下项线之间的骨面。

5. 颈半棘肌(中层) 位于头半棘肌的深侧,起于上位数个胸椎横突尖,跨过 4~6 个脊椎骨,止于上位数个颈椎棘突尖,大部分肌束止于 C_2 的棘突尖。头、颈半棘肌两侧收缩时使头后仰,头、颈半棘肌单侧收缩时使头颈转向对侧。头半棘肌位于头和颈夹肌的深侧,

瘦人项部两条纵行的隆起,即为头半棘肌的表面投影。

6. 多裂肌和回旋肌(深层) 颈部多裂肌位于半棘肌的深面,颈部回旋肌位于多裂肌的深面,均为短小肌肉,多裂肌起于 C_{4-7} 关节突,止于上位颈椎的棘突,回旋肌起至颈椎横突上后部,止于上一椎弓板下缘、外侧面直至棘突根部。它们单侧收缩回旋椎骨,双侧收缩伸直脊柱。以上诸肌除斜方肌受脊神经前支支配外,其余中、深层肌均受脊神经 C_{2-7} 后支支配。

7. 椎枕肌(枕下肌) 请参见颈椎病肌型节。

二、病因病理

项部肌损伤多为慢性、积累性损伤所致。从事维修、经常以仰头或转头方式工作的工人、职员等亦同样可以引起项部肌损伤,并产生相同的病理改变和症状、体征。为什么会产生枕项部肌损伤?这是因为人体活动幅度最大、最频繁的部位就是头颈部。头部活动的支点为枕寰和寰枢关节,颈部活动的支点是第一胸椎。而活动度最大的是 C_{4-5} 与 C_{5-6},这就是为什么枕项部肌损伤多见的原因。枕项部肌损伤后,本应制动以助修复。但颈部还

可以在其他肌肉的辅助下,勉强的做左、右旋转和俯、仰的活动。这样,枕项部肌一旦损伤就处在修复和继续损伤的两个过程同时进行当中,损伤的组织就重复着变性、渗出、机化、增生、粘连、结疤等的病理过程。因此,在枕项部产生肌痉挛、肌结节、肌条索等改变。常有项部、枕部的疼痛,颈部酸板、僵硬、活动不灵等十分不适的症状。这些症状往往是一般理疗、推拿、封闭等方法无法解决的。

三、临床表现与诊断

1. 病史　有急性损伤或慢性积累性劳损史。如有长时间使用电脑历史,经常从事俯案书写或者某些强迫体位的工作,如长时间驾驶汽车、长时间搓麻将、长时间专注看电视等。

2. 临床表现

(1)第7颈椎棘突处、项沟两侧的隆起部疼痛或极严重的不适感。

(2)第7颈椎棘突处项沟两侧、颞骨乳突上外,枕后隆凸两侧及上下项线之间的部位有压痛、痛性结节、肌痉挛所致之条索、硬块,且有的压痛十分明显,大多在肌起止点处,部位十分局限。有时颈部两侧亦有肿胀表现。用手掌压住项部使其低头,再令患者努力抬头、后伸、旋转颈部时,引起疼痛加剧。

3. X线检查　枕项部肌损伤本身并无X线的特殊表现,但颈椎片可诊断颈椎病,并除外其他疾病,所以做此项检查很有价值。

四、针刀微创手术治疗

(一)适应证与禁忌证

确诊为项部肌损伤,除一般禁忌证外均可行针刀微创手术治疗。

(二)体位

俯卧位,病人头部探出床头,稍低头,使术野开阔。

(三)体表标志

1. 第2颈椎棘突

2. 第7颈椎棘突　第7颈椎棘突最为

突出。从项部正中向下扪触,颈胸交界处最隆起的骨凸即为第7颈椎。同时可参阅X线片定位。C_7、T_1两椎的棘突均很粗大,以手触摸不易区别,可活动颈部,棘突活动者为颈椎,而不活动的棘突则是胸椎。这是区别相邻颈胸椎棘突的好方法。

3. 枕外隆凸和上项线　枕外隆凸是枕部最明显的骨凸,易扪及;只有极少数人枕外隆凸较小,须仔细扪摸辨认。上项线为枕外隆凸向枕骨两侧延伸的弧形线,在骨面上稍有隆起,尚可扪清。

4. 项沟　项部正中的凹陷处即是,其两侧的隆起为头半棘肌,瘦人明显。

5. 颞骨乳突　枕外隆凸与乳突在同一条上项线弧线上,枕外隆凸位于正中,而乳突位于弧形上项线两端的下方。乳突位于外耳门后方,耳垂的后上方,是一个突向下方的乳头状突起,易于扪清。它除有胸锁乳突肌附着外,在其上内侧尚有头夹肌(外)、最长肌(内)附着。两肌的外上方尚有斜方肌附着。

(四)定点(图2-3-2-2~3)

1. 第7颈椎棘突顶(包括棘突上、下端)点　可各定1点。

2. 第7颈椎棘突两侧点　可各定1点。

3. 在枕骨上项线点　即单侧或双侧压痛的压痛点,可定1~3点。

4. 项韧带两侧头夹肌附着点　在项韧带两侧的压痛处定点,可定1~3点。

5. 乳突点　此点系斜方肌与胸锁乳突肌的联合腱处,即乳突的内侧压痛点。

6. 在项沟两侧的压痛点　即在项沟两侧的隆起部上的痛性结节、条索等处定点,也可定多点。

(五)消毒与麻醉

皮肤常规消毒,戴手套,铺无菌巾,局麻后,行针刀术。在局麻时应注意,麻药只能注射在枕骨骨面上;项部的痛性结节与条索上,绝不可超过椎板与关节突关节骨面的深度。

(六)针刀微创手术操作

1. 第7颈椎棘突点　刀口线与颈椎顺

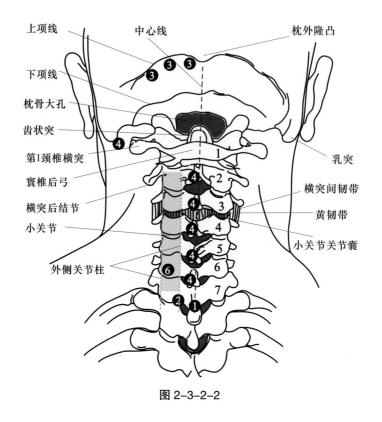

图 2-3-2-2

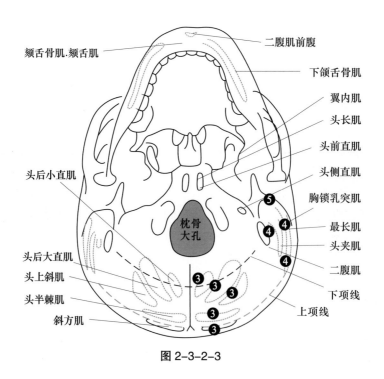

图 2-3-2-3

列平行,刀体与皮面垂直,刺入直达棘突顶,纵行切开1~3刀,纵行疏通,横行剥离;然后,将刀体向上或下倾斜约45°,深入至棘突下缘或上缘5~8mm,做纵行疏通、横行剥离即可。

2. 第7颈椎棘突两侧点　刀体与皮面呈约80°角(刀体稍向外侧倾斜)刺入,直达棘突顶骨面;然后,将刀体退出少许,将倾斜的刀体稍做调整,几乎为垂直方向,再进入棘突侧方5~8mm,先行纵行疏通,然后在棘突两侧,铲剥数下即可出刀。定点多时,均同法处理。

3. 枕骨上项线点　刀口线与身体纵轴平行,刀体与枕部骨面切线位垂直,刺入深达骨面。先纵行疏通,再横行剥离2~3下,出刀。

4. 项韧带侧面点　即颈椎两侧的治疗点,刀口线平行于颈椎顺列,刀体与皮面呈约80°角刺入,深达项韧带侧面的棘突侧面骨面。先纵行疏通,再横行剥离即可。

5. 在乳突内侧点　此处多为头夹肌止点或最长肌止点的损伤。刀口线与身体纵轴平行,刀体与皮面垂直,刺入皮下,直达骨面,纵行疏通,横行剥离,如十分坚韧,可调转

刀口线90°,切开1~2刀,刀下有松动感后,出刀。

6. 在项沟两侧隆起结节条索上治疗　此处损伤是常见的。刀口线与颈椎顺列平行,刀体与皮面垂直,扪清痛性结节固定之,刺入针刀直达硬节处。进入硬结处时,手下有阻滞感。再提起刀锋,切开结节与条索,刀下有松动感后,出刀。5、6两点的操作,刀锋可不到骨面。

术毕,刀口以创可贴或无菌敷料覆盖,固定。

其他各肌损伤的手术操作请参阅有关章节。

7. 手法操作　与项韧带损伤手法操作相同。

(七)注意事项

1. 在第七颈椎处施术不可太深,不能超过棘突根部,若刺入椎管易产生危险。

2. 在枕骨上项线处进针刀,要避开血管和神经的投影区,以免损伤。

3. 在项沟两侧做针刀,需注意针刀的深度,千万不可将针刀刺入椎间隙。

第三节　头夹肌损伤

颈部的肌肉层次繁多,相互重叠,虽各司其职,自然又相互联系。所以,把每块肌肉的作用与功能都分得清清楚楚很难。但作为解剖生理研究者来研究肌的作用时,又必须把每个肌肉分别进行实验,才能得出确切的结论。而在临床上,作为医生则不能只想单一肌肉的病理改变,而应把多种因素考虑在内。头夹肌能否损伤,答案是肯定的;隆椎部脂肪垫增生这一疾病也是存在的,有手术切除物可以证明。而头夹肌损伤与隆椎脂肪垫增生性疾病合并存在也是完全可能的。这样,我们在临床上就能全面考虑问题。

一、相关解剖

1. 头颈部夹肌位于斜方肌与菱形肌的

深面,又位于头半棘肌与椎枕肌的浅面,它也属于竖脊肌的一部分。夹肌可分为头夹肌与颈夹肌。

2. 头夹肌(图2-3-3-1)起于C_3~T_3的项韧带,止于颞骨乳突与上项线的外侧部。单侧收缩使头转向同侧,双侧收缩头后仰。

3. 颈夹肌起于T_3~T_6棘突,止于C_1~C_3的横突。一侧收缩使头向同侧侧屈和回旋。两侧同时收缩使头颈伸直。本节只讨论头夹肌损伤。

二、病因病理

头夹肌是使头向同侧旋转与后仰的动力肌,可以说活动频繁,自然易于劳损,这是不言而喻的。然而,由于该肌所处位置是在脊

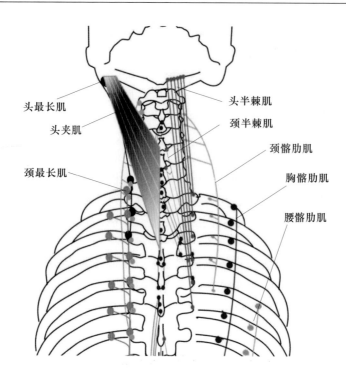

图 2-3-3-1

柱的颈胸交界处，便又出现一个解剖特点，那便是颈椎是可以活动的，而胸椎则是固定的。由于具有这一解剖特点便造成了颈椎部的头夹肌易于损伤，而胸椎部的起始部则较少损伤。

这种损伤，多发生于颈部长时间固定体位的劳作，如经常伏案的笔耕者、长时间在电脑前工作者、汽车修理工人等均为易患病者。

有人认为，由于头夹肌在隆椎处易于损伤，造成瘢痕，故形成了扁担疙瘩。其实，这是一个误解。我们在手术中发现，扁担疙瘩是一个增生的纤维脂肪垫（该病见后述）。它与皮肤面粘连多，而且与周围的皮下组织（即脂肪层）没有明确分界，即其深面与头夹肌之间并无联系，而是有皮下组织（脂肪组织）所隔开，与头夹肌根本没有联系。同时，我们还可以思考一下，有多少肌、腱损伤形成了同样的肿块？这样的思考可以让我们头脑更加清醒。肌肉损伤一般只会出现小的结节与条索状物，不会产生那么大的包块。所以，它们是

两个独立的疾病，不该混为一谈。

三、临床表现与诊断

1. 多有明显的劳损史，特别是职业史。

2. 患侧上项线、颞骨乳突附近、隆椎棘突病侧，以及胸椎上段棘突病侧有疼痛与严重的不适感。转头与仰头受限、僵硬感或有疼痛。

3. 压痛点多在第 7 颈椎棘突、同侧的乳突与 $C_4 \sim T_3$ 的棘突上。但由于解剖学颈部活动频繁，而胸椎几无活动的特点便造成了颈椎部的头夹肌易于损伤，而胸椎的起始部则较少损伤，因此，颈椎痛者相对较胸椎痛者较多。

4. 抗阻力抬头，可使颈痛加重。

四、针刀微创手术治疗

（一）适应证与禁忌证

凡确诊的病人，无一般禁忌证者都可接受针刀微创松解减压手术治疗。

（二）体位

俯卧头低位,病变处暴露良好。

（三）体表标志

1. 隆椎 即第 7 颈椎,最高点为棘突。

2. 颞骨乳突 耳后,近耳垂后方下缘的骨性突起。

3. 颈胸椎棘突 由隆椎起可计算出颈与胸椎的棘突。

（四）定点（图 2-3-3-2）

1. 棘突旁点 包括与颈椎与胸椎棘突旁压痛点。

2. 隆椎棘突点 即第 7 颈椎棘突侧方压痛点,有压痛者均可定点,可定多点。

3. 胸椎棘突旁压痛点 可定点数个,即凡 $C_4 \sim T_{3-4}$ 棘突旁有压痛者均予定点。

4. 颞骨乳突压痛点 病侧有压痛者定 1~2 点。

（五）消毒与麻醉

常规消毒,范围要足够,尤其在发际处更

要注意。

局部麻醉:第一、乳突处麻醉无危险,但头皮处血管丰富,故一定要注意针筒的回吸,避免将局麻药注入血管内,造成麻醉药物中毒。第二、颈胸椎棘突旁的麻醉也要注意:一定要把麻醉药注射于棘突旁的骨面上,不得滑入椎板间隙内。如果将麻醉药注入蛛网膜下腔,则可产生全脊髓麻醉。如果抢救不及时,可致心跳呼吸暂停,休克或死亡。

（六）针刀微创手术操作（图 2-3-3-3）

1. 棘突旁点

2. 隆椎棘突点 针刀刀口线与躯干纵轴线平行,直对骨突快速刺入皮肤,直达棘突骨面,调整刀锋到棘突病侧骨缘,沿骨缘深入至椎板骨面,纵行疏通、横行剥离,刀下有松动感即可出刀。

3. 颈胸椎棘突旁压痛点 颈胸椎的棘旁点的针刀微创手术操作与隆椎的操作是完全相同的。也都要注意针刀不能随意进入椎

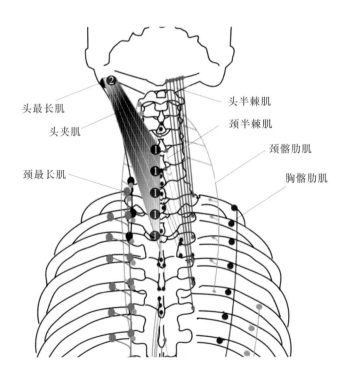

头最长肌
头夹肌
颈最长肌

头半棘肌
颈半棘肌
颈髂肋肌
胸髂肋肌

图 2-3-3-2

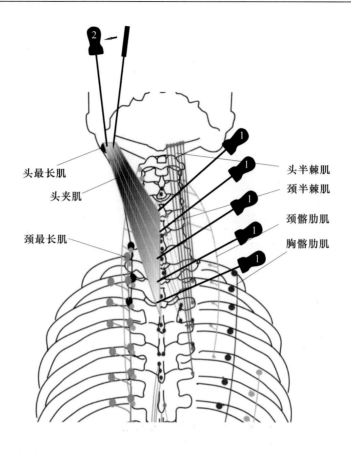

图 2-3-3-3

板间隙。

4. 颞骨乳突压痛点　刀口线与躯干纵轴平行，刀体与皮面垂直，快速刺入皮肤，直达骨面。调转刀口线 90°，与头夹肌纤维呈垂直状，提起刀锋至皮下，再切下，切开紧张的肌纤维 3~5 刀。刀下有松动感后出刀。

（七）注意事项

1. 诊断要准确　是单纯的头夹肌损伤，还是合并有隆椎处纤维脂肪增生症（扁担疙瘩）。两者的治疗方案是不一样的。如为单独存在，则只治疗单个疾病即可，合并者则按各自的疾病进行治疗。

2. 疾病不大，注意安全

（1）注意麻醉的安全：我们只要从小事入手，就可避免重大事故发生。最简单的方法就是，每在注入麻醉药前都要认真做针筒的回吸；不仅如此，在回吸时一定是绝对准确的，毫不含糊的。有人未在针刀手术上出问题，却在局部麻醉上栽了大跟头。

（2）注意针刀微创手术操作的安全（图 2-3-3-4）：请注意头夹肌与颈后、胸椎侧方安全带示意图。此图表明，位于中央的椎板间隙是最危险的。即便只做棘旁点，也要注意不要偏向棘突上、下方的椎板间隙中去，那里虽不是禁区，但不可以随便去操作，应该是有足够准备地去操作。除此而外，这里也设定了颈椎与胸椎的安全带。那就是在胸椎横突范围内基本是安全的。但，它也是有限度的，其针刀的进入深度只在横突深面的水平面上，而不是一直可以进入更深的部位。而肋间隙的操作则更为严格，只能在肋骨深面以浅的部位，深入至肋骨上下组织下则很是危险。

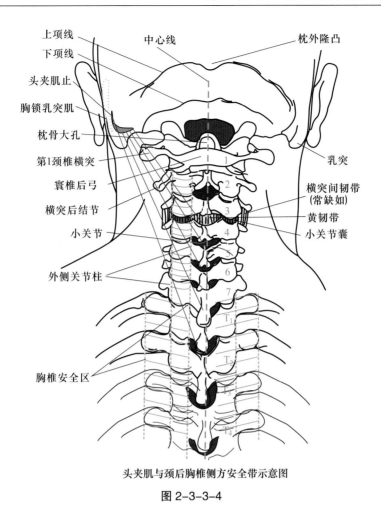

上项线
下项线
头夹肌止
胸锁乳突肌
枕骨大孔
第1颈椎横突
寰椎后弓
横突后结节
小关节
外侧关节柱

胸椎安全区

中心线

枕外隆凸

乳突

横突间韧带
（常缺如）
黄韧带
小关节囊

头夹肌与颈后胸椎侧方安全带示意图
图 2-3-3-4

第四节　胸锁乳突肌损伤

一、相关解剖

本病临床上较为常见,俗称落枕。落枕是一个笼统的概念,有好几块肌肉损伤都有落枕的症状。胸锁乳突肌慢性积累性损伤的急性发作,只是落枕中的一种。而长期反复发作的落枕可能与颈椎病有关。

头部转向左侧,其右侧耳后至胸锁骨交界处可见一隆起,其皮下就是胸锁乳突肌,属颈部浅层肌。胸锁乳突肌(图 2-3-4-1)起自胸骨体和锁骨胸骨端,止于乳突及枕骨上项线的外侧半。作用是一侧收缩使头向同侧侧屈,同时脸转向对侧,两侧同时收缩使头后仰,并且具有提胸廓助深吸气的作用。受副神经、颈神经前支(C_2、C_3)支配。副神经主要支配其运动。副神经进入该肌的"入肌点",在长轴上看,多在肌腹上、中 1/3 交界处;在前后轴上看,则在肌深面的前、中 1/3 交界处。副神经进入处尚有动脉伴行,故该点称之为胸锁乳突肌的"第一肌门"。支配胸锁乳突肌的颈丛神经(C_2、C_3)主要管理感觉,但也有运动纤维。在有 C_2、C_3 神经分支进入胸锁乳突肌的个体中,其入肌点在前后轴上为中、后 1/3 处,此称"第二肌门"。在胸锁乳突肌的浅面,由下而上,可见颈外静脉充盈于皮下。在胸锁乳突肌的深面及内侧有颈动脉鞘,鞘内有颈总动脉和颈内动脉（内侧）、颈内静脉（外侧）及迷走神经（后方）。此鞘在胸锁乳突肌前缘向后扪之可清楚触到其搏动，但只允许轻触或触其一、二下搏动，以免造成脑内供血不足。

因之一。

二、病因病理

经常做扭转颈部活动的人，或经常突然转头，或睡眠姿势不良，颈部扭转斜置于枕上等原因，使胸锁乳突肌反复受到牵拉损伤，影响了该肌的血运和代谢。在睡眠姿势不良的状态下，颈部保暖不好，使该肌受到寒冷刺激，使血运更差，局部的渗出物不能及时被代谢清除，致代谢废物堆积，形成水肿，刺激神经末梢而骤然发病。胸锁乳突肌一侧发生病变时，可引起先天性斜颈或肌痉挛性斜颈。同时，胸锁乳突肌病变亦可引起颈痛、病变侧偏头痛。有时，也是面神经麻痹的原

三、临床表现与诊断

（一）病史

一般无外伤史，可有突然受风寒的历史、长时间转头工作或其他慢性劳损史。

（二）临床表现

1. 急性发作者，晨起后，突然感觉颈后部、肩背部疼痛不适，以一侧者为多。重症者，颈肩部疼痛严重，不敢活动，颈部僵直。

2. 疼痛轻者，颈部活动受限。尤以旋转受限为重；转头时，躯干随之旋转。重者脊柱屈伸受限，颈项强直，头偏向患侧。此症俗称"落枕"，往往是胸锁乳突肌慢性损伤的急性发作。

3. 慢性损伤者，无明显外伤史，但有经常转头、抬头或突然过度旋转头部的劳损史。颈部活动受限，颈部僵硬，旋转不灵活，颈部

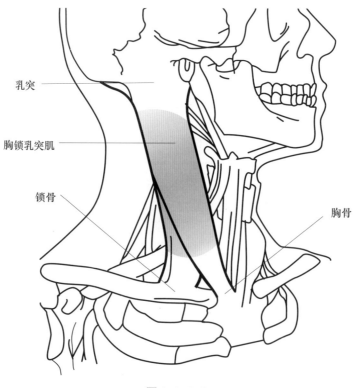

乳突

胸锁乳突肌

锁骨

胸骨

图 2-3-4-1

呈后仰状态,向健侧转头受限,或头前屈明显受限。

4. 被动转头或颈部做过伸活动时,引起胸锁乳突肌疼痛或痉挛。症状重者,影响全身活动。胸锁乳突肌附着点或肌腹有明显压痛点,累及副神经者,斜方肌可有放射痛和压痛。

四、针刀微创手术治疗

(一)适应证与禁忌证

无论表现是急性症状或慢性的胸锁乳突肌损伤,均是针刀微创手术的适应证。

(二)体位

患者仰卧位,患侧肩部垫起,头转向对侧并稍后仰,使术野开阔,胸锁乳突肌暴露充分。

(三)体表标志

1. 乳突　即颞骨乳突,位于外耳门后面,突向下方的锥形骨凸,易于扪及。乳突与枕外隆凸在上项线一条弧线上。

2. 颈静脉切迹　胸骨上端(胸骨柄)中间的凹陷部。

3. 锁切迹　在胸骨上端颈静脉切迹的两侧凹陷部,与锁骨相关联的部分,称之为锁切迹。

(四)定点(图2-3-4-2)

1. 乳突点　乳突下缘与上项线外端之间的压痛点上。

2. 胸骨端点　胸骨体病侧外上端,颈静脉切迹凹陷的两侧高起处。

3. 锁骨端点　锁骨胸骨端,即锁切迹的外侧。单侧病例,定点如上,双侧同时受累时,对侧也依上法定点。

(五)消毒与麻醉

术野常规消毒,术者戴手套,铺无菌巾,局麻后行针刀术。此处局麻应注意两个方面:其一,在胸、锁骨端局麻时,一定要将麻药注射于胸骨或锁骨的表面上,而不可将针头深入到下面去,以免造成气胸;其二,在乳突端局麻时,一定要将麻药注射于乳突下端

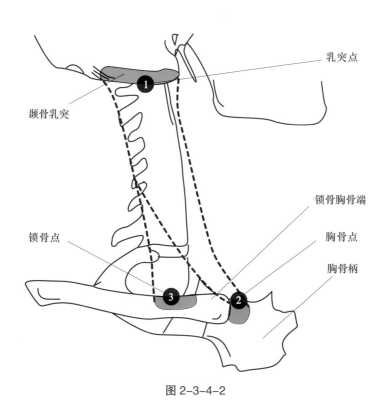

图 2-3-4-2

的骨面上。如从乳突下端进针注射时，针头与皮肤要几乎平行，这样才能实现上述要求。

（六）针刀微创手术操作(图2-3-4-3~4)

1. 乳突点　刀口线与胸锁乳突肌肌纤维平行，即与身体纵轴几乎平行，也可以说

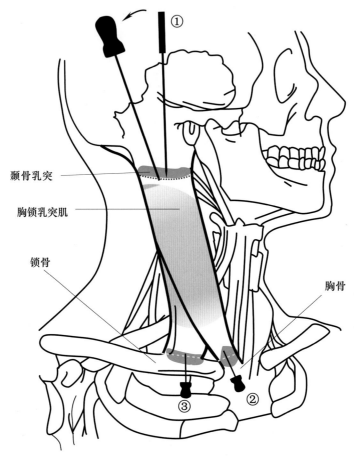

颞骨乳突

胸锁乳突肌

锁骨

胸骨

图 2-3-4-3

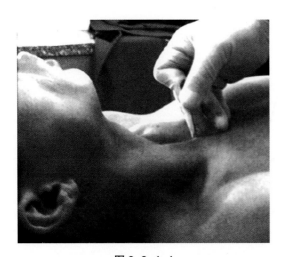

图 2-3-4-4

是与颈部侧面的皮肤表面平行，刀体与下方皮面约呈 45° 角。快速刺入皮肤，直达骨面。然后，稍立起刀体，沿乳突下缘深入刀锋，刺过胸锁乳突肌腱，行纵行疏通，横行剥离。如果肌腱张力过大，可调转刀口线 90°，横行切开肌腱 1~2 刀。

2. 胸骨端点　刀口线与胸锁乳突肌肌纤维平行，刀体与皮面约呈 90° 角刺入，直达骨面。调整刀锋达胸骨上端骨面，使刀锋穿过肌腱，行纵行疏通，横行剥离。必要时，可调转刀口线 90°，切开肌腱 1~2 刀。

3. 锁骨端点　刀口线与胸锁乳突肌肌

纤维平行，刀体与皮面垂直刺入达锁骨上面，调整刀锋到锁骨上缘，并紧贴骨缘深入，穿过肌腱，做纵行疏通、横行剥离。如肌腱十分紧张，可调转刀口线90°，切开肌腱1~2刀。双侧病变者，另侧同法施术。

术毕，刀口以创可贴或无菌敷料覆盖，固定。

（七）手法操作

嘱病人向病侧相反方向转头，医生随病人旋转时，加大旋转力度，有时可听到清脆的响声，做1次即可。

五、注意事项

1. 乳突、上项线进刀时，其刀体应与骨面的切线位呈垂直角度，刺在乳突与肌腱的交界处。

2. 在胸、锁骨端进刀时，一是要准，一定要对准骨面；二是要稳，将进刀点皮肤固定，紧贴固定指端进刀，不可上下滑动。在调整刀锋到胸骨、锁骨上缘时，一定要紧贴骨缘试探性的深入，控制好刀锋深入的深度，只深入达肌腱之深面，不可再深，以免刺入锁骨上窝或肋间隙，造成不良后果。

第五节　肩胛提肌损伤

肩胛提肌损伤在临床上很常见，但大部分被含糊地诊断为肩部损伤，或背痛、肩胛痛，也有被误诊为颈椎病或肩周炎的。该病经久不愈，针刀微创手术治疗有良好疗效。

一、相关解剖

揭开项部和肩胛内上部皮肤、皮下组织和斜方肌，即可见到肩胛提肌（图2-3-5-1）。该肌起于上四个颈椎横突的后结节，止于肩胛骨脊柱缘内侧角的上部。其中段肌腹被头夹肌覆盖，属颈浅肌群。该肌作用是上提肩胛并使肩胛骨转向同侧，如止点固定，一侧肌收缩，可使颈屈向同侧，头亦转向同侧。肩胛提肌由肩胛背神经（C_{3-5}节段）支配（图2-3-5-2）。

二、病因病理

由于某种特殊情况，要求肩胛骨迅速上提和向上内旋转，肩胛提肌必然突然收缩；而肩胛骨因受到多块不同方向肌肉的制约，多数情况下又不可能达到同步配合，所以常导致肩胛提肌急性损伤。此时在该肌的肌腹及起止点的高应力点处，常有肌纤维和肌腱的部分撕裂，可产生少量出血、渗出、水肿等。伤部自我限制活动后，症状有所缓解；然后，局部粘连、结疤，逐步步入慢性期。亦有慢性积累性损伤者，如常年编织毛活的人，在腋下经常夹持织针，长时间使肩胛上提造成该肌的积累性损伤。这种损伤，亦可产生与急性损伤相同的病理过程，只是程度不同罢了。这类损伤，绝大部分病人的病理改变是肩胛提肌在止点附近的肋骨面上的粘连。这是此类损伤比较特殊的病理现象，应有新的认识。

三、临床表现与诊断

（一）病史

有突发性急性损伤史或慢性积累性劳损史。

（二）临床表现

1. 疼痛表现在肩胛骨内上角、肩胛骨内上角肩胛提肌抵止前的肋骨面上，或在颈椎1~4横突部的后结节部。

2. 急性期伴有肿胀、拒按，睡眠时翻身困难。慢性期疼痛有所减轻，扪之有条索和摩擦感。

3. 在肩胛提肌的起、止点和肌腹上可有不同程度的压痛，尤以肩胛骨内上角最为多见。

4. 平时，可见患者有抬肩畸形，有的病人不时抖动肩膀，以缓解肩部不适之感。

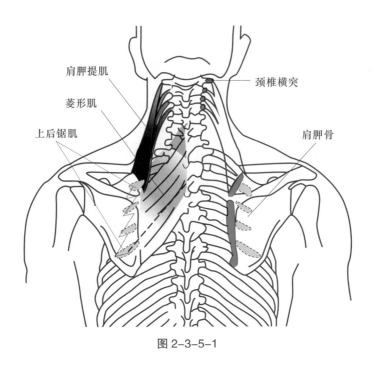

图 2-3-5-1

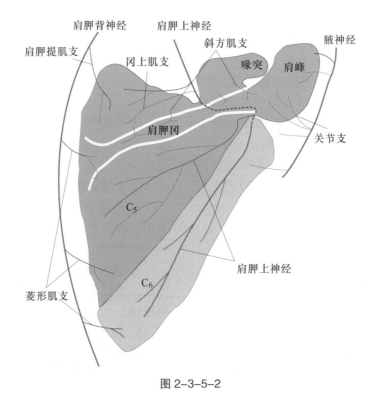

图 2-3-5-2

5. 当上肢后伸,令肩胛骨上提或内旋时,可引起疼痛加剧或根本不能完成此动作。

6. 令患者头屈向患侧,面部转向同侧,同时抬肩,检查者站于对侧,以双手搬头以抵抗头的侧屈。此时,应在胸锁乳突肌和斜方肌之间看到肩胛提肌收缩,并感疼痛加重。

四、针刀微创手术治疗

(一)适应证与禁忌证

无论肩胛提肌损伤的急性表现或是慢性表现都是针刀微创手术的适应证。

(二)体位

俯卧位,上胸部垫薄枕,头部伸出治疗床头,颈部微前屈状。

(三)体表标志

1. 第二颈椎棘突(见项韧带损伤节)。

2. 第一颈椎横突　在颈椎中,第一颈椎横突最长,较瘦的人在乳突直下一横指处可清楚扪及该骨凸。

3. 肩胛骨内上角　当臂置于体侧时,先触摸肩胛冈,沿肩胛冈向内侧可摸到肩胛骨内缘,再向上即能摸到肩胛骨内上角。

(四)定点(图2-3-5-3)

1. 颈椎横突后结节点　此处定点有两种方法,即直接(侧面)定点法和间接(背面)定点法:

2. 颈椎横突侧面定点　定点于1~4颈椎横突外侧端压痛点,即横突后结节上,可定1~4点。定点时应准确扪清横突后结节骨凸。

3. 颈椎横突背面定点定点于1~4颈椎棘间旁开25~30mm处,可定1~4点。此点应定点于棘间的平行处。

4. 肩胛骨内上角的肋骨面上　止点损伤则定于肩胛骨内上角及其相对应的肋骨面的压痛点上,一般只定1点。这里的首要问题是摸准扪清肩胛骨内上角的肋骨面。皮下脂肪少的病人,肋骨面可以清楚扪得;而肥胖病人的肋骨面则不易摸清。即使不能清晰扪得肋骨面,也必须指下有硬韧感,此处可能是肋骨面。

5. 肌腹压痛点　此点确实存在。在肩胛提肌肌腹与头夹肌交叉点处发生损伤并粘连时,在肩胛提肌的颈根部肌腹上有硬结或条索状物,且有压痛,可定1点。

(五)消毒与麻醉

皮肤常规消毒,戴手套,铺无菌巾,局麻后行针刀术。此处局麻,无论是颈椎横突后

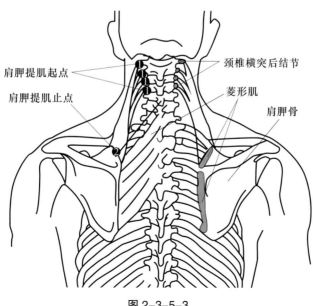

图 2-3-5-3

结节点,或是其他两点都是有一定危险性的,应十分注意。

1. 在颈椎横突后结节上麻醉

(1)颈椎横突后结节侧面定点的麻醉:先以手指摸清并压住横突后结节,针头沿指旁刺入,直达横突后结节骨面。然后,回吸无血、无液,退回式注入麻药。

(2)颈椎横突后结节背面定点的麻醉:针头垂直推进,直达相应椎体关节突骨面,然后向外侧调整针头达横突侧缘骨面,亦即由关节突骨面滑到横突侧面。回吸确认无血后,退回式注入麻药。

2. 在肩胛骨内上角相邻的肋骨面上麻醉　先以手指扪清肋骨面。这一点,对于一些较胖的病人来说是比较困难的。但是,不管多胖的病人,也必须比较清楚地摸到肋骨面。只有此时,才能开始麻醉。针尖沿指旁刺入,匀速而缓慢推进,直到触及骨面。回吸并确认无血、无液、无气后,方可退出式注入麻药。

3. 在肩胛提肌与头夹肌交叉点的麻醉　此处多可扪及条索与结节,故麻醉针头应直指该处,遇有硬韧物,并回吸无血、无气

即可退回式注入麻药。

(六)针刀微创手术操作

1. 颈椎横突后结节侧面点(图 2-3-5-4)以手指摸清横突后结节并压住,刀口线与颈长轴一致,刀体与皮面垂直。快速刺入皮肤,匀速推进,直达颈椎横突后结节。行纵行疏通、横行剥离。如肌腱十分紧张,可将刀锋移至后结节的外下缘,调转刀口线 45° 沿骨面铲剥 1~2 刀,刀下有松动感后,出刀。

2. 颈椎横突后结节背面点(图 2-3-5-5~6)　刀口线与颈椎棘突顺列平行,刀体与内侧皮面的夹角达 100°,快速刺入皮肤,匀速推进针刀,首先刀锋达到关节突关节骨面上。当针刀到达关节突骨面后,再向外调整刀锋;然后,调整刀锋到后结节外侧骨面;再稍深入达横突后结节边缘,沿骨面做纵行疏通、横行剥离,一定要始终保持针刀在横突尖部后结节外侧缘的骨面上活动。如肌腱十分紧张,可将刀锋移至后结节的外下缘,调转刀口线 45° 沿骨面铲剥 1~2 刀,刀下有松动感后,出刀。

3. 肩胛骨内上角肋骨面点(图 2-3-5-6)刀口线与肩胛提肌肌纤维走向平行,刀体与

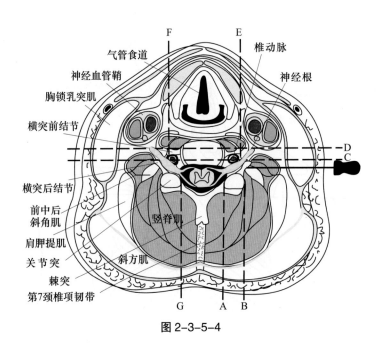

图 2-3-5-4

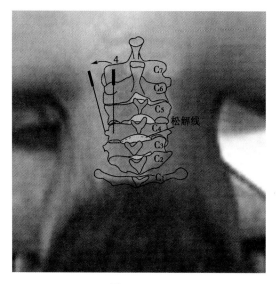

图 2-3-5-5

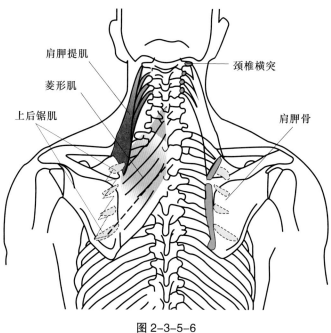

图 2-3-5-6

背部皮面垂直刺入,匀速推进,深达肋骨面。这个进刀过程,在皮下脂肪厚时,确有难度。为了保证安全,推荐下述方法:在进刀到一定深度,尚未到达骨面时,以"纵行疏通"的方式来探寻肋骨,如在"疏通"中遇有骨组织阻挡,说明刀锋已深入至肋间隙,应提起针刀至肋骨面;如未遇骨阻挡,则在试探中推进,直

到寻得肋骨面为止。在肋骨面上,先纵行疏通,后横行剥离骨面上的粘连。再次,针刀在肋骨面上有松动感后,提起刀锋至皮下,刀口线仍与肌纤维平行,将刀体倾斜,与肩胛骨平面呈 130° 角,与肩胛间区背部皮面呈 50° 角,使刀锋直指并进达肩胛骨内上角边缘骨面上,施以纵行疏通,横行剥离。然后,调转刀

221

口线与肌纤维垂直,在肩胛骨内上角边缘骨面上,做切开剥离1~2刀即可。

4. 肌腹粘连点　刀口线与躯干纵轴下段呈15°角(与肌纤维平行),刀体与外侧面呈60°角。快速刺入皮肤,10~15mm深,通过皮肤和皮下组织,遇有结节、条索状物和酸胀感时,行纵行疏通、横行剥离2~3下即可。

术毕,刀口以创可贴或无菌敷料覆盖,固定。

(七) 手法操作

病人端坐位,让病人抬肩,医生双手压肩部,反复数次。再让病人患侧肩关节前屈、肘关节屈曲各90°,放于胸前,医生站于背侧,同病侧手扶肩,另一手越过病人对侧肩上,拉住病人病侧手,进行对抗牵引。用力牵拉1~2次。然后,让病人抬肩、屈肘扩胸,活动数次即可。

五、注意事项

1. 在治疗肩胛提肌起点损伤时,刀锋必须在颈椎横突后结节边缘骨面上活动。当针刀穿过皮肤后,要摸索进刀,不可盲目粗糙,以免刺入其他部位,造成神经、血管损伤。

2. 在治疗肩胛提肌止点损伤时,针刀必须在肋骨面上活动。因为肋骨面的粘连是肩胛提肌损伤最重要的病理改变;不可深入肋间活动,尤其是肥胖病人,肋骨距皮面较深,更要谨慎从事,以免造成气胸等意外。

3. 在肌腹与头夹肌交叉点粘连处做针刀,针刀必须指向脊柱方向。对针刀通过皮肤、皮下组织,进入肌层后的针感必须细心体会,在触及到硬结、条索或有酸胀感后,即行疏通、剥离,不能深入过深,以免造成意外损伤。

第六节　隆椎部纤维脂肪垫症

隆椎即第七颈椎。以隆椎为中心的皮肤隆起的包块,俗称扁担疙瘩(参见图1-2-1-1)。有人认为此包块系头夹肌损伤所致,其实,此包块与头夹肌毫不相干。本人做过多例这样的手术。术中发现该包块仅仅是一个纤维脂肪垫而已。既往需手术切除,因其病变组织无包膜,手术时剥离面较大,切口也很大,自然瘢痕也较大,很不美观。针刀微创手术治疗此病,免除开放性手术,既无切口瘢痕,也无痛苦,且疗效极佳。

一、相关解剖与病理

在隆椎处,皮肤高起,似脂肪瘤状,直径50~100mm,大小不等。皮肤色泽正常,扪之包块酷似脂肪瘤,但无典型脂肪瘤的完整包膜与分隔感,肿物与皮肤和基底部均无明显界限,亦无分离感。当手术切除包块时,必须锐性切割。因为这个纤维脂肪组织肿物与颈、胸椎交界处周围的皮下组织(即正常皮下脂肪组织)无明显界限。故只能以组织软硬程度来识别包块组织。切除之组织以纤维为主,纤维组织纵横排列,其间夹以少量脂肪组织,肉眼即可辨认。但它与头夹肌,或者与头夹肌表面的斜方肌、菱形肌及其隆椎骨组织均无明显联系。换句话说,这个隆椎部纤维脂肪垫是在颈胸椎交界处皮下组织中的一个纤维脂肪增生物。即它的表面是该处的皮下组织;它的内侧面(基底)还是颈胸椎交界处的皮下组织;

它的上下左右也是颈胸交界处的正常皮下组织。因此,可以肯定地说,这个隆椎处的纤维脂肪垫是独立存在于颈胸椎交界处的皮下组织中的一个病理组织,与它的周围的肌组织无明显组织上的联系。完全可以说它是一个独立的疾病。头夹肌的浅面有斜方肌、菱形肌,都有组织起于隆椎;头夹肌的深面还有竖脊肌在其下方存在,且也有肌组织起于隆椎,所有这些肌组织几乎都与头、颈的各个方向的活动有关。它们的损伤能否出现扁担疙瘩,是否也值得研究?

通过以上的解剖学和手术时对扁担疙瘩的观察,应该说它是一个独立的疾病,与头夹肌损伤是两个疾病,不宜混为一谈。

二、临床表现

病人多在无意中发现隆椎处皮肤高起的包块。背部上段正中较突出,似驼背状,外观不雅。一般情况下,有脂肪垫的人并无不良感觉。患此症者,多为年轻时曾肩挑、背扛重物,或经常仰头工作等。曾遇到的病人有农业劳动者,汽车修理工和军人,以女病人居多。由此推想,此类纤维脂肪垫可能与职业劳动有关。纤维脂肪垫为良性包块。只有那些脂肪垫异常改变时,即脂肪垫有无菌性炎症反应时才会有项背部紧张不适或疼痛感,因此将该肿块暂称之为隆椎部纤维脂肪垫症。

三、针刀微创手术治疗

1. 适应证与禁忌证　凡确诊为隆椎部纤维脂肪垫症的病人均可行针刀微创手术治疗。应用针刀微创手术治疗,包块可减小或消失,不适症状得以治愈。

2. 体位　俯卧位,上胸下垫薄枕。

3. 体表标志　包块明显,外观可定。

4. 定点(图2-3-6-1)　视包块大小和紧张程度而定:包块小者,可定1~3点。包块大者,可做"十"字、"井"或"米"字定点,每点相距20~30mm即可。

5. 消毒与麻醉　皮肤常规消毒,戴手套,铺无菌巾,局麻后行针刀术。

6. 针刀微创手术操作(图2-3-6-2)

刀口线与脊柱顺列平行,刀体与皮面垂直,刺入皮肤达包块。包块质地较为硬韧,刀锋以穿透硬韧包块为限。可反复切割,再行纵、横疏通、剥离,有松动感即可出刀。每个点均如此操作。

术毕,创可贴或无菌敷料覆盖创口,固定。

四、注意事项

1. 包块位于皮下组织内,只要保证刀锋只在包块硬韧组织内切割,则无危险可言,但不能盲目深入。

2. 针刀微创手术治疗,疗效可靠。1次不愈,可在7~10天后再予松解,直至痊愈为止。

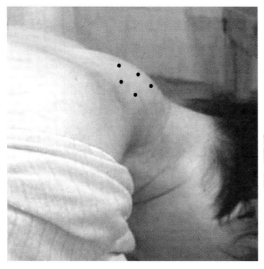

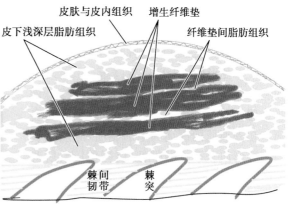

图2-3-6-1

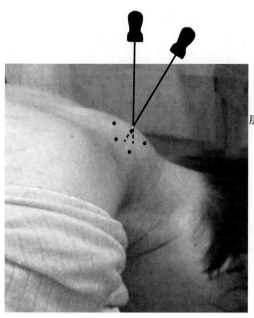
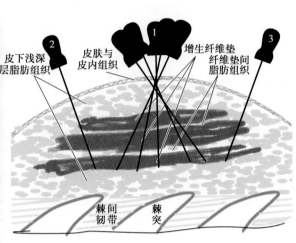

图 2-3-6-2

第七节 菱形肌、上后锯肌损伤

菱形肌和上后锯肌几乎重叠在一起,该两肌损伤不易分清。这种损伤是常见病,青壮年较为多见,大多被称为背痛或腰背筋膜炎。其实,菱形肌、上后锯肌损伤只是背痛中的一种。针刀微创手术治疗,疗效颇佳。

一、相关解剖

1. 菱形肌 在肩胛提肌的下方,同是背部浅层肌。揭开皮肤,皮下组织,可见斜方肌。斜方肌在脊柱侧较薄。在斜方肌之下,便是位于背上部后正中线与肩胛骨内侧缘之间的薄肌——菱形肌(图 2-3-7-1),起于颈椎 6~7 和胸椎 1~4 的棘突,止于肩胛骨内侧缘。该肌边缘规整,两侧合为菱形扁肌,菲薄而扁阔。在菱形肌的深面为上后锯肌和竖脊肌。因为菱形肌止于上肢带骨(肩胛骨)上,属背上肢肌的第二层,它是臂部内屈肌,并与肋骨及上后锯肌相邻。

2. 上后锯肌 小于菱形肌完全被菱形肌所覆盖。该肌起于 $C_6\sim T_{1-2}$ 的棘突,抵止于第 2~5 肋骨外侧面,并覆盖竖脊肌。

菱形肌的作用是内收内旋,并上提肩胛骨,使之接近脊柱中线。神经支配为肩胛背神经(C_{4-6})(参见图 2-3-5-2)。上后锯肌受肋间神经($T_1\sim T_4$)支配,作用是提肋助吸气。

二、病因病理

该病大多由于上肢猛力掷物,摔跤,或上肢向后下方猛然用力引起急性损伤。急性损伤时出血、渗出,日久结疤粘连。这种损伤可波及肋骨面,因此与肋骨和上后锯肌粘连,影响菱形肌和上后锯肌的伸缩运动而发病。当上肢勉强活动时,牵拉到粘连处,就会引起新的损伤。如此反复,又治疗欠妥,则导致慢性病变。如同时有上后锯肌损伤,则有时影响呼吸。菱形肌与上后锯肌均受 C_{4-5} 支配,因此许多具有菱形肌、上后锯肌症状的病人,不能只单纯考虑为肌损伤,而更要考虑是否与颈椎病有联系。许多有背痛、肩痛等症状的病人应注意颈椎病方面的检查,特别是在颈

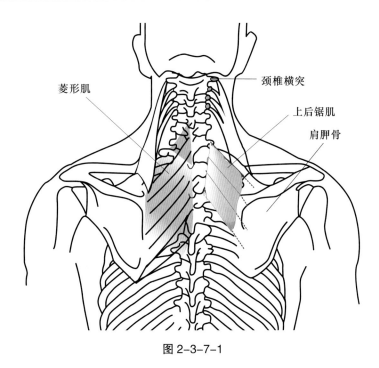

图中标注：菱形肌、颈椎横突、上后锯肌、肩胛骨

图 2-3-7-1

部活动最多的 C_{4-5} 以上颈椎病病变。若是颈椎病引起的症状而不去治疗颈椎病，则菱形肌损伤症状不会缓解。

三、临床表现与诊断

（一）病史

有急性损伤史或慢性劳损史。在急性损伤症状缓解后相当长一段时间才发病。

（二）临床表现

1. 当慢性损伤急性发作时，在 T_{1-5} 脊柱侧缘与肩胛骨脊柱缘间区内有突出的疼痛点，以肩胛骨内缘为主。局部可有肿胀，感到上臂沉重。痛重者翻身困难，夜间不能入睡。

2. 患侧上肢活动受限，不敢持重物。患侧上肢被动向前上方上举时，引起疼痛加重。有的病人呼吸时肩胛骨内侧缘疼痛，呼吸不畅或有刺痛。

四、针刀微创手术治疗

（一）适应证与禁忌证

凡确诊为本病者均为针刀微创手术治疗的适应证。

（二）体位

俯卧位，两臂自然放于躯体两侧，肌肉放松。不要让肩胛骨抬起，以免增加组织的厚度。

（三）体表标志

1. 第 7 颈椎棘突 为颈椎与胸椎交界处最突出的棘突，可扪及和看到。

2. 肩胛骨脊柱缘 皮下脂肪少的人看得尤其清楚。稍胖些的病人，则应仔细扪摸，方能摸清，不可轻视。

（四）定点（图 2-3-7-2）

在菱形肌区的压痛点处定点，可定 1~5 点。

1. 多在肩胛骨内侧缘与肋骨的交叉部，可定 1~5 点。

2. 菱形肌上后锯肌脊椎棘突附着处。两处均可定数点。

（五）消毒与麻醉

皮肤常规消毒，戴手套，铺无菌巾，局麻后行针刀术。此处局麻应十分注意，尤其在肩胛骨脊柱缘的肋骨面处的麻醉更应慎重从事。麻药只能注射于肋骨面上，而不能深入至肋下，更不允许进入胸膜腔（图 2-3-30）。

（六）针刀微创手术操作

1. 肩胛骨内侧缘进针刀（图 2-3-7-3）刀口线与菱形肌纤维平行，即与肩胛骨内侧缘头侧约呈 60°，刀体与皮面垂直刺入，匀速

推进达肋骨面，行纵行疏通，横行剥离，一定要在刀下的肋骨面上有松动感才行。

2. 在脊椎棘突附着点的痛点进刀 刀口线与躯干纵轴平行，刀体与脊柱侧皮面

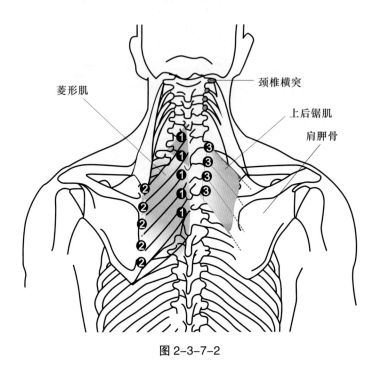

图 2-3-7-2

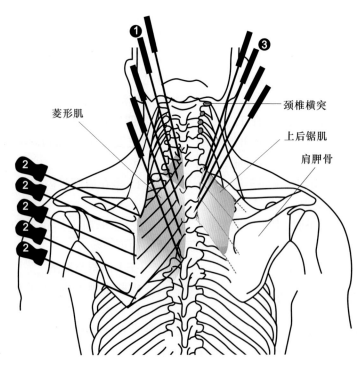

图 2-3-7-3

约呈 15° 角刺入达棘突侧面,深入棘突顶下 10mm 处,行纵横剥离,刀下有松动感后出刀。

术毕,刀口以创可贴或无菌敷料覆盖,固定。

（七）手法操作

医生用一手向外侧推肩胛骨内侧缘,反复几次,增加粘连的松解。让病人内收上提肩胛骨,医生站于患侧侧方,握住其同侧腕上,向下外方牵拉,病人则用力拮抗之,反复 2~3 次。

五、注意事项

摆体位时,要使肩胛骨放平,而不要使肩胛骨抬起,否则会加深进针刀的深度和难度。搞清肋骨面并压住不放,对准肋骨面试探式进刀,以防不策。进刀时不可刺入肋间,以防刺伤肋间神经、血管、胸膜,造成不良后果。

第八节　前锯肌损伤与肩胛下滑囊炎

前锯肌损伤好像并不多见,但是,只要认识它,它就不少见了。肩胛下滑囊炎虽说应该多见,却诊断的并不多。究其原因,主要是两个组织部位深在,疼痛于肩胛骨下,所以病人不能准确指出确切的病变部位;而医生在检查时便不易发现其准确的痛点所在,故确诊率不高。这些病人虽然痛苦不堪,却很少得到恰当的治疗。针刀微创手术对此病的疗效极佳。

一、相关解剖

前锯肌(图 2-3-8-1)

位于胸外侧中上部,呈锯齿状起自上

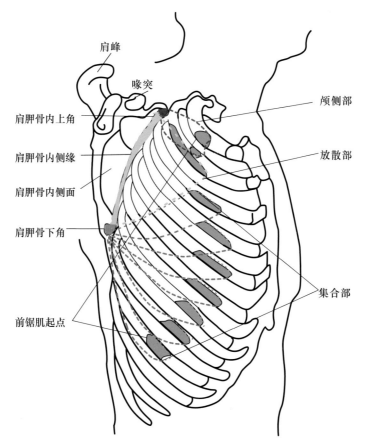

图 2-3-8-1

227

8~9 个肋，几乎占据了胸前壁的 1/2；其肌腹进入肩胛骨的肋面，并以线状的附着形式抵止于肩胛骨脊柱缘肋面的全长，包括肩胛骨上、下角在内。该肌其起点可分为三部分：上部为颅侧部，起于 1~2 肋骨与两肋之间的腱弓，止于肩胛骨的内上角；中部为放散部，起于第 2~3 肋骨及其腱弓，其纤维呈扇形，止于肩胛骨的脊柱缘；下部为集合部，起至第 4~9 肋骨前壁中段至腋前线的骨面，止于肩胛骨的下角。其功能有四：外旋肩胛骨；外展肩胛骨（肩胛骨绕胸壁向前移动）；使肩胛骨紧贴于胸壁；辅助胸式呼吸（呼吸辅助肌）。受胸长神经支配（$C_{5\sim7}$）（图 2-3-8-2）。胸长神经发自 $C_{5\sim7}$ 神经根，有时 C_8 也参加。通常臂丛神经中只有一个神经根参与组成胸长神经。前锯肌的颅侧部大部由 $C_{6\sim8}$ 有关；放射部由 $C_{5\sim7}$ 支配；集合部由 $C_{5\sim6}$ 与 C_7 构成的神经支

配。前锯肌是肩胛骨与胸壁相连结的主要肌肉，与胸壁形成肩胛胸壁关节。胸壁与肩胛骨之间被前锯肌分隔成前后（上下）两个间隙。

1. 前肩胛前间隙　位于覆盖前锯肌前面的筋膜和贴在胸壁外面的筋膜之间，是各方都密闭的间隙。间隙内充满板样的蜂窝组织，可保证肩胛骨沿胸壁活动。该间隙常有两个滑膜囊：其一是位于肩胛骨与上 3 根肋骨之间的肩胛下滑液囊，位于前锯肌和胸廓上外侧部之间的蜂窝组织中；其二是肩胛骨下角和胸壁之间的前锯肌下滑液囊。

2. 后肩胛前间隙　位于覆盖肩胛下肌之肩胛下筋膜及前锯肌之间，是腋窝的直接延续，其内填充大量的疏松结缔组织。

肩胛骨的周围还有其他肌肉附着，因此，其运动：上、下可达 100~125mm，内收、外展

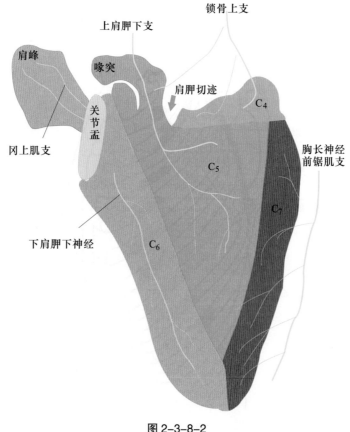

图 2-3-8-2

达 150mm，旋转范围达 60°。在工作、劳动和运动中，提物、举物的劳作及举重等运动中，此类活动无一不需要前锯肌在紧张的收缩下将肩胛骨固定于胸壁上来完成，因此前锯肌也易于受伤。

二、病因病理

1. 病因　一般为外伤引起，但非外伤所致者也并非没有。病人多为运动员，特别是举重运动员常见。究其原因可能是，举重量过大，如超过体重的 90% 则易引起前锯肌损伤，这是原因之一；其二，在运动中已疲劳的情况下更易产生损伤；其三，举重运动的技术错误等。而一般工作人员也常见到这类病人。多为中老年病人，经常做一些背、扛劳动的人，或经常提秤称物的经营者等。

2. 病理　此肌病变发生在上段时，使肩胛骨向前、上臂前屈受限；病变发生在中下段时，则肩胛骨外展、外旋、臂上举明显受限，超过 100° 甚为困难，不能超过头部。主要有两个方面的病理改变，一是腱损伤，即前锯肌和肩胛下肌在肩胛骨内侧面的腱附着点处的损伤；另一方面是肩胛骨与胸壁间的腱围结构的损伤，即多个滑液囊和脂肪垫的无菌性炎症。此肌与菱形肌、斜方肌、肩

胛提肌共同作用时，可使肩胛骨紧贴胸廓，有固定肩胛骨的作用，若此肌瘫痪，肩胛骨下角离开胸廓而突出于皮下，则产生"翼状肩胛"。

三、临床表现与诊断

（一）病史

一般都有劳损史或运动损伤史，多有举重物，举重等受伤史。如经常称秤的经营者就常有患此病者，便是长时间积累损伤所致；一些家庭主妇做针线活，如做被褥等活过累等；个别人找不到损伤史，只是做一些轻微的体力劳动，却症状极为严重。这种病人要特别注意，应仔细检查，除外各种相关疾病，而后才能确诊。

（二）症状

1. 肩胛部酸胀疼痛　其位置多在乳房的外上部，轻者肩胛部酸痛，痛于肩胛下肩胛骨深面，病人能感到疼痛，甚至疼痛难忍。亦有人胸壁处单独出现疼痛，或胸壁与肩胛骨缘内侧面同时产生疼痛者。

2. 肩胛与胸壁间疼痛　重者肩胛骨、胸壁间疼痛，甚至不能呼吸，深呼吸时明显加重，病人可以清楚指出疼痛发生于肩胛骨下面，或 / 和胸部 3~4 肋外侧（乳房）部。

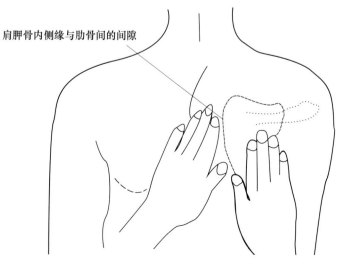

肩胛骨内侧缘与肋骨间的间隙

图 2-3-8-3

3. 胸大肌放射痛 由肩部深面向胸大肌放射，有时疼痛确实难以承受。

4. 呼吸痛 深吸气时疼痛加重，此为该肌损伤的突出特点，可与单纯肩胛下滑液囊炎区别。

5. 吞咽痛 有个别病人出现吞咽水或食物时，咽喉与食管产生剧烈疼痛，不能下咽，以致多日不能进食，造成身体消瘦。这种病人要特别注意。

（三）体征

1. 压痛点 检查痛点时必须让肩部肌肉放松，然后用手搬动肩胛骨内侧缘，使肩胛骨内侧缘撬起，再以手指压向肩胛骨内侧缘的肋面处，方能得到压痛点。

2. 肩胛下摩擦音 活动肩胛骨时，可有肩胛骨内侧缘下的"吱喳"音，此为肩胛下滑囊炎的特点。

3. 肩胛胸壁关节检查（图2-3-8-3） 嘱病人放松肩部肌肉。检查者一手顶推肩胛骨外侧缘，另一手在其肩胛骨内侧缘由皮外插入肩胛骨与胸壁之间隙内，触及有无突起、压痛以及肩胛骨之活动情况。如手指不能插入，或有压痛和活动受限即为阳性。常见于肩胛骨与胸壁之间的粘连性病变。亦可从肩胛骨外侧缘的肩胛胸壁间隙检查其触痛处。

4. 肩胛骨上常有叩击痛 肩胛下滑液囊炎时，没有呼吸痛，常有活动的"吱喳"音，是为两者的鉴别点。

在临床上，前锯肌中部（放散部）损伤多见，以肩胛骨脊柱缘内侧面疼痛最为多见，以乳房外上部肋骨处次之，两者同时存在者亦不少见。此病的诊断在于对此病的充分认识，否则难以诊断。

（四）诊断性治疗

前锯肌起止处的痛点封闭，疼痛立即消失者可成立诊断。

（五）影像学检查

无特殊意义。

（六）鉴别诊断

主要在于肩胛下滑囊炎与肩胛下肌损伤

的鉴别。其区别在于肩胛下滑囊炎可出现摩擦音（"吱喳"音），但无深吸气时的疼痛；相反，肩胛下肌损伤则有深吸气时的疼痛，却没有摩擦音。然而，两病同时存在的情况是相当多的，且治疗方法亦无二致，所以，它们的鉴别也就没有实际意义。其次是与胸长神经麻痹的鉴别。前锯肌由胸长神经支配，当胸长神经麻痹时则会出现：肩下垂，上臂不能推物，肩胛骨不能外旋，上臂外展困难，不能过头。外展时由于上臂的重量常使肩胛骨向内推移。可使病人面对墙壁站立，两上肢向前，肘部伸直，使手掌紧推墙壁，如有前锯肌瘫痪，则发生翼肩。

四、针刀微创手术治疗

（一）适应证与禁忌证

凡确诊为本病者，均可应用针刀微创手术方法治疗。

（二）体位

俯卧位（压痛点在肩胛骨后缘）或侧卧位（压痛点在肩胛骨前缘），上肢放于躯干两侧，嘱其肌肉放松，令肩胛骨稍抬起，使肩胛骨与胸壁有较大的空隙。

（三）体表标志

1. 胸前外侧部1~9肋 以乳房外上部起至腋前线的第9肋止，为前锯肌的起始部。

2. 肩胛骨内上角的内侧面 此为前锯肌颅侧部的肌抵止点。

3. 肩胛骨外侧缘的内侧面 此为前锯肌放射部的抵止点。

4. 肩胛骨下角的内侧面 此为前锯肌集合部的抵止点。

（四）定点（图2-3-8-4）

1. 前胸外侧1~9肋骨面点 从乳房外上方的第1肋至其下外第9肋的所有压痛点均可定点。其点必须定在肋骨面上。痛点多在2~5肋骨面上。

2. 肩胛骨内上角内侧面点 此点为前锯肌颅侧部肌束的止点。

3. 肩胛骨内侧缘内侧面点 可定1~3

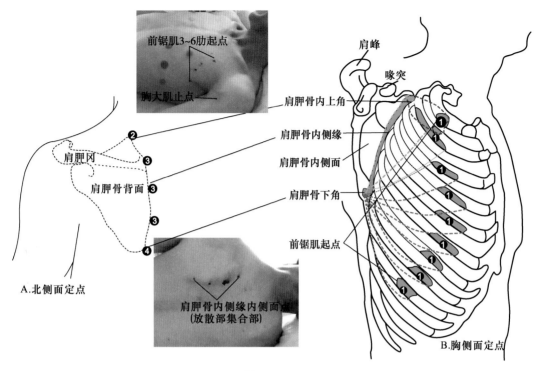

图 2-3-8-4

点。此点必须与肩胛骨缘内侧的皮肤上留有一段距离，至少要有 10mm。只有这样进针或进刀至皮下后，才有调整针或刀的余地，针或刀才能倾斜很大的角度，几乎与皮面平行，并推进至肩胛骨内侧面下，还要使针或刀与胸廓骨表面呈平行状态。这样才不至于将针或刀误入胸膜腔中。

4. 肩胛骨内下角内侧面点　于肩胛骨下角内侧面点定 1 点，松解集合部的病变。

（五）消毒与麻醉

1. 胸前壁麻醉有一定风险。胸壁皮下组织薄者以手指扪摸肋骨较易些，可以较清楚地摸准肋骨面，这样的瘦人不一定很多。而对于那些较胖的人，扪清肋骨是比较难的。因此，对于这种情况就要认真对待，不可马虎。必须扪准肋骨面后并压住，然后再进针或进刀，并直达肋骨骨面，再进行麻醉或针刀剥离手术。

2. 背部的麻醉亦有特殊要求。先在定点处垂直刺入皮肤麻醉至皮下。然后，将针

筒向脊柱侧倾斜，几乎与皮面平行。再后，在肩胛胸壁间或沿肩胛骨内侧面向间隙内推进，有时要将针头压弯以适应肩胛胸壁间的角度，将穿刺针平行肩胛胸壁关节间隙刺入间隙内。回吸无血、无气，在 10~20mm 的范围内注入麻醉药。

（六）针刀微创手术操作

1. 前胸外侧 1~9 肋骨面点（图 2-3-8-5~6）　以手指扪清定点的肋骨，压住骨面从指旁进刀。刀口线与躯体纵轴一致，刀体与皮面垂直，快速刺入皮下。然后，小心探索式匀速推进，直达肋骨骨面。让刀锋自然浮起，再行纵、横疏通、剥离 1~2 次；然后，将刀锋移至肋骨下缘，沿肋骨缘切开前锯肌 1~3下，即可出刀。任何一个肋骨上定点均如此操作。

2. 肩胛骨内上角内侧面点　刀口线与身体纵轴平行，刀体与皮面垂直，快速进刀至皮下。然后，将刀体向脊柱侧倾斜，与皮面几乎平行，向肩胛骨内上角推进。最好先到达

肩胛骨内上角骨缘,再将刀稍退出,调整刀柄角度,使刀锋沿肩胛骨内侧缘进入肩胛胸壁间隙内,10~20mm,来回切2~3刀,再沿胸廓表面行通透剥离后,即可出刀。

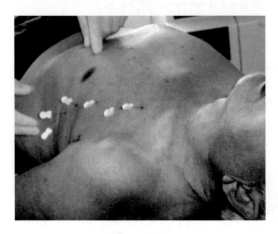

图2-3-8-5

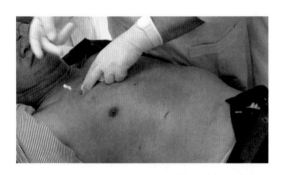

图2-3-8-6

3. 肩胛骨内侧缘内侧面点(图2-3-8-7) 刀口线与躯干纵轴平行,刀体与皮面垂直。快速刺入皮肤与皮下组织。然后将刀体向腹侧倾斜,几乎与皮面平行,并向肩胛骨内侧面与胸廓外面之间匀速推进,达肩胛胸壁关节中段,此时,针刀已进入肩胛胸壁关节与其间的滑液囊中,行通透剥离即可。肩胛骨外缘与胸壁间点可用同一方法操作。

4. 肩胛骨内侧面内下角点　此点亦可称肩胛骨下角与胸壁间点。刀口线与躯干纵轴平行,刀体与皮面垂直。快速刺入皮肤与皮下组织。再向脊柱侧皮面倾斜刀体,几乎与皮面平行,然后沿肩胛骨内侧面向上外推

进约10mm,行通透剥离。刀下有松动感后出刀。

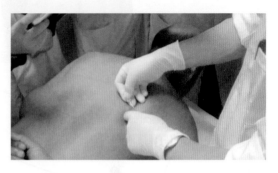

图2-3-8-7

5. 手法操作　协助病人做肩部外展、外旋动作,收紧前锯肌,使肩胛骨紧贴胸壁,并连续做几次深呼吸。然后,让病人主动进行患侧肩关节的各个方向的运动,并做耸肩的动作,增加肩胛胸壁关节的活动度。

五、注意事项

1. 本病虽然疼痛严重,但位置隐蔽,故诊断比较难,所以应提高对此病的诊断意识。

2. 本病的针刀微创手术操作要求严格,不得有误。特别是前胸部更要特别注意。因为操作部位与胸膜腔十分贴近,仅仅隔一层肋骨,且这层肋骨又有肋间隙,可以轻而易举地进入针与刀。前胸部的操作必须在肋骨面上与肋骨下缘的层面上进行。也就是说,摸不清肋骨面不可盲目进针或进刀。针刀垂直刺入时,一定要直达肋骨骨面。如果将针或刀已进入皮肤后再去寻找肋骨,那将是很危险的,很易误入胸膜腔,造成气胸。一定要提高警惕,避免失误。而在肋骨下缘松解剥离时,针刀则只能在肋骨缘上铲剥,切勿过深而刺入胸膜腔中。

3. 在进行背侧肩胛下操作时也应特别注意。肩胛下肌和肩胛下滑液囊位置深在于肩胛骨与胸廓之间,麻醉和针刀微创手术操作都比较困难。因此,首先必须摆好体位,使前锯肌松弛,让肩胛胸壁间隙开大。只有这

样,麻醉与针刀的操作才能顺利进行。

4. 肩胛下肌由 $C_{5\sim7}$ 神经支配,颈椎病时亦可有类似前锯损伤的症状出现,故应注意该处疼痛与颈椎病的联系,以免误诊。

第九节　下后锯肌损伤

下后锯肌损伤时肋部疼痛,呼吸受限,俗称岔气。对新鲜损伤,手法治疗效果较好;而陈旧性的损伤,针刀微创手术治疗,疗效满意。

一、相关解剖

下后锯肌(图 2-3-9-1)在背阔肌的深面,竖脊肌的浅面,为背肌的第 3 层肌。该肌位于腰部的上段和下 4 个肋骨的外侧面,起自下 2 个胸椎及上 2 个腰椎棘突,斜向外上,止于下 4 个肋骨外侧面。正常的脊肋角(第12 肋骨与脊柱的夹角)约为 70°。下后锯肌由下内起向外上走行,其肌止与肋骨下缘的夹角约为 90°,其肌起与脊柱止点下方约呈120° 角。所以,下后锯肌的收缩就可使肋骨下降。该肌的作用是下降肋骨帮助呼气,受肋间神经支配。

二、病因病理

由于人体各种活动和突然动作,使正常的呼吸节律受到破坏;又由于下后锯肌分成4 条肌束带终止于 4 条肋骨,也就容易在突然接到改变伸、缩信号时,4 条肌束不能同步进行伸、缩动作,很可能在某一个时间的"横切面"上,4 条肌束的伸、缩中有 1 条或 2 条与其他 3 条或 2 条正好是相反或者不同步;如果这 1 条或 2 条是处在收缩状态,而其他 3 条或 2 条是处于舒张状态,这 1 条或 2 条肌束就会承受起超常的力,也就容易造成牵拉性损伤。新伤者,即肌起、止点的肌腱或肌腹处,均可引起肌、腱纤维部分断裂,少量出血,渗出、水肿等急性改变,日久则可产生肌起、止点处的瘢痕挛缩或肌腹的损伤处与周围组织的粘连。手法治疗可缓解症状,但多致慢性疼痛。

三、临床表现与诊断

(一)病史
有突发性胸背下部疼痛病史。

(二)临床表现
1. 急性损伤时,胸背下部剧烈疼痛,强

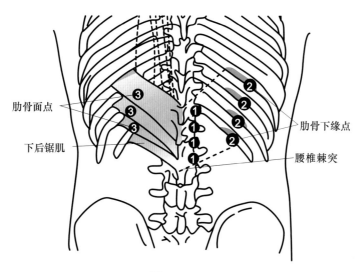

图 2-3-9-1

肋骨面点
下后锯肌
肋骨下缘点
腰椎棘突

迫性气短,脊柱向患侧弯,不敢翻身。

2. 慢性期可分为以下2种情况。一种是疼痛点多在下后锯肌止点的下4个肋骨的骨面上,呼吸轻度受限。另一种是疼痛点多在下后锯肌中段4条肌束带上,疼痛较重,正常呼吸受影响,出现强迫性气短。

3. 压痛的位置在T_{11-12}、L_{1-2}棘突到9~12肋骨的背侧面区域内,均在肋骨面及棘突面上。呼气时疼痛明显加重。

4. 在下4条肋骨的肌附着点(脊柱缘的肋骨面上)有明确的压痛点。

四、针刀微创手术治疗

(一) 适应证与禁忌证

凡确诊为下后锯肌损伤者均为针刀微创手术的适应证,急性期和慢性期均可立即做治疗。

(二) 体位

患者俯卧位,患侧肋弓下垫以薄枕,使术野开阔。或侧卧治疗床上,患侧朝上,健侧朝下,患侧上肢放于胸前。

(三) 体表标志

1. 第11胸椎棘突　沿第12肋骨面,向脊柱侧摸到脊柱棘突时,为第11胸椎棘突。

2. 下后锯肌止点肋骨面　相当于肩胛线内侧部及该线稍外方的区域。

(四) 定点(参见图2-3-9-1)

1. 下后锯肌的起点　距T_{11-12}、L_{1-2}棘突侧面10mm处,可定1~4点。

2. 下后锯肌的止点　即下4肋的肩胛线内或外的肋骨面上,该处有压痛,可定1~3点。

3. 下后锯肌的肌腹与肋骨面的交叉点　即肌腹与竖脊肌在肋骨面的交叉点,可定1~3点。

(五) 消毒与麻醉

皮肤常规消毒,戴手套,铺无菌巾,局麻后行针刀微创手术。在肋骨面上麻醉时,应注意穿刺的技巧。在定点的肋骨面上,先以一手指摸清肋骨面下缘的皮肤,并将皮肤推向上,至肋骨面上;然后,在推至肋骨面上的肋下缘定点处进针达肋骨面上;将针头稍退

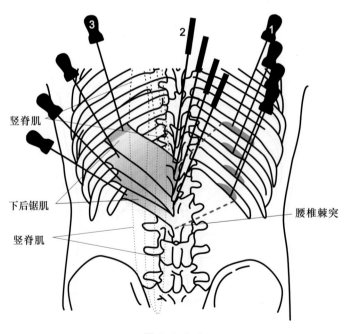

竖脊肌

下后锯肌

竖脊肌

腰椎棘突

图2-3-9-2

出,同时,松开固定的皮肤,让其自然复原,穿刺针头也随之移动至肋骨下缘;麻醉针头再沿肋骨下缘稍深入5mm,即可注入麻药。凡在肋骨上、下缘处麻醉,均可用此法,安全而准确。

(六)针刀微创手术操作(图2-3-9-2)

1. 肌起点(棘突外侧面) 刀口线与棘突顺列平行,刀体和皮面外侧约呈80°角,刺入皮下达棘突顶骨面,稍提起针刀,调整刀锋到棘突侧面,与软组织交界处(即下后锯肌的附着处)深入5mm后,调转刀口线与脊柱上段呈60°角,与下后锯肌纤维平行,行纵行疏通、横行剥离,有硬结则切开之。棘突外侧点均如此操作。

2. 肌止点 刀口线和患处肋骨呈90°角(与肌纤维平行),即与躯干纵轴呈45°角左右,刀体与皮面垂直刺入,深度达肋骨面,将针刀刀锋调整到肋骨下缘处,稍深入(5mm以内),穿过肌腱(不超过肋骨下缘深度),沿肌纤维纵轴,先纵行疏通后,再横行剥离。如肌腱硬韧紧张,可提起刀锋至肌腱浅面,调转刀口线90°,与肌腱纤维走行方向垂直,在肋骨下缘以上,切开肌腱1~2刀。

3. 肌腹粘连点 刀口线和下后锯肌纤维纵轴平行,即与肋骨长轴的外侧呈90°~100°角,刀体与皮面垂直刺入,深度达肋骨面,先纵行疏通,再横行剥离,遇有结节,条索样物,将其纵横切开,有松动感后出刀。

术毕,刀口以创可贴或无菌敷料覆盖,固定。

(七)手法操作 首先医生用双手拇指,以与下后锯肌肌纤维垂直的方向推按肌束(即与脊柱纵轴垂直的方向),反复进行数次。其次,让病人坐于床上,双下肢伸直,病人以右手摸左脚,以左手摸右脚,反复屈背、弯腰、手摸脚数次。然后,再让病人做深吸气和深呼气动作,反复进行数次即可。

五、注意事项

1. 必须搞清压痛点处的肋骨面,定点于肋骨面上,尤其是肥胖病人更应仔细扪摸,对肋骨面应确定无疑才行。在进刀时,一定要用手指压迫固定皮肤于肋骨面上,然后在指端处进刀,以防滑落刺入肋间。

2. 进刀时一定选在压痛点最靠近肋骨下缘的骨面上。在做剥离时,刀锋必须在肋骨面和肋骨下缘的骨面上活动,不可再深入,以防刺伤肋间神经、血管。

3. 严禁在肋间隙进刀。如压痛点在肋骨下缘处,在进刀时更要注意。可采用以下方法,以策安全:先将肋下缘处皮肤,以拇指压住,将其推到肋骨面上,固定;再在定点处进刀,直达骨面上;此时,松开皮肤,刀锋随之移到肋骨缘处;此时,再沿肋骨下缘进刀少许,即可剥离。

第十节 胸腰段棘上韧带损伤

棘上韧带损伤临床上较常见,颈段被项韧带所代替,故一般讲棘上韧带损伤就是指胸、腰段棘上韧带损伤,但诊断多不清楚。通常采用针灸、推拿和理疗等方法治疗,疗效不佳。新鲜的损伤手法治疗效果较好。陈旧性损伤,针刀微创手术治疗,疗效甚佳。

一、相关解剖

棘上韧带(图2-3-10-1)是连接第7颈椎棘突、全部胸椎棘突及腰椎棘突顶端至骶中嵴的一条索状韧带。棘上韧带起于第7颈椎棘突顶部,上续项韧带,并附着于所有的胸、腰椎的棘突顶部,向下达L$_4$棘突顶部者占73%,达L$_3$棘突者达22%,只有5%的人达L$_5$棘突。棘上韧带的纤维成束,被近乎横行的胸腰筋膜的纤维分割包围。束内的胶原纤维呈波浪状弯曲,当脊柱前凸时被拉直,后伸时复原,故棘上韧带具有一定的弹性,但无

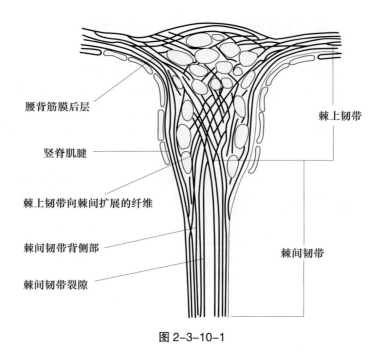

腰背筋膜后层

竖脊肌腱

棘上韧带向棘间扩展的纤维

棘间韧带背侧部

棘间韧带裂隙

棘上韧带

棘间韧带

图 2-3-10-1

弹力纤维,过屈可受损。多数人 L_{4-5} 的棘上韧带纤维已很少,L_5-S_1 间则无棘上韧带,其空间由竖脊肌腱纤维左右交叉附着代替。此组腱纤维束之间有弹力纤维横行连结并向内附着于棘突。不同部位的棘上韧带宽窄与厚薄不同,其中以 T_{3-5} 最为薄弱,其次是腰骶交界处,韧带较薄,有时甚至缺如,这是解剖学上的弱点。而腰椎的棘上韧带则较发达。棘上韧带的作用是限制脊柱过度前屈。棘上韧带及两侧邻近有脊神经后支的内侧支分布。

二、病因病理

脊柱前屈时,棘上韧带处在弯曲脊柱的凸面。当脊柱屈曲时,棘上韧带被拉紧,特别是长年低头、屈伸过度工作的人,包括常做家务劳动的人们,其附着点部位受到牵拉,逐渐使某些韧带纤维撕裂,或自骨质上掀起,久之发生韧带剥离或断裂,从而引起腰背痛。当脊柱过度前屈时,棘上韧带将担负着巨大的拉应力,此时最易拉伤。如脊柱受到暴力扭曲或脊柱屈曲时,受到来自纵轴方向的打击,

棘上韧带就会受到急性损伤。日久,棘突顶部上、下缘的出血、水肿等改变会逐渐机化而形成粘连、瘢痕、挛缩,压迫脊神经后支的内侧支,因而产生顽固性疼痛。

棘突的骨质受到损伤也会产生棘突顶部疼痛。由于慢性劳损、撞击、牵拉等损伤而致棘突顶端产生硬化、钙化及骨化等。棘突与棘上韧带的交叉病变易导致棘突部位的损伤症状。

棘上韧带的缺失使 L_5-S_1 节段处活动加大,形成了一个在结构上的薄弱区。腰前屈时该处承受很大的张力。肌电图测试表明,绝大多数人在腰前屈到接近最大限度时,竖脊肌不再收缩。这时巨大的张力依次由棘间韧带、多裂肌束和关节囊承受。因此,易造成棘间韧带的损伤。

脊椎棘突顶部痛的病理改变如下:①韧带的胶原纤维玻璃样变;②脂肪样变;③胶原纤维破裂;④韧带化生为软骨或骨组织;⑤韧带止点潮线处骨组织增生;⑥小动脉硬化;⑦韧带囊性变。这些变化纯系末端病改变,多系先有变性,再有损伤所致。

三、临床表现与诊断

(一) 病史

有劳损史或急性损伤史。此病多发于女性,尤其是中年女性,可能与其工作与家务劳动过重有关。也发现过14岁女孩及青年女性患此病者。

(二) 临床表现

1. 腰背部中线疼痛,痛点明确,局限于某个或某几个棘突顶部位,轻者酸痛,重者刀割样,可放散到棘突周围,有时影响睡眠。

2. 弯腰、平卧时疼痛加重。亦有脊柱背伸时疼痛者。

3. 压痛部位表浅,痛点敏感,局限于棘突顶部位,或在棘突顶部上、下缘的骨面上。

4. 腰背部活动受限。

(三) 特殊检查

1. 抬物试验阳性。

2. 阻滞诊断法。应用局麻药阻滞痛点后,疼痛应立即消失。

(四) 影像学检查

晚期病例 X 线照片可见棘突的韧带附着处有骨质硬化、变尖,或有游离的钙化影。

四、针刀微创手术治疗

(一) 适应证与禁忌证

凡确诊为棘上韧带损伤者均为针刀微创手术的适应证。

(二) 体位

俯卧位,小腹下垫以薄枕,使脊柱轻微后凸,棘间间隙稍开大,利于施术。

(三) 体表标志

1. 棘突　棘突位于腰背部正中线上的皮下部,为脊椎骨的左右椎板在后中线的融合处并伸向后方的骨性突起。

2. 第7颈椎棘突　是颈下段与胸椎交界处的最突出的棘突,也是最长的棘突,又称隆椎,能清楚看到并触及。当旋转颈部时,隆椎棘突可活动,而隆椎下的 T_1 棘突则无活动性,以此可以区别 C_7 或是 T_1 棘突。

3. 第3胸椎棘突　连接两侧肩胛骨上角的连线,此线通过第3胸椎棘突。

4. 第7胸椎棘突　两侧肩胛下角的连线,通过第7胸椎棘突。

5. 第4腰椎棘突　两侧髂嵴最高点的连线通过第4腰椎棘突或第4~5腰椎的棘间。L_4 棘突的骨板较厚,末端呈球形伸向后方是其特点。

(四) 定点 (图 2-3-10-2)

棘突顶部或棘突顶部的上、下缘骨面上的压痛点。可在多个病变棘突顶部定点。

(五) 消毒与麻醉

皮肤常规消毒,戴手套,铺无菌巾,局麻后行针刀术。局麻时,针头只能在棘突顶部和棘突顶部上、下缘的 5mm 深度内活动,不可超出此范围。

(六) 针刀微创手术操作 (图 2-3-10-3)

1. 棘突顶部点　在棘突顶点上进刀,刀口线和脊柱纵轴平行,刀体与皮面垂直刺入,达棘突顶部骨面行纵、横疏通、剥离。

2. 棘突顶部上缘点　如痛点在棘突顶部上缘,当刀锋到达棘突顶部后,使刀体和下段脊柱呈 45° 角,再斜刺入约 5mm,紧贴棘突上缘骨面做纵、横疏通、剥离。

3. 棘突顶部下缘点　刀锋亦先达棘突顶,然后,刀体向上倾斜 45° 角,再斜刺下 5mm 左右,在棘突顶部下角的骨面上,行纵行疏通、横行剥离 1~2 下。如遇韧性结节则纵行切开即可。

在针刀微创手术操作时,可将以上 1、2、3 的操作连续进行下来。即在操作完 1 时,马上紧接着 2 及 3 的操作。这样的操作,可以较全面地处理棘上韧带的损伤,所以,推荐这一方法。

术毕,刀口以创可贴或无菌敷料覆盖,固定。

(七) 手法操作

病人站立位,让病人做躯干的屈曲动作,尽量屈曲到最大限度,然后医生在背部加力,帮助病人屈背弯腰,反复 2~3 次。

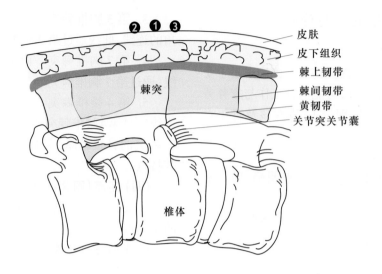

图 2-3-10-2

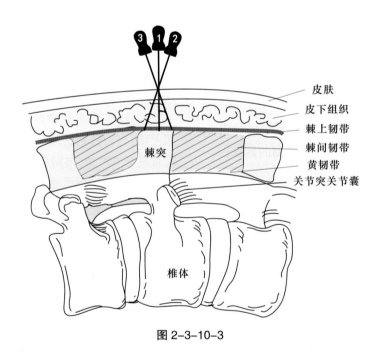

图 2-3-10-3

五、注意事项

1. 不可在棘间部位进刀，这样既损伤正常组织，又达不到治疗目的。

2. 在棘突的周围不可刺入太深，刀锋一定在棘突顶周围 5mm 之内，防止伤害正常组织。

3. 在棘上韧带做针刀微创手术操作，刀口线必须与棘上韧带纤维平行。从解剖学上知道，棘上韧带在胸椎和腰骶关节间本来就比较薄弱，因此才易发生损伤。如果错误操作，再将棘上韧带横行切割，将增加棘上韧带的损伤，是应予避免的。

第十一节 颈胸腰段棘间韧带损伤

棘间韧带损伤不少于棘上韧带损伤,胸段棘间韧带损伤也不少于腰段棘间韧带损伤,临床上常与棘上韧带损伤相混淆。既往利用封闭等治疗,仅能取得暂时效果,针刀微创手术治疗,效果很好。这里要多说一句的是,颈段棘突大部较短,相应的棘间韧带自然也短小。如果没有注意到这一点,进刀过深则可能损伤黄韧带或其下的蛛网膜,造成副损伤;有的还伤及了椎管内小血管,造成血肿,导致脊髓压迫。这是较严重的并发症,值得注意。

一、相关解剖

在颈、胸段棘间韧带(参见图 2-3-11-1)均较薄弱,腰段最为发达,且具有重要功能意义。

棘间韧带在棘上韧带之下,是位于相邻两个椎骨棘突之间的短小韧带。棘间韧带,前方与黄韧带延续,向后与棘上韧带移行。棘间韧带以胶原纤维为主,与少量弹力纤维共同组成,其间夹有少量脂肪组织。棘间韧带左右各一。其韧带纤维的走行方向正好相反。附着于上位脊椎棘突的纤维斜向下前,依次分别附着于下位脊椎的乳状突、黄韧带后面和椎板后面的上 1/3 部。附着于下位脊椎棘突上缘的韧带纤维主要来自胸腰筋膜后上缘的后 1/3,尚有竖脊肌腱附着(参见图 2-3-10-1)。上下两部纤维之间,正常存在一个近乎水平位的裂隙。当纤维变性时,裂隙向前、向后上延伸,左右可融合为一个囊腔。棘间隙的后部,可见棘上韧带的纤维束自下位棘突的上缘后端连至上位棘突下缘后 1/4 处。在通过棘间韧带的水平切面上,可见左右两者之间也存在裂隙,当纤维变性时,其裂隙增宽。这种交叉结构虽可以防止腰屈曲时椎骨前移,但本身却要受到挤压和牵拉。传统上,把棘间韧带看作是一种节制带,机械地

执行着防止脊柱过屈的功能。而实际上,从棘突到棘突的纤维只是少数。腰椎棘间韧带是一个由胸腰筋膜(主要是背阔肌筋膜)、竖脊肌腱和韧带构成的复合体,其韧带部分可视为各肌腱向下位椎骨的延伸。因此,棘间韧带是腰椎伸、屈结构的一个组成部分,主动参与了腰椎伸、屈运动的过程,并对椎间关节起保护作用。虽然棘间韧带不如棘上韧带坚韧,韧带薄而无力,但韧带的厚度由下胸段至下腰部却逐渐增加。胸椎部的棘间韧带呈细索状,而腰椎部的棘间韧带则宽而厚,呈四方形,发育得最好。此韧带对脊柱扭转起限制和保护作用,在下腰部则有稳定腰椎的作用。棘间韧带处有脊神经后支的内侧支分布并受其支配。

经造影测量,棘间韧带的厚度为:

L_{1-2} 为 6mm(5~7mm);L_{2-3} 为 8mm(6~11mm);L_{3-4} 为 10mm(4~15mm);

L_{4-5} 为 11.7mm(4~18mm)。这些数值较实际要厚 2~3mm。

二、病因病理

过去,基于腰棘间韧带的附着是从棘突到棘突的认识,推论棘间韧带的变性是由于频繁的屈、伸所致的纤维断裂。事实上,各韧带的变性并非是张力作用下的断裂,而是压力作用下的磨损。椎间盘变性、腰前凸增大等因素导致棘突间隙缩窄,存在于其间的棘间韧带则受到夹压。屈、伸运动时,研磨活动即发生于前上和后下两部分的纤维之间。其结果是原已存在的裂隙向前、向后呈弧形延长。如此,便勾画出一个以前上部纤维及上位棘突下缘后端作为关节头、下后部纤维作为关节窝的球窝关节面的活动轨迹。这种研磨活动可持续到纤维组织的消失。由于上、下棘突后端长时间的相互接触,故形成了假关节。此时,残存的棘间韧带的表层纤维则

向两侧折突,构成假关节的囊壁。由于棘上韧带在腰骶连接部多缺如,因此极度弯腰时,该部所受拉力最大;如在膝部伸直位弯腰,骨盆被紧张的股后肌群固定在旋后位,此时棘间韧带受到高度牵拉。当腰部旋转时,棘间和棘上韧带离旋转轴最远,受到的应力也最大。如竖脊肌和多裂肌软弱或萎缩,则这些韧带所承受的压力更大,容易损伤和变性。有人发现,20 岁以后,棘间韧带有 21% 发生破裂,绝大多数发生在腰部最下间隙。因此,L_5-S_1 棘间韧带的损伤约占全部棘间韧带损伤的 92%。棘间韧带因脊柱突然过度牵拉、扭转而损伤,受伤后可引起部分韧带起点和 / 或止点破裂、囊性变、穿孔,重者则撕裂、出血、渗出、水肿。在修复的过程中形成粘连、瘢痕、挛缩,影响脊柱活动。严重的瘢痕挛缩可将上、下棘突相互拉近,甚至相互紧贴在一起,成为吻性棘突,并使上、下椎体力学状态发生一系列变化。因而,可造成复杂的临床症状。因此,保持棘间韧带生物力学上的完整性,对于腰痛疾病的预防有着积极的意义。另外,如髓核完整,两个相邻脊椎骨的屈、伸运动受到椎间纤维环、棘间韧带和黄韧带的约束,棘间韧带及椎间纤维环的纤维层能防止腰椎向后脱位;如果韧带缺如或松弛,脊柱后伸时,由于坚强的背伸肌群的牵引可使脊椎骨向后滑脱。

三、临床表现与诊断

(一)病史

有脊柱过度屈曲、扭转外伤史。一次性韧带损伤未愈又反复受伤等历史。腰椎部损伤较多,胸段损伤也不少见。多见于扛、背、弯腰的体力劳动者和从事繁重家务劳动的妇女。几乎所有病人都有脊柱屈曲,韧带反复被牵扯劳损的历史。

(二)临床表现

1. 典型棘间韧带损伤症状是脊柱背伸痛,少数脊柱前屈痛。

2. 棘突间有深在性胀痛,脊柱旋转活动受限。卧床时多取脊柱伸直侧卧位。

3. 行走时脊柱呈僵硬状。坐卧正常,弯腰、扭转活动受限。脊柱微屈,被动扭转引起疼痛加剧。

(三)特殊检查

应用阻滞方法,可使疼痛立即消失。

(四)影像学检查

X 线片多正常。晚期病例可有韧带钙化影或棘突骨质增生表现。

(五)鉴别诊断

此症应与棘突骨折、骨髓炎等疾病相鉴别。

四、针刀微创手术治疗

(一)适应证与禁忌证

凡确诊为棘间韧带损伤者,无论年龄大小(曾遇到 14 岁女孩患病),均可行针刀微创手术治疗。

(二)体位

俯卧位。颈椎为过度前屈位。胸腰椎腹下垫枕即可,使术野开阔。

(三)体表标志

1. 腰背部正中线 在脊柱正中线上,有颈、胸、腰椎棘突由上向下顺序排列,它们之间应有基本相同的间距。但脊柱有侧弯者要注意扪摸。

2. 棘突间隙 棘突是突出的骨凸,但胖人须深触方能扪清。有的老年人,棘突骨质增生、棘突间隙变窄、上下棘突间骨质增生融合,或有侧凸等情况,有时棘突间隙不易扪清。这时,应上、下多触摸几个棘突间隙,以能扪清棘突间隙为准,上、下反复扪摸,以正常两棘突之间的间距为标准进行推算,有利于正确定点。

(四)定点

棘间压痛点,可定数点。

1. 颈椎棘间点 定于病变相应颈椎棘突顶上缘。

2. 胸椎棘间点 定于病变相应棘间点。

3. 腰椎棘间点 定于病变相应棘间点。

(五) 消毒与麻醉

皮肤常规消毒,戴手套,铺无菌巾,局麻后行针刀微创手术。

1. 颈椎棘间点的麻醉　在病变相应颈椎棘突顶进针,针尖直达棘突顶。然后将针尖移向棘突上缘,并沿着棘突上缘稍深入(不得超过 10mm,保证针尖在棘突上缘骨面上,即针尖不能离开骨面),回吸无血无液,注入麻药 1~2ml。此操作应严格执行,以免造成失误。

2. 胸椎棘间点　于病变相应棘间正中处进针,垂直刺入,直达下位棘突上缘骨面。认真回吸,无血无液后,注入麻醉剂 2ml。

3. 腰椎棘间点　于病变相应棘间点进针,入皮下后,可用两种方法进入棘间部位。

其一,继续缓慢、匀速进针,仔细体会针尖通过棘上韧带的阻力感,以及通过棘上韧带后的落空感后,再进入 5~8mm(此处绝不应再出现第 2 个阻力——如出现阻力则为黄韧带),回吸无血、无液,即可注入麻醉药。

其二,另一种进针方法是,针尖穿过棘上韧带后,将针体倾斜 45° 左右,直对棘突的上或下缘,并使针尖到达骨缘(此时证明针尖在棘间部位),认真回吸,无血无液,注入麻醉药液 2ml 左右即可。后一种做法更为可靠。

此处局麻应注意的是,麻醉针头不可深入过深。当麻醉针头超过棘上韧带后,会有明显的落空感,再深入 5mm 即可注入麻药,绝对不可再向深部深入。另一方面,一定要认真回吸,确认无血、无脑脊液才可注射麻药。在这里,不怕麻药注射的浅,而怕的是将麻药注射过深,进入蛛网膜下腔中,造成严重后果。这一点,不可掉以轻心。

另外一种方法是最为安全的。当麻醉针穿过棘上韧带后,马上停止进针。随后将针头向头(或尾)侧倾斜,与皮面呈 30° 角并继续推进直达上(或下)位棘突的下(或上)缘骨面,此时可以回吸,无血、无液后注入麻醉药。再向相反方向亦注入麻醉药。这样才是最为安全可靠的。

(六) 针刀微创手术操作(图 2-3-11-1)

1. 颈椎棘间点　刀口线与人体矢状面平行,刀体与皮肤面垂直。在病变相应颈椎棘突顶上缘进针刀,直达棘突顶。然后,调整

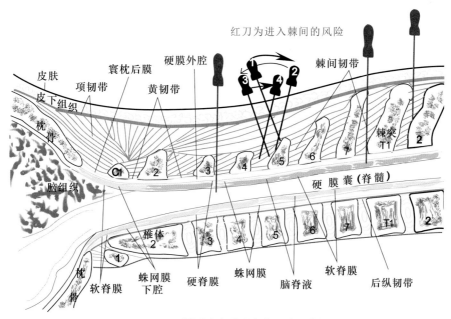

颈椎棘间韧带松解与风险示意图

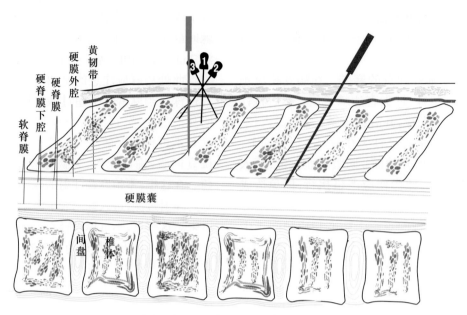

胸椎棘间韧带松解与风险示意图

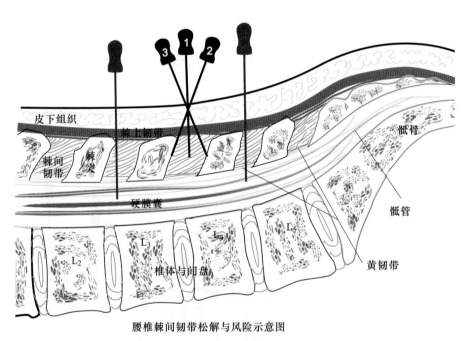

腰椎棘间韧带松解与风险示意图

图 2-3-11-1

针刀刀锋至棘突上缘进入5~10mm（此深度视不同位置的棘突有很大的不同：C_1后结节极短小、C_3、C_4棘突也相对较短），针刀紧贴棘突上缘疏通、剥离，才较安全。

2. 胸椎棘间点 刀口线与人体矢状面平行，刀体与皮肤面垂直。在病变相应胸椎棘间进针刀，直达下位棘突上缘（如进刀部位正确，刀锋一定在骨面上）。然后做纵行疏通、横行剥离，刀下有松动感后出刀。

3. 腰椎棘间点 刀口线与脊柱纵轴平行，刀体与皮面垂直，快速刺入。刀锋通过皮肤、皮下组织，下面就是棘上韧带。棘上韧带是个坚韧的组织,有明显的阻力。从皮肤到棘上韧带的深度,胖、瘦之人可有很大不同。一般为 10~20mm,胖人可能更深。当刀锋下感到坚韧的棘上韧带后,再穿过它,进入另一个韧带组织中时,术者会觉察到清晰的落空感。此时,刀锋已进入棘间韧带中。患者有时诉有酸胀感。将刀体倾斜与脊柱上端或下端纵轴皮面呈 30°~45° 角,使刀锋触到上、下棘突的下、上缘骨面,沿棘突矢状面纵、横疏通、剥离,上、下各 2~3 下;然后,将刀体直立于棘间韧带正中,再行纵、横剥离 2~3 下即可。本病的针刀微创手术不应做棘间韧带的横行切断。

术毕,刀口以创可贴或无菌敷料覆盖、固定。

五、注意事项

1. 棘间韧带处的麻醉要特别注意,一旦将麻药注入蛛网膜下腔,将导致严重后果。麻药的比重有轻、有重,即使注射于腰部,轻比重的麻药也能窜至颈、胸段,而造成高位脊髓麻醉,那是十分凶险的! 所以,一定要保证麻药是注射在棘间部位,而不是他处。

2. 在棘间韧带处治疗,针刀必须在棘间韧带附着的棘突上下骨面上活动,不可进刀太深,以防刺伤脊髓。因此,在进刀过程中,应以棘突的上、下端骨面为标志。否则,无止境地深入,刀锋会进入过深,易刺入脊髓的蛛网膜下腔;相反,仅进入皮下,未达到病变部位则无疗效。

3. 进刀的深度又因病人的胖、瘦有很大差别,故不能规定固定的深度距离(比如多少毫米)来确定是否到达棘间韧带处,而要以病变部位的棘上韧带的突破感(落空感)和棘突上、下端骨面为依据。特别是前者的突破感应细心体会,请操作者特别注意。

第十二节　第 3 腰椎横突综合征

第 3 腰椎横突综合征是比较常见的腰痛病之一。在治疗上,一般治疗方法难以奏效,也是软组织损伤中难以治愈的疾病之一。其病理机制过去一直认为比较复杂,实际并非如此。由于对该病病理进行了深入地探讨,已取得了一些新的认识,故在针刀微创手术治疗上取得了立竿见影的效果。

一、相关解剖(图 2-3-12-1)

脊椎骨的横突,排列于椎骨的两侧,为颈、背、腰部肌肉、筋膜和韧带的重要附着点。腰椎横突一般形态短而扁,惟第 3 腰椎横突

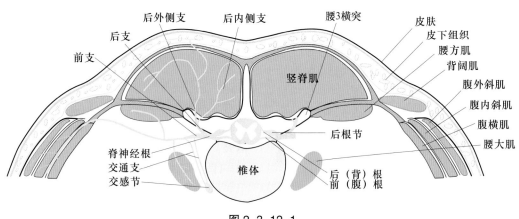

图 2-3-12-1

最长,有时可长达一般横突的2倍。L₃横突有众多大小不等的肌肉附着。相邻横突之间有横突间肌。横突尖端与棘突之间有横突棘肌。横突前侧有腰大肌和腰方肌。横突的背侧有骶棘肌(竖脊肌)。腹横肌、腹内、外斜肌借腰背筋膜起自 L_{1-4} 横突。

腰背部的固有筋膜为腰背筋膜的中层,位于竖脊肌(骶棘肌)的腹侧面和腰方肌之间,其深层则位于腰方肌与腰大肌之间。浅、中层筋膜形成竖脊肌肌鞘。腰背筋膜中层附着于腰椎横突尖。脊神经后支 L_{1-3} 的外侧支也有在其横突尖部通过者。从解剖上看,L_3 横突位置深在,它与周围的肌肉、筋膜、韧带及部分神经有密切关系。

二、病因病理

本病好发于青壮年,从事体力劳动和爱好较剧烈体育的运动者。为什么在腰椎损伤中 L_3 横突综合征较多呢?

第3腰椎位于腰椎生理前凸的顶点,是腰椎伸屈、旋转、侧弯等活动的枢纽。在腰部,L_3 横突最长、弯度大、活动多,所受的杠杆作用力也大,因此在运动中受到的牵拉应力最大;又因横突附着众多肌肉,而肌肉的肌力方向又各不相同,还有筋膜、腱膜、韧带等承受着巨大的拉应力;在激烈劳动、运动或长期固定体位的工作中,这些肌肉很难协调一致;这样,L_3 横突承受各个方向的力就更大,故在扭、闪、挫等损伤时,附着在第3腰椎横突周围的软组织最易受损。在急性损伤时,附着于腰3横突部的筋膜、韧带、肌肉等组织可以发生部分撕裂、出血、组织渗出、水肿等改变(有的甚至造成 L_3 横突的撕脱骨折)。在自主制动的情况下,逐渐吸收或留下机化、粘连等病变。有些人仍然要勉强活动,L_3 横突处则重复着上述病理变化,而引起横突周围瘢痕粘连、筋膜增厚和肌腱挛缩,并形成恶性循环。如此反复,则使 L_3 横突综合征缠绵难愈。如果有脊神经后支的外侧支粘连并受压于 L_3 横突尖上,更会引起顽固性疼痛。

三、临床表现与诊断

1. 有外伤史及劳损史。有的人病史很长,多为常弯腰工作的劳动者,或因突然弯腰而受伤者,通常病情缠绵不愈。

2. 在第3腰椎横突尖部单侧或双侧疼痛,有时放射至臀部或下肢。

3. 病人不能弯腰及久坐久立。严重时,行走困难,甚至生活不能自理。

4. 在 L_3 横突上的一侧或双侧有敏感的压痛点,并可扪及结节、条索样物。患病的横突,可清楚触及。

5. 病情越重,其 L_3 横突的骨凸越大,触摸时则越清楚。这是临床上一个显著的特点。

6. 病人腰部活动明显受限,尤其是不能弯腰,如要弯腰持物则更为困难。

四、针刀微创手术治疗

(一)适应证与禁忌证

凡确诊为 L_3 横突综合征的病人,均为针刀微创手术的适应证。即使有心、脑血管病、糖尿病等疾病,只要稍加控制,如血压、血糖接近正常即可行针刀微创手术治疗。因为,本手术侵袭极小,不会给病人带来严重影响。

(二)体位

俯卧位。腹下垫枕,使腰椎部轻度后突。

(三)体表标志(见图2-3-12-2)

1. 肋弓下缘 平 L_3 横突。但瘦高个子的人,可能平 L_2 横突。

2. L_{2-3} 棘间 L_3 横突尖位于 L_{2-3} 棘间中点的水平线上,这是一个十分具有参考价值的标志。当寻找 L_3 横突发生困难时,不妨一试。

3. 髂嵴 是两侧髂骨翼的最高点,两点连线将通过 L_{4-5} 棘间或 L_4 棘突,(这是一个粗略的投影线)。以此为标准可以确定 L_3 棘突。

(四)定点(图2-3-12-2)

L_3 横突尖部压痛处定1点。

为简便而准确的定位,介绍下面方法做

参考,即"肋弓下拇指"定位法。病人俯卧位,医生站于病人背后或侧方。医生用与病侧相同的手,把"虎口"(第1、2指蹼间隙)置于病人的肋弓下,要紧贴肋弓下缘,手掌紧贴腹部皮肤,外展的拇指尖端深压腰部皮肤,将触到一个硬的骨端,此骨端即是L_3横突。如病人俯卧位,医生站于病人侧方,面向头侧,操作方法同上。但在定点时,一定要去除软组织的厚度。

(五)消毒与麻醉

皮肤常规消毒,戴手套,铺无菌巾,局麻后行针刀术。

(六)针刀微创手术操作(图2-3-12-3~5)

可分为以下几种操作方法,介绍如下:

1. 常规操作法 刀口线与人体纵轴平行,刀体与皮面垂直刺入。通过皮肤、皮下组织、胸腰筋膜及竖脊肌,到达L_3横突背侧骨面。当刀锋接触横突骨面时,用横行剥离法,将粘连在横突骨面和尖端的肌肉、筋膜、神经等组织剥离松解开,刀下有松动感时出刀。

在针刀剥离的操作中,可再推荐以下方法。

2. 当刀锋到达横突骨面后,将刀锋稍提

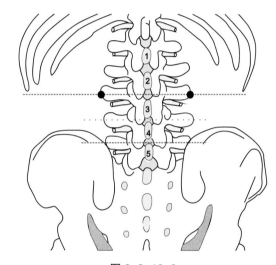

图2-3-12-2

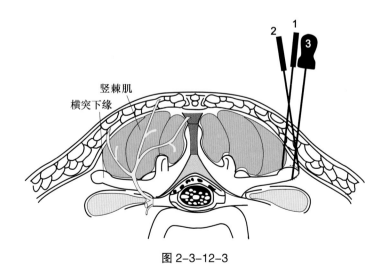

图2-3-12-3

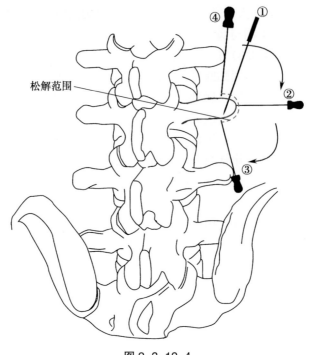

图 2-3-12-4

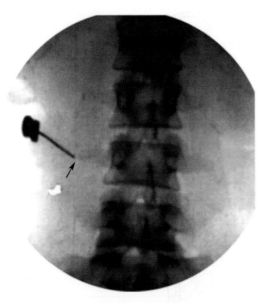

图 2-3-12-5

起,调整刀锋达横突尖端,在横突尖端的上、外、下骨缘与软组织的交界处,行切开剥离。切开时,刀口线要紧贴骨端,随骨端的弧度转动,不得离开骨面。切开完成后,再纵行疏通、横行剥离即可。此种切开剥离法,在横突距离皮面较深,组织的紧张度较高,横行剥离困

难时更适用。

3. 当刀锋到达横突骨面后,将刀锋调整到横突尖端的骨与软骨的交界面上做切开剥离。其切开的部位在横突尖端软骨与骨的交界处。此种操作方法,松解彻底,绝无再粘连之虞,且无疼痛感。术毕,刀口以创可贴或无菌敷料覆盖,固定。

(七) 手法操作

1. 病人坐于治疗床上,双手前伸、屈背屈髋,双手伸向足端摸脚,反复运动数次。

2. 病人站于墙边,足跟和背部紧靠墙壁,让病人前屈,双手伸向地面。医生在背部助力下压,反复 2~3 次。做完手法之后,再嘱病人做前屈动作,一般病人均可达到手指或手掌触地,显示出立竿见影的治疗效果。

五、注意事项

1. 定点必须准确,如果定点不准,则如大海捞针一样,易误伤正常组织器官。

2. 依病人胖瘦,估计进刀的深度,不可盲目自信,进刀过深。切勿将针刀刺入腹腔

内,造成腹内脏器(如肾、肠等)损伤,一旦出现损伤,后果不堪设想。

3. 如果进刀的深度已到达 L_3 横突的骨面,但仍未触到骨面时,应想到定点的位置是否正确。此时可以用体外标志"L_{2-3} 棘间"来检验定点是否正确。

4. 在做 L_3 横突剥离时,针刀绝不能离开横突背侧和尖端骨面。只有这样,才能获得安全的保证。

5. 如为初学者,进刀时可将刀柄稍向外侧倾斜,使刀锋先达到横突骨面,然后再将刀锋调整到横突尖端,以策安全。

6. 应用麻醉穿刺做进刀前的探察。其实,麻醉穿刺的全过程就是进刀的全过程,应充分利用。在麻醉时,一定要在到达 L_3 横突骨面后才能注射麻药。这样,麻醉效果既好又可达到探查的目的。

第十三节　竖脊肌损伤

竖脊肌腱损伤,大多被笼统称为腰肌劳损,但它仅是腰肌劳损的一部分。腰肌劳损应包括许多腰部肌与腱的损伤。因为笼统的诊断,又笼统的治疗,自然收效一般,成为"病人腰痛,医生头痛"的疑难病,给劳动、工作和生活带来困难。本节讨论的内容是:除竖脊肌的 3 组肌外,还要重点讨论该肌下段损伤。其下段是指骶棘肌的腰骶部分,即指骶棘肌起点的总腱,包括骶骨背面,腰椎棘突,髂嵴后部和胸腰筋膜的结合部。最常见的损伤部位是腰椎横突,骶骨背面及髂骨后部。

一、相关解剖

(一)竖脊肌(图 2-3-13-1)

为腰椎棘突两侧可触及的纵行隆起。竖脊肌是背肌中最长最大的肌,为强有力的脊柱伸肌,纵列于脊柱棘突的两侧,从下方的骨盆直至颅骨。顾名思义,它的基本功能是在脊柱竖起时克服重力,以使脊柱伸直。

揭开腰背部皮肤,皮下组织,见腰背部浅筋膜。浅筋膜下面,上部为斜方肌,下部为背阔肌,两肌覆盖了全部腰背部。在斜方肌之下有菱形肌和上后锯肌。在背阔肌之下有下后锯肌。以上各肌为腰背部浅层肌。除上、下后锯肌外,均止于上肢带骨肱骨上。以上肌肉均由前方转移而来,故受脊神经前支支配。

在浅层肌之下是深层肌,即竖脊肌,亦称骶棘肌,是背部固有肌,受脊神经后支支配。背部深层肌由浅入深依次为:夹肌和竖脊肌、横突棘肌(包括半棘肌、多裂肌和回旋肌)、横突间肌和棘突间肌等。

竖脊肌为腰部强有力的脊柱竖肌,它是一纵行肌群,位于脊椎棘突和肋角的沟内,起点由筋膜和肌性两部分组成。筋膜部分实际上和腰背筋膜后层相融合,肌性部分起于骶髂骨韧带和髂嵴上部,纤维向上,至肋下缘稍上,延展成为三柱,其中只有最长肌上升止于头部。粗壮的肌腹被坚韧发达的胸腰筋膜包绕。竖脊肌于骶骨背面和髂嵴的后部起,其肌纤维在 12 肋的稍下方向上延展,分为内、中、外三列:

1. 内侧列　包括棘肌、半棘肌与横突棘肌。作为内侧柱,为三柱中最短者,主要由筋膜部分构成,约宽 10mm,扁平,紧附于棘突的两侧。

(1)棘肌起于下位棘突,止于上位棘突,自上腰部一直延展至下颈部。

(2)棘内肌起于棘突正中或两侧,止于棘突正中或两侧。其功能是伸展躯干。

(3)横突棘肌包括半棘肌、多裂肌及回旋肌。

1)半棘肌分为胸半棘肌、颈半棘肌和头半棘肌三部,此群肌肉在此层位置最浅,过 4~6 节脊椎骨,起点靠近横突尖,止点则靠近

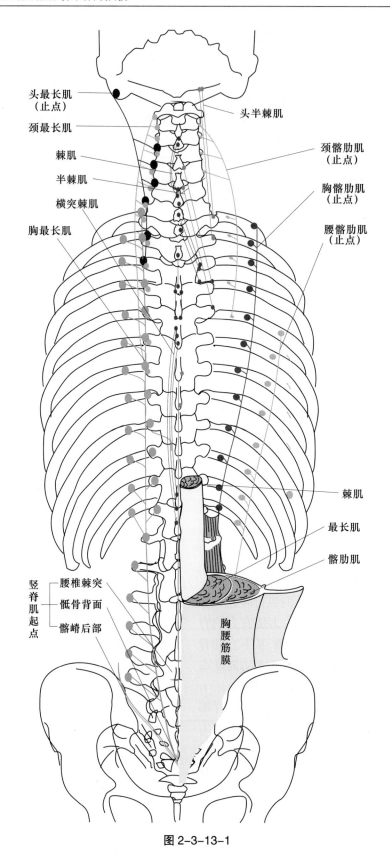

头最长肌
（止点）

头半棘肌

颈最长肌

颈髂肋肌
（止点）

棘肌

胸髂肋肌
（止点）

半棘肌

横突棘肌

腰髂肋肌
（止点）

胸最长肌

棘肌

最长肌

髂肋肌

竖脊肌起点
— 腰椎棘突
— 骶骨背面
— 髂嵴后部

胸腰筋膜

图 2-3-13-1

棘突尖,行程比较垂直。胸半棘肌起于下数胸椎横突,止于上位胸椎和下位颈椎棘突,作为脊椎骨的旋转肌。颈半棘肌为多数小肌束,属于中间层,止点跨越 2~4 节椎骨,在下起自骶骨后面,在腰部起自乳突,在胸部起自横突,在颈部起自关节突,止于上位 2~3 棘突的下缘。为脊椎骨的转肌,受脊神经($T_{1~11}$)后支支配。

2)多裂肌位于半棘肌的深面,为多数小的肌性腱性束,形状类似半棘肌,但较短,分布于 S_4~C_2 之间。在骶部,起自骶骨后面、髂后上棘及骶髂后韧带;在腰部,起自乳突;在胸部起自横突;在颈部,起自下位 4 个颈椎的关节突。跨过 1~4 个椎骨,止于上位数个棘突的下缘。肌束长短不一,浅层者最长,止于上 3~4 个棘突,中层者止于上 2~3 个棘突,深层者止于上 1 个棘突。多裂肌是脊椎的伸肌,可以加大腰椎前凸,在颈、胸部,尚可以防止脊椎向前滑脱。多裂肌受脊神经(C_3~S_5)后支支配。是脊椎的背伸肌,可以加大腰椎前凸,在颈、胸段尚可以防止脊椎向前滑脱。

3)回旋肌(旋转肌)位于多裂肌的深面,连结上、下 2 个椎骨之间或越过 1 个椎骨,分颈回旋肌、胸回旋肌及腰回旋肌,为节段性小方形肌。起自各椎骨横突上后部,止于上一椎骨椎弓板下缘及外侧面,直至棘突根部。回旋肌在胸段比较发达,每侧有 11 个,但数目可有变化。回旋肌受脊神经($T_{1~11}$)后支支配。横突棘肌两侧同时收缩,使脊柱伸直,单侧收缩时,使脊柱转向对侧。

2. 中间列 包括最长肌,位于髂肋肌的内侧,作为中间柱,为三柱中最宽最厚者,分为:

(1)头最长肌自上位胸椎横突与下位颈椎关节突成一宽条状肌腹,在头夹肌和胸锁乳突肌的深面,上行止于颞骨乳突后部和下部。该肌为三列中最长者,也是唯一由骶部到达颅部的肌。

(2)颈最长肌在它的上内侧,颈最长肌由 1~6 胸椎起,止于第 2~6 颈椎横突后结节。

(3)胸最长肌止于腰椎的副突和横突、胸椎的横突尖及其附近的肋骨部分。

3. 外侧列 包括髂肋肌,由髂嵴发出,并全部进入胸肋部,向上依次止于各肋角与 $C_{4~6}$ 横突。可分为三个阶段:腰段、胸段、颈段:

(1)腰段髂肋肌(腰髂肋肌):起自髂嵴,至 5~12 肋骨角。

(2)胸段髂肋肌:起自下 6 节肋骨,至头端的 6 节肋骨角。

(3)颈段髂肋肌:起自近头端的肋骨,止于中部颈椎横突的后结节。

最长肌所在位置恰巧将肋骨结节与胸椎横突间的关节遮盖,而下段胸神经后支的外侧支也恰好从髂肋肌与背最长肌的缝隙中穿过。

骶棘肌的作用是使脊柱后伸。

(二)肋骨(图 2-3-13-2)

左右各 12 条。肋骨结构较简单,后端膨大,称肋头,有关节面与胸椎肋凹相关节。头外侧稍细,称肋颈。颈外侧的粗糙突起,称肋结节,有关节面与相应胸椎的横突肋凹相关节。肋骨体的后份急转处称肋骨角。肋骨角以第 6、7 肋骨距中线最宽,80~100mm;而第 2、11 肋骨肋角距中线则最短,20~40mm。正常情况下,除被肩胛骨所遮盖的肋骨角与特别肥胖者之外,大多可扪及,尤其是胸廓下半部。肋骨前端稍宽,与肋软骨相接。第 1 肋与胸骨柄相关节,而第 2~7 肋则与胸骨相关节。左右各 12 条肋骨与脊柱、胸骨结合构成胸廓。在肋骨面上有众多肌附着,其中竖脊肌是最大的一组肌肉。

二、病因病理

竖脊肌的肌与腱损伤是由突然的暴力或积累性劳损所引起。

竖脊肌,尤其是竖脊肌下段,处在人体腰骶部位,是脊柱的活动与固定的交界部位;也是做屈伸、侧弯活动最频繁的部位。因此,也是做这些运动时应力最集中的部位。当竖脊

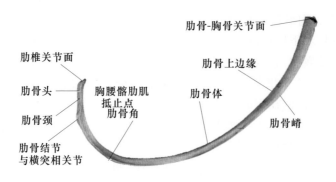

肋骨-胸骨关节面

肋椎关节面

肋骨头

胸腰髂肋肌
抵止点
肋骨角

肋骨颈

肋骨结节
与横突相关节

肋骨上边缘

肋骨体

肋骨嵴

图 2-3-13-2

肌过度收缩时,常使竖脊肌等肌肉的起始部发生撕裂,产生出血、肿胀、肌肉痉挛。当急性损伤时,腰骶部肌没有预防反应,超过正常活动范围时,韧带可发生扭伤,纤维束撕裂、出血、机化、形成瘢痕。软组织损伤后,充血、水肿等,处理不当或未及时,在组织修复中可发生粘连,牵扯周围的肌肉、筋膜、韧带等组织。如反复遭受损伤则可使粘连面增大,肌肉反射性痉挛,进而造成肌肉血循环障碍,形成不正常的体位,韧带总处于紧张状态当中。因肌痉挛,广泛组织粘连,瘢痕挛缩等病变可压迫穿过此处的脊神经后支,因而产生经久不愈的疼痛。总之,人体遭受急慢性损伤后,将引起局部血运和代谢障碍。在修复过程中,未能全部恢复正常状态,形成竖脊肌、腱与周围组织器官的粘连,正常动态关系受到破坏。于是腰部的转侧俯仰活动受限,有时勉强活动又导致进一步损伤,故临床上多见反复发作,渐趋严重。

三、临床表现与诊断

(一) 病史
腰骶部有劳损史或积累性损伤史。

(二) 临床表现
1. 颈、胸、腰与腰骶部疼痛,屈背、弯腰困难,不能久坐久立、不能持续做脊柱微屈的工作。

2. 竖脊肌的附着点、骶骨和髂骨附着点处有压痛;即颈椎棘旁、胸椎棘旁、肩胛以下的肋骨角处、腰椎横突尖部或棘突下缘有压痛。

3. 病人主动弯腰、旋转活动时会使上述一些痛点疼痛明显加剧。

4. 病人往往难以入睡,早晨易从熟睡中痛醒,且需起床活动方能缓解。

5. 病人大都有棘间、棘旁、横突、肋骨角、骶髂关节旁、骶骨背面等部位的压痛。有的出现局部痛点,有的则联合出现大面积的疼痛,致使病人痛苦不堪。

(三) 特殊检查
拾物试验阳性。

(四) X 线检查
腰椎正位片可见脊柱侧凸,椎间隙不等宽椎体旋转移位等改变,具有一定的诊断价值

四、针刀微创手术治疗

(一) 适应证与禁忌证
凡确诊为竖脊肌损伤者,均适用针刀微创手术治疗。

(二) 体位
患者俯卧,腹下垫薄枕。

(三) 体表标志
1. 肋结节 肋骨分为前、后两端及中间肋体三部分。肋头与胸椎相应椎体相关节。肋头外侧稍细部为肋颈,颈、体移行处有肋结

节及关节面与相应横突肋凹相关节。此处为肋骨最突出的结节称肋结节,体外可以扪及。

2. 肋骨角 此处为肋骨后部曲度最大处,故称肋骨角。肋骨角在不同部位肋骨上的位置各不相同。低位肋骨的肋骨角相距肋骨头较远,距棘突中线 50~70mm,中位肋骨的肋骨角距脊柱中线则相对较近,30~50mm,而高位肋骨的肋骨角则距中线更近,约 40mm,且在肩胛下。

3. 髂嵴 高耸于腰部两侧,其前后走向与正中面呈 45° 角,因无肌肉跨越骨嵴上而容易在体外触到。两侧髂嵴最高点连线平 L_4 棘突或 L_{4-5} 棘突之间。

4. 臀凹 位于两侧髂后上棘之间的上方的皮肤凹陷。

5. 第二骶椎 位于两髂后上棘连线的正中点上。

6. 骶髂关节 为髂骨与骶骨的关节。髂后上棘平 S_2。两骨间可触及间隙。竖脊肌在关节两侧都有附着。

(四)定点(图 2-3-13-3)

可分为两部分,即头颈胸部与腰骶部,而最常出现损伤的部位是腰骶部。

第一部分:即腰骶段,也是最易出现损伤的部位。

1. 骶骨部压痛点 痛点多在骶后孔两侧的骨面上,向正中可达骶中嵴,向外侧可达骶髂关节部。可定 1~3 点。

2. 髂骨后部点 髂后上棘上、下部分的骨边缘,可定 1~3 点。

3. 腰椎横突尖下缘压痛点 可定 1~3 点。腰椎横突尖部,根据最新研究成果,定点方法如下:以患侧 L_5 棘突水平线之外 25~30mm 定 1 点;以患侧 L_{2-3} 棘间水平线外

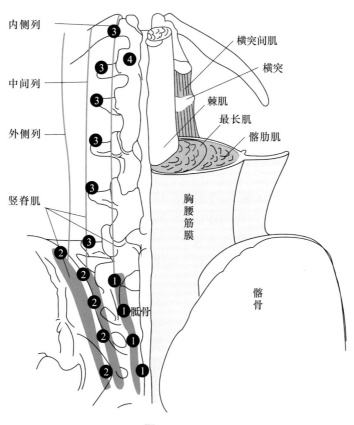

图 2-3-13-3

25mm 定 1 点；在以上的两点连线的中点处再定 1 点。此 3 点从上至下为 L_3、L_4、L_5 横突尖点；L_1、L_2 横突点则与相应棘间点平行。

4. 棘突下缘(患)侧面压痛点　可定 1~3 点。

第二部分：即头、颈、胸段所有肌附着点有损伤者均可定点，主要点如下：

(1) 头夹肌颅骨附着点枕骨上下项线间的压痛点上，可定 1~4 点。

(2) 头半棘肌颅骨附着点：乳突上方，上下项线之间压痛点上，可定 1~2 点。

(3) 颞骨乳突点：是为最长肌附着点。定点于乳突的压痛点上。

(4) 棘突旁点：棘肌、半棘肌、横突棘肌附着点，压痛点可定多点。

(5) 横突尖点：多为最长肌附着点。按各横突的所在纵线与横线(水平线)位置定点各横突尖点。

(6) 肋骨角点：髂肋肌附着点，其痛点多出现在肩胛骨以下的各肋骨角上。

（五）消毒与麻醉

术前应备皮，剪短头发，皮肤常规消毒，戴手套，铺无菌巾，局麻后行针刀术。

（六）针刀微创手术操作(图 2-3-13-4)

1. 骶骨部压痛点　刀口线和骶棘肌纤维纵轴平行，刀体与皮面垂直刺入，深达骨面，先纵行疏通，再横行剥离，刀下有松动感后，出刀。

2. 髂骨后部点　(包括髂后上棘上、下骨缘处点)刀口线与身体纵轴平行，刀体与皮面垂直，快速刺入皮肤、皮下；再深入即到达骨面。在髂嵴外唇骨面上，行纵行疏通、横行剥离。如此处腱纤维十分紧张，则可调转刀口线 90°，切开 1~2 刀，有松动感后出刀。

3. 腰椎横突尖下缘压痛点　多为最长肌附着点。刀口线与骶棘肌纤维纵轴平行，刀体与皮面垂直刺入，深达横突尖部骨面，先纵行疏通 1~2 下，再横行剥离。然后，使刀锋达横突尖端，沿横突尖端骨面，将肌肉和筋膜从横突尖部骨平面和横突背侧骨面上以铲剥

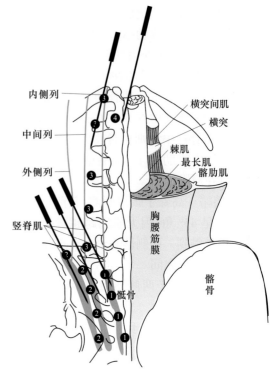

图 2-3-13-4

方式松解开来。如有韧性结节，再纵行切开，刀下有松动感后出刀。在相应的定点处进刀。刀口线与身体纵轴平行，刀体与皮面垂直。刺入后直达横突骨面。移动刀锋至横突尖，沿横突上缘、横突尖与横突下缘或相反的顺序予以切开松解横突上附着的组织。

4. 棘突下缘(患)侧面压痛点　刀口线与身体纵轴平行，刀体与皮面垂直，沿棘突顶端骨面下缘进刀，深达棘突顶端平面下约 5mm，先纵行剥离 1~2 下，再将刀体沿脊柱纵轴倾斜，使其与下段皮面呈 30° 角，在棘突下缘骨面上先纵行疏通，再横行剥离。

5. 肋骨角点　髂肋肌附着点。首先，摸清肋骨角骨面。其次，压住骨面并将肋下缘的皮肤推移至肋骨面上，此时可进刀至骨面。稍松开持刀，待针刀体自然浮起，持住刀柄，松开推压在骨面上的皮肤，针刀随之到达肋骨下缘，再沿肋骨下缘切开髂肋肌数刀，即可出刀。

6. 头夹肌附着点　枕骨上下项线间的

压痛点处进刀,刀口线与身体纵轴平行,刀体与皮面垂直,快速刺入皮肤,直达骨面。待刀体自然浮起后,行纵行疏通、横行剥离,刀下有松动感后出刀。

7. 头半棘肌颅骨附着点　在压痛点处进针刀,刀口线与上下项线平行,在其附着腱处切开1~3刀,纵横疏通、剥离后出刀。

8. 颞骨乳突点　处理最长肌附着点的损伤。刀口线与身体纵轴线平行,刀体与刀面垂直,进刀至乳突骨面。然后,调转刀口线90°,行纵行疏通、横行剥离后,再调转刀口线90°,将肌附着点处横行切开数刀。

9. 棘突旁点　是为棘肌、半棘肌、横突棘肌附着点。于棘突旁进刀,至椎板骨面。行纵行疏通与横行剥离,刀下有松动感后出刀。

10. 横突尖点　在压痛处进刀。刀口线与脊柱纵轴平行,刀体与骨面垂直。刺入皮下,直达横突骨面。以铲切的方式,间断切开横突尖部周围附着的组织,以松动为度。

术毕,刀口以创可贴或无菌敷料覆盖,固定。

（七）手法操作

可斜扳1次。

五、注意事项

1. 初学者在横突上定点时,一要比较压痛点的疼痛轻重,找到最重的压痛点,其下方多为横突;二要结合X线片,观察横突与棘突、棘间的关系。如此才能比较准确的定出横突点。

2. 在肋骨角处的操作相对较难。尤其是在肩胛骨附近的肋骨上行针刀松解术,有一定的风险,因为肋骨之下就是胸膜腔,不慎可造成气胸。一定要严格按照操作步骤进行,方可避免失误。但一般在背部第6肋以下,除肺气肿以外,基本上没有刺穿胸膜腔之虞。

3. 在横突点上进刀时,可将刀柄向外倾斜,即刀体与脊柱侧方皮面的角度约为105°,使刀锋先到达横突背侧的骨面上。然后,再向外调整刀锋达横突尖端。这样可能更容易、更安全些。

第十四节　腹外斜肌损伤

腹外斜肌损伤的诊断听起来陌生,但在临床上并不少见。大部分因笼统的诊断为肋痛或腰肌劳损而未予恰当治疗。慢性损伤适于针刀微创手术治疗。

一、相关解剖

腹外斜肌(图2-3-14-1)位于胸下部和腹部外侧皮下,属腹部浅层肌,是腹肌中最宽大的阔肌。其外半部是肌腹,呈长方形,内半部是腱膜。揭开皮肤,皮下组织即可见到腹外斜肌及起止附着点。腹外斜肌以锯齿状的肌齿起自下八肋(第5~12肋)的外侧。其上、中部肌纤维以斜插兜的方向由外上斜向内下,达腹直肌外缘附近移行成腱膜;经腹直肌前面至正中白线与对侧同肌会合。该肌后缘游离。后部肌纤维垂直向下,止于髂嵴前部

外侧唇。腹外斜肌下部呈腱膜状,附着于髂前上棘至耻骨结节,并形成联结于两点间的腹股沟韧带。该韧带在耻骨结节上方处的腱纤维分裂开来,形成二脚。其内侧脚止于耻骨联合,外侧脚止于耻骨结节,从而形成了腹股沟管皮下环(腹股沟管浅环)、腔隙韧带(陷窝韧带)以及耻骨梳韧带(腔隙韧带的延续)。腹外斜肌的作用是前屈、侧屈并回旋脊柱,同时稳定人体躯干。腹外斜肌受7~12肋间神经支配。

肋间神经与血管与肋骨的关系是十分重要的。其肋间动脉、静脉、神经均行于肋间隙中。他们之间的关系是不恒定的。在肋角附近,肋间血管与神经主干沿上位肋骨下缘前行,并发出一小支(下支)沿下位肋骨上缘前行;在肋角前方(侧、前胸部)肋间静脉、动脉、

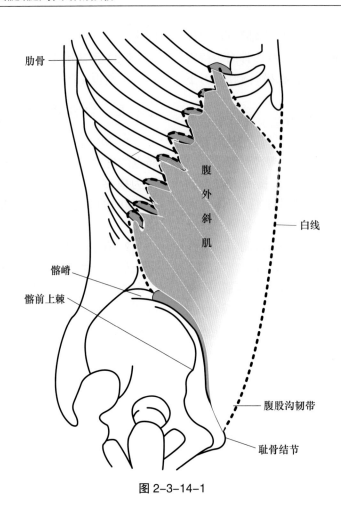

図 2-3-14-1

神经排列顺序和存在的位置与背侧有明显不同：上位肋骨下缘行走静脉、动脉、神经；下位肋骨上缘行走为神经、动脉、静脉，即同一肋间隙中有两对肋间静脉、动脉、神经走行。这一解剖关系在针刀的操作中十分重要，了解它，可以避免损伤它。此处进刀的深度以肋骨上、下缘骨面的内侧骨缘为最深的安全界限。

二、病因病理

腹外斜肌损伤多在其止点髂嵴部。当人体屈曲并回旋脊柱时，由于突然或过度的动作而损伤。特别是由于身体躯干在极度旋转位（腹外斜肌极度紧张）时，突然向相反方向用力转体，此时，腹外斜肌则突然收缩，可以造成急性腹外斜肌损伤，在髂嵴前部的

腹外斜肌抵止部的肌腱，部分撕裂或完全撕裂。伤者只能弯腰不能直立，在髂嵴前部出现剧烈的疼痛和压痛。因为，此时的应力集中点都在肋部的起点和髂嵴前部边缘的止点上。所以，该肌的劳损和外伤的机会特别多。急性损伤时肌纤维或腱膜韧带撕裂、出血、水肿。通过制动及修复而缓解，并可能演变成慢性损伤。加之劳损，更易形成粘连、瘢痕和挛缩而导致特有的症状和体征。

三、临床表现与诊断

（一）病史

有腰部屈曲状态下，脊柱旋转的损伤史。

（二）临床表现

1. 急、慢性损伤均可在腹外斜肌起点（下八肋外侧）和止点髂嵴前部有疼痛、肿胀。

2. 双侧同时损伤,腰前凸加大;单侧损伤腰部呈侧屈后伸姿势。

3. 腹外斜肌主动收缩转体时,疼痛加剧。

4. 腹外斜肌起、止点有明显的压痛点。

5. 腰部屈曲旋转活动受限,主动做此动作,疼痛加重。

四、针刀微创手术治疗

(一)适应证与禁忌证

腹外斜肌慢性损伤是针刀微创手术的适应证。急性损伤超过一个月后,仍有症状者,则视为慢性损伤,可应用针刀微创手术治疗。

(二)体位

侧卧位,患侧在上,健侧下肢伸直,患侧下肢屈曲。

(三)体表标志

1. 腋后线和腋前线及线间区　腋后线与腋前线间为腹外斜肌在肋骨上的起点处,上方起点靠腋前线,下方起点靠腋后线。

2. 肋骨　肋骨是最明确的体表标志。在皮下可扪及向外隆出的条状肋骨,肥胖病人需深压方能触之。因此,应仔细扪摸。

3. 髂嵴　髂嵴为髂骨翼的上缘,可用作计数椎骨的标志。两侧髂嵴最高点的连线平对 L_4 棘突或 L_{4-5} 棘间。直立位时,在身体侧方,髂骨的最高点将髂骨分为前后两个部分,髂嵴上缘又可分为内、外两唇。从髂嵴最高点向前的髂骨部分为髂嵴前部。髂嵴前部,包括髂嵴、髂结节、髂前上棘等。髂嵴前部有多个软组织附着。在髂嵴外唇有阔筋膜张肌、腹外斜肌和背阔肌附着;中间线有腹内侧斜肌附着;内唇有腹横肌和腰方肌附着。

(四)定点(图 2-3-14-2~3)

1. 腹外斜肌起点　腋后、中线间下八个肋骨面下缘的压痛点,可定 1~8 点。

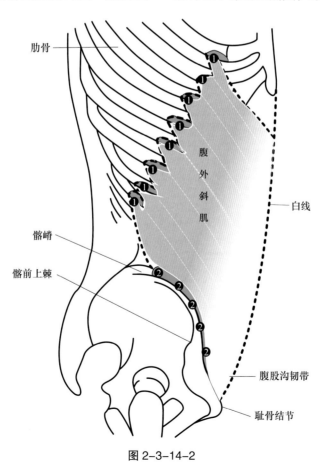

肋骨

腹外斜肌

白线

髂嵴

髂前上棘

腹股沟韧带

耻骨结节

图 2-3-14-2

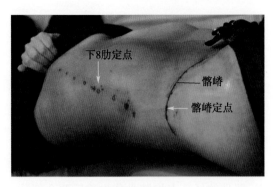

图 2-3-14-3

2. 腹外斜肌止点　髂嵴前部外唇的压痛点上,可定 1~3 个点。

(五) 消毒与麻醉

皮肤常规消毒,戴手套,铺无菌巾,局麻

后行针刀术。

(六) 针刀微创手术操作

1. 肋骨面上的压痛点(图 2-3-14-4~5)刀口线和腹外斜肌纤维走向平行,刀体与皮面垂直。快速刺入,深达肋骨面。调整针刀至肋骨下缘的骨面上,稍深入至骨缘下,先纵行疏通,再横行剥离。如果粘连较重,可调转刀口线 90° 切开剥离 2~3 刀。在肋骨面上的痛点均如此操作。

2. 髂嵴前部的压痛点(图 2-3-14-6)　刀口线与腹外斜肌走向平行,刀体与人体矢状面垂直。快速刺入皮肤,直达髂嵴外唇骨面。然后,刀体向尾侧倾斜,与皮面呈 30° 角,继

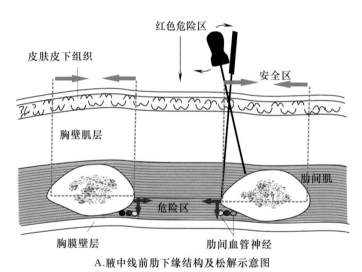

A.腋中线前肋下缘结构及松解示意图

B.腋中线前肋下缘结构及松解示意图

图 2-3-14-4

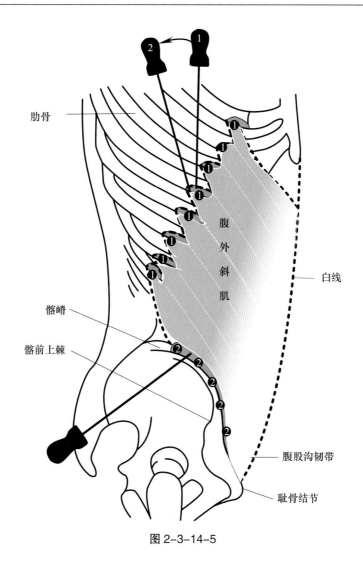

肋骨

腹外斜肌

白线

髂嵴

髂前上棘

腹股沟韧带

耻骨结节

图 2-3-14-5

续深入,刀锋达髂骨嵴前部外唇的骨面上;穿过腹外斜肌腱后,做纵行疏通 2~3 下,再横行剥离 2~3 下。在髂骨嵴上的其他压痛点亦同法操作。如腱纤维张力很大,可调转刀口线90°,将腱纤维切割 2~4 刀。在切割时,针刀应通过髂嵴外唇的腱膜。术毕,刀口以创可贴或无菌敷料覆盖,固定。

（七）手法操作

1. 病人坐于治疗台上,双腿伸直。让病人努力做向对侧屈曲腰部,并以一侧之手摸对侧之脚,左右交替,反复数次即可。

2. 站立位,做躯体侧弯运动,一手上举,一手掐腰,向掐腰侧弯曲,左右交替,连续数

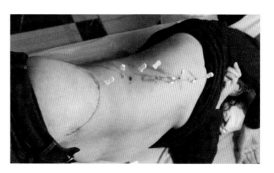

图 2-3-14-6

次,其幅度一次比一次加大。再让病人站立地上,双脚叉开,两臂平举,做屈身侧旋运动,以右手摸左脚,以左手摸右脚,反复做数次。

五、注意事项

1. 在起点进刀,不可在肋间隙,只能在肋骨面上或肋骨下缘紧贴骨面活动,以免刺破胸膜,造成气胸。为此,定点时必须摸清肋骨;进刀时要摸索进入,必达肋骨面,不可急躁。如达不到肋骨面进行剥离,则疗效不佳。

2. 在止点治疗,亦应注意深度。摸索进刀,达髂嵴前部骨面外唇;然后,将刀体向尾侧倾斜45°;刀锋穿过外唇上缘,做纵、横疏通、剥离。刀锋不可离开骨面活动,以策安全,并能达到治疗效果。

第十五节 腰方肌与腰肋韧带损伤

腰肋韧带常因腰部频繁的屈、伸运动而损伤,一般被笼统地诊断为胸腰筋膜炎而得不到针对性的治疗。针刀微创手术治疗,疗效颇佳。

一、相关解剖

在腰背部,揭开皮肤、皮下组织即可见到分布广泛的腰背部固有筋膜。此筋膜分为深浅两层。浅层薄弱,覆盖斜方肌和背阔肌的浅面;深层筋膜称胸腰筋膜(即腰背筋膜)。

胸腰筋膜向上续颈部深筋膜(项筋膜);向下附着于髂嵴的外侧面、骶外侧骨嵴及附近的韧带(如髂腰韧带)上;向中线分别附于椎骨棘突、棘上韧带、横突和横突间韧带。胸腰筋膜在胸背部较为薄弱,覆盖于竖脊肌表面;在腰背部特别发达,并与背阔肌的起始腱膜相愈着,其纤维组织更加厚韧。

在腰背部,胸腰筋膜(图2-3-15-1)又分为三层:

胸腰筋膜浅层即后层筋膜,较厚,位于背阔肌和下后锯肌的深侧面,竖脊肌(骶棘肌)的表面;内侧附着于腰椎棘突,棘上韧带和骶中嵴;外侧在竖脊肌外侧缘与其中层愈合,形成竖脊肌鞘;向下附着于髂嵴和骶外侧

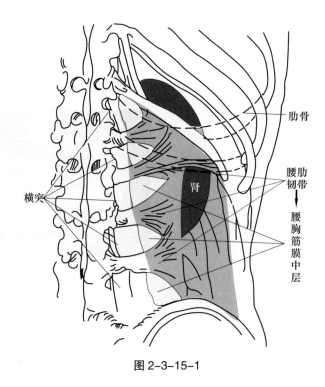

图 2-3-15-1

峭。在竖脊肌总腱与浅层之间有腰背筋膜下间隙,内有疏松结缔组织和脂肪,并有腰段脊

神经后支的外侧支穿行其中。

后腹壁的层次结构如下:

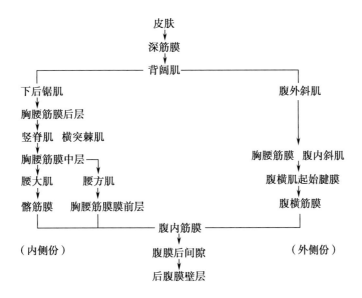

胸腰筋膜深层(即前层筋膜)位于腰方肌与腰大肌之间,向内附着于腰椎横突尖;向下附着于髂腰韧带和髂嵴后份,在腰方肌外缘处与腰背筋膜浅、中层愈合,形成筋膜板。

胸腰筋膜中层即胸腰筋膜前,位于竖脊肌与腰方肌之间,呈腱膜状,白色有光泽。中层筋膜内侧附着于腰椎横突尖与横突间韧带;外侧在腰方肌外侧缘与前层愈合,形成腰方肌肌鞘;向下附于髂嵴。在竖脊肌的外侧缘与前、后(浅深)层筋膜愈合而构成腹横肌和腹内斜肌起始的腱膜。在以 12 肋为上限,下至髂骨后部上缘,内侧为横突尖部的矩形内即为腰背筋膜的位置;而中层筋膜的上部,附着于第 12 肋和 L_{1-2} 横突之间的这段特别增厚的部分亦称腰肋韧带。

此韧带两侧对称,对维持人体的直立姿势起重要作用。总之,在腰部的运动中,胸腰筋膜随肌肉运动而运动,在剧烈的活动中,胸腰筋膜损伤中最多见的是腰肋韧带损伤,是腰背痛的重要原因之一。

二、病因病理

腰方肌损伤多表现为胸腰筋膜和腰肋韧带损伤,可有急、慢性损伤。多因腰部俯、仰剧烈活动致伤,而野外作业、重体力劳动、繁重的家务劳动等均可引起积累性损伤。伤后,韧带可出现大、小不等的撕裂伤,组织出血、渗出、水肿等一系列改变,最终韧带与周围组织粘连、结疤与挛缩,有时极有可能出现严重症状。在国内、外众多的研究中,发现了一些筋膜损伤的病理改变有助于说明损伤的性质。劳损引起血液循环障碍,出现纤维性组织粘连,引起疼痛;筋膜裂伤形成瘢痕,压迫其中的神经末梢;肌纤维脂肪变性或痉挛影响神经末梢也是引起疼痛的原因之一;髂嵴后及脊椎横突部产生疼痛,属腱末端病理改变;筋膜粘连发生疼痛,一为粘连本身的牵扯,另一种原因是大部粘连都有脊神经后支皮支走行其中。因而,既可有疼痛,又可有窜麻现象产生。这就是为什么腰背筋膜损伤较多而产生的症状也各不相同的原因。

三、临床表现与诊断

(一) 病史

有外伤史或劳损史。如过度劳动、激烈的运动的历史。

(二) 临床表现

1. 腰背疼痛,疼痛可发自肩胛部至腰骶部、背外侧部,甚至串至腘窝以下、踝以上部位,亦可伴有轻度串麻感。

2. 腰部僵硬,行走时常用手挟持腰部,呈鸭步状态,喜暖怕凉。

3. 久坐、久站疼痛加重,部分病人清晨痛醒,不能入睡。有时更换体位、按摩、叩打可减轻症状。

4. 在 L_5 横突外侧缘、髂嵴处或 12 肋下缘、L_1 横突外侧有压痛。

5. 可扪及痛性结节、条索状物。

6. 可伴有竖脊肌痉挛,腰部活动受限。

(三) 特殊检查

拾物试验阳性。

(四) X 线检查

骶骨或骶髂关节个别人可见有轻度的骨质增生。

四、针刀微创手术治疗

(一) 适应证与禁忌证

凡确诊为腰肋韧带损伤者均可行针刀微创手术治疗。

(二) 体位

俯卧位。腹下垫薄枕。

(三) 体表标志

1. 第 12 肋 第 11、12 肋称游肋,不与胸部肋弓相连,前端游离存在。第 12 肋是在腰背交界部可以扪及的一个长条横行骨骼,移动性较大。

2. 髂嵴 为髂骨上面的最高点。

(四) 定点(图 2-3-15-2)

1. 12 肋下缘的压痛点 可定 1~3 点。

2. 髂嵴后上缘的压痛点 此点既不是髂嵴的外唇,也不是内唇,而是中间部,可定 1~3 点。

3. 腰椎各横突尖端和下缘的压痛点 $L_{1~3}$ 横突定点应平行相应棘间,并在棘间外侧 20~30mm 处。L_4、L_5 横突的定点与

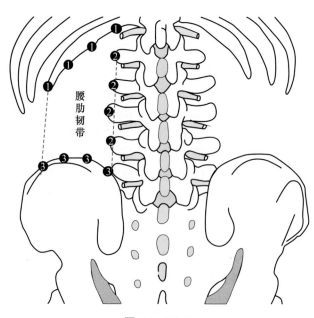

图 2-3-15-2

L$_{1~3}$横突的定点则完全不同。其定点方法如下：首先找到 L$_5$ 棘突，旁开 25~30mm 处定点为 L$_5$ 横突点，然后平 L$_{2~3}$ 棘间点定 L$_3$ 横突点；最后，在 L$_5$ 与 L$_3$ 横突点两点连线的中点定为 L$_4$ 横突点。此种定点法经众多 X 线下观察验证是正确的，经临床实践证明可以刀刀到位。

4. 在胸腰筋膜范围内的痛性结节与条索，脂肪结节等处均可定点。

（五）消毒与麻醉

皮肤常规消毒，戴手套，铺无菌巾，行针刀微创手术。

（六）针刀微创手术操作（图 2-3-15-3）

1. 在 12 肋下缘进刀　刀口线与腰肋韧带纤维平行，即与 12 肋下缘内侧呈 105°

角，与腰椎纵轴呈 15°角，刀体与皮面垂直。快速刺入皮肤，直达肋骨面；将刀锋移至肋下缘，再进 2~5mm，行纵行疏通 2~3 刀；然后，刀口线不变，将刀体向下倾斜与肋骨平面（即与 12 肋下缘以上皮面）呈 105°角，在 12 肋下缘骨面上先纵行疏通，再横行剥离 1~2 刀。12 肋下缘其他定点，操作法同上。

2. 在髂嵴压痛点进刀　刀口线和腰椎纵轴呈 15°角，可理解为刀体与髂嵴切线位垂直，或与髂嵴以上脊柱纵轴线呈 15°角，刀体与皮面垂直。快速刺入皮肤，直达髂骨骨面；将刀体向肢体远端倾斜，与髂骨面呈 60°角，刀口线方向不变，刺入髂骨嵴上缘，再深入 3~5mm，纵行疏通 2~3 下；然后，将刀体向

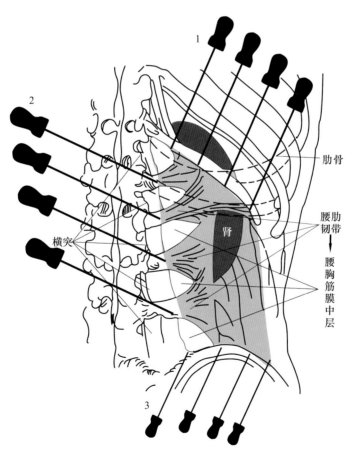

图 2-3-15-3

相反方向(头端)倾斜,刀口线不变与髂骨面呈150°角,在髂嵴面及内唇处行纵行疏通、再横行剥离各2~3刀。髂嵴上其他定点操作法亦同上。

3. 在腰椎横突尖压痛点的针刀微创手术操作　刀口线与身体纵轴平行,刀体与皮面垂直,或与人体矢状面呈15°角,快速刺入皮肤,匀速推进针刀达横突背面,调整刀锋到横突尖,行切开剥离1~3刀;然后,将刀锋自动转向下缘外侧,切开1~3刀,疏通、剥离即可。

4. 在痛性结节、条索及脂肪结节处进刀　刀口线与身体纵轴平行,刀体与皮面垂直,快速刺入皮肤与皮下组织。继续进刀,在刺入痛性结节与条索时应有滞刀感,将结节与条索切开剥离,刀下有松动感后出刀。当刀锋进入脂肪结节时,应有突破筋膜后的落空感,将筋膜予以切开即可。

术毕,刀口以创可贴或无菌敷料覆盖,固定。

(七) 手法操作

1. 斜扳　患者侧卧位,下面腿伸直,上面腿屈曲,头向背侧转,全身放松,医生做闪动式斜扳手法。斜扳动作要柔和,力量适当,不可过猛,两侧各做一遍。

2. 让病人坐于治疗床上,试着屈曲腰背,双手摸脚(病人下肢伸直,膝不得屈曲,必要时助手双手压于膝上),医生双手放于病人背上助力,反复弹压动作,幅度逐渐加大,做8~10次。

五、注意事项

1. 在12肋下缘行针刀微创手术操作,要注意掌握深度、勿刺入腹腔。

2. 针刀必须在12肋下缘和髂嵴上缘治疗,否则无效。

3. 为安全起见,在12肋处行针刀微创手术操作时,可采用下面方法:定点于肋下缘,医生以左手拇指按住肋骨下缘并向上方推去,使定点处的皮肤移于肋骨面上。这时便可刺入针刀,直达骨面;然后,放开手指,使皮肤回到原来位置,此时,针刀亦随之到达肋下缘。这样操作,便不会发生刺不到肋骨面或刺入过深之误。

4. 在痛性结节、条索等处做针刀,要十分注意针刀的深度。这个深度应以横突为界,也就是说,针刀以到达胸腰筋膜的中层为限,只能到达手摸到的硬结、条索等病变组织为止,不能再深入,否则有进入肾脂肪囊、腹腔的可能,应提高警惕。

第十六节　髂腰韧带损伤

髂腰韧带损伤在临床上较为少见。其原因是,髂腰韧带所处位置被骨组织遮挡,疼痛深在,检查时不易确诊。所以,常因诊断不及时而延误治疗。针刀微创手术治疗,效果很好。

一、相关解剖

腰椎中第五腰椎椎体最大,前高后低。横突粗壮,伸向外侧,然后转向外上,呈现一个上翘的角度。少数人的L_5横突与骶骨形成假关节。髂腰韧带(图2-3-16-1)位于L_{4-5}横突与髂嵴、骶骨上部前面之间。

髂腰韧带为一肥厚而强韧的三角形韧带,起于L_{4-5}横突,呈放射状;止于髂嵴的内唇后半,在骶棘肌的深面,覆盖于盆面腰方肌筋膜的加厚部;内侧与横突间韧带和骶髂后短韧带相融合。由于L_5椎体在髂嵴平面以下,可以抵抗自身体重所引起的剪力,因此髂腰韧带只具有限制L_5椎体旋转、防止L_5椎体在骶骨上朝前滑动的作用,稳定了骶髂关节。髂腰韧带位于腰部的深层,位置深在,所以如有病变,其症状也较含混、模糊。

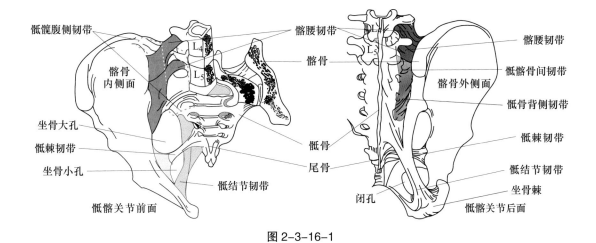

图 2-3-16-1

二、病因病理

由于髂腰韧带可以抵抗身体重量所引起的剪力,可以限制 L_5 椎体旋转,同时防止 L_5 在骶骨上朝前滑动,所以当腰部过度屈曲、扭转、侧屈的情况下负重,可引起急性髂腰韧带损伤。这类损伤,经休息和调治后可痊愈或转为慢性损伤。慢性劳损多见于长期做过度弯腰工作的人,多为两侧同时发病,单侧发病较少。损伤的组织发生挛缩,使髂腰韧带平衡腰部下段的作用减弱或丧失,腰部呈僵硬状态,腰部转侧仰俯功能受限,搬抬重物时容易引起剧痛。

三、临床表现与诊断

(一)病史

有腰部外伤史或劳损史,特别有扭转的外伤史。

(二)临床表现

1. L_5 两侧或一侧深在性疼痛,患者只能指出疼痛部位,但指不出明确的痛点。

2. 疼痛最常反射到腹股沟内侧,也可反射到股内上方及同侧下腹壁。

3. 在第4腰椎和第5腰椎外侧缘和髂嵴之间的髂腰角处有深在性压痛。如向髂骨与骶髂关节内侧面深压,往往可以得到明确的压痛点,如双侧同时损伤,则双侧都有压痛点。

(三)特殊检查

让患者正坐,患侧向背后转身,引起髂腰韧带处疼痛加剧。

四、针刀微创手术治疗

(一)适应证与禁忌证

凡确诊为髂腰韧带损伤者,均可行针刀微创手术治疗。

(二)体位

俯卧位。腹下垫薄枕,使腰骶部变平或稍后突,便于针刀微创手术操作。

(三)体表标志

双髂嵴连线通过第4腰椎棘突或第4~5腰椎棘突间。

(四)定点(参见图 2-3-16-2)

1. 第4、5腰椎横突末端点 定1~2点。此点为 L_4 或 L_5 横突末端下缘点,应在 L_{4-5} 或 L_5-S_1 的棘间中点水平线外侧约 30mm 处,由于 L_5 横突上翘,L_5 横突可能稍高一些。

2. 髂嵴内侧边缘压痛点 此痛点多在髂后上棘内下方的凹陷处寻得。

3. 三点合一点 定点于 L_4、L_5 横突中间与髂嵴上缘的等长线上 1 点。

(五)消毒与麻醉

皮肤常规消毒,戴手套,铺无菌巾,局麻

后行针刀术。

（六）针刀微创手术操作

1. 第4、5腰椎横突末端点(图2-3-16-2)：痛点偏于L₄、L₅横突侧方,刀口线与骶棘肌平行,刀体与皮面垂直,快速刺入皮肤。当刀锋达横突骨面后,再将刀锋调整到横突外端,刀口线与横突尖端下缘骨面的弧度平行,做切开剥离3~5刀(刀口线与髂腰韧带纤维垂直)。然后,纵行疏通、横行剥离。如L₄、L₅横突分别定点时,分别治疗,操作方法相同。

2. 在髂嵴内侧边缘点：进刀点在L₄横突点外30~40mm处,即在第5腰椎横突尖端的外方,近髂嵴侧的部位。刀口线与脊柱顺列平行,刀体与头侧皮面呈70°角,快速刺入,深达髂骨骨面后,将刀锋调至髂嵴边缘内唇；然后,使刀体沿刀口线方向向第5腰椎横

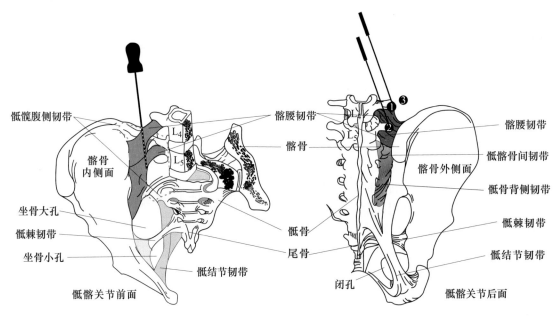

图 2-3-16-2

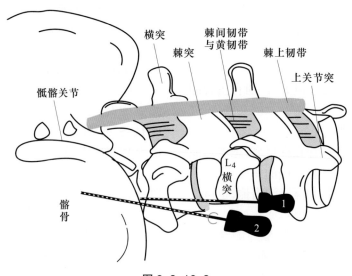

图 2-3-16-3

突方向(即头侧)倾斜,使刀体与头侧皮面成15°角,令刀锋紧扣髂嵴内侧缘的骨面,进行铲剥2~3刀,再给予疏通和剥离即可。

3. 也可将1、2两点合并一起操作(图2-3-16-3)。定点与"髂嵴内侧边缘"相同,进刀中稍有区别。刀口线与躯干纵轴平行,刀体与皮面垂直。快速刺入皮肤。先做L$_4$横突,刀柄向下外倾斜(刀锋指向L$_4$横突尖),匀速推进,直至L$_4$横突骨面;对L$_4$横突尖端和下缘做切开剥离2~4刀;然后,提起刀锋至皮下,将刀锋移至L$_5$横突尖,与L$_4$横突尖的操作方法相同。再稍提起刀锋,刀柄向脊柱中线的头侧倾斜,匀速推进针刀,直指下方髂骨嵴内侧面骨面;到达骨面后,调整刀锋到髂骨上缘内唇;再向头侧倾斜刀体,与皮面约呈15°角,使刀口线紧贴髂骨上缘内侧骨面,铲剥2~4刀,即可出刀。这就是一刀三向的操作法。术毕,以创可贴或无菌敷料覆盖刀口,固定。

(七)手法操作

1. 病人侧卧,左右斜扳1次。

2. 病人坐位,尽量屈背弯腰,双手伸向足端,以左手触右脚,以右手触左脚,反复弹性动作多次。

3. 病人仰卧,助手固定病人于腋下,医生双手握小腿踝上,牵引下肢2~3次。

4. 病人站立位,医生站于病人背后,双手固定髂嵴让病人躯干向健侧过度侧屈2~3次。

五、注意事项

1. 在髂腰韧带处进刀,进行切开、剥离手术,必须细心,使刀锋始终以横突和髂骨边缘的骨面为依据进行活动,不可离开骨面向深部刺入,以免损伤主要血管、神经。

2. 如果髂腰韧带损伤点只在L$_5$横突和髂骨内唇处可选定一点做进刀点,所谓"一点三向"。

第十七节　髂腰肌损伤

髂腰肌是一块较为隐蔽的肌肉,对于它的损伤更是一个十分陌生的疾病。但是,这不等于这一疾病不存在。当我们认真、仔细进行疾病的检查、诊断之时,我们发现髂腰肌损伤也并非少见。如一些看似难以琢磨的症状、体征,经仔细分析,其中就有可能是髂腰肌损伤;而通过针刀微创手术治疗,临床症状、体征消失了,从而得到了证明。通过对髂腰肌损伤的诊断与治疗体会到,一个新的疾病的确诊,真的需要下一番功夫才行。

一、相关解剖(图2-3-17-1)

髂腰肌属躯干下肢肌,由腰大肌与髂肌组成,它是体内最重要的肌肉之一。

1. 腰大肌　位于腰椎椎体与横突之间的沟内,起自第12肋腰肋角与腰椎体侧面、椎间盘、横突根部和横过腰动脉的腱弓。然后,沿骨盆缘向下外侧走行,并与髂腰肌会合,在腹股沟韧带之下进入大腿,抵止于股骨小转子。

2. 髂肌　位于腰大肌的外侧,呈扇形,起自髂窝。两肌由腹后壁和髂窝下行并会合,其联合腱经腹股沟深面,止于股骨小转子。抵止腱与小转子间有一个不恒定的滑液囊。

3. 腰小肌　较小,只有一部分人(约40%)存在。此肌起于12胸椎及第1腰椎体与其间的椎间盘。肌幅很短,呈梭形,继之形成细长肌腱,紧贴腰大肌肌幅下行,在下端又展开,抵止于髂耻隆起。并以腱移行于髂筋膜和耻骨梳韧带,一部分则止于弓状线的耻骨部,故腰小肌为髂腰肌的一部分。

髂腰肌前面被覆以髂腰筋膜。在腰大肌前面的称腰筋膜,较薄,内侧固定于脊柱,外侧与腰方肌筋膜相续;在股部形成股管(鞘)的后壁。髂腰肌筋膜与其包裹的髂腰肌为一密闭的腔隙,前方为腹股沟韧带,后与外侧为髂骨,内侧为髂耻骨梳韧带,腔隙内还有股神经与股外侧皮神经通过。

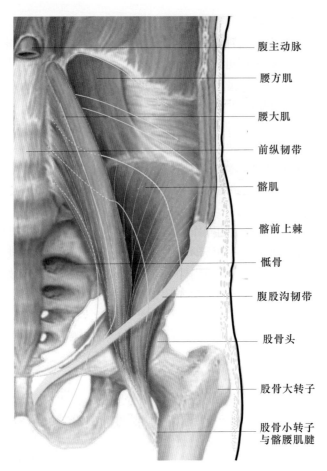

图 2-3-17-1

右侧标注（从上到下）：
腹主动脉
腰方肌
腰大肌
前纵韧带
髂肌
髂前上棘
骶骨
腹股沟韧带
股骨头
股骨大转子
股骨小转子与髂腰肌腱

髂腰肌的作用是:①使髋关节前屈和旋外,下肢固定时,可使躯干前屈,如仰卧起坐。②由于人类直立行走,髂腰肌用很大的肌力去屈髋和抬腿;因此,髂腰肌在骨盆与背下部的相对位置上起重要作用。③在坐位的姿势下,髂腰肌基本上是缩短的,这与站立姿势时,髂腰肌的功能状态是完全相反的。④髂腰肌位于髋关节的前外侧,一部分肌腱就抵止在关节囊上,故对关节囊有一定的保护作用;⑤髂腰肌在屈髋时虽有旋外的作用,但在站立时,旋转的轴线经过股骨头与髁间窝,而非经过大转子,髂腰肌的止点位于轴线的外侧,故还有使髋关节内旋的作用。

二、病因病理

腰大肌位于脊柱腰部的两侧,髂腰肌的

重要性,不仅在于屈髋的重要功能,还因为它的解剖位置和临床上的特殊性。

当髂腰肌急性损伤出血时,可引起髂腰筋膜下血肿,致股神经或股外侧皮神经麻痹(血友病出血也可产生同样后果),如向下流注也可进入股后部(脊柱结核性脓肿也可产生同样的流注脓肿)。

在运动活动中,特别是在跨越的运动中,可以突然发生腹腔深部的剧烈疼痛,休息后逐渐缓解。如有损伤,除急性期产生髂腰肌痉挛外,也可产生髂滑囊炎、髂腰肌挛缩、髂耻滑囊炎,慢性期则可出现髂胫束挛缩症,并可产生弹响髋,或使主动屈髋功能障碍等症状。

三、临床表现与诊断

(一)病史

病人常有髋关节剧烈运动的历史；长期坐位工作的经历；过度的仰卧起坐锻炼。

(二)临床表现

1. 髂腰肌痉挛 曲绵域教授在《实用运动医学》一书中写道，在剧烈跨越活动中的一侧髂腰肌损伤时，常急骤发生腹深部的剧烈疼痛，双手抱腹，不能直立，卧位时腿不能伸直。休息后可以缓解。

2. 髂腰肌损伤 当骨盆前倾时，腹腔的重量一定向前移动，将引起腹部的膨出；这样将引起髋关节的后移。这种损伤将引起涉及背下部、腹部、腹股沟和大腿上部疼痛，很似内脏痛。临床检查：①仰卧式：应按 T_{12}~L_5（上腹部至下腹、直至股骨小转子的顺序依次检查，寻找其压痛部位。在检查腹部时，应将腹腔脏器推开，扪到腰大肌至股骨小转子顺序检查）；进一步扪及小转子，其压痛部位即是损伤处。在腹部，在脐下外 5mm 内，以缓慢的手法按入腹部，以环形方式移动指尖，将内脏推开。当触到腰肌时，即可找到敏感区域，可断定为腰肌损伤。将检查移至腹股沟区和股骨小转子处。在小转子处有压痛者为小转子腱围结构（滑囊炎、腱末端炎等）损伤。②仰卧起坐：髂腰肌损伤病人多不能完成此动作，或者完成过程中有髂腰肌的疼痛，包括腹部、髂骨部及髂腰肌的起止点处疼痛。

3. 股骨小转子腱围结构损伤 曲绵域教授在《实用运动医学》一书中写道，跨栏时，有屈髋抗阻时痛。当健膝 30° 屈曲，患髋置"4"字试验位（股骨外旋，小粗隆转向前方）时，可有小粗隆触痛（注意与健侧对比）。这是针刀微创手术治疗的最重要的部位。

4. 髂肌血肿与股四头肌麻痹 曲绵域教授在《实用运动医学》一书中指出：髂腰肌损伤是血肿的主要原因，髂肌下血肿多压迫股神经和股外侧皮神经，引起股四头肌麻痹。其受伤原因多为高处落下时臀部着地致伤。

在髂肌纤维断裂，造成活动性出血形成血肿并流注到髂窝后，从而形成神经卡压综合征。

5. 特殊检查 与此同时还应结合影像学，如 DR、MRI、彩超等协助诊断。

四、针刀微创手术治疗

1. 适应证与禁忌证 髂腰肌损伤，且有抵止点明确压痛者。

2. 体位 仰卧位。

3. 体表标志 耻骨下支与股骨小转子。股骨小转子位于比较隐蔽的部位，也是一般医生不十分熟悉的骨性标志。股骨小转子在股骨大转子的对侧的下方，它被股内收肌群在前方覆盖，如果内收肌紧张，就无法触到小转子。在寻找此骨性标志时，首先要病人放松髋关节，让内收肌处于松弛状态，这样易于触到骨性标志。小转子被夹于耻骨下支与股骨上端之间，故在耻骨下支之外方，股骨的上端可触到一个骨性突起。此突起的上端可触及髂腰肌腱。此时应嘱病人做仰卧起坐的姿势，此时在小转子的手可感受到髂腰肌在收缩；如果此时让病人做髋关节活动，则可清楚感到小转子在活动。通过以上检查，可确定小转子确切的位置。

4. 定点 股骨小转子压痛点（图 2-3-17-2）。患侧下肢膝关节呈过度屈曲、足弓紧贴对侧膝关节内侧凸面；画出内收肌群外侧缘体表线。然后，在"C"臂 X 线下定位小转子，并画好标志；由此标志再画出人体横轴平行线至内收肌外缘线，两线交点即为松解小转子 - 髂腰肌的进刀点。这样，既安全又准确。

5. 消毒与麻醉 皮肤常规消毒，戴手套，铺无菌巾。局麻的操作：在内收肌外缘点处垂直进针，约 25 ~ 30mm 深度时（已超过股动脉所处深度），将针头转向小转子方向，直达小转子骨面（可透视确定）。注射麻药要充分。一定要准确无误。

6. 针刀微创手术操作（图 2-3-17-3） 针刀松解术的操作如下：在内收肌外缘点处垂直进针刀，约 25 ~ 30mm 深度时（已超过股

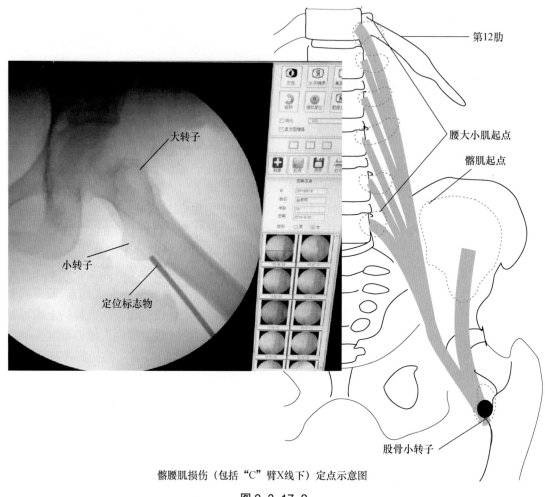

髂腰肌损伤（包括"C"臂X线下）定点示意图

图 2-3-17-2

动脉所处深度），将针刀转向小转子方向，斜刺直达小转子骨面后行针刀松解术（可透视确定）。松解时针刀绝对不可脱离骨面，以策安全。

7. 手法操作　如为慢性损伤者，可做仰卧起坐训练，达到无痛时，即为痊愈。

五、注意事项

1. 髂腰肌是一个很少被提起的肌肉，它的功能也不为人们熟悉，所以它的损伤也是一个十分隐蔽的疾病，在诊断上相对困难得多。我们在临床上遇到的病人都是经过多方治疗而未愈的，所以了解髂腰肌的精细解剖十分重要。

2. 在髂腰肌损伤的诊断上要十分准确，做有针对性的处理，才能取得好的疗效。

3. 目前，对髂腰肌损伤，针刀微创手术只能做止点的手术。因此，对于针刀不能处理的部位的损伤，要结合其他方法综合治疗。

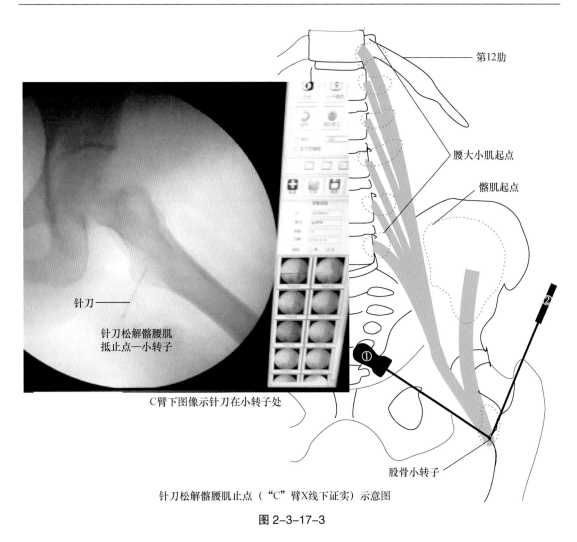

第12肋

腰大小肌起点

髂肌起点

针刀

针刀松解髂腰肌
抵止点—小转子

C臂下图像示针刀在小转子处

①

②

股骨小转子

针刀松解髂腰肌止点（"C"臂X线下证实）示意图

图 2-3-17-3

（张建军　赵新娜　庞继光　撰写）

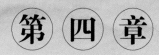

第四章

下肢肌、腱、腱周围结构损伤

第一节　臀大肌损伤与臀肌挛缩症

臀大肌损伤既往很少有这种提法。实际生活中其实并不少见。臀肌挛缩症是臀大肌损伤中的一种。这里所指的是外伤性和医源性损伤所致的臀肌挛缩症。过去，此病多用保守方法处理，而无效时则必须用手术方法解决。有了针刀，臀肌挛缩症即可应用针刀闭合型手术治疗，而且疗效颇佳。

一、相关解剖

臀大肌(图 2-4-1-1~2)为臀部浅层肌，位于髋关节的后方，几乎呈方形。该肌起于髂骨翼内上方骨缘及骶骨背面；肌束斜向内下，止于髂胫束和股骨臀肌粗隆。臀肌与臀部深筋膜有着特殊的关系。臀部的深筋膜前续阔筋膜，在髋后部包围浅表的臀大肌和阔筋膜张肌，覆盖于深在的臀中肌的表面。这样，臀大肌、阔筋膜(臀中肌表面)及阔筋膜张肌便形成一个延续的髋部外层肌鞘，有人称之为骨盆"三角肌"。臀大肌深层为髋关节外旋肌，即包括梨状肌、闭孔内肌、上下孖肌和股方肌。

臀大肌的血供丰富。它接受从臀上、下动脉的来血。臀上动脉出梨状肌上孔，分布于该肌的上半部；臀下动脉出梨肌下孔，再斜向外上方，分布于该肌的下半部。两动脉分支相互吻合，因此臀大肌血运丰富。臀大肌接受臀下神经支配。该神经出梨状肌下孔进入该肌内侧部(靠近肌起始部)。臀大肌深面的内下象限，有坐骨神经干走行，在行针刀手术时，应避免伤及此神经。

臀大肌的投影(图 2-4-1-2)如下：自尾骨尖，经坐骨结节至股骨干中、上 1/3 交界处划一直线，此线即为臀大肌下缘线。另自髂后上棘再划一条与上述直线的平行线，代表臀大肌的上缘线。此两线间围成的似方形又似菱形的区域即为臀大肌的表面投影。

二、病因病理

臀大肌损伤虽不常见，但坐骨结节滑囊炎、臀肌挛缩等疾病则较为常见。一般认为，臀肌挛缩有三大原因：一是先天或遗传性疾病所致的发育不良。二是外伤所致的臀肌血肿、水肿等病变，进而形成的瘢痕化而导致髋关节功能障碍。三是肌内注射继发粘连并形成瘢痕，或者某些医源性疾病所致。前者不是本节讨论的范围。

臀肌挛缩的主要部位是在臀大肌的上半。其肌组织的病理变化是部分肌组织发生纤维瘢痕化，肌组织完全被纤维组织所代替。病变可累及肌肉全层。挛缩组织与肌组织之

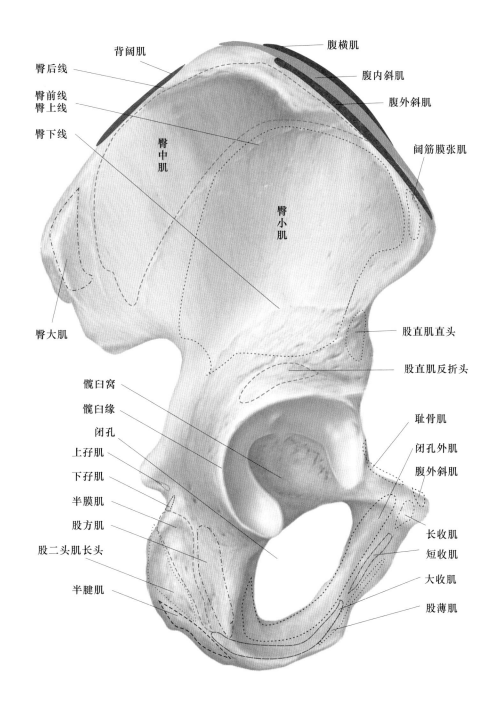

图 2-4-1-1

间无明显界限,呈参差不齐的状态。纤维挛缩带的走行方向与肌纤维的走行方向完全一致。实验证明,注射药液是按肌纤维方向扩散的,而不是向注射点周围呈环形扩散的。

因此,臀大肌纤维挛缩也总表现为与肌纤维方向一致的束带状,而不是团块状。在切除的病变组织中发现,呈瘢痕化者最多,有玻璃样变者,亦有呈中心液化的纤维包裹者。

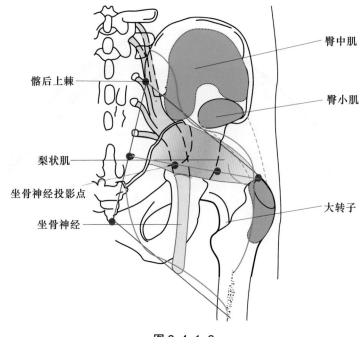

髂后上棘

梨状肌

坐骨神经投影点

坐骨神经

臀中肌

臀小肌

大转子

图 2-4-1-2

三、临床表现与诊断

（一）临床表现

臀大肌滑囊炎已经论述过，不再重复。现在论述臀肌挛缩的临床表现与诊断。

1. 臀部疼痛与肿块　这是在损伤早期的表现。如臀肌外伤或注射的早期，病人会感到疼痛并摸到肿物。肿物压痛明显。但当急性期过后，疼痛可能逐渐减轻或消失。

2. 步态异常　最常表现在跑步时。此时，双下肢呈外展外旋状。由于屈髋受限，步子幅度较小，有如跳跃前进，故称"跳步征"。

3. 站立姿势异常　站立时双下肢不能完全靠拢，轻度外旋。由于臀肌上部肌肉挛缩，肌肉体积变小，相对显出臀部尖削的外形，称此为"尖臀症"。

4. 坐位姿态异常　其表现是双膝分开，不能靠拢。

5. 髋部弹响　在屈、伸髋关节时，在股骨大转子处有条索滑过所产生的弹响声。

6. 臀肌挛缩束状带　臀部可触及与臀大肌走行一致的挛缩束带，并有压痛，一般可

有 20~70mm 宽，当髋关节内收、内旋时更为明显。

（二）特殊检查

1. "划圈征"　病情较轻的病人，在下蹲过程中，当髋关节屈曲近直角时，因髋关节屈曲受限而不能完全蹲下。此时，病人双膝向外闪动，划一弧形，然后再靠拢，最后完全蹲下。

2. "蛙腿征"　病情较重病变广泛的病人则表现为蛙腿征。病人在下蹲时要双髋呈外展外旋位，双膝分开，有如蛙屈曲的后肢状。

3. X 线检查　骨盆平片，可见股骨颈干角大于 130°，股骨小粗隆明显可见。此征称"假性髋外翻"。

（三）针刀治疗

1. 适应证与禁忌证　凡确诊为臀肌挛缩症和臀肌外伤所致的慢性瘢痕挛缩性疾病均可行针刀闭合型手术治疗。

2. 体位　俯卧位，腹下垫薄枕，使臀部稍抬高为佳。

3. 体表标志

（1）髂后上棘：顺着髂嵴向后触摸，突向后下方的骨性隆起即为髂后上棘。从皮肤上

看,胖者为凹陷,瘦者为凸起。其皮下可以触到骨性隆起。

(2)尾骨尖:在臀裂的后方起始部皮下可扪及的骨凸即是。

(3)坐骨结节:为坐骨体下端转为坐骨支处的粗壮突起,在髋关节呈屈曲位时,可在臀大肌下缘(即髋关节屈曲的尖端部位)摸到。

(4)骶角:是骶裂孔(骶骨下端的凹陷处)两侧的骨性凸起,可以清楚地摸到。

(5)股骨大转子:臀大肌虽然并不抵止在股骨大转子上,但却抵止在由大转子起始的髂胫束上,其位置正在大转子的外侧。

(6)股骨干上1/3段:为股骨臀肌粗隆部,是臀大肌抵止部。

(7)坐骨神经臀部投影:位于髂后上棘与坐骨结节连线中、上1/3交点处;也位于坐骨结节与股骨大转子连线的中点处。此两点的连线便是坐骨神经在臀肌内下方的走行投影。

4. 定点(图2-4-1-3)

(1)臀肌挛缩束状带点:此点可能有压痛或无压痛,可定1~3点,松解臀肌粘连或瘢痕。

(2)臀肌起始部松解点:定点于髂后上棘与骶结节连线的稍内处,可定1~3点。髂骨翼的内侧边缘部为腱起始部(也可以是压痛点),用以松解整个臀大肌,有如骨科臀肌起点移位术一样,使整个臀肌松弛。

(3)臀肌抵止部松解点:定点于股骨上1/3背侧面及在大转子之下的髂胫束的内侧缘上,可定1~3点,以松解臀大肌的止点部,从而松解整个臀大肌。

(4)坐骨结节点:此为臀大肌坐骨结节滑囊处,定点于压痛处1点,达到滑液囊的内引流。

5. 消毒与麻醉 皮肤常规消毒,戴无菌手套,局部麻醉后,行针刀闭合型松解术。此处的麻醉有特殊要求:臀肌瘢痕挛缩处的麻醉,要把麻醉药注射于瘢痕挛缩的束带处,应注意麻醉药注入前的回吸,绝对不要把麻醉药注入血管内,以免造成麻醉药中毒;臀肌起止点处的麻醉,一定要把麻醉药注射于骨面和肌腱上,以保证做臀肌松解时无痛,且可使手术做得充分一些。

6. 针刀操作

(1)臀肌挛缩束状带点:刀口线与臀大肌

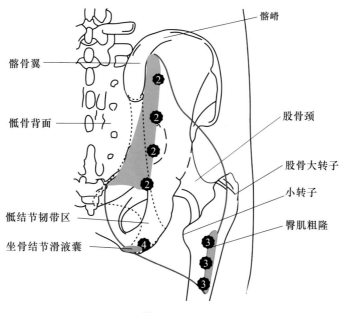

图2-4-1-3

纤维走行一致,即与尾骨尖至股骨中上 1/3 交界处的连线平行。刀体与皮面垂直,快速刺入皮肤,皮下组织。然后,逐渐深入,达到臀肌瘢痕硬结处。先顺肌纤维方向切开 2~4 刀,然后调转刀口线 90°,对瘢痕组织行切开剥离。其切开的深度为切开瘢痕为止,再做纵、横疏通、剥离,但幅度不可过大,刀下有松动感即止。无论定几点,都以同样方式处理,最终达到松解臀肌瘢痕的目的。针刀手术后,条索、束带状物应有所缩小或消失。

(2)臀肌起始部松解点(图 2-4-1-4):刀口线与躯干纵轴平行,刀体与皮面垂直,快速刺入皮肤与皮下组织,直达骨面。对臀肌起始的腱性部行切开剥离。各点均同样处理,达到松解整个臀大肌起始部的目的,犹如骨科臀肌起始部松解移位术一样。

(3)臀肌抵止部松解点:刀口线与肢体纵轴一致,刀体与皮面垂直,快速刺入皮肤、皮下组织,直达骨面。提起刀锋至髂胫束表面,再向上、下切开剥离,刀下有松动感后出刀。各点均如此处理,达到臀大肌抵止处松解为止。

(4)坐骨结节点:此处多为坐骨结节滑囊炎。刀口线与躯干纵轴平行,刀体与皮面垂直。快速刺入皮肤与皮下组织,直达骨面。提起刀锋至硬韧组织之上,再切开该厚韧组织多刀,直到组织松解为止。如囊内有空腔,再做囊内肉芽刮剥,使坐骨结节滑囊炎较彻底地内引流。

7. **手法操作**　由于臀大肌挛缩,病人双膝不能靠拢,下蹲等动作也有膝关节外展等畸形表现,故予对抗的手法处理。即让病人作反复屈膝下蹲,反复作髋、膝关节的内收外展动作,进一步松解臀大肌。

四、注意事项

1. 臀大肌医源性损伤所致臀肌挛缩症是重要的原因之一。针刀处理此类损伤疗效确切。多例此类病人经过针刀松解治疗臀部包块已完全吸收,从而免除手术。对于臀肌严重挛缩的病人虽然处理不多,主要是到本科就医的这类病人不多,是因宣传不够,病人不了解所致。如果病人认识到针刀闭合手术的优越性的话,病人肯定会很愿意接受的。

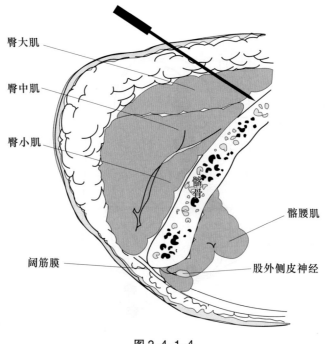

臀大肌

臀中肌

臀小肌

髂骨

髂腰肌

阔筋膜

股外侧皮神经

图 2-4-1-4

2. 臀大肌血运丰富,故在臀大肌瘢痕组织的手术时,一定要注意防止术后出血。因此在做瘢痕组织切开剥离时要掌握好切开的深度和广度的问题。一定要遵守只切开瘢痕组织的原则,绝不涉及瘢痕下的正常组织,并且不做大幅度的纵横剥离。只有这样才能保证不产生臀肌内的血肿。因为臀肌挛缩症的治疗不可能一次完全解决,所以,只有治疗过程不发生意外,才能完成整个治疗过程。

3. 对于臀大肌起、止部的松解是为解除臀肌挛缩所致的髋、膝功能障碍所设计。所以,在操作时,一定要达到松解整个臀肌的目的。这样,松解的程度就要足够,过或不及都不能达到目的。为此,可以应用多次松解的方法来解决。

第二节　臀中肌、臀小肌损伤与臀梨综合征

有的解剖学者视臀中肌与臀小肌为一块肌肉,所以合并一起论述。臀中肌、臀小肌损伤有急、慢性两种,是临床常见病损之一。慢性损伤的发病率较高。由于臀中肌与梨状肌相邻,故常有两者同时损伤者,往往诊断不清,本来是臀梨综合征,却常被误诊为坐骨神经痛等疾病而延误治疗。针刀闭合型手术治疗有很好的疗效。

一、相关解剖

臀中肌(图 2-4-2-1~2)为臀部中层肌肉,揭开臀部皮肤、皮下组织,便可见到臀中肌的大部分。掀开臀大肌,则可见臀中肌的全貌。也就是说,臀中肌的前上部分位于皮下,后下部分为臀大肌所覆盖,全肌呈扇形。臀中肌起于髂骨翼外面臀上(前)线和臀后线之间,止于股骨大粗隆尖部的外侧面。止点处有 1~2 个臀中肌转子滑液囊。该肌前邻阔筋膜张肌,并有部分掩盖臀中肌;后邻梨状肌,亦有部分梨状肌纤维被臀中肌遮盖,深面为臀小肌。臀小肌起于臀上线与臀下线之间。臀中、小肌的起点几乎占据了全部髂骨的外侧面。其止点与臀中肌相同。臀小肌的前部纤维与臀中肌愈着。因臀小肌的形态、起止、功能及血供、神经支配均与臀中肌相同,故可视为臀中肌的一部分。臀中肌和臀小肌的作用是外展大腿并协助前屈、内旋和后伸、外旋。单足站立时,此肌能保证骨盆在水平位的稳定,对维持正常站立和行走作用极大。臀部的中层肌肉由上向下

分别为臀中肌、梨状肌、闭孔内肌、股方肌。臀中肌与梨状肌紧相邻,且梨状肌有小部分被臀中肌所覆盖。臀中肌受臀上神经支配。

二、病因病理

臀中肌大多由突然猛烈外展大腿或以髋部为顶点的躯干侧方摆动而损伤,急性剧烈损伤可出现臀部血肿及血管神经压迫症状。在经常以腰臀部扭转活动为主的运动和劳作中易致臀中肌积累性损伤。损伤日久,臀中肌的肌肉腱膜及附近软组织等粘连、结疤、挛缩。如果挤压、牵拉梨状肌,则出现近似梨状肌综合征的症状。

三、临床表现与诊断

臀中肌损伤可根据病变波及的范围分成 2 型。

1. 单纯型　臀中肌本身受损,臀中肌前外侧即髂前上棘的后缘处疼痛、压痛。痛位局限、明确,下肢可有轻微痛感。下肢主动外展引起症状加重,局部可扪及条索状物。

2. 联合型　臀部痛点范围大而不清,有下肢痛。在梨状肌与臀中肌相邻部位上下均有压痛点。梨状肌牵拉试验,引起疼痛加剧,但无坐骨神经卡压症状。

四、针刀治疗

(一)适应证与禁忌证

凡确诊为慢性臀中、小肌损伤者,可行

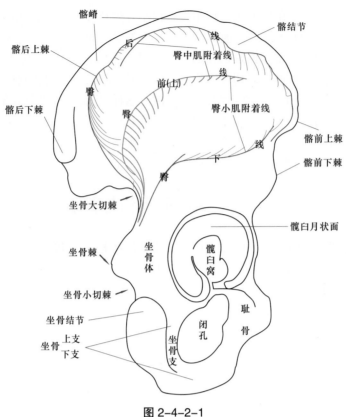

图 2-4-2-1

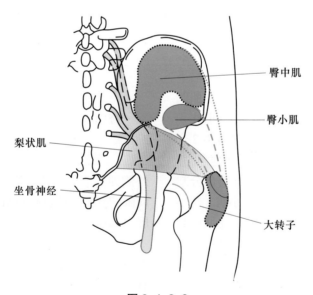

图 2-4-2-2

针刀闭合型手术治疗；如为急性臀中、小肌损伤，一个月后未愈者，则认为是慢性肌损伤，亦为针刀闭合型手术的适应证。

（二）体位

俯卧位，腹股沟下垫枕；亦可侧卧位，患侧在上，健侧腿伸直，患膝屈曲状。

（三）体表标志

1. 髂前上棘　在髂嵴前端用手指由下向上滑动，触到的骨突便是。

2. 髂后上棘　位于髂嵴后端，浅居皮下，由髂嵴最高处向后触摸到的骨突便是。

3. 梨状肌上缘投影线　髂后上棘与大转子尖连线，相当于梨状肌上缘。梨状肌上缘投影线的中内 1/3 交界处，为梨状肌上孔投影点。

（四）定点（图 2-4-2-3）

依不同类型分别定点，见针刀操作项。

（五）消毒与麻醉　皮肤常规消毒、戴手套、铺无菌巾、行针刀闭合型手术。

（六）针刀操作（图 2-4-2-4~5）

1. 单纯型　定点于髂前上棘后缘压痛点处，即臀中肌起点。刀口线与臀中肌肌纤维平行，刀体与皮面垂直。快速刺入皮肤，直达髂骨骨面。让针刀自然"浮"起，再行纵行疏通、横行剥离，刀下有松动感即可出刀。

2. 联合型　定点于臀中肌与梨状肌交界线上，即在梨状肌上缘投影线之上，1~3 个压痛点。臀中肌治疗同单纯型。梨状肌治疗，刀口线路与梨状肌纤维走行一致，刀体与皮面垂直刺入，深入达梨状肌肌腹或骨面，先纵行疏通，后横行剥离 1~2 下即可。

术毕，创可贴或无菌敷料覆盖针刀口，固定。

（七）手法操作　病人仰卧位，让其患侧下肢尽量外展，医生以双手扶其膝外侧和踝上与之对抗。然后，让病人外旋下肢，医生以双手握于踝上，与之对抗，反复数次。

五、注意事项

1. 臀部肌肉丰厚，肌内血管丰富，因此，对臀中肌行针刀术时要注意避免臀中肌出血、造成血肿。首先，定点要准，而且不宜多，1~3 个足矣；其次，进刀一定要到达骨面。在骨膜与肌腱间施行纵横剥离，不可在肌肉内进行剥离；第三，剥离操作不宜太多。实际上，一纵一横的剥离已可达到松动感，有了松动感就达到了治疗目的，就可出刀。然而，一些初学者在做剥离时总以为剥离得不够。注意，有松动感即可。

2. 不可在梨状肌上缘线的内 1/3 段定点或进刀。如在中、内 1/3 交界处定点，进刀时要特别注意，因为那里有臀上神经和血管，不可损伤。应尽量避开在此处定点。

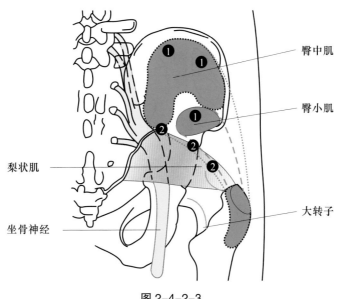

图 2-4-2-3

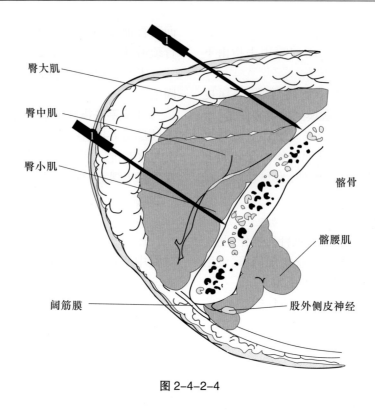

图 2-4-2-4

臀大肌

臀中肌

臀小肌

阔筋膜

髂骨

髂腰肌

股外侧皮神经

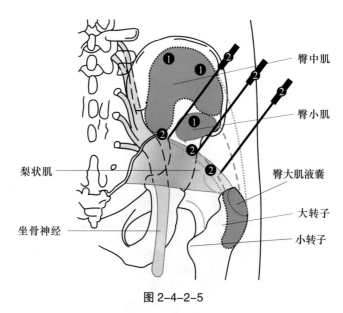

图 2-4-2-5

臀中肌

臀小肌

臀大肌液囊

大转子

小转子

梨状肌

坐骨神经

第三节　股四头肌抵止腱损伤

股四头肌损伤似不十分常见，多发生于长途跋涉、重体力劳动及运动员的过度训练中，在临床中并非少见。既往都是手术治疗，现在应用针刀闭合型手术可较好地解决这个问题，在临床实践中取得了确切的疗效。

一、相关解剖

股四头肌（图 2-4-3-1）是全身最大的肌肉，位于大腿前外侧皮下，由前、内、外三面包围股骨。该肌以股直肌、股外侧肌、股

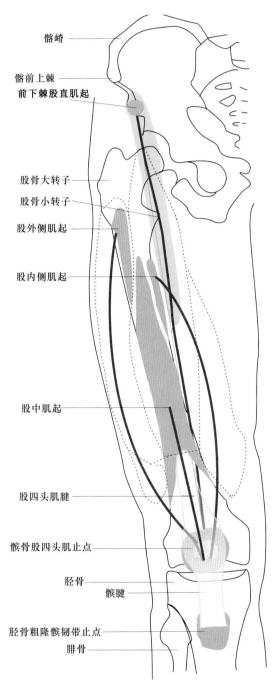

髂嵴

髂前上棘
前下棘股直肌起

股骨大转子
股骨小转子
股外侧肌起

股内侧肌起

股中肌起

股四头肌腱

髌骨股四头肌止点

胫骨
髌腱

胫骨粗隆髌韧带止点
腓骨

图 2-4-3-1

内侧肌和股中间肌四个头起始于骨盆和股骨，于股骨下端前面合成股四头肌腱，大部分止于髌骨上缘，一部分超过髌骨上端止于髌骨表面，另有一部分形成腱膜向髌两侧延续成伸膝腱膜。所有这些腱纤维都可向下跨越髌骨及膝关节，而后形成髌韧带，抵止于胫骨粗隆。股四头肌上部由于有疏松结缔组织分隔，四个头均可有一定的活动度，而股四头肌远端（股骨下 1/3 段）与股骨之间因无任何附着关系，故可在膝关节伸屈时自由活动。也正因为如此，股四头肌或肌腱的任何部位的粘连，都会不同程度地影响膝关节的伸屈活动。

二、病因病理（图 2-4-3-2）

所有股四头肌腱损伤均是由于急性损伤或劳损所致。急性损伤后，股四头肌纤维出现撕裂、出血、水肿、机化等；慢性期则形成粘连或瘢痕，从而影响股四头肌和腱的活动，造成股四头肌功能障碍。

三、临床表现与诊断

最突出的表现是髌骨上缘股四头肌腱止点处疼痛。轻者仅在跳跃时疼痛，重者在走路和上、下楼时都会产生疼痛。

检查时，髌骨上缘压痛阳性。局部可有轻度肿胀，组织有增厚感。

抗阻力伸膝试验阳性，但无髌骨压痛。此点可与髌骨软化症相鉴别。

X 线检查，一般病例可有髌骨上缘（可在上缘的前面或后面）骨质增生，在侧位片上可见髌骨上缘有如鹰嘴样骨刺。但此种影像并不完全与症状相一致。许多病人有此影像表现，却并没有临床症状表现。

单纯股四头肌损伤是比较少见的，但对于一些特殊人群来说则可能是常见的。在普通人群中从未发现股四头肌损伤；然而，自行车运动员，在训练中出现大腿疼痛，达到骑车就疼的程度，只好回家休养。经查右侧股直肌中下 1/3 段交界处可扪及一条索样物且有

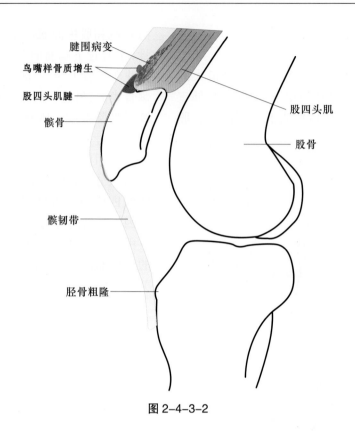

腱围病变
鸟嘴样骨质增生
股四头肌腱
髌骨

股四头肌
股骨

髌韧带

胫骨粗隆

图 2-4-3-2

明显压痛,针刀治疗后,骑车 40km 无任何不适而恢复训练。

四、针刀闭合型手术治疗

(一)适应证与禁忌证

凡确诊为股四头肌腱损伤的病人都是针刀闭合型手术的适应证,有一般禁忌证的病人除外。

(二)体位

仰卧位,膝关节屈曲 70°~80°,足平放于治疗台上。

(三)体表标志

即髌骨上缘,可以清楚摸到。

(四)定点(图 2-4-3-3)

1. 髌骨上缘压痛点,可定 1~3 点。

2. 股四头肌腹压痛、结节条索处定点,视病变大小,可定 1~3 点。

(五)消毒与麻醉

皮肤常规消毒,戴无菌手套,局麻后行针刀闭合型手术。

(六)针刀操作(图 2-4-3-4)

1. 髌骨上缘压痛点　刀口线与下肢纵轴平行,刀体与皮面垂直。快速刺入皮肤与皮下组织,直达髌骨或股骨骨面。调整刀锋到髌骨上缘骨端,先纵行切开 2~3 刀,再行纵行疏通、横行剥离。如股四头肌腱张力过大,可调转刀口线 90°,横行切开股四头肌腱 2~3 刀。如股四头肌腱有病变,可在肌腱处再做几点松解术,刀下有松动感后出刀。

2. 股四头肌腹压痛、结节条索点　在其瘢痕处进刀,刀口线与肌纤维走向平行,垂直刺入,通过皮肤、皮下组织,进入瘢痕组织中;纵横切开、疏通剥离,刀下有松动感后出刀。

(七)手法操作

可先屈、伸膝关节,然后以术者的前臂垫于腘窝部,再屈曲膝关节达最大限度 2~3 次。并可嘱病人常作下蹲的动作,以助康复。

五、注意事项

1. 此类病人并不多见,主要是注意发现

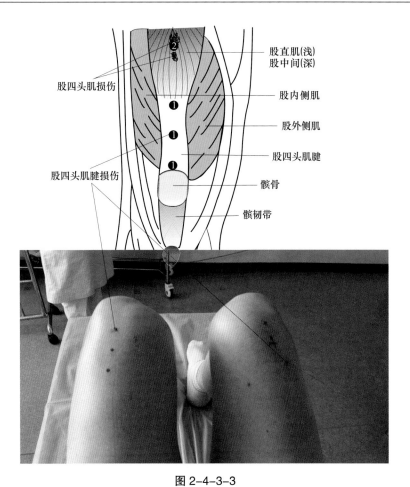

股四头肌损伤

股直肌(浅)
股中间(深)

股内侧肌

股外侧肌

股四头肌腱

髌骨

股四头肌腱损伤

髌韧带

图 2-4-3-3

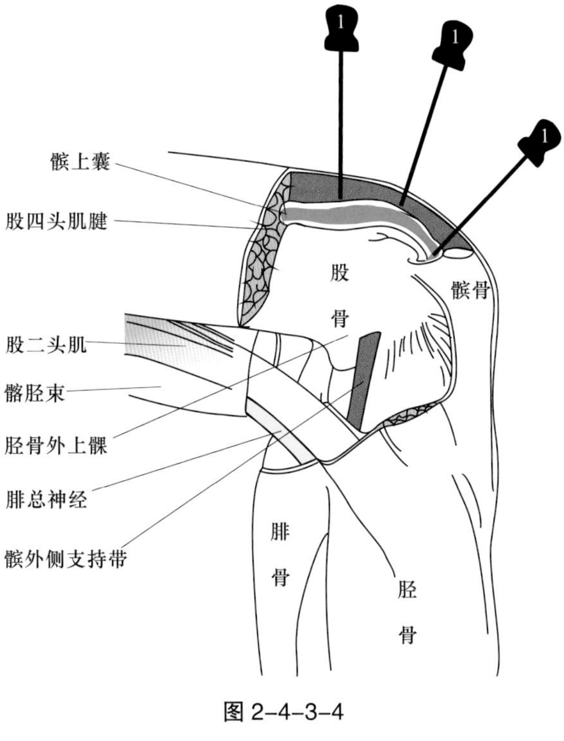

髌上囊

股四头肌腱

股二头肌

髂胫束

胫骨外上髁

腓总神经

髌外侧支持带

股骨

髌骨

腓骨

胫骨

图 2-4-3-4

这类病人。

2. 不要把髌骨上缘增生的病人都当作股四头肌腱和腱围结构损伤疾病。应记住,影像学的表现往往与临床表现不完全符合。有髌骨上缘骨质增生者并不少见,大部分是在膝关节骨关节炎时出现,且一般无临床症状。

第四节 腘绳肌损伤

腘绳肌为大腿后部肌(股后肌),包括股二头肌、半膜肌与半腱肌,由于它们同起于坐骨结节,故称腘绳肌。该肌为1组比较坚强的肌肉,又跨越2个关节,在伸髋、屈膝等活动中,腘绳肌易于损伤。针刀微创手术对腘绳肌损伤有很好的疗效。

一、相关解剖

1. 股二头肌($L_4 \sim S_2$)(图2-4-4-1) 长头起于坐骨结节上部的下内压迹,短头起于股骨粗线外侧唇的下部外侧肌间隔,外髁线,至下端两者融合为一腱,止于腓骨头,作为腘窝的外侧界。股二头肌腱与腓侧副韧带之间有一恒定的股二头肌下囊。研究发现,在肌腱止点上,有一半不分叉止于腓骨上,其余的一半肌腱则分为3层,中间层止于腓侧副韧带,其他两层分别经过此韧带的浅面而止于胫骨外侧髁。在股二头肌腱之后为腓总神经,股二头肌除能伸股、屈膝外,尚能使膝关节稍微外旋。

2. 半腱肌($L_1 \sim S_1$) 与股二头肌长头同一起处,在缝匠肌与股薄肌肌腱深面及下方,止于胫骨粗隆的内侧面。半腱肌居于半膜肌所成之槽内。半腱肌肌腹后面窄,与浅筋膜及皮肤相连。

3. 半膜肌($L_4 \sim S_1$) 起于坐骨结节的上外压迹,止于胫骨内侧髁后面的横沟及腘肌筋膜,并向上外发出一扩张部,在膝关节囊的后侧构成腘斜韧带。半膜肌腱膜上窄下宽,腱膜外缘呈索状,肌腹的内侧面略朝后,与浅筋膜及皮肤相连。半腱肌与半膜肌构成腘窝的上内侧界,除能伸股屈膝外,尚能使膝关节稍微内旋。

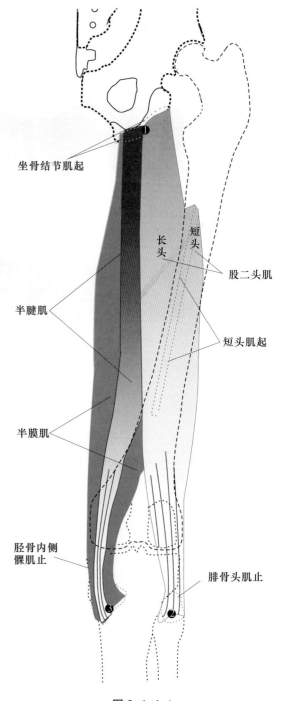

坐骨结节肌起

长头

短头

股二头肌

半腱肌

短头肌起

半膜肌

胫骨内侧髁肌止

腓骨头肌止

图2-4-4-1

上述半腱肌、半膜肌和股二头肌三肌属于股后肌群，均起于坐骨结节，止点均越过股骨而止于小腿骨。在功能上，三肌均能伸髋、屈膝，并有臀大肌和腓肠肌分别能协同伸髋、屈膝。在直立位，股后肌尚能支持骨盆于股骨上，防止躯干朝大腿弯曲。在正常人，由于这些肌肉较短，除非先屈膝松弛股后肌，否则髋关节不能完全屈曲；如膝伸直，由于股后肌紧张，成人只能屈髋至80°，儿童至90°。总之，腘绳肌有以下作用：

腘绳肌能分别协同臀大肌伸髋和协同腓肠肌屈膝。在直立位，尚能起支持骨盆于股骨上，防止躯干向大腿弯曲的作用，为骨盆后部稳定结构。若瘫痪时可造成肌力不平衡，使骨盆前倾，腰部前凸增加，腹肌无力，并引发膝反张，因之行走困难。

在步行时，腘绳肌可显示相当的作用。其在抬足向着地移行时腘绳肌活动最大，可限制抬脚的摆动以调节整个步幅；着地时此肌又有稳定骨盆防止前屈的作用；而当着地末期末离地时，只能将下肢前倾，而踢出的下肢可加速度向前。这一动作，腘绳肌与腓肠肌有协同作用，快步行走时更为显著。

总之，腘绳肌有下述功能：

1. 屈膝；

2. 半蹲位身体重心在前方时有伸膝作用；

3. 膝关节伸直位时，有伸髋作用；

4. 膝屈曲位时可以使胫骨内旋或外旋，因此有防止膝关节旋转不稳的作用。

腘绳肌尚有一特点，股后肌群中，如切除一肌，由于协同肌的代偿作用，对功能影响不大。这一特点在肌腱移植中有重要意义。

二、病因病理

腘绳肌的损伤有2型：即劳损型与急性损伤型。

（一）劳损型

系逐渐发生，是微细损伤积累的结果。

1. 坐骨结节腱止点末端病：手术与病理

所见为腱末端病，可同时合并坐骨结节慢性滑囊炎。

2. 肌腹部肌肉劳损。

3. 肌腱腱围炎。

（二）急性损伤型

都有明显损伤史，其损伤机制有：

1. 被动拉伤 急性损伤型的病理变化：因暴力大小，病期的早晚不同。可为半腱、半膜肌、股二头肌单独伤，也可同时损伤。可为挫伤、部分断裂或全断裂，在肌肉断裂的同时，如果损伤血管可引起较大血肿，重者出血可达300~400ml。致使伤后大腿迅速肿胀并有皮下淤斑。腘绳肌部断裂肌腹下缩者，有时可牵拉坐骨神经引起症状。陈旧病例，断裂肌肉产生多少不等的瘢痕，有时因出血后机化形成囊肿，重者因瘢痕挛缩，囊肿，肌肉短，常常影响屈髋，致使跑动时"前摆"受限。

2. 主动用力拉伤 损伤部多在肌腹或其与远端腱的结合部。多数研究者认为，大腿后蹬动作时，膝关节由屈曲位移向伸直，这时，屈肌用力收缩的反作用，使该肌群处于极度紧张状态，再加上股四头肌的突然猛力伸膝，牵拉该肌造成损伤。因为腘绳肌处于收缩状，因此以肌腹损伤为多。

值得注意的是，腘绳肌紧张、痉挛或挛缩病变常可能是马尾神经病变引起，如马尾本身肿瘤压迫马尾，使终丝短缩。在终丝综合征或晚期脊椎滑脱等症而致马尾的牵张，可能引起股后肌反射性痉挛。因此，某些股后肌紧张症状可能由于马尾受刺激引起，要注意鉴别。

三、临床表现与诊断

（一）病史

可为急性损伤，也可是慢性积累性损伤。临床上多为慢性积累性损伤者居多。

（二）临床表现

1. 疼痛 是腘绳肌损伤的主要症状。慢性劳损型多于重复损伤动作时方痛，被动牵拉或坐凳时痛(后者多系坐骨结节伤,有滑囊炎者尤著)。陈旧损伤,大部分无症状,部分病例由于瘢痕挛缩及囊肿形成于大强度动作时痛,症状虽轻却影响功能。个别近端肌腱全断裂肌腹每于肌肉收缩时,即牵拉坐骨神经引起麻窜现象。急性损伤型,疼痛因伤情轻重而不同。轻者休息位不痛,只在重复损伤动作时方痛。重者走路痛,并有"跛行"。如为断裂则下肢多处于屈曲位,步行艰难。

2. 断裂音响　急性断裂时可出现高低不一的音响,重者如弓断弦,甚至可听到响声。轻者只有伤者本人才能感觉到。

3. 肿胀　因血管损伤程度而异。急性、重症者出血较多,形成大血肿,大腿普遍并迅速肿胀,不久皮肤出现淤斑。

4. 肌肉挛缩畸形　如为急性肌腹中间全断裂者则出现"双驼峰"畸形。一端断裂则用力时肌肉收缩成球状。部分断裂则只见凹陷。在受伤的早期由于剧烈疼痛病人不敢用力,这种收缩畸形很容易漏诊,应仔细观察。

5. 肌腱张力检查(图2-4-4-2)

检查时病人平卧,双膝屈曲90°置床上,然后,检者以双手触按腘绳肌,检查肌腱的张力。双侧对比,如果张力减弱或消失多属全断裂,或大部断裂。

6. 压痛　早期病例伤部压痛局限,肿胀后则压痛。晚期或慢性劳损病例,在找寻压痛点时,必须在腘绳肌收缩并对抗阻力时才易确定损伤的肌肉及位置。对坐骨结节部损伤型,尤应如此,最好是取俯卧位,在屈膝抗阻力下检查,这样臀大肌放松,则痛点很容易触到。也可应用侧卧屈膝位,使坐骨结节凸出,更易触及痛点。

7. 屈膝抗阻痛　仰卧、俯卧检查均可,常用以与坐骨神经痛相鉴别。

8. 硬索条或囊肿　晚期病例伤部常可以触到较硬的索条或囊肿,有症状的常同时有压痛。

9. 肌肉短缩　必须检查,对此肌韧性项目尤应注意,其方法是测量伸直抬腿的高度。

(三)影像学表现

目前尚没有肌损伤确切的影像学表现。

(四)鉴别诊断

附着于坐骨结节的肌结构,不仅只有腘

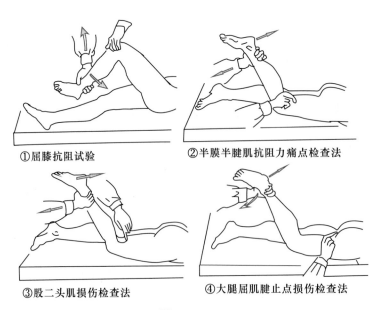

①屈膝抗阻试验　②半膜半腱肌抗阻力痛点检查法

③股二头肌损伤检查法　④大腿屈肌腱止点损伤检查法

图2-4-4-2

绳肌,越过坐骨结节的肌肉也有,并有滑膜囊,故在诊断腘绳肌损伤时,应全面考虑,要除外其他疾病才能作出诊断。

四、针刀微创手术治疗

(一)适应证与禁忌证

除局部与全身禁忌证外,均可进行针刀微创手术治疗。

(二)体位

俯卧位。

(三)体表标志

1. 坐骨结节 侧卧位并屈膝屈髋时,臀部最突出部位,用力深压之,可扪及骨性突起,即为坐骨结节;而仰卧位时,则在臀沟中点稍内侧深压之亦可触及。

2. 腓骨头 小腿外侧,平髌骨下极水平线上,可见稍微隆起于皮肤的骨突即为腓骨头。

3. 鹅足部 小腿内侧面平对胫骨结节处即为鹅足,此处有鹅足三肌(缝匠肌、股薄肌与半腱肌)附着,并形成鹅足滑囊。

(四)定点(图2-4-4-3)

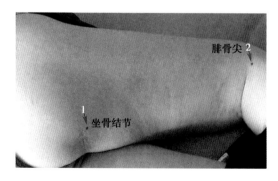

图2-4-4-3

1. 坐骨结节点 在坐骨结节压痛处定1点,松解腘绳肌起点。这里值得注意的是,坐骨结节面积较大,不压痛处定1点。同部位有不同的肌附着,因此,不同肌的损伤,其压痛点也不可能表现在同一坐骨结节的同一处。其实,从压痛的不同部位也可以判断是那一肌的损伤。

2. 腓骨头上端点 压痛处定1点,松解腘绳肌中的股二头肌止点。

3. 胫骨内侧髁后面点 压痛处定1点。

4. 胫骨粗隆内侧面点 压痛处定1点。

(五)消毒与麻醉

按常规进行。

(六)针刀微创手术操作

由于各点针刀微创手术操作所需的体位不同,故应有计划地顺序进行,以免过多翻动病人。

1. 坐骨结节点 最好以侧卧位进行为佳。刀口线与肢体纵轴平行,刀体与皮面垂直,快速刺入,直达骨面。然后,提起针刀至坐骨结节囊壁外,再横竖切开关节囊数刀,直到关节囊松解为度。然后,将滑囊底部的不良肉芽组织予以刮除。通过以上处理,均取得理想疗效。

2. 腓骨头上端点 刀口线与肢体纵轴一致,刀体与皮面垂直,刺入直达骨面。行纵行疏通、横行剥离,即可出刀。

3. 胫骨内侧髁后面点 刀口线与肢体纵轴平行,刀体与皮面垂直,刺入直达骨面,针刀自然浮起,行纵行疏通、横行剥离,刀下有松动感即可出刀。

4. 胫骨粗隆内侧面点 此点即鹅足点。刀口线与肢体纵轴平行,刀体与皮面垂直,刺入直达骨面,对滑囊壁可切开几刀,行纵行疏通、横行剥离,刀下有松动感即可出刀。

五、注意事项

1. 急性损伤时不能采取针刀微创手术方法处理。但如有较大血肿,亦可应用针刀方法引流血肿,可以加速血肿吸收。

2. 本组肌损伤,与其他肌损伤处理方法有本质区别。但要处理慢性坐骨结节滑囊炎时,对滑囊内的肉芽组织要行针刀刮除,可以达到加速治愈的效果。

第五节 髌韧带损伤（髌腱腱围炎）

髌韧带损伤是常见病。急性损伤，完全断裂者极少，不在针刀治疗之列。慢性劳损，针刀闭合型手术治疗，疗效很好。

一、相关解剖

髌韧带（图 2-4-5-1~2）是伸膝装置的一部分，位于膝关节囊前面的皮下。伸膝装置由股四头肌、髌骨、髌韧带组成。

髌韧带是股四头肌腱的延续。股四头肌在股骨前面形成 3 层：其中，股直肌纤维在浅层，其纤维止于髌骨的上极，有一部分纤维止于髌骨的表面，或越过髌骨而延续为髌腱，即直接延续到胫骨粗隆。股内、外侧肌纤维在中层交叉并与髌周围的筋膜牢固结合，止于髌骨的内、外侧缘及上极。股中肌腱纤维在深层，位于关节囊之外。这些延续下来的股四头肌腱纤维，从髌骨上缘至髌骨下缘逐渐收缩为髌韧带。因此，髌韧带上端附着于髌骨下缘及其后方的粗面，远端止于胫骨粗隆。此韧带、厚而坚韧，上宽约 30mm，下宽约 25mm，总长 60~80mm，是全身最强大的韧带之一。

在髌韧带的前面尚有 4~7 层疏松结缔组织，组成髌韧带的腱围结构，有利于髌韧带的滑动。髌韧带的后面是髌下脂肪垫，也有利于髌韧带的活动。髌韧带的作用是把股四头肌收缩的力传达给胫骨，使膝关节伸直。

髌韧带的血液供应比较丰富，其内、外两侧及上、下两端均有血管直接进入腱内，腱的

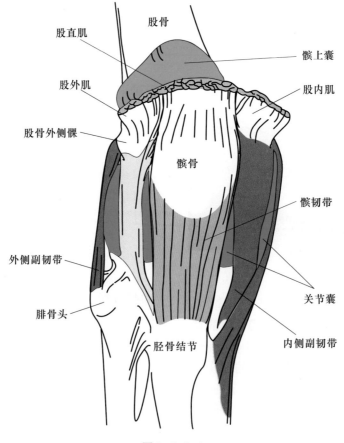

图 2-4-5-1

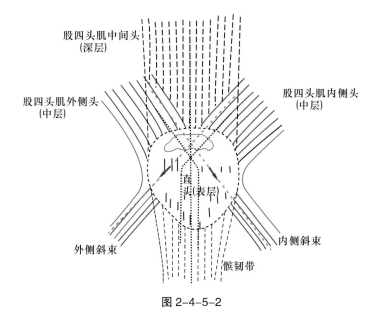

图 2-4-5-2

深面尚有来自脂肪垫的血管。这些血管构成了髌腱周围的血管丛,营养着髌韧带、腱围结构和髌前部各组织。

髌骨下极的两侧还有由股内、外侧肌延续下来的伸膝腱膜形成的髌骨内、外侧斜束,从髌骨的两侧向下内、外斜行,止于胫骨内外髁,其纤维方向与股外、内侧肌的肌纤维走行方向完全一致,并与膝关节深筋膜相连,维持髌骨的稳定,且起到加强膝关节囊与伸膝的作用。故在伸膝装置的损伤中常同时受损。有时,斜束损伤增厚形成条索,引起弹响或疼痛,外侧尤为多见。

髌韧带的浅面和深面均有滑液囊,称髌下滑液囊。其中有:胫骨粗隆皮下囊、髌腱下滑囊、胫骨粗隆腱下囊,以上各滑液囊都有减少摩擦的功能;而在过度摩擦的情况下又易发生滑囊炎。在髌韧带损伤时,髌韧带的腱围结构(当然包括滑液囊)首当其冲地会受到损伤,当治疗时也应考虑在内。

二、病因病理

猝然猛伸膝关节或外力强制屈曲膝关节时,因股四头肌急剧收缩,此时就有强大的力作用于髌韧带。这种力就可导致髌韧带严重

损伤。髌韧带损伤可分为两种:即急性和慢性损伤。急性损伤多为猛力弹跳,股四头肌急剧收缩而猝然伸直膝关节,或直接撞击髌尖或髌韧带。但因髌韧带肥厚而坚韧,故一般不易被拉断,而多为髌韧带胫骨粗隆附着处的腱纤维部分撕脱或撕裂伤,或者是髌韧带起点两侧的纤维和血管受损伤。

髌韧带的慢性损伤更是多见,如从事反复蹲起动作的劳动和反复跳跃的运动者。由于多次重复,反复牵拉髌韧带的髌尖和胫骨粗隆的附着处,引起腱末端的血运障碍,进而引起腱变性。病程日久,在修复过程中,机化增生,局部血运受阻,出现代谢障碍而形成粘连、结疤、挛缩等改变,从而引起顽固性慢性疼痛。

这一结论并非凭空想象,而是有病理所见证实的。正常髌韧带组织为波浪状少血管的腱纤维。腱背侧与深筋膜之间有 4~7 层疏松组织(即腱围组织)。每层组织中都有滋养血管,各层之间也有血管通行,层间可以滑动。腱和腱围间易于剥离。损伤后的髌腱,肉眼可见腱及腱围组织由白变黄、充血、肥厚,腱与腱围粘连,腱变硬甚至钙化。显微镜下,还可见许多病变:

1. 腱止点潮线与钙化软骨层消失或不

规则、断裂;潮线推进而有新骨化骨现象;纤维软骨带有毛细血管增生,小动脉钙化或软骨骨化。

2. 腱组织变性、波浪状腱纤维消失,代之以玻璃样变、脂肪浸润、血管入侵。腱内可有软骨或骨岛出现。

3. 腱围血管增生,血管壁增厚,管腔狭窄。

4. 滑液囊壁明显增厚(图 2-4-5-3)。

另有研究证明,整个伸膝装置的损伤部位与年龄有关。髌腱受伤部位因年龄而有所不同,10~15 岁髌尖部受伤较多,且多伴有小的撕脱骨折片;18 岁以下者,胫骨撕脱较多,而成人髌腱断裂多发生在髌尖的下方,髌腱的解剖薄弱区或中段。其陈旧性损伤的病理改变较为复杂。除上述因素外,由于伤后局部与关节内出血、淤血、髌骨上移进入髌上囊中等改变,随着肉芽组织的增生及血肿的机化而出现以下病理改变。

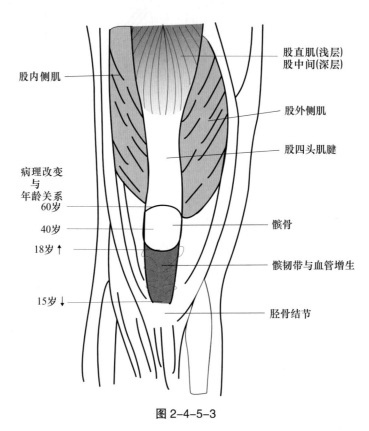

图 2-4-5-3

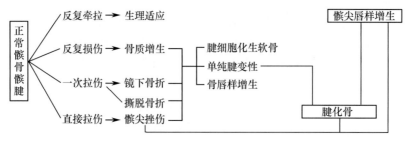

1. 髌上囊粘连,或髌骨与股骨间形成粘连带。

2. 关节囊挛缩,股四头肌挛缩。

3. 髌腱挛缩,损伤部位组织纤维化、瘢痕化、钙化或骨化。

4. 关节软骨退行性变与丧失。

5. 严重者膝关节粘连,功能障碍。这些病理改变给治疗带来了困难,因此对髌韧带陈旧性损伤的病理改变应有充分的认识,对这种损伤的处理也要充分估计到它的难度,不可掉以轻心。

三、临床表现与诊断

(一)病史

少数病人有明确的外伤史,如膝前部受撞击、蹲位急起、跳跃损伤等。大部分病人无外伤史,而是有长期的慢性劳损史。

(二)临床表现

1. 伸膝力量减弱:轻者无明显疼痛,但伸膝无力,而伸膝动作依然存在。

2. 疼痛:轻者,胫骨粗隆髌韧带附着点(或髌尖)、胫骨粗隆处有疼痛;重者,呈跳痛状,跑步、行路均疼痛;上、下楼痛,能上楼,但下楼时症状最明显,轻者下楼不便,重者疼痛严重;半蹲位时疼痛加重,且常有打软腿现象。

3. 髌韧带起止点处压痛:膝关节不易伸直,走路可有跛行。

4. 股四头肌收缩,引起疼痛。

5. 股四头肌可有肌萎缩。

6. 髌腱变粗,有时可触到髌尖加长,且有压痛。

(三)影像学改变

X 线片可见,髌尖延长或脱钙,腱肿大,可有钙化或骨化块。

(四)鉴别诊断

本病应与髌骨软骨病(髌骨软化症)相鉴别。其主要鉴别点为髌韧带损伤的痛位在髌尖和髌腱,而不是在髌骨后和髌韧带两侧。病人多在屈膝 90° 时最痛。而髌骨软骨病时,多在屈膝 30°~50° 时最痛。

四、针刀治疗

(一)适应证与禁忌证

凡确诊为慢性髌韧带损伤者为针刀闭合型手术治疗的适应证。急性髌韧带损伤,1 个月后未愈者亦可行针刀闭合型性手术治疗。

(二)体位

患者取仰卧位,屈膝 70°~80°,让足平稳放于治疗床上。

(三)体表标志

1. 胫骨粗隆　胫骨嵴上端,既可扪及又可看到的骨性隆起。

2. 髌骨下极　髌骨的最下端,即三角尖端。

(四)定点(图 2-4-5-4)

髌韧带附着点处的压痛点:

1. 髌韧带止点　胫骨结节上端处定 1 点。

2. 髌韧带起点　髌骨下极正中定 1 点。

3. 髌韧带下极两侧　各定 1 点,处理髌韧带上端两侧的斜束病变。

4. 髌韧带中线两侧　各定 1 点,当髌韧带肥厚特别明显时可设此点。

5. 髌韧带中点　定 1 点,当髌韧带与脂肪垫粘连时可设此点。

(五)消毒与麻醉

皮肤常规消毒,戴手套,铺无菌巾,局麻后行针刀术。

(六)针刀操作(图 2-4-5-5)

1. 在髌韧带止点胫骨结节处施术　刀口线与髌韧带纵轴平行,刀体和髌韧带皮面垂直,深度直达骨面,先纵行疏通,再横行剥离,如有硬结则纵行切开。

2. 在髌韧带起点髌骨下极处施术　刀口线与髌韧带纵轴平行,刀体与髌下极切线位垂直,即与下端皮面呈 60° 角刺入,直达髌骨下极,行纵行疏通、横行剥离,再将刀锋调至髌尖下端,透过髌韧带,有落空感后立即停止进刀,在髌韧带深面行纵行疏通、横行剥离,有松动感后出刀。如有硬结纵行切开即可。

3. 在髌骨下极的髌韧带两侧点施术　刀口线与髌韧带纤维走向平行,刀体与髌下极切线位垂直刺入,直达髌骨下极骨面,行纵行疏通,横行剥离,再将刀锋调至髌骨下端边缘,穿过斜束支持带,有落空感后停止进

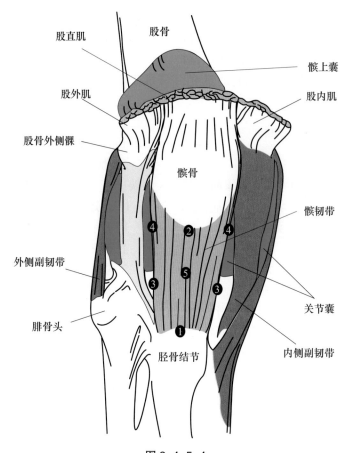

图 2-4-5-4

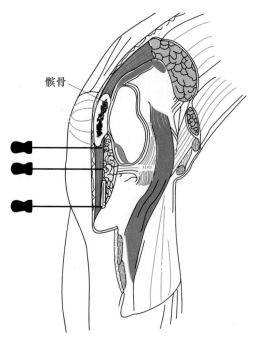

图 2-4-5-5

刀,行纵行疏通、横行剥离。如觉组织硬韧,可纵行切开两刀,有松动感即可出刀;

4. 在髌韧带正中段两侧点施术　刀口线要绝对平行于髌韧带纤维,即与肢体纵轴平行,刀体与皮面垂直刺入皮肤,穿过皮下组织和髌韧带,有落空感即停止进刀,并在此层面做纵行疏通、横行剥离 1~2 次,有松动感后出刀。

5. 髌韧带中点的施术　当髌韧带与脂肪垫粘连时应用通透剥离的方法处理之,具体操作与脂肪垫损伤操作一样。

按病变程度可选择多个点,针刀的运行方法均相同。也可在髌韧带的深面与腱围结构之间行通透剥离。

术毕,刀口无菌敷料覆盖,固定。

（七）手法操作

病人仰卧治疗床上,医生一手握病人踝

上,另一前臂垫于腘窝,屈膝屈髋达最大限度,反复2~3次即可。

五、注意事项

1. 针刀的剥离点,应在髌韧带与胫骨结节或髌骨下极的附着点与韧带的交界处,而不是剥离韧带的附着面,这一点尤应提起注意。

2. 对髌韧带治疗时不能进入关节腔,故应选择适当角度,否则易误入膝关节腔。

3. 在外科手术处理髌腱的方法中,有腱围切除和纵行切开髌腱的方法来改善变粗增厚的髌韧带的循环状况。这种治疗方法与针刀治疗方法可说是不谋而合。外科手术却要有切口、要缝合、要固定、要有一段功能锻炼时间才能恢复,而针刀治疗则无此麻烦。

第六节　髌下滑囊炎

膝部周围肌腱甚多,膝关节的运动量又很大,关节周围便有众多的滑液囊。这些滑液囊对肌腱的运动起一定的滑润作用,但也常是病变的多发部位。髌下各滑囊炎多见于青、壮年体力劳动者和运动员。起病缓慢,无明显外伤史。针刀闭合型手术治疗此病,疗效颇佳。

一、相关解剖

髌下滑囊常见有3个(图2-4-6-1):

1. 髌下深囊(髌下囊)　位于髌韧带后面、胫骨前面与髌下脂肪垫的上极之间,即位于髌韧带的中、上1/3交界处。

2. 髌下皮下囊(胫骨粗隆皮下囊)　位于胫骨粗隆上缘,髌韧带和皮肤之间,位置处于髌韧带的最下方。

3. 胫骨粗隆腱下囊　位于胫骨粗隆与髌韧带之间,是一个恒定存在的较大滑液囊。

3个滑液囊均在髌韧带的止点前、后、上、下,它们都十分靠近,必须分清其各囊的解剖位置。

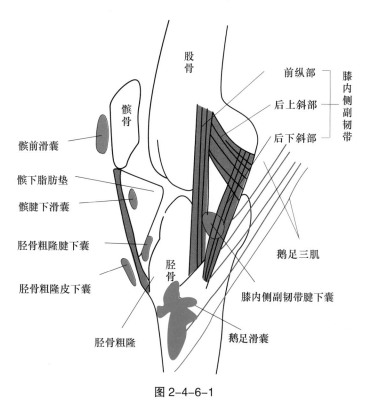

图 2-4-6-1

二、病因病理

髌下的 3 个滑囊,虽位置不同,但损伤机制大致相同。多由于长期反复频繁的伸、屈膝活动,尤其是在膝关节半屈曲位时,滑液囊经受压力最大。在反复做跳跃动作时,髌韧带与胫骨上端发生反复撞击、摩擦,可导致滑囊急、慢性损伤。日久,在修复过程中,囊壁增厚、纤维化等,使滑液囊开口闭锁,使滑液不能排出,滑囊本身膨胀,髌韧带和胫骨上端得不到润滑而发病。

三、临床表现与诊断

1. 有长期以伸、屈膝活动、过度应用膝关节的劳损史。

2. 髌下隐痛不适,胫骨粗隆或稍上疼痛,膝关节伸屈不利,下楼疼痛明显,行路有轻度跛行。

3. 髌韧带下方可有囊样高起,可有波动感,并有压痛。

4. 过多伸、屈膝关节,引起疼痛加剧。

四、针刀治疗

(一) 适应证与禁忌证

凡髌下滑囊炎,无论是急性或慢性者,均可行针刀闭合型手术治疗。

(二) 体位

病人仰卧位,膝关节屈曲 70°~80°,足平放于治疗床上。

(三) 体表标志

胫骨粗隆(亦称胫骨结节)为胫骨前嵴上方的突出骨性隆起,可看到,扪之也十分清楚。

(四) 定点(图 2-4-6-2)

依病变不同分别定点,由上向下分别为:

1. 髌下深囊点 位于髌骨下极与髌韧带上 1/3 部,痛点和膨隆点在髌韧带上部的深面。

2. 髌下皮下囊点 位于胫骨粗隆最高点处,痛点和膨隆点在胫骨粗隆偏上之皮下。

3. 胫骨粗隆腱下囊点 位于胫骨结节上端,髌韧带的下端的腱下,痛点和膨隆点在胫骨粗隆与髌韧带的交界处。

(五) 消毒与麻醉

皮肤常规消毒,戴手套,铺无菌巾,局麻后行针刀闭合型手术。

(六) 针刀操作(图 2-4-6-3)

1. 髌下深囊点 刀口线与髌韧带平行,刀体与皮面垂直。刺入皮肤、皮下组织,穿过髌韧带后有明显的落空感。然后,提起刀锋到髌韧带的深面,再向深处切去,切开剥离

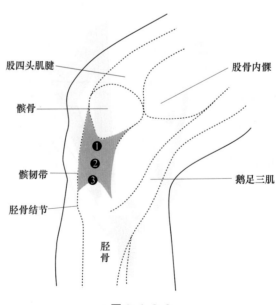

图 2-4-6-2

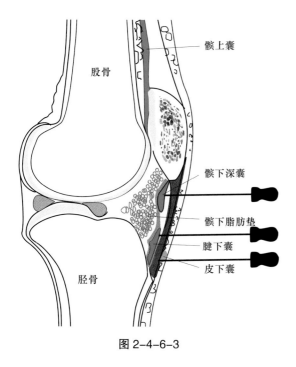

图 2-4-6-3

2~3 刀,出刀。

2. 髌下皮下囊点　刀口线与髌韧带平行,刀体与皮面垂直,刺入皮肤与皮下组织,达囊性物之上;再进刀有落空感,即到达皮下囊内。在囊的壁层上切开剥离 2~3 刀,再予纵、横疏通、剥离,即可出刀。

3. 胫骨粗隆腱下囊点　刀口线与髌韧带平行,刀体和皮面垂直刺入,深达骨面。如

滑液囊较大、积液较多时可有明显的落空感,作囊壁切开,纵、横疏通、剥离 2~3 刀后,出刀。

术毕,无菌敷料或创可贴覆盖刀口,固定。

(七)手法操作

1. 医生以双手扣于小腿上段,双拇指紧压于病变处,用力挤压,使囊内液体尽量排除,可使治疗立见效果。

2. 然后,医生让病人反复屈、伸膝关节。最后,以最大限度的瞬时力屈曲膝关节 1 次。

五、注意事项

1. 髌韧带是全身承受力最大的韧带,不能对其纤维有损伤。因此,要求刀口线必须与髌韧带腱纤维走行绝对平行。初学者往往顾此失彼,易忽视此重大问题,在此予以提醒。

2. 此处施术比较安全,但应注意定位精确,如能恰到病处,则可 1 次即愈。

3. 只有将滑液囊壁真正切开,并使囊液由滑液囊周围皮下组织吸收,才能彻底治愈。因此,在做切开时,切口应足够大,使内引流畅通;也可以做滑囊外皮下组织的通透剥离,以利滑液的吸收。

第七节　髌下脂肪垫损伤

髌下脂肪垫损伤又称髌下脂肪垫炎,其发病缓慢,是劳损所致,且都有逐渐加重趋势。此病在临床上多缠绵难愈,针刀闭合型手术治疗有很好的疗效。

一、相关解剖

脂肪垫是腱围结构的一种,它广泛存在于肌腱末端。髌下脂肪垫是全身最大的脂肪垫之一,对膝关节有重大意义。

髌下脂肪垫(图 2-4-7-1)位于髌骨下面,髌韧带后面与关节囊之间,即充填于髌韧带之后,股骨与胫骨的间隙内,呈三角形,位居

膝前滑膜囊之外,髌韧带的深面。脂肪垫向两侧延伸,体积逐渐变薄,超出髌骨两侧缘约10mm。在髌骨两侧向上延伸,形成翼状皱襞。髌下脂肪垫的上面呈凹形,朝后并微朝上,与半月板的凹面相连续。脂肪垫的下面几乎平坦,附于胫骨表面,部分覆盖半月板的前部,具有活动性。髌下脂肪垫将关节囊的纤维层与滑膜分开,并将滑膜推向软骨面。因此,髌下脂肪垫属于关节内滑膜外结构。该处滑膜有许多悬垂突出物(如翼状突起等),其中之一就是通过翼状皱襞。它继续向髁间窝前部延伸,形成黏液韧带,将脂肪垫固定于股骨髁

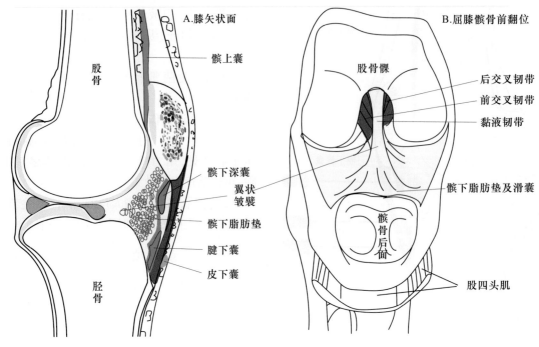

图 2-4-7-1

间窝上。

髌下脂肪垫具有以下作用：

其一是衬垫作用，屈膝时膝关节腔前方空虚，脂肪垫被吸入而充填空隙，当股四头肌强力收缩时，脂肪垫内压升高，可以遏制关节过伸。

其二是润滑关节，防止摩擦、刺激并能吸收震荡。

在大多数膝关节，除髌下脂肪垫外，尚有以下脂肪垫：在膝关节前面，股四头肌腱之后与髌上囊前壁之间有前髌上脂肪垫；在髌上囊后壁与股骨下端前面骨膜之间有后髌上脂肪垫。在膝关节后面（腘部）有腘脂肪垫，位于腘肌囊之前（即深面）。

二、病因病理

髌下脂肪垫损伤是由于膝部脂肪垫受到一次剧烈的、或多次轻微的损伤后而引起的。此病多缓慢发病，由于膝关节的频繁屈、伸活动，摩擦而引起。日久则使脂肪垫发生充血、水肿、肥厚、机化等改变，减弱或丧失其润滑

关节、吸收震荡、减少摩擦、稳定膝关节的作用。不仅如此，损伤后瘢痕和粘连反而加剧了脂肪垫与髌韧带的相互摩擦使髌韧带活动受到限制，而产生疼痛和活动受限。特别是脂肪组织变硬，会影响伸膝功能。

三、临床表现与诊断

（一）病史

有膝关节劳损史。特别是以蹲位工作为主的劳动者，或以跳跃、膝关节旋转等活动为主的人多发。

（二）临床表现

1. 髌下脂肪垫处疼痛，即髌骨下，胫骨粗隆上，髌韧带后方疼痛。

2. 膝关节过伸时髌下疼痛明显，膝关节屈、伸不利，下楼梯时疼痛明显，关节不能伸直。

3. 病人伸膝不全，当让病人充分伸膝时，则疼痛加重。这是髌下脂肪垫损伤的典型表现。

4. 膝眼（或称象眼）部肿胀，脂肪垫肥厚，

两膝眼膨隆。髌韧带后和两侧有压痛,有时出现卡阻现象或跛行。

5. 嘱患者屈曲膝关节,令其迅速伸直,多不能完成,且引起髌骨下疼痛加剧。

(三)特殊检查

1. 过伸试验　嘱病人过伸膝关节,因挤压而引起脂肪垫处疼痛或不适为阳性。

2. 髌腱松弛挤压试验　医生从上向下推髌骨,使髌骨下移并翘起,此时髌韧带松弛。然后,用拇指尖端从髌尖后方(即深面)向上方推压,出现局限性压痛为阳性。

四、针刀治疗

(一)适应证与禁忌证

凡髌下脂肪垫损伤,均可行针刀闭合型手术治疗。

(二)体位

仰卧位,屈曲膝关节 70°~80°,使足平稳放于治疗床上。此时,髌韧带呈紧张状态,故针刀操作时软组织的层次感十分明确,有利于准确找到所要求的层次。

(三)体表标志

1. 髌骨下极　髌骨的最下方,即呈三角形的尖端。

2. 胫骨结节　胫骨嵴上端的骨性隆起,可以清楚看到和扪到。

3. 髌韧带　髌骨下极至胫骨结节之间的韧带。当伸膝时,可清楚看到和扪到韧带两侧的边缘。

(四)定点(图 2-4-7-2)

1. 髌韧带中点:髌骨下缘和胫骨粗隆之间的中点上(具有压痛)。

2. 髌骨下极压痛点上。

(五)消毒与麻醉

皮肤常规消毒,戴手套,铺无菌巾,局麻后行针刀闭合型手术。

(六)针刀操作

1. 髌韧带中点(图 2-4-7-3)

刀口线与髌韧带纵轴平行,刀体和髌韧带皮面垂直。快速刺入皮肤,通过皮下组织、髌韧带,达髌韧带下与脂肪垫之间。先在脂肪垫的正中线上,由上而下(或由下而上)纵行切开剥离脂肪垫 3~4 刀,深度约 5mm(不必穿透脂肪垫)。然后,将刀锋提至髌韧带内侧面与脂肪垫的外(浅)面之间,刀口线方向不变,将刀体向内或向外倾斜与髌韧带内侧

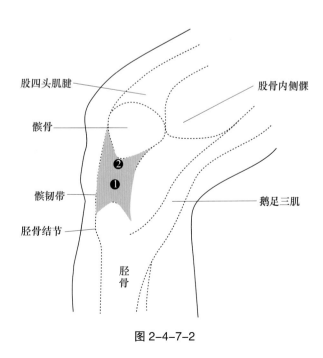

股四头肌腱

股骨内侧髁

髌骨

髌韧带

鹅足三肌

胫骨结节

胫骨

图 2-4-7-2

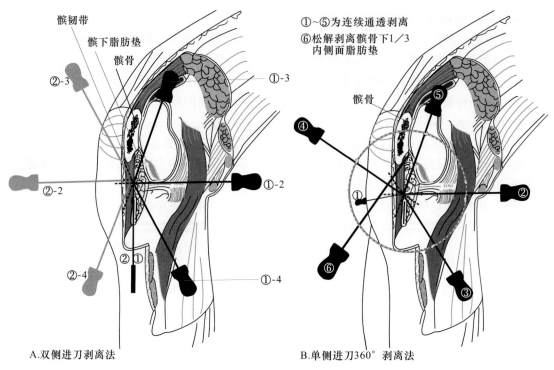

A.双侧进刀剥离法　　　　　　　　　B.单侧进刀360°剥离法

图 2-4-7-3

面平行,在髌韧带与脂肪垫交界处深入,刀锋达髌韧带边缘。在此层次内,进行通透剥离。即刀体沿刀口线方向呈扇形大幅度移动,将髌韧带和脂肪垫剥离开来。然后,退回针刀到髌韧带内侧面中点处,再向对侧,同法通透剥离,务必使髌韧带与脂肪垫之间的组织充分松解、分离。

2. 髌尖下点　刀口线与髌韧带纤维走向平行,刀体与皮面垂直。快速进入皮肤,皮下组织。然后,将刀柄向尾端稍倾斜,刀锋指向髌尖。匀速推进达髌骨下极内侧骨面。调转刀口线 90°,与髌骨内侧面平行。调整刀锋到髌尖的内侧面,紧贴髌骨内侧面骨面(粗糙面),切开脂肪垫 3~5 刀,再行通透剥离,松动感明显时,出刀。

术毕,以无菌敷料或创可贴覆盖刀口,固定。

(七) 手法操作

1. 膝关节伸直位,助手由髌骨上方向下推挤,医生以双手拇指压于髌韧带两侧,向内后上方深压,促使脂肪垫与髌韧带、髌尖的粘连彻底剥离。

2. 被动过屈、过伸膝关节数次。

3. 让病人自己最大限度的伸、屈膝关节数次。

五、注意事项

1. 松解髌下脂肪垫时,一般不超过 5mm,也不进入关节腔。但在松解翼状皱襞时,则必须进入关节腔。所以,针刀进入膝关节腔内不是绝对禁忌证。

2. 针刀穿过髌韧带时,有穿透坚韧软组织的感觉,达髌韧带与脂肪垫交界处时,应体会到有落空感。针刀倾斜进行通透剥离时,常有组织间粘连的阻滞感;剥离后刀下有宽松感。

3. 有人主张从髌韧带侧方进刀,直接行通透剥离,似更直接些。但是,这样的进刀和剥离法有一定的缺陷:第一,组织层次不易十分准确。因为,从侧面进刀,无不同层次软组织的手感,故不易准确无误地在髌韧带与脂肪垫之间通透剥离;第二,从侧面通透剥离肯定留有死角,即剥离不全面,可能会影响治疗效果。如果两侧均进刀,又增加了病人痛苦,多了一个进刀点。所以应用此法时,应多加考虑。

第八节 膝关节内侧副韧带损伤

膝关节内侧副韧带损伤是常见病,同时,也是膝关节骨关节炎、类风湿关节炎等疾病易于侵犯的部位。论其损伤可分为急性和慢性。而急性损伤又可分为完全性断裂和部分断裂。针刀治疗的适应证是慢性损伤,疗效颇佳。

一、相关解剖

(一)膝关节内侧副韧带

膝关节内侧稍突出,上、下方膨大部分为股骨内侧髁和胫骨内侧髁。股骨内侧髁最突出部为内上髁,内上髁上方还可摸到收肌结节。膝关节内侧连接结构可分为三层,但它们互相紧密结合,难以分离。外层是大腿深筋膜的延续,形成髌内侧支持带;中层为胫侧副韧带浅层;深层为关节囊本身。从内侧进入膝关节必经此三层结构。

内侧副韧带又称胫侧副韧带(图2-4-8-1)。呈扁宽三角形,基底在前,为关节囊纤维层的加厚部分。胫侧副韧带分浅、深两层,两层紧密结合,无间隙。深层纤维较短,架于关节间隙的上下,附着于股骨与胫骨内侧关节面的边缘。其纤维起于股骨内上髁,止于胫骨干内面和关节边缘,内面与内侧半月板的中后部紧密相连,构成关节囊的一部分,亦称内侧关节囊韧带。浅层纤维较长,可分为前纵部和后斜部两部分,起于股骨内上髁顶部的收肌结节附近,止于胫骨上端的内面,距胫股关节面40~50mm。此韧带又可分为前、中、后三部分。

前纵部,即膝内侧副韧带的前部纤维,亦称前纵束。韧带呈纵向上下走行,此纤维较长,约100mm,止于鹅足下20mm处。鹅足斜跨其下部,韧带与胫骨上端之间有鹅足

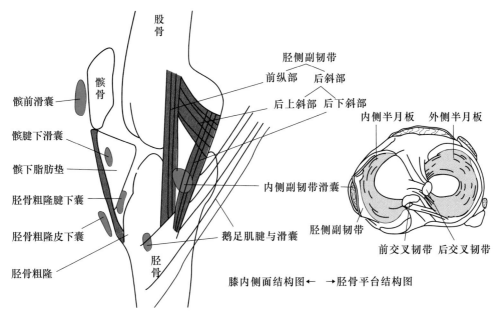

图2-4-8-1

滑液囊介于其间,关节活动时,有利于韧带的滑动,当关节屈曲时,韧带可向后滑动 4mm。该部纤维,无论膝关节处于什么位置都呈紧张状态(只有屈膝 150° 时稍有松弛),其作用是防止膝外展。

后斜部,即膝关节内侧后 2/3 部纤维,亦称后斜韧带。后斜部又可分为两部分。后上斜束起于前纵束起点的后部,下行止于胫骨内侧髁后缘,并延伸止于半月板。后下斜束由半膜肌腱的一个纤维束构成,斜向后上,融合于后上斜束内。后斜束在屈膝时呈松弛状态,而在伸直位时呈紧张状态,故后斜束可以增强膝关节旋转动作的稳定性,有防止膝关节旋转不稳的作用。

总之,当膝关节全伸位(膝屈曲 0°)时,胫侧副韧带全部绷紧;膝半屈曲位(60°~75°)时,韧带大部松弛,此时,小腿仅有少许外展和旋转活动;膝关节屈曲至 120°~150°(全屈位)时,韧带前纵部紧张,后上斜部松弛。因此,膝内侧副韧带具有防止膝外翻、限制膝外旋、保持膝关节稳定和调节膝关节活动的作用。

(二)膝关节内侧部的腱围结构

常见有如下各滑液囊:

1. 鹅足囊:位于胫骨结节内侧面,缝匠肌腱、股薄肌腱、半腱肌腱的深面与胫侧副韧带之间。此囊大而恒定,形似鹅掌状,故称鹅足囊。临床上发病机会较多。

2. 半膜肌囊:位于半膜肌与腓肠肌内侧头浅部之间。

3. 半膜肌固有囊:位于胫骨内侧髁的关节囊外与半膜肌腱之间。

4. 半膜肌腱与半腱肌腱之间的滑液囊。

5. 半膜肌腱与胫侧副韧带之间的滑液囊等。

这些滑液囊可互相串通,有的也可与关节腔相通。当它们损伤后,便会发生无菌性炎症、粘连等病理改变,失去原来的润滑作用,产生疼痛等症状和功能障碍。

二、病因病理

膝关节内侧(胫侧)副韧带损伤(参见图 2-4-8-2)十分常见,其原因是多方面的。

1. 该病多由于膝关节轻度屈曲时,膝或腿部外侧受到暴力打击或重物压迫,迫使膝关节作过度的外翻或小腿突然外展外旋、或大腿突然内收内旋时,使膝内侧间隙拉宽,内侧副韧带发生拉伤,引起部分撕裂。伤处产生轻度内出血、肿胀等急性症状,没有得到正确、有效的治疗,日久形成慢性损伤。韧带损伤后,在修复过程中,韧带与股骨内侧髁或胫骨内侧髁处产生粘连、结疤等病变,使韧带局部弹性降低,不能自由滑动而影响膝部功能。当勉强走路或作膝部活动时,粘连、结疤的韧带再受到牵拉,可引起新的损伤而症状加重,并遗留下顽固性疼痛。其常发生部分撕裂性损伤的部位是:韧带的股骨附着处、下部或后斜部,有的病人有股骨内侧髁部韧带的钙化或骨化表现。

2. 胫侧副韧带的浅部与深部纤维看起来融合紧密,而实际上,深浅两层之间又是相互分开的。不仅如此,由于韧带分为前纵部与后斜部;后斜部又分为后上、后下斜部等组成部分。在膝关节的不同体位下,只有部分韧带处于紧张状态;当损伤时,处于紧张的部分韧带便被撕裂。这样,在不同姿态下多次产生的损伤,将产生多个不同的损伤点(痛点)。

3. 做伸、屈活动时,胫侧副韧带都要向前或向后滑动。此时,韧带的中间部纤维就会产生滑动、扭转、卷曲或突出等变化。因此,在韧带与胫骨之间则发生摩擦,可以刺激、损伤附近的脂肪、神经、血管及滑膜囊产生病损。

4. 研究证明,胫侧副韧带在内侧半月板表面的部分最宽;胫侧副韧带与深面的关节囊韧带似乎紧密融合,但有一些地方却彼此分开,故损伤时它们可在不同平面撕裂,这是胫侧副韧带损伤的特点之一。另一方面,膝关节正常有 10° 的外翻角,而膝外侧部又易于招致外力的撞击,使膝关节过度外展,导致损伤胫侧副韧带。这也是胫侧副韧带易于损伤的原因。

因此,膝内侧副韧带的损伤点不仅多,而且部位各不相同,显得杂乱无章。其实,这一临床表现恰恰证明了膝关节内侧副韧带损伤的特点;往往是多次损伤;又多是在不同姿态下的损伤。这一点可以从损伤韧带的病理解剖得到证明,韧带的多处撕裂伤几乎都不是在同一个水平面上。自然,产生的临床症状就更复杂一些,在检查痛点时,则不易找出规律性。

三、临床表现与诊断

(一)病史

多发生于体力劳动中及体育运动时,多见于小腿外翻扭伤。在慢性劳损方面,多见于肥胖女性。

(二)临床表现

1. 急性损伤时,膝部内侧常突发剧痛,但又很快减轻,可以继续工作或比赛。但随后疼痛又继续发作并加重(局限于膝的内侧),伤处可有明显压痛。由于伤后保护性肌痉挛而致膝关节呈屈曲状。被动伸直有抵抗感。

2. 病程较长,时轻时重,行走及上、下楼时疼痛加重。重时走路跛行,下蹲困难。

3. 在股骨内髁至胫骨内髁部的区域内,可找到明显的压痛点或皮下瘢痕结节。

(三)特殊检查

内侧副韧带分离试验阳性,或在膝关节屈曲 30°,小腿外展外旋时,在韧带伤处可产生剧烈疼痛。

(四)X 线检查

一般无改变。有韧带钙化和骨化者可显影。

四、针刀治疗

(一)适应证与禁忌证

慢性损伤,或急性损伤 1 个月后可视为

慢性损伤时为针刀治疗的适应证。

(二)体位

仰卧位,膝部屈曲 70°~80°,足平稳放于治疗床上。

(三)体表标志

1. 股骨内上髁 为股骨内侧下段的最高隆起处,约平髌骨中段平面。股骨的最突出部为股骨内上髁。内上髁的上方可扪及收肌结节。

2. 收肌结节 用手指沿股骨内侧缘向下扪摸,在股骨内上髁上方可触到一骨性隆起即是。此结节就在膝内侧面,股内侧肌与腘绳肌(股后肌群)之间的一自然凹窝之中。

3. 膝关节内侧间隙 伸、屈膝关节可扪及关节间隙,活动时更易扪清。

4. 胫骨粗隆 胫骨嵴上端的隆起部,它的内侧为内侧副韧带的附着部。

(四)定点(图 2-4-8-2~3)

1. 关节间隙压痛点,可定 1~3 点。

2. 膝内侧副韧带前纵束的起点及其分布区的压痛点,或有条索和结节的部位,可定 1~3 点。

3. 膝内侧副韧带前纵束的止点及其分布区的压痛点,或有条索和结节的部位,可定 1~3 点。

4. 膝内侧副韧带后上斜束起点与前纵束交叉点,即股骨内侧髁上的压痛点,该处常有轻微肿胀,可定多点。

5. 膝内侧副韧带后上下斜束交叉点,即膝关节后侧上下的压痛点,可定多点。

6. 膝内侧副韧带后下斜束起点与前纵束交叉点,即胫骨内侧髁上的压痛点,该处常有轻微肿胀,可定多点。

(五)消毒与麻醉

皮肤常规消毒,戴手套,铺无菌巾,局麻后行针刀术。

(六)针刀操作(图 2-4-8-4)

1. 关节间隙压痛点 刀口线与内侧副韧带纤维走向平行(与肢体纵轴平行),刀体与皮面垂直。快速刺入皮肤、皮下组织,进入

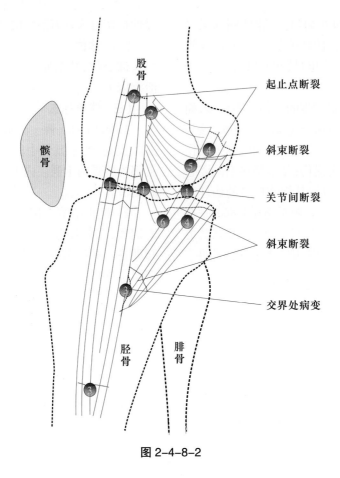

图 2-4-8-2

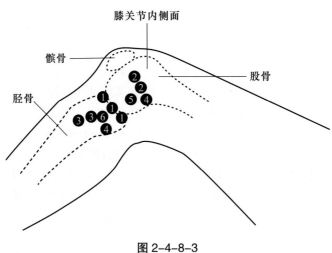

图 2-4-8-3

有阻力的内侧副韧带,刀锋应到达关节间隙上或下的骨面上,行纵行疏通、横行剥离;然后将刀锋移向关节间隙,调转刀口线 90°,切入关节腔。此时,应有明确的落空感,停止进刀。然后,可提起刀锋,切开关节囊 1~2 刀。这一操作,不仅是松解了内侧副韧带,而且松解了整个内侧关节间隙,并可使整个关节间隙开大。

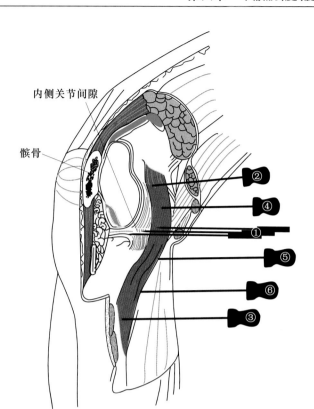

内侧关节间隙

髌骨

② ④ ① ⑤ ⑥ ③

图 2-4-8-4

2. 松解内侧副韧带起止点 刀口线与膝关节内侧副韧带的走行方向平行,刀体与皮面垂直刺入。快速刺入皮肤,通过皮下脂肪组织、膝内侧副韧带达骨面。将到达骨面的刀体,轻轻松开捏持的手指,任其刀锋自己"漂起",再在此"高度"上重新捏紧刀柄,行纵行疏通、横行剥离。如刀下有水肿感的组织,则可纵行切开几刀。这种剥离法,可以减少对骨膜的剥离,而将剥离平面提至骨膜与内侧副韧带的组织层次之间,可减少术后疼痛,且疗效更佳。

3. 同上。

4. 内侧副韧带后上斜束与后下斜束的交叉点 刀口线与肢体纵轴平行,刀体与皮面垂直。快速刺入皮肤、皮下组织,进入韧带下的滑液囊。行纵行切开 2~3 刀,再行疏通、剥离即可。如积液较多则可有明显的落空感,并可能流出积聚的滑液。

5. 同上。

6. 内侧副韧带与后下斜束交叉处 刀口线与肢体纵轴平行,刀体与皮面垂直,快速刺入皮下直到骨面,松开持刀手指,令针刀自然浮起,在此高度上重持针刀,纵行疏通,横行剥离,刀下有松动感,出刀。

（七）手法操作

1. 病人仰卧位,伸直膝关节,医生站于患侧床旁,一手握于踝上小腿处,另一手由膝外侧向膝内侧方向推弹 1~3 下,进一步松解挛缩的膝内侧副韧带,也可以矫正内翻畸形。

2. 助手在头侧,双手挽住病人腋下,医生双手握住患肢小腿部,行弹性对抗牵引 1~3 次。

3. 如内侧关节间隙狭窄,并有内翻畸形者,术后应给予小腿皮牵引,每天 1~2 次,每次 1~2 小时。

五、注意事项

1. 膝内侧副韧带慢性损伤的病人,往往

痛点很多,似无规律可寻。实际上,这种损伤如腱末端病一样,其病变都在腱末端上。而内侧副韧带是由前纵部、后斜部所组成,又有半膜肌腱纤维参与,其起、止点并不在同一位置。因此,肌腱损伤的部位也分布在不同的高应力点上,在寻找压痛点时,应仔细、耐心。当然,定点不宜太多,但应准确。请参阅图2-4-8-2,多可找到规律性。

2. 在剥离操作中,应将刀锋剥离在骨面之外,应在韧带与关节囊,或关节囊与骨之间。欲达此目的,应按针刀操作1的方法进行操作。这种方法可以避免对骨的剥离,可减少术后疼痛,且疗效更佳。

3. 膝关节内侧副韧带损伤仍然属末端病范畴,所以腱围结构的损伤是肯定存在的。这就可以理解腱下滑囊损伤、鹅足滑囊病变的存在。因此,在处理膝关节内侧副韧带损伤的同时应处理韧带腱下囊损伤等病变。

4. 对内侧副韧带关节间隙处的针刀切开处理,可以达到消除内侧副韧带异常高应力,并起到降低关节腔内压的作用。同时,对改善膝内翻也有意义。切开关节囊和内侧副韧带3~5刀不会损伤膝关节的任何功能,无需担心。

第九节　膝关节腓侧支持带损伤

腓侧副韧带是一个很坚韧的组织,一般不易损伤。但正如临床上发现的一样,看似不易损伤的韧带却经常出现损伤。

一、相关解剖

膝腓侧支持带(图2-4-9-1)是一个长约50mm坚韧的椭圆状韧带,位于膝关节的外侧,有小指般粗,扪之如圆柱一般。上附丽于股骨外侧髁,紧靠腘肌沟上方;向下后止于腓骨头稍前;膝外侧副韧带全长不与关节囊相连。在腓侧副韧带与关节囊的间隙中,稍上方有腘肌腱与腘肌滑液囊,其下方并有膝下外侧动脉、静脉和神经通过。腓侧副韧带大部被股二头肌腱掩盖。

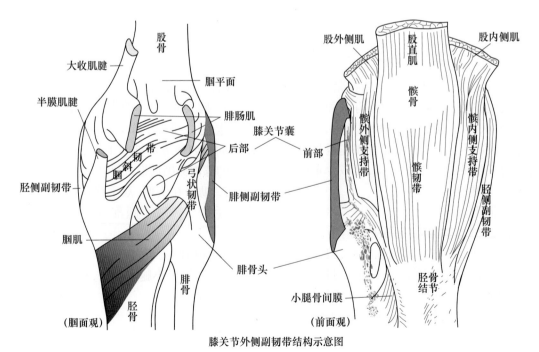

膝关节外侧副韧带结构示意图

图2-4-9-1

腓侧副韧带对膝关节的作用不如胫侧副韧带那样重要。当膝全伸直时,韧带呈紧张状态,膝关节变得稳定;同时,因其韧带斜向下后方,又因其位于膝后方的横轴上,故可防止膝关节过伸。而当膝关节屈曲时,腓侧副韧带呈松弛状态;又因其方向指向下前方,此时,小腿(胫骨)可有少量旋转活动。它不能管制膝关节外展、内收与旋转活动。虽然如此,由于有股二头肌腱牵拉腓侧副韧带向后,故可避免腓侧副韧带的过度松弛。当小腿外旋时,腓侧副韧带呈松弛状态,有时可产生扭转卷曲或突出。

二、病因病理

在膝关节伸直时,由于关节囊与肌肉的保护,腓侧副韧带不易受到损伤。而在膝关节屈曲时,腓侧副韧带呈松弛状态,髂胫束和股二头肌的紧张亦可防止内收,可减少腓侧副韧带损伤。当暴力强加于膝关节内侧,或小腿强力内收时,方能引起腓侧副韧带断裂。此时,重者可致腓侧副韧带自腓骨头撕脱,或同时发生腓骨头的撕脱骨折,并多合并外侧关节囊、髂胫束、股二头肌、腓肠肌外侧头等撕裂。腓总神经亦可受到牵扯与撕裂。此种损伤称之为韧带-腓总神经综合征。而日常的轻度损伤,则可引起韧带的高应力点处的病理改变,如有积累性损伤则可形成慢性损伤而引起相应症状、体征。

伸膝位时,外侧副韧带处于紧张状态,因此易于损伤。膝外侧副韧带的损伤多发生在其止点处。如内翻应力过强可造成腘肌腱、外侧关节囊及后交叉韧带的损伤,并可伴有腓骨小头有撕脱骨折。如为屈膝位,因外侧副韧带处于松弛状态,故不易发生损伤或断裂。

长时间劳损可有韧带钙化表现(图2-4-9-2)。

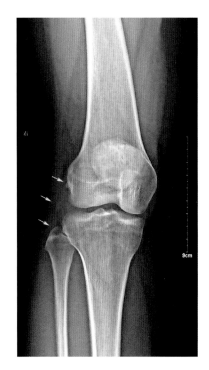

图 2-4-9-2

三、临床表现与诊断

(一)病史

外侧副韧带的损伤多发生于运动员、舞蹈或戏剧武功演员以及体力劳动者。多为膝关节受到较大内翻力,即外力多作用于小腿外侧使之膝关节内翻而致伤,偶有作用于膝内侧造成膝内翻而致伤者。

(二)临床表现

仅限于外侧副韧带损伤则无关节积液与肿胀。膝关节外侧后方,胫股关节隙下方疼痛。沿外侧副韧带可查出明确的压痛点,且位置固定,或可在损伤压痛处扪及有凹陷感。急性损伤并伴有关节囊与交叉韧带损伤者,可有关节肿胀(关节积液、试穿可为血),皮下可有瘀血斑。

(三)膝关节内收应力试验

当膝关节伸直位时为阴性;而膝关节屈曲30°时试验为阳性者为单纯腓侧副韧带断裂或损伤;小腿内收时,膝关节外侧间隙张开越宽时,则损伤程度越重。如果合并关节囊或交叉韧带损伤时则伸屈位内收试验均呈阳性。

(四)X线检查

一般无特殊表现,重者可出现韧带钙化表现(参见图2-4-9-2)。

四、针刀治疗

(一)适应证与禁忌证

凡单纯性腓侧副韧带损伤而无一般禁忌证者均可行针刀治疗。

(二)体位

侧卧位,患侧在上。健腿屈曲,患膝伸直,相互重叠,保持体位稳定。或采取交腿位,腓侧副韧带则可暴露更加明显。

(三)体表标志

1. 股骨外侧髁 股骨外上髁的下方,贴近关节隙处的骨突。

2. 腓骨头 膝外侧关节隙下外方唯一突出的骨突即是。

3. 膝关节隙 上述两个骨突标志间的关节间隙即是,可将一手指放于平髌骨下极的膝外侧面,另一手活动其膝关节,手下应有关节隙上下的活动感,其间即为关节间隙所在。

(四)定点(图2-4-9-3)

1. 股骨外侧髁点 即股骨外侧髁后侧的压痛点。

2. 关节间隙点 即膝关节外侧关节间隙后侧,腓骨头之上方的压痛点,压之为两骨面之间的关节隙处,而不是骨面。

3. 腓骨头点 应定点于腓骨头尖端稍上的压痛点上。

(五)消毒与麻醉

无特殊要求。

(六)针刀操作(图2-4-9-4)

1. 膝外侧髁点 刀口线与腓侧副韧带走行一致,即与下肢纵轴平行,刀体与皮面垂

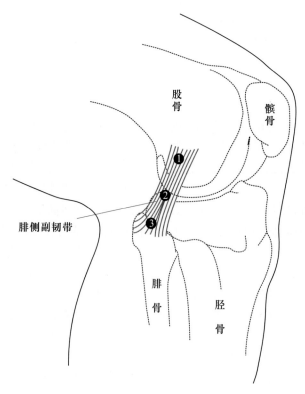

图2-4-9-3

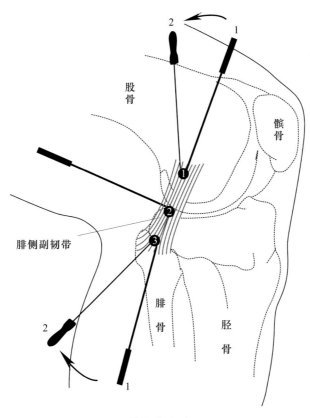

图 2-4-9-4

直。快速刺入皮肤,匀速推进直达骨面,让其刀锋自然浮起,在此高度上行纵行疏通、横行剥离,刀下有松动感后,出刀。一般 1 次疏通剥离足矣。

2. 关节间隙点　刀口线与韧带走行一致,刀体与皮面垂直。快速刺入皮肤,继续匀速推进,穿过腓侧副韧带时有明确的落空感,进刀至此停止;保持刀口线不变,行纵行疏通、横行剥离,刀下有松动感即出刀。如关节间隙有变窄者可调转刀口线 90°,深入至关节囊,切开 2~3 刀。

3. 腓骨头点　刀口线与腓侧副韧带走行一致,即与下肢纵轴平行,刀体与皮面上方呈 45° 角。快速刺入皮肤,匀速推进直达腓骨头尖端骨面,让其刀锋自然浮起,在此高度上行纵行疏通、横行剥离;刀下有松动感后,继续进刀至胫骨面,予疏通剥离,有松动感后即可出刀。

五、注意事项

1. 如有足下垂、足背及小腿外侧麻木,则应考虑韧带 – 腓总神经综合征,不可小视,应进一步查明原因并做出明确诊断,以免延误治疗。

2. 膝外侧副韧带损伤若伴有腓骨小头撕脱骨折者,X 线片可以证实。如照内翻应力位 X 线片,可显示患膝外侧关节间隙增宽。此种情况应请骨科处理。

第十节　膝关节滑膜皱襞综合征

在世界各人群中,有 20%~60% 的个体存在膝关节滑膜皱襞。由于膝关节的频繁活动,滑膜皱襞常受损伤而出现炎症,发生水肿、增厚,使滑膜失去弹性,出现膝关节疼痛、肿胀、关节弹响与不稳,这一疾病称为膝关节滑膜皱襞综合征,亦称滑膜棚综合征。针刀闭合型手术治疗此症有较好的疗效,故予推荐。

一、相关解剖

从胚胎学来讲,在胎儿早期的膝关节腔中有髌骨上、下、内侧和外侧等多个隔膜腔。至胚胎后期,隔膜消失而融合为一个膝关节腔。出生后至成年,如果这些隔膜尚未消失,便成为滑膜皱襞(图 2-4-10-1)。因此,膝关节滑膜皱襞并非人人都有,而只是一部分人(20%~70%)存在。

滑膜皱襞与滑膜是截然不同的两种组织。

(一)滑膜

全身各大关节都是滑膜关节,除关节软骨、半月板、盂唇外,滑膜组织几乎覆盖了所有的关节内结构:滑膜是一层血管高度丰富的结缔组织膜,可分为两层,即表浅层和滑膜下层。表浅层较薄,仅由 1~3 层细胞构成,为滑膜细胞层;滑膜下层由疏松的脂肪性或纤维脂肪性结缔组织构成。滑膜细胞层与滑膜下层之间无基底膜相间隔。正常的骨膜,呈淡红黄色、较平滑的组织,一般没有明显的绒毛突起,其下即为黄色的纤维脂肪性组织。

(二)滑膜皱襞

滑膜皱襞是胚胎发育残留的滑膜间隔,属于滑膜的正常结构,在正常人群膝关节中出现率很高,一般不会引起症状。膝关节内常见的滑膜皱襞有 4 组:髌上皱襞、内侧皱襞(或称内侧棚架)、髌下皱襞(也称黏膜韧带或翼状韧带)、外侧皱襞。

1. 髌上滑膜皱襞　是胚胎期将髌上囊与关节腔分开的隔板残留部分,通常起于股四头肌。髌上滑膜皱襞可将髌上囊与其下的关

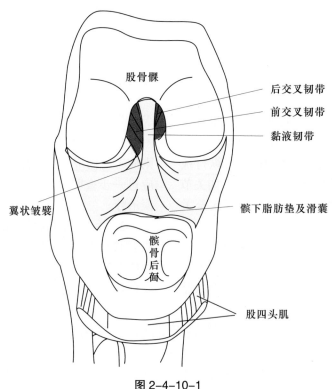

股骨髁

后交叉韧带
前交叉韧带
黏液韧带

翼状皱襞

髌下脂肪垫及滑囊

髌骨后面

股四头肌

图 2-4-10-1

节腔横向隔开,但很少完全隔开,而是在中央部位有小孔相通。其皱襞的形态,内侧者多为半月形,起于股四头肌腱下并伸向膝关节的内侧壁。在水平位上,此囊多位于髌骨上极。其游离缘可光滑圆钝,也可锐利,有时还不规则。当膝关节屈曲时平行于股骨中轴线,而伸直时,此皱襞则垂直于股骨中轴线。其形态、大小和厚度差异较大,有三种表现形式:

(1)完整的隔膜,将关节腔与髌上囊完全分开。

(2)完整的隔膜中有一大小不等的室间。

(3)大小不等的峨眉月形皱襞,有通向髌上囊的开口。

2. 髌内侧滑膜皱襞 也称髌骨滑膜皱襞、内侧关节带、翼状皱襞等。约有18.5%~55%的人存在内侧滑膜皱襞,是膝关节中较多出现症状的滑膜皱襞。髌内侧滑膜皱襞位于膝关节腔内侧壁,大小因人而异,呈镰刀状。它的上端起自膝关节腔内侧壁,靠近髌上滑膜皱襞处,沿膝关节内侧壁,经髌股关节内侧和股骨内侧向前下内斜向走行。下端附着(止于)髌外脂肪垫的滑膜上,并可与髌上滑膜皱襞相连。

3. 髌下滑膜皱襞(翼状皱襞) 是胚胎期关节腔内、外间隙的隔膜残留部分,起于股骨髁间窝顶点,止于髌下脂肪垫。髌下滑膜皱襞位于前交叉韧带的前上方,与前交叉韧带平行,可呈膜状完全与前交叉韧带连接,也可通过膜内小孔部分地与前交叉韧带分开,或者呈束状完全与前交叉韧带分离(此髌下皱襞在关节镜下易被误认为前交叉韧带)。

4. 髌外侧滑膜皱襞 相对少见,而且较小,起于股骨髁间窝、膝关节外侧壁,斜向下行,逐渐变宽,整个皱襞呈带状。它的后方与前交叉韧带相接,但并不连成一体。止于髌上脂肪垫的远端。一般不与股骨外髁紧密接触,极少引起症状。

二、病因病理

滑膜皱襞综合征是指由于先天性的发育异常或外伤、炎症等因素造成滑膜皱襞的增生肥厚,在关节活动时发生撞击、夹挤,导致疼痛、交锁等症状和体征的一组综合征。

膝关节内的滑膜皱襞是有弹性的组织。当膝关节屈、伸运动时,皱襞的长度和形状随之变化,使髌上和髌内滑膜皱襞在经过股骨髁时不致产生摩擦损伤。但由于膝关节的过度使用及膝关节内紊乱(如关节游离体、半月板损伤),或由于膝关节对髌内、髌上滑膜皱襞产生挤压与摩擦等直接钝性损伤时,则可造成膝关节创伤性滑膜炎。

在膝关节的四个滑膜皱襞中,以髌内侧滑膜皱襞最易发生病变,其次为髌上滑膜皱襞。当滑膜皱襞形成慢性无菌性炎症后,滑膜皱襞可出现水肿、增厚与瘢痕化。炎症的反复刺激,使滑膜的弹性组织被纤维化组织所代替。当膝关节屈、伸时,失去弹性的滑膜皱襞即可对股骨髁产生机械性刺激,使股骨髁边缘的滑膜出现继发性炎症,甚至使关节软骨发生侵蚀。滑膜皱襞水肿、变厚也可形成"弓弦"状,从而引起关节疼痛、肿胀和弹响或假"绞锁"症状,影响关节正常活动,甚至最后导致髌骨及股骨软骨软化。

三、临床表现与诊断

(一)病史

病人常有膝部钝性创伤或膝关节扭伤史,伤后产生膝部疼痛。

(二)临床表现

1. 疼痛 以髌股关节的上方及内侧间隙处最明显。主要表现是下蹲痛和上下楼疼痛,尤其是跳跃时疼痛最重。

2. 弹响 伸、屈膝关节时可引起低沉的弹响。

3. 打软腿和"绞锁" 病人在行走过程中可有无力感,并在膝关节伸屈过程中有突然"卡住"的感受,是为假"绞锁"。

4. 关节肿胀 可伴有关节积液。

5. 压痛和条索 髌骨内侧压痛最明显,有时在膝关节活动时髌骨内侧可扪及条索和结节,并可在股骨内上髁上滑动。

6. 肌萎缩 股四头肌萎缩明显。

7. 摩擦感 向内推动髌骨可诱发膝关节内侧疼痛或摩擦感。

8. 髌内侧滑膜皱襞综合征特征 膝关节内侧滑膜皱襞的出现率可达70%,也是膝关节内最容易出现问题的滑膜皱襞结构。

9. 髌外侧滑膜皱襞综合征特征 外侧皱襞和髌下皱襞较少引起症状。

10. 髌上侧滑膜皱襞综合征特征 少数病例髌上皱襞的位置较低,其下缘已伸入髌股关节间隙,不断的摩擦使髌上皱襞增生为宽的条索样结构,在关节活动时于髌股关节上方出现疼痛、绞锁及弹响,即所谓的髌上皱襞综合征。

11. 髌下侧滑膜皱襞综合征特征 由于髌下皱襞处于髁间窝交叉韧带前上方,易受夹挤或撞击,滑膜和脂肪垫的炎症对其也有影响,故髌下皱襞综合征相对多见。

(三)特殊检查

膝关节在屈曲20°~60°时,病变部位有明显疼痛,称疼痛弧征。

(四)影像学检查

以磁共振检查为最有价值,对软组织的分辨率高,有助于诊断。

(五)鉴别诊断

本病应与半月板损伤、关节内游离体等疾病相鉴别。X线平片一般无鉴别价值,而关节镜较有价值。

四、针刀治疗

(一)适应证与禁忌证

凡确诊为膝关节滑膜皱襞综合征而无一般禁忌证者均可行针刀闭合型手术治疗。

(二)体位

仰卧位,膝关节屈曲80°,足平稳地放于治疗台上。

(三)体表标志

1. 髌骨内侧缘

2. 膝关节内侧间隙 在髌骨下缘的水平线上的膝侧面,用一手的拇指和示指捏持,另一手伸、屈膝关节,可感到膝关节隙在手指下活动。该处便是关节隙之所在。

3. 股骨内上髁 为股骨下端内侧最突出之骨凸,扪之清晰。

4. 内膝眼 即内象眼处,按之为柔软的凹陷处。

(四)定点(图2-4-10-2)

1. 髌内侧缘点 定1~2点于压痛点上,松解内侧滑膜皱襞。

2. 膝关节内侧关节间隙点 松解内侧滑膜皱襞。

3. 股骨内上髁上点 定点于髌骨上内侧的股骨压痛点上,松解髌上滑膜皱襞。

4. 内膝眼点 定点于内膝眼(象眼)上1点,松解髌滑膜皱襞。

5. 髌骨下极内侧面点 定点于髌韧带中点,松解翼状皱襞。

(五)消毒与麻醉

皮肤常规消毒,戴手套,铺无菌巾。局麻后,行针刀闭合型手术。

(六)针刀操作(图2-4-10-3)

1. 髌内侧缘点 刀口线与肢体纵轴平行,刀体与皮面垂直。刺入皮肤与皮下组织直达髌骨侧缘骨面。调整刀锋至髌骨内侧面,刀口线不变,刺入关节囊内,有落空感后,再提出刀锋至关节囊外,反复切开至囊内,都应有落空感。再予疏通、剥离。如有条索、结节,则调转刀口线90°,切开3~5刀,力求条索、结节变小或消失后,出刀。

2. 膝关节内侧关节间隙点 刀口线与肢体纵轴平行,刀体与皮面垂直。快速刺入皮肤与皮下组织,进入关节腔,并有落空感。退出关节囊后,纵行切开2~3刀,疏通、剥离。再提起刀锋出关节囊,调转刀口线90°,再切开关节囊2~3刀后,出刀。

3. 股骨内上髁上点 此点往往在股骨内上髁骨凸的上内方,有明显的压痛,有时还有肿胀。刀口线与肢体纵轴平行,刀体与皮面垂直。快速刺入皮肤、皮下组织,直达骨面。

纵行切开 3~5 刀,再予疏通、剥离,刀下有松动感后,出刀。有相当一部分,此点流出无色

透明且有黏稠感的液体。

4. 内膝眼点　刀口线与肢体纵轴平行,

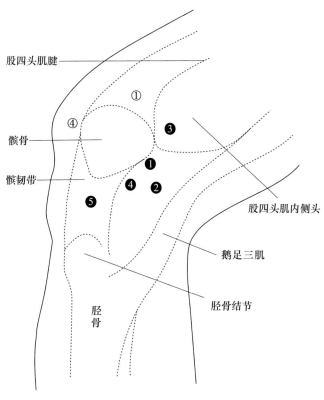

图 2-4-10-2

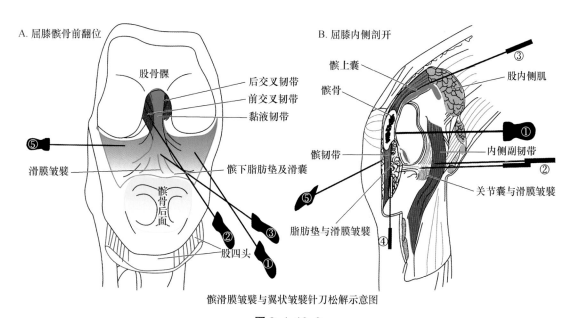

髌滑膜皱襞与翼状皱襞针刀松解示意图

图 2-4-10-3

刀体与皮面垂直,快速刺入皮肤、皮下组织。调整刀体与近端皮面呈锐角(50°~70°),匀速推进至关节腔内。当进入关节囊内后,再遇到软组织即应是翼状皱襞,将其切开2~4刀后,出刀。

5. 髌骨下极内侧面点　针刀于髌韧带中点垂直刺入,穿过髌韧带有落空感后即停止。刀体向尾部倾斜几乎与皮面平行,然后向髌骨尖部推进,达髌骨面,再调整针刀,使针刀平面沿髌骨内侧面前进,直至落空,为滑膜皱襞全部穿过,现切开2~4刀,为滑膜皱襞全部松解到位。

(七)手法治疗

首先屈伸膝关节多次;然后,以同侧医生的肘下部为垫物,置于腘部,另一手持患肢踝上,尽量屈膝屈髋至最大限度,反复2~3次;如有膝关节内、外翻,则予相反方向做分离动作,以助关节间隙的开大,矫正内、外翻畸形。

五、注意事项

1. 本病虽不少见,但对诊断多不十分熟悉,故应对此病多加注意,以免漏诊。

2. 本病的针刀操作几乎都在关节腔内,更要严格无菌操作,保证手术安全。针刀操作并非做的刀数越多越好,而应适可而止。针刀的特点之一是可以多次进行手术,不必刻意毕其功于一“役”。

第十一节　腘肌损伤

腘肌是腘部一较小的肌肉。但腘肌在膝关节的屈曲活动中却起到“开锁”的作用。因此,腘肌较易损伤。然而,在软组织损伤中,腘肌损伤尚未被人们重视,很少有人提及此病。

一、相关解剖

(一)腘肌的起止(图2-4-11-1)

股骨外侧髁较内侧髁肥厚强壮,外上髁后上方的压迹为腓肠肌外侧头起始部,前下方的压迹为腘肌起始部。腘肌位于腓肠肌深面与胫骨上端的后面,为扁平的小三角形肌。它以细小的肌腱起于股骨外上髁;其肌束由高出关节面12.5mm处膝关节囊起始,通过关节囊后外侧下部的一个裂孔,肌束斜向内下方,经腓侧副韧带(膝腓侧支持带)和外侧半月板之间到达胫骨上端的后面,其肌腱在腘弓状韧带下方,以极短小的腱止于胫骨比目鱼肌线以上的骨面,构成腘窝的底。这是腱起的第一部分。第二部分起于腘弓状韧带的腓骨头处。第三部分起于外侧半月板后角,与膝关节囊交织在一起

(二)腘肌的特点

由于腘肌腱和腘肌囊处在外侧副韧带与关节囊之间,不仅外侧副韧带不与关节囊相连,外侧半月板也不与膝关节囊相连。这种特殊结构,使外侧半月板可做较大范围的运动。但腘肌及其筋膜连同腘弓状韧带发出的一些纤维连于半月板后缘,当小腿内旋时,这些纤维可拽外侧半月板向后,避免外侧半月板嵌夹于两股骨髁间。在腘肌起点的上方是膝关节囊外侧纤维的附着部,而滑膜则附着于腘肌起点的下方,腘肌腱居于纤维性关节囊之内。因此,腘肌腱便成为两条通过关节囊内的肌腱之一(另一条是肱二头肌长头腱)。

(三)腘肌的功能

腘肌的作用是屈曲膝关节,使小腿旋内并有紧张关节囊的作用;在膝关节半屈曲旋外状态时膝关节囊则处于紧张状态。腘肌为屈膝(内旋)始动肌,当膝关节由完全伸直位的嵌紧(叩锁)状态到膝关节松开到屈曲位时,腘肌腱滑过股骨外侧髁下方的深沟——腘肌沟,可使膝关节“开锁”,启动膝关节的屈曲动作。与此同时,当膝关节继续屈曲时,腘肌可牵拉股骨外侧髁和半月板,使股骨与胫骨的接触面减少,防止半月板受到挤压,从

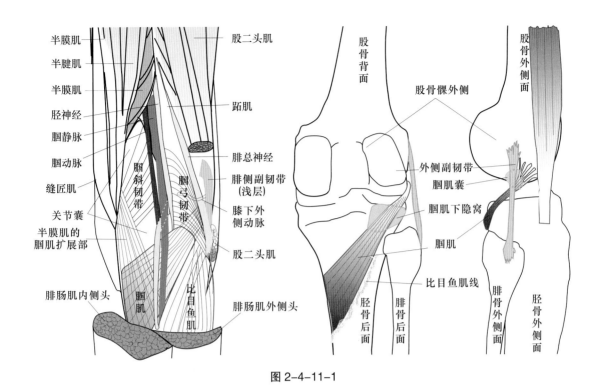

图 2-4-11-1

而保护外侧半月板。这样,可以防止股骨在胫骨面的向前滑移,故腘肌参与膝关节的稳定机制。比如,在登高、下坡时,腘肌就有明显的作用。

腘肌下存在以下滑液囊:

1. 腘肌囊　在腘肌腱起始处与膝关节囊之间有一恒定的腘肌囊,此囊常与膝关节滑液囊相通。

2. 腘肌下隐窝　该组织常为膝关节滑膜的延伸,与关节腔相通。此囊介于腘肌起始下部、外侧半月板、胫骨外侧髁与胫腓关节之间,紧靠半月板边缘。由于此囊的存在,使膝关节腔在半月板上下可以相通。腘肌腱藉伸展的滑液囊与外侧半月板、胫骨上端与胫腓关节相隔。但有时,此囊与胫腓关节腔相通。腓侧副韧带与腘肌腱之间尚有滑液囊。

(四)腘肌的血供与神经支配

腘肌的血液供应来自腘动脉,而神经则来自胫神经的小分支。

二、病因病理

腘肌肌力虽然弱小,但在膝关节屈曲的启动与维持关节的稳定上有着重要作用,担负着繁重的任务。由于膝关节频繁地伸屈运动,如上楼、走上坡路、登山等活动,每一个动作膝关节都要屈曲,每走一步都要牵拉腘肌。尤其是下蹲与登高时,因人体必然呈前倾体位,此时的运动必然由腘肌作主动收缩,以启动膝关节的屈曲活动,故超过极限的活动极易造成腘肌损伤。其次,当被动内旋股骨或外旋胫骨的力量过大时;或反复主动外旋股骨与内旋胫骨时;或膝关节重复屈伸活动时,都可使腘肌腱产生劳损或损伤而产生肌腱炎。

损伤后的病理改变可以是腘肌的部分损伤,亦可是较重的损伤;可以是单独的肌损伤,也可能是肌与腱围结构同时损伤。而腘肌损伤与腘肌囊滑囊炎同时存在则为最常见的病理改变。当损伤出现后,腘肌与滑囊都会出现无菌性炎症,可有该部位的轻微肿胀、局部充血水肿,渗出等改变,便产生一系列疼痛、功能障碍等表现。特别是,膝关节在发动屈曲动作时产生较明显的疼痛,以致膝关节功能明显受损。

三、临床表现与诊断

病人多诉有急慢性膝关节或下肢运动损伤史。主诉多为膝关节"内部"疼痛,下蹲与上、下楼时尤甚。多数病人并诉小腿后部酸胀难忍。亦有述及膝前、小腿或足跟部痛者。较重的病人则不能完全伸直膝关节。而大部分病人是膝关节伸屈不适,腘窝外侧深部酸痛,尤其在过伸膝关节时疼痛加重。如小腿屈膝并外展时,膝关节外侧突然出现声音低钝的滑动弹响者,同时伴有不适,甚至不敢活动,而过几分钟后又能恢复的病史,并常有不适感者,为腘肌腱滑脱症。

检查所见:

1. 腘窝中央稍外下方可触及深在性压痛点,有的向腓肠肌深部放散。有时胫骨上段内侧面腘肌附着部可有深在性压痛。如有腘肌腱下滑囊炎、肌腱滑脱损伤者,在股骨外侧髁下缘可扪及压痛点。如做膝关节屈伸与收展动作时,可扪及肌腱滑动并有疼痛感。如在腘部的胫骨面上有压痛,则为腘肌损伤,并可伴有腘肌下隐窝滑囊炎症。

2. 蹬腿抗阻试验:俯卧位,摆出蛙泳姿势,即膝屈曲、小腿外翻,医生托住其脚,令病人用力蹬腿,当伸直膝关节时,外侧副韧带处产生疼痛。

3. 腘肌影像学检查多无阳性改变。

四、针刀治疗

(一)适应证与禁忌证

凡无全身与局部禁忌证者均可行针刀治疗。

(二)体位

俯卧位,踝前下方垫枕,以便足与小腿部放松,病人比较舒适。

(三)体表标志

1. 腘窝与腘横纹　腘窝位于膝关节的背面,呈菱形,故称菱形窝。腘窝中间可见皮肤横纹即为腘横纹。腘横纹近侧为股骨下端,远侧为胫骨上端。

2. 腘动脉与胫神经　在腘横纹中央部可扪及动脉搏动,此为腘动脉。动脉的浅面为腘静脉,动脉的内侧为胫神经。

3. 股二头肌腱与腓总神经　腘窝的外上界为股二头肌腱,可以清楚地看到并可扪到紧张的肌腱。在股二头肌腱的内后方有腓总神经通过。应予特别关注,不要损伤。

4. 股骨外侧髁　腘横纹的上外侧,骨膨大的部分为股骨外侧髁,有腘肌腱起始于该处。

5. 胫骨外侧髁　位于胫骨上外端,此处扪之平坦,其皮下有腓肠肌通过,腘斜韧带与腘肌下隐窝滑囊藏于深面。

6. 膝关节外侧副韧带　位于股骨外侧髁与腓骨小头之间,呈椭圆柱状,约有10mm直径、50mm长的坚韧韧带。在交腿位时最易看到,扪之则更为清晰。就在此韧带下,韧带与关节囊围成的空隙中行走着腘肌腱。同时,腓侧副韧带间隙的下方还有膝下动脉与神经血管穿过。

(四)定点(图2-4-11-2)

1. 腘肌起点　定点于外侧副韧带后缘股骨外侧髁压痛点上,是为腘肌腱起点的高应力点处,同时也是腘肌滑液囊点的位置。

2. 腘肌下隐窝点　此为腘肌腱通过胫骨髁处,皮下有腓肠肌与腱通过,深部为腘肌腱,腱下则为腘肌下隐窝滑液囊。

3. 腘肌止点　定点于胫骨腓侧面上端的压痛点上,即为腘肌止点处。

(五)针刀操作(图2-4-11-3)

1. 腘肌起点　刀口线与肢体纵轴平行,刀体与皮面垂直,快速刺入皮肤,匀速推进直达骨面。让针刀自然浮起,在此水平面上行纵行疏通、横行剥离,刀下有松动感后出刀。

2. 腘肌下隐窝点　刀口线与肢体纵轴

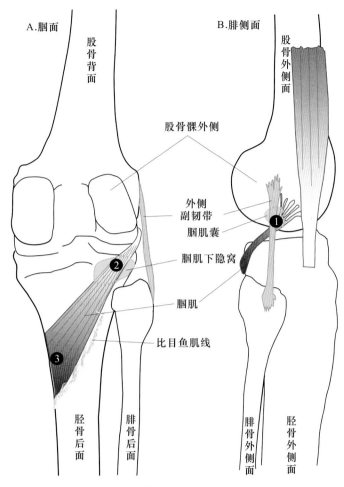

图 2-4-11-2

平行,刀体与皮面垂直,快速刺入皮肤,匀速推进直达骨面。让针刀自然浮起,在此水平面上行针刀纵行疏通、横行剥离,刀下有松动感后出刀。如此处压痛重,或有夜间痛者,可在其腘肌水平面上切开 2~3 刀,将滑液囊充分减压。

3. 腘肌止点　刀口线与肢体纵轴平行,刀体与皮面垂直,快速刺入皮肤,匀速推进直达骨面。让针刀自然浮起,在此水平面上行纵行疏通、横行剥离,刀下有松动感后出刀。

五、注意事项

1. 腘肌位置深在,症状往往与腓肠肌腱损伤相混淆,故在诊断上多加注意,做好鉴别。其主要鉴别点是,腘肌位于胫骨上端,而腓肠肌腱的高应力点在股骨髁上。另外,腘肌从股骨外髁起,向下内方向走行,在胫骨上端可呈一斜行线的病变,并可出现多个压痛点,这也有利于鉴别。在腘部病变中如能经常想到此病,此病并不少见。

2. 在腘肌起点下方,膝外侧副韧带下有与腘肌腱并行的膝下外侧动脉,该动脉沿外侧半月板平面前行,经腓侧副韧带深面发出分支滋养半月板,并前行参加髌网。此动脉虽不大,如刺破则易于出血,故在做完针刀治疗后要认真压迫止血。

3. 如有肌腱滑脱者,不宜作针刀治疗。

313

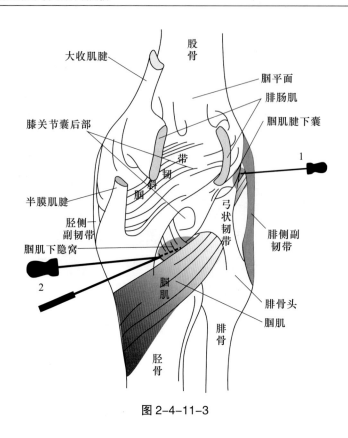

大收肌腱

股骨

膝关节囊后部

腘平面

腓肠肌

腘肌腱下囊

带

斜

腘

韧

半膜肌腱

弓状韧带

腓侧副韧带

胫侧一副韧带

腘肌下隐窝

腘肌

腓骨头

腘肌

腓骨

胫骨

1

2

图 2-4-11-3

第十二节　跟腱损伤与跟腱腱围炎

跟腱及其腱围的疏松结缔组织、滑液囊等因劳损、外伤或急性损伤等原因而引起的无菌性炎症称跟腱炎和跟腱周围炎（包括跟腱滑囊炎在内）。这是一个常见病，也是一个比较缠绵难愈的疾病。在临床中，应用针刀闭合型手术处理过一些这类久治不愈的病人，收到了很好的疗效。

一、相关解剖

跟骨为最大的跗骨，呈不规则长方形，前部窄小，后部宽大，向下移行于跟骨结节。

跟骨的后上缘向上突出，称为后上结节，亦称为滑囊突。跟骨后方，并非是平整骨面，而是一个自上而下不光滑的凸出形态，上窄下宽，直达跖面，其中间向后方凸起，为跟骨后侧结节（位于滑囊凸的下方），为跟腱的止点。跟骨下方的内侧凸出部较膨大，称跟骨

内侧结节；外侧凸较小，称外侧结节。跟腱附着于跟骨后侧结节的后、内侧，与距跟关节尚有相当距离，这样的结构可以增加杠杆作用，增加跟腱的力量，有利于跟腱活动。

跟腱（图 2-4-12-1）是小腿三头肌的止点腱。跟腱为身体中最长和最坚强的肌腱，长约 150mm，起于小腿中部，由腓肠肌和比目鱼肌合成。该肌的前部肌纤维延续至下端，肌腱由上至下逐渐增厚、变窄，至踝的后部最窄，而此处却最厚韧；但至跟结节上 40mm 处向下，跟腱则又逐步扩展，最终止于跟结节后面的下半。跟腱有两个鞘，外鞘由小腿筋膜形成，内鞘直接贴附于跟腱，其结构很似滑膜。在跟骨与滑液鞘之间有一跟腱滑液囊；在跟腱与皮肤间有一跟腱皮下滑液囊。在跟腱之前尚有一甚厚的脂肪垫，胫后血管埋于其中。在深筋膜和跟腱组织之间有腱周疏松

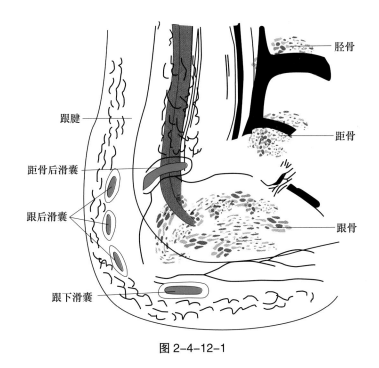

图 2-4-12-1

结缔组织,有 7~8 层,每层都有独自的营养血管。层与层之间都有结缔组织相连,其中也有血管穿行。各层之间可以相互滑动,以适应踝关节伸、屈活动。

二、病因病理

跟腱损伤和跟腱腱围结构损伤(图 2-4-12-2)是十分常见的。其原因有:

1. 直接外力撞击、挤压、顿挫,或跑跳、高处跳下,小腿三头肌骤然收缩,使跟腱及腱围结构组织牵拉损伤,或部分纤维断裂。

2. 慢性劳损,常见跟腱变性,腱围结构(腱周疏松结缔组织、滑液囊、脂肪垫等)充血、水肿、渗出、纤维性增生、粘连、囊壁增厚,甚至跟腱钙化等改变。

为什么跟腱中段易发生损伤?北大曲绵域教授指出:腱止点的附属结构的病理改变程度,尤重于固有的腱止点结构,如跟腱损伤表现跟后脂肪垫的异位骨化,滑囊炎及腱围肥厚等均较腱止点本身的病变更重。在病理

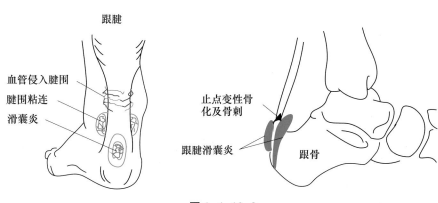

图 2-4-12-2

检查中可见,腱固有组织中有怒张的血管,或毛细血管动脉化及硬化,腱周组织水肿与腱紧密粘连在一起等改变。有人研究,跟腱内的血管数随年龄的增长而减少,至 25 岁时这种改变就已很明显,故跟腱中段的血运较差,这可能是此段跟腱易发生病变的原因。另一方面,跟腱的主要作用是跑、跳、走时提踵(即跖屈)。有人计算,当体重为 45.5kg,提踵角为 44° 时,其承担的牵拉力为 60.7kg。如果是运动员的踏跳其力量可达 780kg,可见跟腱所承受的拉力显然是相当巨大的,这也是跟腱易被损伤的原因。

在手术中,可见跟腱的腱围结构组织肥厚充血,有的呈黄褐色,与腱组织紧紧相连,可见横行血管,跟腱本身也较粗大、硬韧。其镜下所见是:腱围组织都有血管增生及管壁肥厚(硬化),结缔组织也增多,且有小圆细胞浸润。腱组织本身也有纤维样变或玻璃样变。有的腱组织中出现钙质沉着,或出现软骨岛,并继发钙化骨化。跟腱屈伸均有疼痛的解释是,由于跟腱压迫神经末梢所致,否则,应只有背伸痛。

三、临床表现与诊断

(一) 病史

常有外伤史,如足部跳跃受伤史,或跟腱直接撞击等受伤史;亦可为慢性劳损史,如经常走长距离的路,扛抬重物等。

(二) 症状与体征

1. 跟腱部位皮肤可肿胀,肤色正常或潮红,皮肤温度可增高。

2. 跟腱部位疼痛,疼痛在跟腱紧张时加重。

3. 跟腱部有触痛,并可沿跟腱走行上下延伸。

4. 跟腱僵硬,两侧膨隆,触之可有波动感,跟腱变形增粗。

5. 患足不敢承重,足尖着地时疼痛加重,如汽车司机踩刹车时疼痛加重,或不敢踩刹车。尚有足尖蹬地痛、跖屈抗阻痛、主动背屈痛、主动跖屈痛等。

上述症状,活动时加重,休息时减轻。

(三) 影像学检查

1. X 线摄片　可见跟腱的周围软组织肿胀影及跟腱变性钙化阴影。

2. MRI 检查　跟腱局部或弥漫性增厚。在 T_2 加权像或 STIR 像上呈弥漫的或线状的低到中等信号。肌腱变性处,在 T_2 加权像上表现为相对高的信号。增生的肌腱前面突出及跟腱内的近段积液也可在矢状面上被显示。慢性跟腱炎表现为跟腱的增粗及轮廓异常,这是局灶或弥漫的跟周粘连所致。痛风石的沉积可导致跟腱海绵状改变、肌腱增厚和软组织肿块,软组织肿块在 T_2 加权像和 STIR 像上呈不均匀的高信号。

(四) 鉴别诊断

主要应与闭合型或自发性跟腱断裂相鉴别。

跟腱断裂时大都发生在剧烈运动和重体力劳动之时,有突发性疼痛,跟腱部位有沉重感。行走时跖屈无力。扪触跟腱止点上方 30mm 处有压痛,且可扪及断裂处有凹陷感;足的跖屈力丧失;单腿站立时,足跟无力抬起。上述各项均与跟腱炎有根本区别。

四、针刀治疗

(一) 适应证与禁忌证

除跟腱急性断裂外,凡属慢性跟腱损伤、跟腱周围炎者均可行针刀闭合型手术治疗。

(二) 体位

俯卧位,踝关节下垫枕或沙袋,使踝关节比较舒适并稳定。

(三) 体表标志

1. 跟结节为跟骨后部的骨性隆起,内侧突出较大,外侧突出不甚明显。其跟骨后面较为突出,其中段为跟腱附着处。

2. 跟腱为小腿三头肌合成的肌腱,抵止于跟结节。在小腿下段与跟骨上方可见明显的条状隆起,可清楚看到,并能用手指捏起,既宽又厚,十分强劲有力。

（四）定点（图 2-4-12-3）

1. 跟腱点　定于跟腱附着点稍上方。

2. 跟腱两侧点　定于跟腱止点两侧稍上方，内外侧各 1~2 点。

（五）消毒与麻醉

皮肤常规消毒，戴手套，铺无菌巾。局麻后，行针刀闭合型手术治疗。

（六）针刀操作（图 2-4-12-4）

1. 跟腱点　刀口线与跟腱腱纤维走行方向平行（注意应与跟腱腱纤维走行方向绝对相同！），刀体与皮面垂直，快速刺入皮肤。继续向深部推进，穿过跟腱皮下滑液囊、跟腱、跟腱腱下囊等组织，到达跟骨骨面；然后，提起刀锋，纵行切开 3~4 刀，再予纵行疏通、横行剥离，刀下有松动感后，出刀。

2. 跟腱两侧点　刀口线与跟腱走行方向一致，刀体与皮面垂直。于跟腱侧方刺

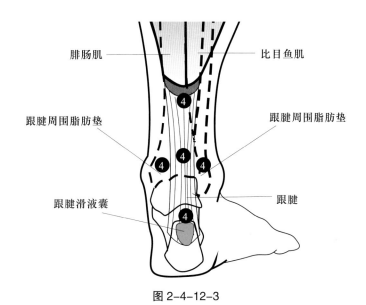

图 2-4-12-3

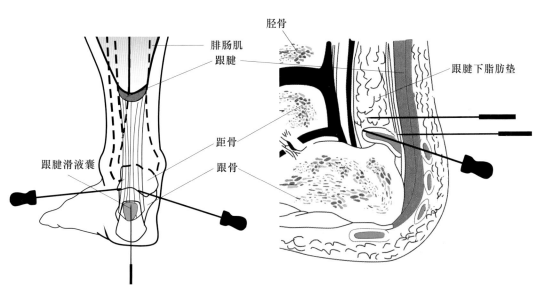

图 2-4-12-4

入皮肤,直达骨面。提起刀锋至皮下,纵行切开2~3刀,每刀均应到达骨面,再予纵行疏通、横行剥离;然后,对侧同法操作。此时,操作并未结束,再次提起刀锋至皮下,调整刀体与躯干额状面平行(即与躯干正中矢状面垂直),将针刀匀速推进至跟腱前方的疏松组织中,行通透剥离,有松动感后,出刀。

(七) 手法操作

一般无须手法操作。

五、注意事项

1. 本病比较常见,诊断不难,坚持针刀闭合型手术治疗,疗效确切。

2. 在针刀操作中,必须注意刀口线要与跟腱腱纤维走行一致。也就是说,绝对不可切断跟腱纤维。

3. 在治疗中,病人应减少活动,平卧时,应将患肢抬高。

4. 遇到针刀下有硬结、条索等阻力时,予以切开剥离。

第十三节　跟骨骨质增生(跟骨刺)

俗称"跟骨骨刺",是骨科临床上的常见病,多发病,又是治疗学上的疑难病。名曰,跟骨骨刺易给人误解,会让病人认为真有一根"骨刺"戳在足跟的肌肉内,非拔出不能解除其疼痛。其实,跟骨"骨刺"只不过是跟骨骨质增生在X线片的侧面投影的形状,真正的形态是一片骨质增生,根本不存在什么"刺"。跟骨刺所产生疼痛与跟下脂肪垫炎、跟结节前下滑囊炎及跖腱膜炎等有着密切的关系,有时互相交织在一起不可分割,因此以一个病进行叙述更为方便。此病保守治疗,多种方法均收效甚微,手术切除"骨刺"也不易根治。针刀闭合型手术疗法,确有很好的疗效。

一、相关解剖

跟骨为最大的跗骨,呈不规则长方形,前部窄小,后部宽大,边缘呈隆凸状,称跟骨结节(图2-4-13-1)。跟结节上部光滑,中部粗涩为跟腱的附着处,下部两侧较凸隆处为跟骨结节内侧突(较大)和跟骨结节外侧突(较小)。在跟骨结节前下有跖长韧带、跖方肌、趾短屈肌和跖腱膜共同附着。

足底的肌和腱膜可分五层,由浅入深为:

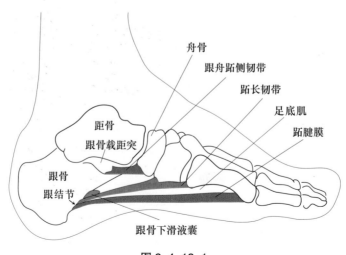

图 2-4-13-1

1. 第 1 层:跖腱膜　位于足底皮下层之内,是足底深筋膜浅层的中间增厚的部分。跖腱膜与手掌掌腱膜相似,前宽后窄,后方最厚,可达 2mm,附于跟骨结节,其深面与趾短屈肌愈合。前方宽而薄,分成五束伸向 1~5 趾,止于前足跖垫内。跖腱膜与皮肤间借许多纤维束连结,故皮肤移动性较小。

2. 第 2 层:趾短屈肌(包括姆外展肌和小趾外展肌)　位于足底中部,在跖腱膜的深面。起自跟结节和跖腱膜,与跖腱膜关系密切。肌腱向远端移行于四条肌腱,分别止于 2~5 趾。

3. 第 3 层:足底方肌(包括姆长屈肌、趾长屈肌和蚓状肌)　位于趾短屈肌的深面,大部分起自跟骨底面的外侧,小部分起自内侧。

4. 第 4 层:姆短屈肌、姆收肌和小趾短屈肌　此层与跟骨无关。

5. 第 5 层:足骨间肌、胫骨后肌腱与腓骨长肌腱　此层也与跟骨无关。

跖长韧带,亦称足底长韧带,是足底的最深层,强而厚韧。此韧带的后部起自跟骨下面跟骨结节内、外侧突的前方,大部分纤维向前止于骰骨下面的锐嵴上,另一部分纤维向前内方走行,止于 2~5 跖骨底。跖长韧带与跖腱膜共同具有维持足的外侧纵弓的作用。

二、病因病理

跟骨骨刺或称骨质增生(图 2-4-13-2),位于跟结节的前下方,一般骨质增生的宽度为 20~25mm,其前端为跖腱膜等组织的起点。

跟骨骨刺产生的原因历来说法不一。一些人认为,跟骨刺的产生与淋病、梅毒有关,与动脉硬化,与类风湿关节炎、强直性脊柱炎或遗传有关。近年来,从生物力学角度研究跟骨刺,绝大多数学者认为跟骨刺(跟骨结节前下部的骨质增生)是由于跖腱膜产生的异常牵拉所致。病人多合并不同程度的扁平足。具体说,

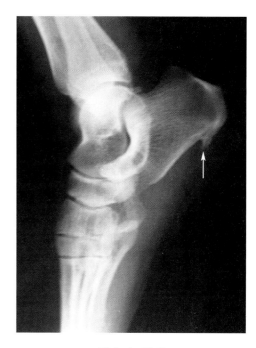

图 2-4-13-2

跟骨刺产生和跟痛的原因有以下几个方面:

第一、跖腱膜异常的高应力。跖腱膜抵止在跖垫中的纤维与跖的第 1 趾骨的基底部紧密连接,直达骨膜。因此,跖垫与跖腱膜实质是构成下一个连续的整体。这样,正常走路时,身体重心向前,足趾背伸,第 1 趾节即将跖腱膜拉紧,足弓上提,结果使跖腱膜受到很大的牵拉力。如果病人长时间站立,长途行走,体重增加或足力降低等情况下,就可以在足底腱膜跟骨结节附着处发生慢性损伤,形成慢性纤维组织炎症,由于应力失调而形成骨刺(其形态为三角形或不规则形),引起滑膜炎及跟痛。如果足底或/及踝侧肌肉无力,则跖腱膜承受的拉力则更大。若足弓下陷,足底长、短韧带松弛则更增加跖腱膜的负担。再加上体重的下压,如此多种因素汇聚在一起使跖腱膜遭受长期的、持续的拉应力,便会在跖腱膜跟骨上的止点处出现应力性改变——骨质增生,俗称跟骨刺。

第二、附着于跟结节的各腱,均存在着腱围结构,即腱周疏松结缔组织、滑液囊、脂肪

垫等。在跟结节与跟腱之间确实存在这些组织，并且可用MRI图像证明滑囊炎、脂肪垫炎等病理改变。如果已存在骨质增生，又出现腱围结构的无菌性炎症，则疼痛明显。这就不难理解，为什么有跟骨骨刺而无疼痛（称无痛性或无症状型跟骨刺），而有的则疼痛剧烈。

引起跟骨刺的原因是多方面的，那么，在治疗跟骨刺时就应当考虑多方面的因素，针对其病理改变来设计治疗方案。只有这样，才能有的放矢，取得良好疗效。

三、临床表现与诊断

按跟骨骨刺的不同临床表现将跟骨刺分为2型。

1. Ⅰ型（无症状型） 此型的骨刺是一种适应性改变，骨质增生是一种应力性增生，既是生理性的，也可以转化为病理性的。

2. Ⅱ型（肌腱-腱围型） 是肌腱和腱围组织的末端病，其中无菌性炎症是主要改变。其临床表现如下：

（1）无明显外伤史，但可有喜好运动，特别是跑跳、长时间站立、长距离行走、登山等爱好者，或体重超重者。

（2）足跟底部疼痛。足持重时疼痛，以足尖用力蹬地时疼痛。一些病人多为开始走动时疼痛很重，而走动一段时间后可有好转。晨起或休息后再开始走动时，疼痛加重。

（3）跟骨结节处压痛明显。有时可有两处压痛点。

（4）患足足弓加深，当患足伸平时跖长韧带和跖腱膜像弓弦一样在足弓处可清楚摸到。也可有扁平足。

（5）X线片示：跟骨侧位像（参见图2-4-13-2）见患足跟骨结节处有鸡嘴样骨刺生成。X线可有两种情况：①骨刺清晰可见，不见其他任何改变，为单纯性骨刺。②骨刺显示不规则，周围有脱钙，说明周围有亚急性炎症。这一型疼痛表现明显。

四、针刀治疗

（一）适应证与禁忌证

凡无急性炎症表现的跟骨刺为针刀闭合型手术治疗的适应证。

（二）体位

让患者俯卧治疗床上，足跟朝上，踝关节前面垫枕，将足垫稳。

（三）体表标志

1. 足底跟骨结节的前方 在临床上可用下法粗略测定跟骨结节跖腱膜的抵止部，从内、外踝的最突出处向足底垂直连线，所经过的足底跟骨部中央即是跟结节部位。

2. 跟结节内侧突 即跟骨内侧面的骨凸，较外侧为大。

3. 跟结节外侧突 即跟骨外侧面的骨凸，较内侧为小。

4. 腓骨肌结节 在跟骨外侧面，为一小的骨性隆凸，在外踝前下可以清楚扪及。

（四）定点（图2-4-13-3~4）

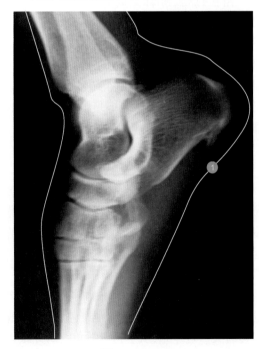

图2-4-13-3

1. 在跟结节前下方正中点 压痛最

明显处,即骨刺尖部的稍下方(约 5mm)定 1~2 点。

2. 在跟骨结节内侧突压痛点 即姆展肌的起点,定 1 点。

(五)消毒与麻醉

皮肤常规消毒,戴手套,铺无菌巾,局麻后行针刀闭合型手术。

(六)针刀操作

跟结节前下方正中点(图 2-4-13-5)

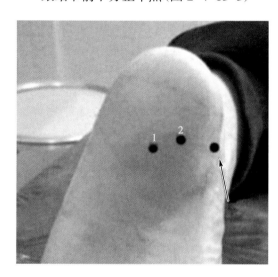

图 2-4-13-4

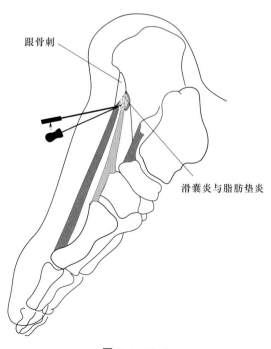

跟骨刺

滑囊炎与脂肪垫炎

图 2-4-13-5

刀口线与跖腱膜腱纤维走向平行,即与足长轴平行,刀体与足远端皮面呈 60° 角。快速刺入皮肤、皮下组织,达骨刺前端骨面。调整刀体,将刀锋移至骨刺前端,透过跖腱膜,进入骨刺与跟骨之间,并达到跟骨面。此处为腱膜下滑液囊,跟脂肪垫存在之处,切开 1~2 刀,纵行疏通、横行剥离。然后,提起刀锋至腱膜浅面,调转刀口线 90° 在腱膜与骨刺间切开 2~4 刀,再纵行疏通、横行剥离即告结束。

(七)手法操作

先以双手紧抱足踝部,双拇指紧贴于跟骨刺尖端部位,行反复挤压,以使韧带松解。然后,让病人尽量背伸患足,医生并给予助力,进一步松解韧带。

五、注意事项

1. "跟骨刺"不是刺,而是一片骨质增生,它仅仅是跟骨 X 线侧位片上骨质增生的侧面投影像。这应该是对"跟骨刺"这一骨质增生的一个根本性的认识。在临床中发现"跟骨刺"的压痛点往往不是一个,而常常是两个或三个,这也就不奇怪了。针刀治疗的目的不是将骨"刺"(骨质增生)切掉,亦非将骨刺的前端"磨平",而是要消除形成骨刺的原因,当松解了跖腱膜后亦即消除了引起骨质增生的异常高应力的来源,也就消除了"骨刺"增生的根源。因此,治疗"跟骨刺"不要把功夫下在切掉骨刺上。

2. 跟骨"刺"的针刀闭合型手术是直接治疗跖腱膜下的滑囊炎、脂肪垫炎,是松解跖腱膜的异常高应力。所以,刀锋一定要到达跖腱膜与骨刺连接处的深面才行,只在骨刺上切割、剥离,往往疗效不佳。

3. 闭合型手术的治疗点是根据症状、体征决定的。因此,有几处病变就需治疗几处。不应一律都是一个或两个点,不应遗漏治疗点。

4. 跟骨骨刺全部治疗点治疗后,反复几次都无疗效时,同时又有跟骨骨内压增高的表现者应行跟骨内骨减压治疗,否则不可能取得疗效。

5. 踇展肌腱胫后神经跟支卡压征,其压痛点在跟骨内侧结节附近。即往往在跟骨刺压痛点的内侧还有一个压痛点。当病人做踇趾外展动作时会增加神经卡压处的疼痛。其诊断与治疗请参阅第三篇。

(赵新娜 王春久 许光东 庞继光

撰写)

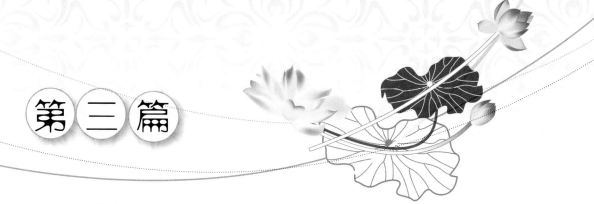

第三篇

周围神经卡压综合征

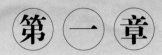

第一章

总　论

第一节　周围神经的框架结构

周围神经卡压综合征可发生在脊神经前支和脊神经后支的某些神经支上。此前，大多数的书籍只写脊神经前支的卡压综合征，而未写脊神经后支卡压综合征。所以，给医生一个错觉，似乎脊神经后支是不存在的，或者它的存在也是毫无临床意义的。图3-1-1-1是一个周围神经大体分布的示意图。图左侧为脊神经前支分布，图右侧是脊神经后支的分布。

从这一结构图中可以看出，脊神经前支确实分布到全身各处，包括头、颈与四肢，可以说全身，无一疏漏；似乎为人们所熟知。但由于神经卡压综合征往往很复杂，其病理改变十分复杂，临床表现则五花八门，有时确实难以诊断，一些医生则知之不多。而脊神经后支，虽不如前支分布那样广泛，但脊神经后支也分布在头后、项部、背部、腰部和臀部等广大的区域，支配着具有十分强大肌力的竖脊肌群。从神经的分布广泛的程度上看，脊神经前支的研究确有重要价值；但如不了解脊神经后支卡压综合征，对于研究与治疗疼痛的医生来说，那将是一大缺憾。其实，无论脊神经前支与后支，在疼痛性疾病中都具有十分重要

的意义。尤其是脊神经后支，当其被急性卡压时，其临床表现极为严重，病人痛苦万分。即使是慢性卡压也是病人心理与肉体上的巨大负担。如从临床发病率来看，在临床印象中，即使将全部脊神经前支卡压综合征加起来，最多与脊神经后支卡压综合征的发病率相同。由此可见，研究脊神经后支的有关问题，为病人解除痛苦是医学工作者不可推卸的责任，有着重要的临床实用价值。

如从目前临床上来看，临床医生对脊神经前支是比较熟悉的，而脊神经后支则是许多医生不甚了解的。而脊神经后支历来存在，从颈椎到骶椎均无例外，但却常常忽视了它们。从颈部的枕下神经、枕大神经，到胸部、腰部、骶部的脊神经后支的内、外侧支，对人体背侧强大的竖脊肌起着重要的司理作用。从颈椎、胸椎、腰椎到骶椎的脊柱两侧，甚至延伸到臀部以至踝上部的疼痛都与脊神经后支有着密切的关系。所以它在疼痛性疾病中占有重要地位。神经系统框架图（表3-1-1-1）与脊神经前、后支结构图提供了对神经系统整体的全面的认识，对于理解神经卡压综合征具有重要意义。

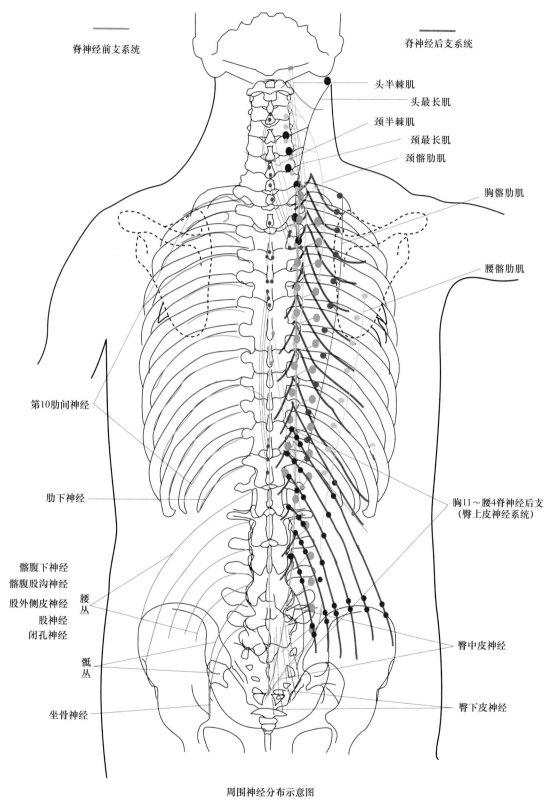

脊神经前支系统

脊神经后支系统

头半棘肌
头最长肌
颈半棘肌
颈最长肌
颈髂肋肌

胸髂肋肌

腰髂肋肌

第10肋间神经

胸11～腰4脊神经后支
（臀上皮神经系统）

肋下神经

髂腹下神经
髂腹股沟神经
股外侧皮神经
股神经
闭孔神经

腰丛

骶丛

臀中皮神经

坐骨神经

臀下皮神经

周围神经分布示意图

图 3-1-1-1

表 3-1-1-1 神经系统框架结构表

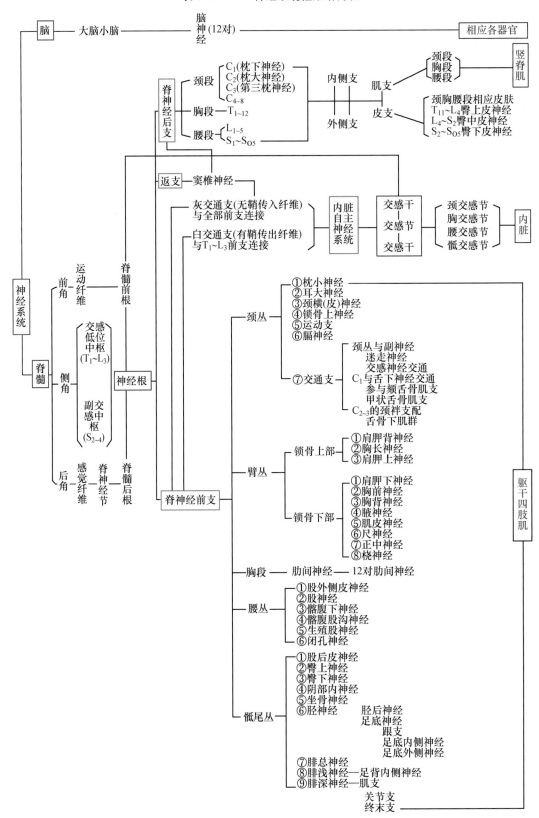

第二节 周围神经的组织结构

一、周围神经的神经纤维结构

（一）神经元和神经纤维

组成神经系统的神经组织主要包括两种成分，即神经细胞和神经胶质。

神经细胞又称神经元，它既是构造单位，又是功能单位，是一种高度特化的细胞。神经元由胞体和突起两部分构成。胞体包括胞核及其周围的胞浆。突起则根据形态又分为两种：轴突和树突，它们都有传导冲动的功能，但方向不同。树突由胞体伸出，呈树冠状，它接受冲动并将冲动传至胞体；轴突亦是由胞体伸出，呈长条状纤维，其长度可很长，也可以发出侧支，它是将胞体的冲动传出至神经末梢的效应器官——神经末梢、运动终板和肌梭等。在神经系统的周围部许多神经纤维被神经外膜包裹在一起，便形成了周围神经的神经干。

神经胶质是中枢神经的间质或支持细胞，有星形细胞、少突胶质细胞和小胶质细胞。前者多分布于灰质，后者多分布于白质。这些细胞的突起绝大多数包裹、充填于神经元胞体、树突和突触之间。神经胶质细胞有分裂能力，特别是在损伤的反应过程中。在正常状态下，它们担负代谢物质的传递、髓鞘形成、机械地支持和绝缘作用；在神经元受损伤时起保卫和瘢痕形成等功能。

髓鞘和神经膜髓鞘是直接包围在神经细胞轴突外面的圆筒状厚膜。髓鞘在神经细胞轴突上每隔一定距离出现一个间断，轴突便成为半裸露状，此缩窄处称郎飞氏结；神经膜是包在髓鞘外面的，由扁薄的施万细胞形成的呈管状的薄膜，有保护和生成髓鞘的作用，在神经的再生中起着重要的作用。

（二）周围神经及内膜、束膜和外膜

周围神经，解剖学称神经，多以神经干或丛的形式分支或分布。每根神经包含有无数条神经纤维，如感觉纤维、运动纤维、交感纤维、副交感纤维及结缔组织、血管、淋巴管等。神经纤维在周围神经中，集聚成大小不同的神经束，束外面包以薄而致密的纤维组织鞘，此鞘称之为神经束膜；神经束膜深入神经束内，将神经束内的神经纤维分隔成许多群，此分隔称之为神经内膜；神经内膜还向内膜中的每根神经纤维发出疏松组织，同微血管一起包围在每根神经纤维的周围；若干神经束集聚在一起组成神经，即神经干，包围神经的结缔组织膜称之为神经外膜。

神经外膜的意义：神经束断面呈圆形，大小不等。肢体近段的神经束较粗，多由混合神经纤维组成。神经干的张力和弹性主要来源于束膜，也是液体和离子进行扩散的半透膜。所以束膜可保护神经纤维，抵抗和维持束内的压力。神经外膜亦由胶原纤维、弹力纤维、脂肪等组织组成；纤维在外层，而脂肪组织大量存在于束间。一般来说，神经外膜组织占神经横断面的 30%~75% 之多，所以，神经外膜为神经束提供了一个疏松的基质环境，在神经不被拉紧的情况下，允许神经束在神经干内自由伸展；整个神经被拉紧时，神经外膜可有缓冲的余地，直到其超过弹性极限，才波及到神经束的牵张伸直。总之，在各种内、外因素的作用下，神经外膜对神经束起保护作用。

二、周围神经的血液供应

周围神经全长都有丰富的血液供应。这些血管称为神经滋养动脉，它们来自于神经伴行的动脉，并在不同部位以不同方式进入神经内。在神经内，又以不同的形态分布其间。在神经外膜和神经束膜间有小动脉、血管网等分布；在神经束内有较小的动脉深入束内分为微动脉、中间微动脉、前毛细血管和毛细血管等而滋养神经纤维。神经

的血液供应由于某种原因发生障碍则可导致神经功能的障碍。在神经缺血时则可引起疼痛,故有专家说,"疼痛是神经缺血的叫喊"。

第三节　周围神经卡压综合征的病因

周围神经从脊神经根发出以后到它所支配器官的行程中,要经过很多"关卡"。最典型的就是某些神经要穿过由骨和纤维束构成的骨-纤维管,如肩胛切迹和肩胛横韧带所形成的骨-纤维管、腕管、跗管;或者某些肌、腱形成的孔,如四边孔、旋前圆肌和指浅屈肌腱弓等。这些结构构成了周围神经卡压综合征的解剖学因素。除此之外还要考虑骨组织(骨-纤维管本身和邻近的骨病变)、肌和腱纤维组织、新生物的卡压、神经本身以及医源性因素。

一、骨组织的病变

骨-纤维管中的骨组织病变对骨-纤维管的管径大、小有重大影响。它可以是与生俱来的,骨-纤维管本身就是狭窄的;也可以由创伤、病变所致,而后者较多见。如腕骨骨折的骨痂增生,错位或畸形愈合会使腕管变狭小;桡骨远端骨折,造成腕管的形态改变;肱骨髁上骨折的畸形愈合,可影响肘尺管,使之狭窄而压迫尺神经等;还有骨疣,它既可遗传,也可后天生长。

二、软组织的病变

1. 纤维病变　软组织是骨-纤维管重要组成部分,而且它较骨更易受干扰。软组织又包括构成骨-纤维管的纤维带、骨-纤维管的填充物、管内通过的各组织等。构成骨-纤维管的纤维带是最常见的病变因素。这些纤维带在外伤、劳损时产生慢性炎症,充血、渗出、水肿等病理改变导致纤维带增厚,骨-纤维管缩小;这种病变的形成主要是在劳作中长时间反复摩擦、经常撞击等劳损所致。也有并非骨纤维管的卡压,而仅仅是筋膜等软组织的卡压。比如,头部的浅筋膜,它是由结缔组织与脂肪组织所构成。它有许多结缔组织的小梁将皮肤和帽状腱膜紧密相连,将脂肪分成无数小格。皮下脂肪层厚1~25mm,内有血管穿行,该组织对疼痛比较敏感。所以,不论是原发或继发的无菌性炎症病灶都有可能刺激、挤压该组织中的神经、血管,从而引起头痛、头晕等病症以及各种神经疼痛。浅筋膜内的血管、神经可分为前、后两组。前组有滑车上动静脉、滑车上神经、眶上动静脉及眶上神经;后组有枕动静脉、枕大神经。

2. 充填物病变　骨-纤维管内的填充物本不占重要地位,但在损伤性的炎症中却有着举足轻重的作用。当这些脂肪和疏松结缔组织产生无菌性炎症时,它们会急剧肿胀,占据骨-纤维管内的大部分空间,因而压迫管内神经。

3. 血管丛改变　第三个因素便是在骨-纤维管内的血管丛。它们本身的病变或由于外伤、劳损等致血管丛充血、体积增大,神经容易受压。

4. 神经病变　神经本身的病变或磨损使神经的体积变大,在骨-纤维管中更易被卡压。如腕管中的正中神经、走行异常的坐骨神经等,都可能由于在硬韧的骨-纤维管中经常摩擦而变粗,这种病变等于骨-纤维管的容积变小而使神经受到卡压。

5. 新生物的卡压　新生物的卡压往往是易被忽略的原因。无论新生物是良性或是恶性,它都占有一定的空间,大多是直接压迫神经。当它增长到一定的程度时,就会对骨-纤维管内或邻近的神经产生卡压作用,如腱鞘囊肿、纤维瘤、脂肪瘤等,很少是恶性肿瘤。

三、医源性因素

手术的瘢痕、内固定物的压迫、麻醉时强迫的体位、不适当的外固定等,都可使相应部位的神经受到卡压,其后果可能更为严重。石膏外固定造成腓总神经麻痹,其垂足的症状往往难以恢复。

四、其他因素

还有一些其他因素也可以造成周围神经卡压。其中有:某些解剖变异,如坐骨神经从梨状肌肌腹中穿过;代谢性因素,如妊娠期、哺乳期、更年期或某些内分泌疾病——黏液性水肿、糖尿病、肢端肥大症等,由于疾病的干扰,使体液成分改变,从而加重了神经卡压的症状。所以,应当周密考虑神经卡压综合征的原因,以便早期诊断,正确治疗。

第四节 神经卡压综合征的病理

周围神经是由神经纤维及其相应的施万细胞、结缔组织纤维形成的管形结构(神经内膜、束膜、外膜)和神经内微血管等三部分组成。当神经受到卡压时,组成神经的各种成分都将受到干扰。因此,出现神经鞘膜组织的微循环障碍、微血管通透性增加、神经内膜水肿以及内源性化学性炎性介质的释放等,导致神经组织不同程度的损伤性炎症反应;进而引起神经本身的或早或迟的缺血性改变;同时,亦可引起神经的传导阻滞、神经脱髓鞘、神经纤维变性,以至神经纤维的纤维化和瘢痕形成等病理改变。下面,分别论述病理生理和病理解剖两方面的问题。

一、周围神经卡压病理生理改变

周围神经受到卡压后的病理生理改变是由机械压迫和缺血引起的。它们二者互相促进,其受损程度与压迫的严重程度和时间持续的长短成正比。

周围神经受到机械压迫后,首先受压的是神经内的静脉系统,静脉回流障碍使动脉血液的供应成为困难。因此神经缺血产生一系列病理生理改变:一是神经轴突的轴浆和离子的运输障碍,为缺氧性阻滞;二是静脉淤滞所致的神经内水肿,从而影响神经冲动的传导。神经传导的阻滞使受压的神经远端发生暂时性的运动麻痹和感觉丧失。如神经纤维尚未发生形态学改变,在解除神经压迫后,神经可以很快恢复正常。因此,机械性压迫的严重程度对神经阻滞的恢复

程度具有重要影响。

1. 卡压下神经外膜的改变 神经外膜上有众多的血管,当它被压时,首先是外膜血管的渗透性增强,造成神经外膜水肿;如时间延长,则造成神经外膜血管损伤,导致束间水肿。

2. 卡压下神经束膜的改变 神经束膜是由多角细胞形成的多层结构的膜,它的独特生理功能是渗透屏障功能。神经束内环境的维持,需要有神经内膜微血管的正常通透性和神经外膜的正常通透性。正常的束膜对蛋白质的渗入有屏障作用,保证正常的束膜内环境。当神经受到卡压后,束膜的屏障作用减退,损伤性炎症反应渗出的蛋白质将渗透至束膜内,并产生粘连和纤维化。这种病理改变,对神经内膜和神经内间隙会带来严重损害,甚至不可逆转。

3. 卡压下神经内膜的改变 在神经鞘膜内的微血管壁有肥大细胞排列,它能综合、贮存和平衡所含有的血管活性物质。当神经被卡压后,存在于肥大细胞内的血管活性物质被释放出来;这些物质成为内源性化学炎性介质,增加神经的水肿,且可引起疼痛反应。与此同时,还有成纤维细胞侵入。因此,神经鞘内有瘢痕形成。

4. 卡压后髓鞘的改变 当受压后,神经纤维已经产生脱髓鞘病变时,其髓鞘的施万细胞需数周才能完全再生;如严重的、不间断的压迫数周以后,受压处远端的神经则发生溃变,其恢复可能需时更长或恢复不全。在

缺血时,在神经内膜内的毛细血管壁上的内皮细胞,氧和营养物质的交换会受到严重影响;它将失去重要的血管-神经屏障功能,从而导致神经内膜和轴索的缺氧、水肿,继而神经内压增高;同时,又加重了神经内的缺氧和水肿,形成了缺血-水肿的恶性循环。这是直接外力作用的结果。另一方面,神经本身在狭窄的骨-纤维管或纤维带下长期、反复的摩擦产生创伤性炎症,更加重了神经纤维水肿-缺血的恶性循环。因此,神经卡压综合征的预后取决于下面三个因素:卡压时间的长短、卡压物是否解除得彻底和卡压时形成的病理改变的程度。

二、周围神经卡压后的病理解剖改变

当周围神经受到卡压而产生损伤性炎症后,进而引起的是即时的或延时的缺血性改变。除了生理功能的改变外,必然会产生解剖形态学的改变,诸如脱髓鞘、神经纤维溃

变、神经纤维的纤维化和瘢痕性改变等。

在轻度压迫时,神经纤维尚未发生溃变,此时属功能性麻痹;在解剖学上,神经只发生髓鞘的脱失性改变。快速传导的粗纤维(运动纤维、本体感觉纤维、轻触觉纤维)的髓鞘脱失改变明显;而少髓的细纤维(痛觉纤维、温度觉纤维、自主神经纤维)则损害较少,甚至没有损伤。这样的轻度损伤可以很快恢复。

严重的、长时间不间断的卡压持续数天后,受压神经远心端则发生退行性溃变,被称之为顺行性溃变(损伤神经部位以下纤维远部至纤维末梢的神经溃变)。这时,施万细胞和神经元细胞均有病理改变,可以生出芽生轴突,并进入纤维远端残端。损伤区的远心端神经纤维和髓鞘发生解离,施万细胞呈柱状排列形成融合细胞带,以接纳再生的轴突芽。若神经的内膜、束膜和外膜未遭到损害,轴索未被切断,则神经可能有较满意的恢复。损伤的神经再生约从损伤后的第3周开始出现,其再生轴突的生长速度是每天1~2mm。

第五节　周围神经卡压综合征的诊断和治疗

周围神经卡压综合征的诊断除临床症状和体征外,还要结合神经系统的检查。应该充分利用肌电图和运动与感觉神经的传导速度测定等方法,以排除其他易混淆的疾病。

一、临床表现

1. 疼痛　周围神经卡压综合征的疼痛特点是疼痛的局限性。疼痛多局限于神经受压部,同时向远端或近端放散。另一特点是自发性疼痛、异样感觉或感觉过敏。如被卡压的是单纯的感觉神经,则在该神经的支配区内发生感觉缺失或异样感觉;如为运动神经被卡压,则有界限不清的深在性疼痛,而无感觉缺失。第三个特点是休息痛,夜间痛尤甚。较多的病人是痛、麻难忍,有一种十分难

以形容的疼痛感。

2. 感觉障碍　多半有轻度的感觉障碍,如针刺的痛觉加重或减轻,轻触觉的减弱或消失;而两点辨别觉、出汗试验和实体感觉均正常。在检查时一定要仔细、全面考虑,系统地进行,双侧相应部位对比。

3. 运动障碍　由于周围神经卡压综合征的发展往往是比较缓慢的,所以,运动障碍也是逐渐发生的。最先表现是肌乏力,并逐渐出现肌萎缩。

4. 交感神经功能紊乱　此种症状多见于感觉神经和混合神经受卡压者。其表现复杂,症状繁多,可以是麻木、针刺样、蚁走感等,应多次检查,反复对比,以求准确。

5. 局限性压痛　周围神经的卡压处,有局限性的疼痛,局限而明确;同时伴有局

限性的压痛。这是神经卡压综合征的突出特点。而这一压痛点,一定与神经干走行一致,在神经干上的某一骨纤维管或纤维弓上,即为最易被卡压之处。在检查压痛点时,如同时出现向神经远端的放射痛和窜麻感,则更具诊断价值。

6. Tinel 征 用手指轻叩卡压点,可出现叩击点周围区域的疼痛,并有麻木感向神经远端传导者为阳性。这是一个很有意义的特异性体征。

二、肌电图检查在神经卡压综合征诊断中的意义

肌电图是一种记录骨骼肌生物电的检查方法。根据肌电图的形状、分布和范围可以推测神经病变的部位、判断神经病损的程度和预后;并可鉴别上、下运动神经元病变(表 3-1-5-1)。肌电图检查虽属非特异性诊断(病因诊断),但却有很大的参考价值。周围神经受卡压时,神经纤维冲动的传导速度减慢,被卡压的远段潜伏期缩短。

表 3-1-5-1 肌电图鉴别诊断表

项目	正常人	周围神经伤病	肌源性疾病	脊髓前角疾病
插入电位	不延长	延长	肌强直样电位	可能延长
纤颤正常电位	无	常见	少见	较常见
运动单位电位时限	正常值	正常慢性期延长	缩短	延长
运动单位电位电压	正常值	正常慢性期增高	降低	增高
多相电压	低于12%	明显增多	呈短棘波多相电压	稍增多
电位同步	无	少见	少见	多见
强力收缩波形	干扰相	相或混合相	病理干扰相	呈单纯相或混合相高频单纯相

应注意的是,即使肌电图检查完全正常者也不能排出神经卡压综合征的存在。

感觉神经的冲动来自神经末端的感受器,是向心性传导。所以,可在手指端放上刺激电极,在近侧的神经干处放上接受电极,测定两接收电极间电信号在受检神经上的传导速度,以判定感觉神经有无损伤。运动神经的冲动来自中枢,是离心性传导。所以,刺激电极放在神经干处,接受电极在该神经支配的远端肌上。正常人四肢周围神经传导速度为 40~70m/s。此值可因年龄大小、室温高低、体位不同而有变化。周围神经部分损伤时,神经传导速度减慢;如完全受损则传导速度不能测出。在受损部位以近,传导速度多可正常;在病变段和其以远,传导速度减慢。但脊髓前角细胞疾患和肌源性疾病传导速度正常。这里应注意的是,当神经完全断裂后,其传导功能必然完全丧失;但是,由于神经轴突通常在 3~5 天内尚未变性,仍具有兴奋性,神经的传导性尚未消失,所以仍然可诱发出肌电位。因此,须在一周以后才能测出阳性结果,如过早做的肌电图检查往往无助于诊断。

三、病理与临床分期

为了加深对周围神经卡压综合征的了解和指导治疗,将病理和临床的分期对照列表 3-1-5-2。

表 3-1-5-2　神经卡压的病理分期表

病理分期	病理改变	临床表现
功能性麻痹 （神经震荡） 轻度（早期）	神经轻度受压,神经轴索保持完整,髓鞘可有水肿和部分断裂,无髓鞘的溃变	神经暂时失去传导功能,感觉仍存在但比较迟顿,有感觉异常和肌力减退,有明显的运动功能障碍,症状呈间歇性,一般不影响白日工作无肌萎缩,3~6 周功能可以恢复
轴索断裂期 中度 （中期）	神经损伤较重,神经轴索断裂,髓鞘溃变神经的支持性管形结构依然存在,神经内膜仍保持完整,损伤远端神经出现变性	神经的运动和感觉功能完全丧失,症状加重,痛麻,明显影响工作,肌有萎缩、营养不良,两点分辨觉正常,Tinel 征阳性,预后尚好,6 个月内尚可恢复
神经断裂 重度 （晚期）	神经严重的完全性损,不仅神经组织成分改变,同时神经的支撑性管形结构也遭到损害	神经的感觉和运动功能完全丧失,疼痛严重,呈持续性,神经支配区营养显著障碍,肌明显萎缩,两点分辨觉障碍,损伤神经支配的运动功能大部丧失,呈不全瘫痪,Tinel 征阳性

附：脊神经后支临床分型

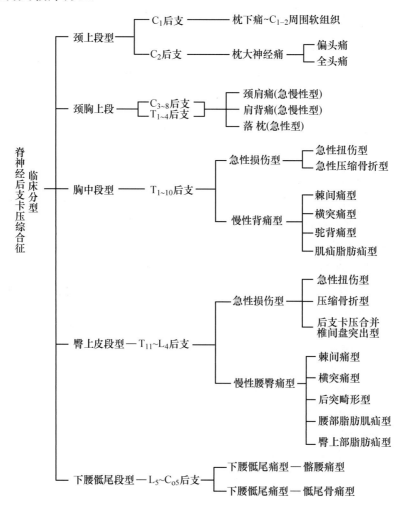

四、鉴别诊断

周围神经卡压综合征的鉴别诊断比较复杂,涉及面广,检查方法很多,又多是神经系统的少见疾病,所以,难度较大。应多熟悉神经系统检查法,才能准确地把握各疾病的诊断要点,同时要综合判断才能得出正确诊断。

1. 脊髓空洞症　本病的特点是病程长,病变逐渐扩大。无痛,但有感觉分离现象,即痛、温觉消失,而触觉和深感觉完整无缺。早期与尺神经受损症状相似,但接着会逐渐向桡侧和上臂发展,上臂深反射消失。该病早期就有肌萎缩。

2. 多发性侧索硬化症　本病的特点是有严重的感觉性运动失调和深部感觉障碍。此类病人很少发生疼痛,而是以麻木或针灼感为特点,且感觉病变的范围较广,常超出一条或两条神经的支配范围。

3. 脊神经根受压疾病(颈、腰、骶神经根受压)　周围神经卡压综合征的神经与脊神经根同源,因此,其受压症状有很多相似之处。在脊神经根受压的疾患所产生的表现应是由神经根开始的整条神经表现;而神经卡压综合征的神经卡压则是整个神经干中的一个小段,它的临床表现要局限得多。如果两种疾病混合存在,则应分别治疗。曾经遇到过腰椎间盘突出症与跗管综合征共存的病例,病人曾多次、多家医院诊治未果,经针刀闭合性手术分别治疗而愈。

关于脊神经根疾病中的颈椎病、腰椎间盘突出症与周围神经卡压综合征的鉴别问题将在颈、腰椎病中详细讲述。

五、周围神经卡压综合征的治疗原则

周围神经卡压综合征的治疗应遵循以下原则治疗:

1. 除确诊为占位性病变所致的周围神经卡压综合征以外的病人都是针刀闭合性手术治疗的适应证。因为在未确定是由于骨 - 纤维管或纤维带的卡压处有占位性病变存在之前,均应先行保守治疗。

2. 有某些陈旧性骨骼病变的周围神经卡压综合征也可先行针刀闭合性手术治疗,如在软组织方面的处理有可能取得效果则无需做开放性手术。

3. 一经确认为肿物占位性压迫之时即应放弃针刀闭合性手术的治疗。

4. 由于针刀闭合性手术是在非直视(即盲视)下进行操作的,自然有许多局限性。因此,对于那些设计治疗点难度大、安全性小的疾病,亦不应勉强做针刀闭合性手术治疗。如果针刀闭合性手术操作的经验不多,针刀操作技法尚未过硬,也应放弃针刀闭合性手术治疗的方法。

5. 对于某些经针刀闭合性手术治疗疗效不明显或无效者,应另寻他种方法治疗,因为任何一种医疗方法不会包医百病。

(宋兴刚　许光东　庞继光　撰写)

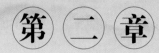

脊神经后支卡压综合征

第一节　枕下神经卡压综合征

（一）颈神经分支（表3-2-1-1）

颈神经干较短,穿出椎间管外口(孔)后立即分为前支和后支,每支均为含有感觉和运动神经纤维的混合性神经。除第1、2颈神经的后支较粗大外,其余颈神经的后支均较细小。颈神经后支又分为内侧支和外侧支(第1颈神经除外,不分内、外侧支,一般只有肌支)。所有颈神经后支均分支支配肌,只有第2、3、4或第5颈神经后支的内、外侧支还支配皮肤。

（二）枕下三角

由头后大直肌、头上斜肌和头下斜肌围成枕下三角,其底为寰椎后弓和寰枕后膜的一部分。

（三）枕下神经

即第1颈神经后支,较前支粗大,属运动神经。第1颈神经干自脊髓分出后,在寰椎后弓上方与椎动脉之间穿行寰枕后膜;行于寰椎后弓的椎动脉沟中,且位于椎动脉的下方,并于椎动脉沟的外侧分为颈神经前支和后支;此后支即为枕下神经。第1颈神经后支向后行,进入枕下三角,并分为肌支和皮支,其分布如下:

1. 肌支　支配枕下三角内的头上斜肌、头后大直肌、头下斜肌(图3-2-1-1~2);并发

出一支,横越头后大直肌至头后小直肌;另有一分支,至覆盖于椎枕肌(即前四块枕下小肌)之上的头半棘肌;并支配邻近关节与寰枕后膜。此外,还有分支穿头上斜肌或经该肌表面与第2颈神经后支的内侧支(枕大神经)相吻合。

2. 皮支　枕下神经属运动神经,但有时亦发出分支支配项上部皮肤,或与枕动脉伴行,分布于颅后下部皮肤。

（四）病因病理

枕下部、项上部的外伤,枕下三角诸肌的长期劳损是枕下神经受压的主要原因。如汽车、摩托车驾驶员或乘客,由于颠簸或突然刹车等原因,致头、颈部挫伤、挥鞭样损伤等。枕下神经损伤后则可造成枕下诸肌和寰枕后膜的痉挛、枕寰关节周围组织的痉挛,使枕寰间隙变窄而压迫从该间隙穿出的枕下神经,导致一系列症状和体征的出现。在枕下神经从寰枕后膜外侧角穿出,并穿行于椎枕肌与头半棘肌之间时,由于损伤、劳损、痉挛和筋膜的挛缩而使枕下神经受压,并引起枕下诸肌的痉挛,它们是互为因果的。

（五）临床表现与诊断

1. 病史　可有外伤史,一般为缓慢发病,逐渐加重,或时轻时重。

表 3-2-1-1　项肌表

层次	肌名		起点	止点	作用	神经支配	脊髓节段
浅层	斜方肌		枕外隆凸上项线 C_7~T_{12} 棘突	肩胛冈锁骨外 1/3	上提旋转肩胛骨助肩外展,两侧收缩可仰头,一侧收缩头向同侧旋转	副神经	C_4
中层	夹肌	头夹肌	C_3~T_3 项韧带棘突	上项线外侧	单侧收缩使头转向同侧,两侧同时收缩使头后仰	颈神经后支	C_{2-5}
		颈夹肌	T_{3-6} 棘突	C_{2-3} 横突后结节	同上		同上
	颈段竖脊肌	颈髂肋肌	T_{1-6} 肋骨角下缘	C_{4-6} 横突后结节	单侧收缩颈侧屈,双侧收缩头后仰		相应节段
		头最长肌颈最长肌	T_{1-5} 横突同上	乳突后缘 C_{2-6} 横突后节	伸直脊柱和头		相应节段
		颈棘肌	项韧带下 C_7 棘突	枢椎棘突			相应节段
		头半棘肌颈半棘肌	上 T 横突上 T 横突尖	上下项线间 C_2 棘突	单侧收缩头转对侧,双侧收缩头后伸		相应节段
深层	枕下肌	头后大直肌	第二颈椎棘突	枕骨下项线外侧部下面	一侧收缩使头转向对侧,双侧收缩使头后仰		C_1
		头后小直肌	寰椎后结节	枕骨下项线内侧下面	使头后仰		同上
		头上斜肌	寰椎横突上面	枕骨上下项线之间外侧部	一侧收缩使头转向对侧面,双侧收缩使头转后仰		同上
		头下斜肌	第二颈椎棘突	寰椎横突后下部	使头向同侧屈曲并旋转		C_{1-2}
	颈多裂肌		C_{4-7} 关节突	上位棘突	伸展躯干		相应节段
	颈回旋肌		横突上后	椎弓板下缘	头轻度旋转同时旋转躯干		相应节段
	横突间肌		相邻横突间		伸展躯干		相应节段
	棘间肌		相邻棘突的分叉部		伸展躯干		相应节段

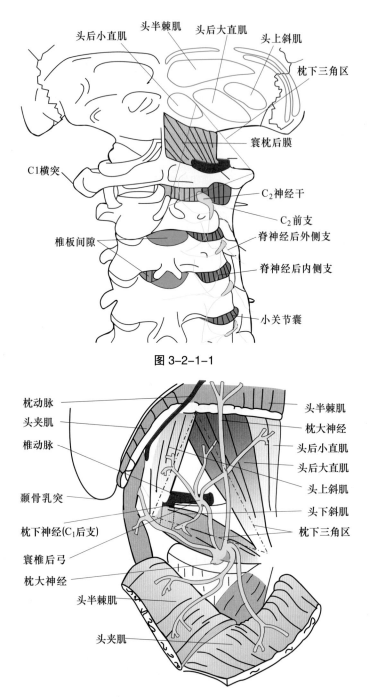

图 3-2-1-1

图 3-2-1-2

2. 症状

(1)疼痛:枕下部疼痛,即在枕外隆凸下和其两侧的上项线附近疼痛,疼痛亦可出现在枕下凹处,呈经常性,但可有缓解期,即表现为时轻时重。

(2)感觉障碍:部分病人枕下部感觉过敏或麻木感。

(3)头晕与头脑不清:病人有头晕感,个别诉有头脑混糊不清的感觉。重者,眩晕明显。

3. 体征 ①枕外隆凸及上项线处固定性压痛,可轻可重,时轻时重。②枕下凹上缘处有压痛。③少数病人第二颈椎棘突处有压痛。

4. 肌电图检查 无诊断意义。

5. 影像学检查 必须拍摄颈椎中立位(亦称自然位)、侧位 X 线照片,请参阅颈椎病 X 线节。

6. 鉴别诊断 这一疾病与寰枕后膜挛缩型颈椎病有时难以区别。它们的关系是:寰枕后膜挛缩型颈椎病是由于挛缩的筋膜压迫椎动脉所致;而本病为枕下神经受到刺激或挤压后,使该神经支配的椎枕肌痉挛和椎动脉在枕下诸肌走行中受压而导致一系列症状和体征。因此,它们的区别在于,枕下神经卡压综合征产生椎枕肌痉挛时表现为椎枕肌起、止点压痛的体征,而寰枕筋膜挛缩症的压痛点多在枕下凹,并伴有头晕等症状。

(六)针刀微创手术治疗

1. 适应证与禁忌证 凡诊断为枕下神经卡压综合征者都是针刀微创手术治疗的适应证。

2. 体位 俯卧位,头部伸出治疗床头,上胸部垫薄枕,下颌前面抵于薄枕上,并保持呼吸道畅通。

3. 体表标志

(1)枕外隆凸:枕骨外面中央部的骨性隆起,位于头颈的交界处。枕外隆凸正中及其两侧有项韧带附着。沿项正中沟(项沟)向上摸,在枕骨触到的骨性隆起即是。

(2)上项线:在枕外隆凸的两侧,向乳突基部伸展并可触及向上凸起的横向弧形骨突起。

(3)颞骨乳突:位于耳垂后方的圆丘状骨性隆起,是颞骨的一部分。若将头旋向对侧,胸锁乳突肌终止处即是乳突。

(4)枕下凹:枕骨下方,颈部上端交界处的凹陷,可以清楚触及,其凹陷的底为 C_1 的后弓后结节,是头下斜肌的起始部,以手压之则为骨性硬结。

(5)第二颈椎棘突:从枕骨下正中线向下触摸,首先触到的是枕下凹;然后触到的便是第二颈椎棘突顶,高耸而粗大,可清楚触及。第二颈椎棘突是头下斜肌和头后大直肌的起点。

4. 定点(图 3-2-1-3)

(1)上项线点:为上项线的压痛点,每侧可定 1~2 点,松解椎枕肌附着点以及它们外

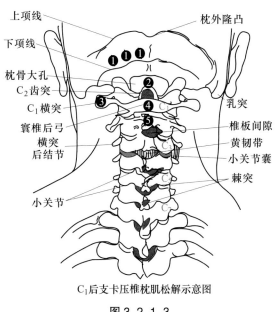

C_1后支卡压椎枕肌松解示意图

图 3-2-1-3

侧稍下部的头半棘肌的抵止点；双侧病变则同时定点。

（2）枕下凹点：在凹陷处正中的压痛处（即寰椎后弓后结节）定1点，松解寰枕后膜。

（3）第1颈椎横突尖点：定1点，松解头上、下斜肌。

（4）第2颈椎棘突点：定1点，松解头后大直肌起止点。

5. 消毒与麻醉　皮肤常规消毒，戴手套，铺无菌巾。局麻后行针刀手术治疗。寰枕后膜麻醉要注射在枕骨大孔的后上方，回吸时应无血、无液。

6. 针刀操作（图3-2-1-4）

（1）上项线点：刀口线与躯干矢状面平行，刀体与皮面垂直，快速刺入皮肤，直达骨面；调转刀锋90°，切开头后小直肌、头后大直肌和头上斜肌的肌腱2~4刀；纵行疏通、横行剥离，刀下有松动感后出刀。多点时，各点均同样操作。

（2）枕下凹点：刀口线与躯干矢状面平行，刀体与皮面垂直，快速刺入皮肤；进入皮下后，匀速推进直达骨面；在骨面上纵行疏通、横行剥离，刀下有松动感后出刀。也可以将刀口线调转90°将刀锋移至后结节的上缘骨面，切开肌着点1~2刀即可。

（3）第2颈椎棘突点：刀口线与头后大直肌走行平行，即与脊柱纵轴线上端呈15°角，刀体与皮面垂直。快速刺入皮肤，匀速推进，直达第2棘突顶骨面。调整刀锋达棘突病侧的上缘（即棘突上端的左侧或右侧），沿棘突上缘骨面，稍深入（不超过5mm），可感到进入韧带内的阻滞感。行纵行疏通、横行剥离，刀下有松动感受后出刀动。

（4）第1颈椎横突尖点：松解头上、下斜肌起、止点，都在横突尖，区别在横突的上或下缘。首先以手指紧紧压住横突尖骨面，使横突尖就在皮下。刀口线与肢体纵轴平行，刀体与皮面垂直，刺入直达横突尖骨面。然后，先行纵行疏通，再横行剥离。一般到此可结束。如病情较重，可再将刀体向纵轴上、下

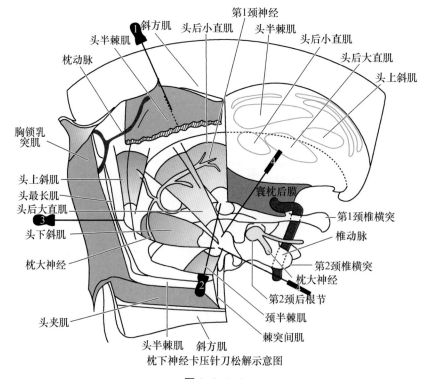

枕下神经卡压针刀松解示意图

图3-2-1-4

倾斜刀体,与上或下皮面呈 30° 角,再进刀至骨面,在骨面切开下、上肌附着处 1~2 刀,纵横剥离后,出刀。后者操作,不可横穿横突上、下缘骨面,切记!

7. **手法操作**　体位不变,助手站于治疗床旁,以双手扶住病人的双肩;医生一手托住病人的下颌,使其手背抵在床头边缘上;医生的前臂的尺侧面压于病人的枕部;让病人屈颈并放松颈部肌肉;医生与助手呈对抗牵引,同时做如下动作:医生向下用力屈颈,助手用力对抗牵拉;反复 2~3 次,手法结束。

(七) 注意事项

1. 上项线点头皮易出血,出刀后要压迫止血。

2. 枕下凹点的操作较难,关键是一定要紧紧咬住枕骨骨面,紧贴骨面调整刀锋;既不能把刀锋刺进枕骨大孔,也不可只在枕骨大孔的上方较远的骨面上剥离;前者有危险,后者没有疗效,两者都是应该避免的。

3. 第 2 颈椎棘突点的操作不难,关键是沿着棘突上缘调刀,时时咬住骨面即可避免失误。

第二节　枕大神经卡压综合征

枕大神经卡压综合征即第 2 颈神经后支(内侧支)卡压综合征。本病十分常见。既往有相当多的顽固性头痛病人,被诊断为脑血管性头痛、神经官能性头痛、脑外伤后遗症头痛等。其中大部分病人都是枕大神经卡压综合征。针刀手术治疗枕大神经卡压所致的头痛,方法简单、无痛苦、疗效确切。许多头痛多年,多方治疗无效,饱受煎熬的病人,1 次治疗便痊愈,且未见复发,使病人喜出望外,故向同道推荐。

一、相关解剖

1. 第 2 颈 神 经 后 支(图 3-2-1-2、图 3-2-2-1~2)　第 2 颈神经后支为所有颈神经后支中最粗大者,甚至较其他颈神经前支还粗大。第 2 颈神经在寰椎后弓与枢椎椎弓板之间,在头下斜肌的下方穿出,首先发一细支至头下斜肌,并与第一颈神经后支相交通。然后,分出较大的内侧支与较小的外侧支。第 2 颈神经后支的内侧支为枕大神经。第 2 颈神经后支外侧支支配头长肌、头夹肌、头半棘肌,并与第 3 枕神经相应的分支有吻合。

2. 枕大神经　出椎间管后,先斜向后下,在头下斜肌深面绕过头下斜肌下方走行至该肌浅面上行,经头下斜肌和头半棘肌之间再向上内行,在头半棘肌附着于枕骨处的

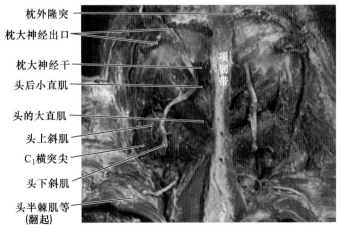

图 3-2-2-1

内侧,穿过头半棘肌与头夹肌,再穿过斜方肌及颈固有筋膜,达上项线下侧,分为数支感觉性终末支。枕大神经在离开椎间管外口之后,它们的绝大部分经路是在柔软的结缔组织中,并主要在肌肉之间。在穿过斜方肌筋膜以上时,与从前方颞部走来的枕动脉及其分支伴行,分布于上项线以上至颅顶的皮肤。有时发一支至耳郭后面上部皮肤。当枕大神经绕过头下斜肌时,此支与第1及第3颈神经后支的内侧支有吻合。因此,在头半棘肌止点的内下方形成颈后神经丛(襻),其感觉范围向前延伸至前额、眶上部。

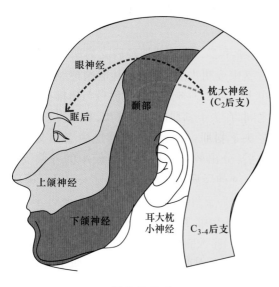

图 3-2-2-2

3. 头部浅筋膜结构 由致密的结缔组织和脂肪组织所构成的头部浅筋膜,有许多纵行的结缔组织小梁,将皮肤和帽状腱膜紧密连接,将脂肪分成无数小格。因此,头部皮肤厚,直接附着于深筋膜,移动性小。由于皮肤张力线与切口相垂直,所以,当头皮有创口时,易出血而不易止血(其实,裂伤不一定大)。皮下脂肪层厚为 10~25mm,内有血管和神经穿行,这些组织对疼痛表现比较敏感。浅筋膜内的血管与神经可分为前、后 2 组:前组,有滑车上动静脉与滑车上神经、眶上动静脉与眶上神经;后组,有枕动静脉、枕大神经。当这部分组织张力较大时,可使神经末梢受

压而出现剧痛。

4. 项部深浅筋膜结构特点 项部浅筋膜致密,并藉纤维束与深筋膜相连。浅筋膜内有颈神经后支和血管走行。项部深筋膜分层包裹项部诸肌。项肌由浅入深分 3 层:浅层为斜方肌、中层为头夹肌、深层为横突棘肌。横突棘肌包括头半棘肌(浅面)、颈半棘肌(中间)、多裂肌和回旋肌(深面),在枕大凹的上部,正在斜方肌与胸锁乳突肌(该两肌胚胎时为同源肌)联合腱处,该腱弓比较紧张,容易卡压枕大神经。

5. 枕大神经的解剖学研究 据韩震等学者对枕大神经的解剖学观察,其特点如下:枕大神经在枕外隆凸下方(28±2)mm,旁开(26±1)mm 穿出斜方肌腱膜和深筋膜后至皮下。枕大神经在枕外隆凸至乳突尖的连线的中、上 1/3 交界点穿斜方肌腱膜和深筋膜,此处的筋膜和其他纤维组织与枕骨紧密愈着在一起,可卡压枕大神经。另外,枕大神经穿出点处有大量腱纤维和筋膜束缠绕枕大神经及枕动、静脉,该处是枕大神经易受卡压的部位之一。

6. 枕大神经与脑干的关系(参见图 3-2-2-2)《麻醉学图谱》(美)指出,脑干和脊髓在三叉神经-核与第 2 颈神经之间,有神经元连接,故行枕大神经阻滞时可以消除耳颞部(太阳穴处)与眶后部疼痛。

7. 关于"枕大凹"的命名 枕大神经的体表定位据解剖学研究,在绕过头下斜肌下方,再折向上方后,它便进入了头夹肌与头半棘肌起始部的外侧,然后进入头夹肌与头半棘肌之间。以头夹肌与头半棘肌为中心,其所对应的浅面是斜方肌与胸锁乳突肌的联合腱弓之下,而其深部正是头后大直肌与头上、下斜肌间组织的空隙之处;同时,在棘突旁又有头半棘肌(起于 C_{4-7} 关节突至 T_{1-6} 横突,肌束几乎垂直向上,止于枕骨上、下项线之间靠近中线的骨面)。在瘦人项正中凹陷,称项沟,其两侧的隆起即是头半棘肌的投影。其项沟外的隆起的形成,应该是最浅层的斜方肌(上

起上项线的内 1/3、枕外隆凸、项韧带全长、C$_7$棘突)、头夹肌(起 C$_4$~T$_2$ 棘突止于乳突),以及头夹肌深面的头后大、小直肌的肌束叠加而成。于是,在项部隆起的两侧便形成了 3 个皮肤凹陷,正中有项沟与枕下凹,旁正中有"枕大凹"。"枕大凹"在枕下凹之两侧,且平行于枕下凹。该凹陷既明显又恒定,即使看不清楚,也可以扪得清楚,且在此处除枕大神经通过外,没有重要的神经血管,所以是个很安全的部位。因此,它是枕大神经定位的极佳标志,故命名该凹陷为"枕大凹"。枕大凹是枕大神经卡压综合征治疗中,松解枕大神经的主要部位,临床上具有极大的实用价值。

二、病因病理

1. 枕大神经卡压综合征的病因多为慢性劳损所致,也常是头、颈部外伤的后遗症状之一。如长时间看电视、玩电脑、编织毛活、不正确的写字和工作的姿态等,可造成项部肌筋膜损伤,导致项部软组织的慢性损伤,各组织间形成粘连、纤维化、瘢痕等改变。头、颈部外伤,有些是严重的外伤,常遗留有久治不愈的头痛。此类头痛,大部分是在头、颈部损伤后造成项部软组织病变而导致枕大神经受压的结果。因为,枕大神经出椎间管后,首先行走于头下斜肌下、后、外侧,然后返向上、内方向斜行,可受头下斜肌(病变)卡压;此后,枕大神经行走在头半棘肌与头夹肌(参见图 3-2-2-1)之间;再后,行于斜方肌与胸锁乳突肌联合腱弓之下;最后,枕大神经穿出斜方肌筋膜至皮下(即枕大神经出口)。这些部位软组织的粘连、纤维组织的增生、挛缩、瘢痕等改变,都将挤压枕大神经,产生一系列症状和体征。另外,要补充一点的是,耳后淋巴结肿大,亦可压迫枕大神经产生疼痛。

2. 当枕大神经绕过头下斜肌时,该支与第 1 及第 3 颈神经后支的内侧支有吻合。因此,在头半棘肌止点的内下方形成颈后神经丛,"其感觉范围向前延伸至前额、眼眶上部。所以,该神经在颅底受累时可以引起牵涉性疼痛,类似鼻窦疾病的表现"(美·凯雷特)。

3. 浅筋膜张力压迫:由于皮下脂肪层厚,这些组织对疼痛又表现比较敏感。所以这些组织不论是原发的还是继发的无菌性炎症病灶,都有可能刺激、挤压血管和神经,引起头痛、头晕以及各种神经疼痛等症状。浅筋膜内的血管与神经可分为前、后二组:前组,有滑车上动静脉与滑车上神经、眶上动静脉与眶上神经;后组,有枕动静脉、枕大神经。当这部分组织张力较大时,可使神经末梢受压而出现剧痛。

4. 在枕大凹的上部,正在斜方肌与胸锁乳突肌(该两肌胚胎时为同源肌)联合腱处,该腱弓比较紧张,容易卡压枕大神经。

5. 韩震等学者指出:枕大神经在枕外隆凸至乳突尖的连线的中、上 1/3 交界点穿斜方肌腱膜和深筋膜,此处的筋膜和其他纤维组织与枕骨紧密愈着,可卡压枕大神经。枕大神经穿出点处有大量腱纤维和筋膜束缠绕枕大神经及枕动、静脉,是枕大神经易受卡压的部位之一。

6. 艾氏解剖认为:枕大神经痛是枕大神经支配区域的疼痛,是感觉异常综合征。通常是由于枕大神经在穿过颈伸肌附着处至枕部的过程中陷入性包裹所致的神经性疾病,其卡压的部位最大的可能是在第 2 颈神经根进入关节突关节的上面。

7. 枕大神经与脑干有联系。有研究证明,脑干和脊髓在三叉神经核与第 2 颈神经之间,有神经元连接,故太阳穴处或眶后处的疼痛,在进行枕大神经阻滞时会解除其疼痛。所以,针刀松解枕大神经卡压后,太阳穴和眶后处的疼痛可得以治愈。

三、临床表现与诊断

(一)病史

任何年龄均可发病,以中年以上的病人居多。部分病人有外伤史,常有久治不愈头痛史。

(二)症状

头痛多为持续性头痛。疼痛在头后、枕

颞部;有时可波及额部外侧面(俗指"太阳穴"处)。有的疼痛较重,一般止痛药物无效。

头皮紧箍感,病人形容如布带或绳索紧箍一样,头皮有一种经常性的紧缩感。

感觉障碍,个别人有头皮麻木感等异样感觉。

(三)体征

1. 局部压痛,可有如下各点:

(1)枕大凹压痛位于第2颈椎棘突与乳突连线的中点,耳后的凹陷处,即针灸穴位的"风池"处。

(2)C_2棘突病侧骨面。

(3)C_1横突端点骨突。此为头下斜肌起止点,该处有压痛说明头下斜肌有挛缩病变。

(4)枕大神经出筋膜处在枕大神经穿出斜方肌筋膜的出口处有压痛,具有此体征者并不十分常见。

2. 局部软组织可有增厚,枕大凹处软组织扪之有增厚、饱满感,并伴随有明显的压痛。

3. Tinel征,部分病人按压枕大凹时,同侧有窜麻感。

(四)诊断性治疗

应用局麻药在枕大凹处阻滞,疼痛消失。

(五)肌电图检查

未见有关报道。

(六)影像学检查

应摄取颈椎X线片。必要时可行颅骨或颈椎的CT或MRI扫描,以除外其他疾病。

(七)鉴别诊断

枕大神经卡压综合征往往与颈椎病、神经官能症等疾病引起的头痛相混淆,应予鉴别。

高位颈椎病可产生头痛的症状,但它不应有"枕大凹"的压痛,而应有颈椎病的相应症状。

神经官能症也是如此,它也不应有"枕大凹"的压痛。如仍无法区别可做诊断性治疗即可鉴别。如有耳后淋巴结炎症时,可触到肿大的淋巴结,且压痛明显;如仍诊断

不清,可予以消炎治疗,待炎症消退后即可确诊。

四、针刀微创手术治疗

(一)适应证与禁忌证

除有急性淋巴结炎症者为暂时禁忌证外,余者均为针刀微创手术的适应证。

(二)体位

俯卧位,病人头探出床头,胸下垫薄枕;让病人尽量屈颈低头,将下颌部抵于枕上,尽量敞开项部术野;保证病人的呼吸道畅通。

(三)体表标志

第2颈椎棘突位于项部正中线上,枕下凹的凹陷下方,深压时可触到一骨性隆起,较其他棘突粗大;虽然位置深在,但可触清,且位置稳定。

第1颈椎横突尖位于乳突与下颌角连线中点的前下方约5mm处,比较表浅,可以比较清楚的触及。

颞骨乳突位于耳垂后方,形如圆丘状的突起,可以清楚扪及。

"枕大凹"为颞骨乳突与第2颈椎棘突连线中点的凹陷处,扪之清晰。

枕动脉(参见图3-2-1-2)位于枕外隆凸外侧约一横指处,大多可触及其搏动,是一个有用的标志。枕大神经在穿出上项线筋膜时,枕动脉走行于枕大神经筋膜出口的外侧(多不在此点操作)。为了不损伤枕动脉,应在枕动脉的内侧进行枕大神经松解手术操作。

(四)定点

视病变部位不同定点(图3-2-2-3):

1. 枕大凹点　定于枕大凹正中压痛点稍外侧,松解覆盖于枕大神经之上的枕部浅筋膜和其下面的深筋膜及头夹肌头半棘肌等。此处并非枕大神经出口,而是枕大神经在到达出口之前,穿行于头半棘肌、头夹肌与斜方肌胸锁乳突肌之间的联合腱弓及出口前的深、浅筋膜之间的部位,其切口线应在枕大神经走行的外侧。此处为枕大神经最主要卡压处。

2. 第2颈椎棘突侧缘点　定于第2颈

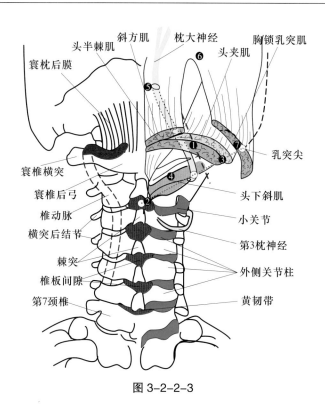

图 3-2-2-3

椎棘突顶端病侧骨缘。松解头下斜肌附着点。

3. 第 1 颈椎横突尖点　定于第 1 颈椎横突后结节尖部,此为俯卧位颈侧方进刀。松解头下斜肌在第 1 颈椎横突上的附着点,消除头下斜肌对枕大神经的卡压。

4. 病侧 C_{1-2} 弓间韧带点　定点于中线外 20~25mm 第 2 颈椎病侧椎弓上,即外侧关节柱的延长线上,目的是松解 C_{1-2} 椎间管的间隙。

5. 枕大神经出口点　约位于枕外隆凸至乳突尖连线的中、上 1/3 交界处,定 1 点。对于此处定点应取慎重态度,枕动脉与枕大神经伴行,但它们排列关系不恒定。因此,在定点时首先找到压痛点;然后再找到枕动脉的搏动点;定点于枕动脉搏动点与枕大神经压痛点两者的内或外侧。

6. 头半棘肌颅骨附着点　位于上项线的稍外侧,15mm 左右处如有肌损伤则可出现压痛点,即可定点于此处。

7. 头夹肌(乳突)附着点　在乳突处有压痛时即可定点松解。

（五）消毒与麻醉

在第 1 颈椎横突与第 2 颈椎棘突处麻醉时,一定要先触清骨点,用手指压住,穿刺针直达骨面,以免将穿刺部位搞错造成重大失误;同时在注麻药前必须回吸,确证无回血、无液体(脑脊液)后才能退出式注入麻药。其他各点亦应按上述原则进行,不可马虎从事。

（六）针刀微创手术操作

1. 枕大凹点(图 3-2-2-4)　刀口线与耳郭方后下段根部边缘平行,即上内、下外斜行方向,与中轴线下段约呈 30° 角。刀体与皮面切线位垂直。快速刺入皮肤,直达枕骨骨面。提起刀锋,至浅筋膜之浅面(约为刺入深度的一半),再切开浅、深筋膜及其由该处经过的肌组织,呈线状切开 2~4 刀;纵行疏通、横行剥离,刀下有松动感后出刀。这里要指出的是,切开筋膜等组织时应听到切开硬韧组织的"嘎嘎"声,说明有较厚韧的筋膜被切断,其疗效更好。

2. 第 2 颈椎棘突侧缘点　刀口线与躯干纵轴平行,刀体与皮面垂直,快速刺入皮

343

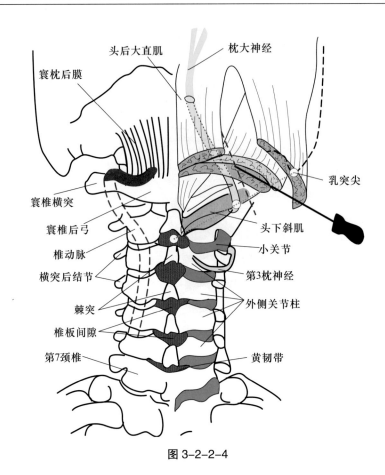

图 3-2-2-4

肤,直达第 2 颈椎棘突骨面;调整刀锋至棘突的病侧骨缘;沿骨缘切开头下斜肌腱 2~3 刀;纵行疏通、横行剥离,刀下有松动感后出刀。

3. 第 1 颈椎横突尖点　刀口线与躯干纵轴平行,与躯干矢状面垂直,刀体亦与皮面切线位垂直(即为从 C_1 横突的后外侧进刀);医生以一手指从侧面压住第一颈椎横突尖部不放,针刀沿其指甲刺入皮肤,匀速推进到达横突后结节尖端骨面;沿横突尖端的下外侧骨缘切开头下斜肌肌腱 2~3 刀;纵行疏通、横行剥离,刀下有松动感后出刀。

4. 病侧 C_{1-2} 椎弓间点　刀口线与躯干纵轴平行,刀体与皮面垂直,快速刺入皮肤。缓慢匀速推进,直至 C_2 椎弓骨面。调转刀口线 90°,沿后弓上缘骨面切开弓间韧带 2~4刀,出刀。

5. 枕大神经出口点(图 3-2-2-5)　一般不做此点,因此点卡压枕大神经者为数较少。

首先要扪得枕动脉的搏动,其动脉的内侧为枕大神经,二者紧紧相邻。刀口线与躯干纵轴平行,刀体与皮面垂直。快速刺入皮肤,直达骨面,做筋膜切开剥离 2~4 刀,刀下有松动感后出刀。出刀后要认真压迫止血。要注意的是,不要损伤枕动脉。

6. 头半棘肌上项线附着点　在枕外隆凸的外侧 15mm 左右压痛点处进针刀。刀口线无特殊要求。刀体垂直,到达骨面后,使刀口线与肌纤维垂直,从浅筋膜起一直切至骨面,感到刀下有松动感后出刀。

7. 头夹肌乳突附着点　压痛点处进刀。刀锋直达乳突骨面。调整刀口线与乳突下内缘平行,铲切头夹肌附着部 3~5 刀,有松动感后出刀。

(七)手法操作

为进一步松解可做如下手法。病人体位不变,助手站于治疗床旁,双手放于患者双肩

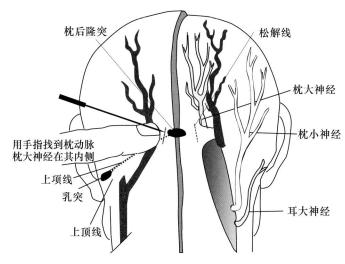

枕后隆突
松解线
枕大神经
枕小神经
用手指找到枕动脉
枕大神经在其内侧
上项线
乳突
耳大神经
上顶线

图 3-2-2-5

上;医生一手托住下颏部,手背抵于床头,另一手(最好是前臂尺侧)压于病人的后头部,其颈尽量屈曲;助手与医生对抗牵引 2~3 次即可。

(八) 注意事项

1. 本病十分多见,对头痛、头部发紧的病人要经常想到枕大神经卡压的可能性,以便及时诊断,避免漏诊。其实,在临床中,很多头痛都是枕大神经卡压所致,针刀微创手术的疗效确切。

2. 在局麻时,一定要准确判断针尖到达各骨面,在麻醉穿刺针回吸时绝对无回血、无脑脊液才可注入麻药。因为第二颈椎的棘突和第一颈椎的横突都比较深在,骨突较小,穿刺针不易一步到位,如不熟悉解剖则有误入椎动脉的可能。

3. 在切开浅、深筋膜时,一定要有切开硬韧组织的明确感觉,确切松解被卡压的枕大神经。

4. C_1 横突尖部的针刀操作尤应注意。此处上下区域内均有裸露于椎动脉孔之外的椎动脉通过,且该段椎动脉一般都向外侧凸出而超过横突尖端连线的矢状面,因此更易于损伤。所以,在 C_1 横突尖部的针刀操作一定要十分谨慎,只能在横突尖端的骨面上活动,更不可深入横突尖端以内进行切开操作。

5. 还要注意的是,除了枕大神经卡压可致头痛外,颈椎病也常有头痛症状。因此,在枕大神经松解后头痛不缓解时,应想到可否是颈椎病所致,以免延误诊断和治疗。

第三节 胸神经后支卡压综合征

胸神经后支的卡压综合征是常见病,只是还没有系统总结,尚未见有详细记载。针刀微创手术治疗疗效颇佳。

一、相关解剖

(一) 胸椎与胸肋关节

属胸廓的一部分。构成胸廓的主要关节为肋椎关节和肋横突关节。

(二) 肋椎关节

为肋骨与脊柱的连接,肋头与椎体的连结称肋椎关节(或称肋头关节),以及肋结节与横突的连接(称肋横突关节),均有肋横突韧带、囊韧带、肋横突上韧带和肋横突后侧韧带等加强。这些关节在功能上是联合关节。

运动时,肋骨沿肋头至肋结节的轴线旋转,使肋骨或上升或下降,以增加或缩小胸廓的前后径与横径,从而改变胸腔的容积而有助于呼吸。

(三)胸神经

有 12 对,由相应胸段脊髓发出。出椎间孔后即分为前支、后支和脊膜支(返支)。胸脊神经后支(图 3-2-3-1~2)细小,在背部又分为内侧支和外侧支,支配椎旁肌群的运动和背部皮肤的感觉。胸神经后支分出后,经上、下二个横突之间、肋横突前韧带及横突间肌之间向后、下、外行走。

1. T_1~T_6(上 6 对胸神经)后支分出的内侧支,经半棘肌与多裂肌之间分布到胸段半棘肌、多裂肌、回旋肌、横突间肌及棘间肌;其终末支为皮支,穿过菱形肌、斜方肌及胸腰深筋膜后,转向外侧,行于背部的浅筋膜内;其分布皮肤的区域达肩胛线。第 2 胸神经后支的内侧支最长,向外侧行可远达肩峰。上 6 对胸神经后支分出的外侧支,由上向下逐渐增大,经胸髂肋肌与胸最长肌之间向下外行,并发出分支支配胸髂肋肌和胸最长肌。

2. T_7~T_{10}(下 6 对胸神经的一部分)内侧支,向背侧行于胸最长肌与多裂肌之间,分布于多裂肌及最长肌。偶尔发出皮支,穿背阔肌、斜方肌及胸腰深筋膜,分布于背部正中线附近的皮肤。

3. T_7~T_{10}(下 5、6 对胸神经的一部分)后支的外侧支较大,亦走行于胸髂肋肌与胸最长肌之间,发支支配二肌;后再发出皮支,穿过下后锯肌与背阔肌,分布于肋角附近的皮下。部分 T_{11}~T_{12}(第 11、12 胸神经)后支的外侧支,参与臀上皮神经的组成,向下外侧走行,越髂嵴至臀外侧部,分布于该处的皮肤。

二、病因病理

胸神经后支卡压综合征的病因主要是劳损和外伤所致。虽然胸段脊椎有胸廓固定,但仍可有慢性的脊柱和胸廓的改变,如驼背、脊柱外伤后的成角畸形等,这些病变可以造成脊椎横突的移位。因此,胸神经后支(无论内、外侧支)相应产生移位并由此导致胸段脊神经后支被卡压,产生临床症状。有时,胸段

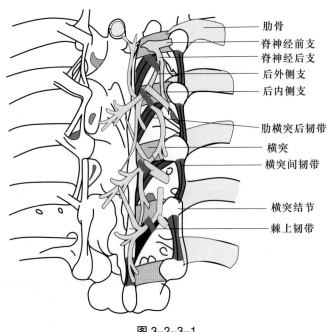

肋骨
脊神经前支
脊神经后支
后外侧支
后内侧支

肋横突后韧带
横突
横突间韧带

横突结节
棘上韧带

图 3-2-3-1

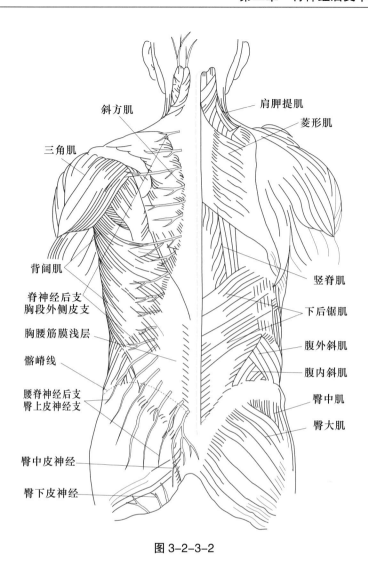

斜方肌

肩胛提肌

菱形肌

三角肌

背阔肌

脊神经后支
胸段外侧皮支

胸腰筋膜浅层

髂嵴线

腰脊神经后支
臀上皮神经支

臀中皮神经

臀下皮神经

竖脊肌

下后锯肌

腹外斜肌

腹内斜肌

臀中肌

臀大肌

图 3-2-3-2

脊柱急性扭伤,导致胸神经后支卡压而出现严重临床表现。

三、临床表现与诊断

(一)病史

多有扭伤历史,少数为慢性劳损。急性发病者多为端提、扛举重物时姿势不符合杠杆省力原理,胸段脊柱屈曲或扭转时突然发生,且立即出现严重的症状。

(二)症状

1. 疼痛 慢性劳损者为慢性疼痛,有时突发加重。主要表现为胸段脊柱的一侧或双侧疼痛。夜间常无明显减轻,有时反而加重,影响睡眠。其疼痛的位置多在脊柱的两侧或一侧,直到肩胛骨附近(疼痛部位是受压胸神经后支的皮支分布的部位),且可有明显压痛。其放射痛多在菱形肌、髂肋肌部位。急性发作者,则在扭伤后立即发生严重症状,病人几乎不能活动,痛苦不堪。

2. 强迫体位 疼痛症状轻者,活动受限较轻;而急性发作者,活动则极度受限,几乎不能活动。有时呼吸活动也会牵涉疼痛加重,病人自我保护,呈强迫体位状态。

3. 皮肤无感觉障碍

(三)体征

1. 活动受限 慢性者,无明显活动障

碍;而急性发作者活动极度受限,尤其是胸腰部位不敢屈曲。

2. 脊柱后凸畸形 胸段脊柱的驼背,脊柱压缩骨折的成角后凸畸形,脊柱扭伤的旋转移位等造成椎骨横突的移位,从而产生背部疼痛症状。脊柱后突畸形部位的两侧会有明显的压痛点。

3. 压痛 应在被卡压神经的根部寻找痛源点(脊神经后支卡压处);该卡压处为发出该神经上一胸椎横突的骨面上。因此,它的压痛点应在疼痛部位脊柱正中线外20~25mm 的横突处,大部分病人可寻得多个压痛点。

4. 放射痛 典型病人可有放射痛至菱形肌、髂肋肌等处(即自觉疼痛的部位)。

5. 肌痉挛 胸椎两侧的竖脊肌可呈现痉挛状态,其表现是,一侧竖脊肌较对侧明显硬韧,压之有敏感的疼痛。

(四)试验性诊断(神经干阻滞)

在脊柱两侧的压痛点上,横突的背面做局部神经阻滞治疗,立即止痛者,证明胸段脊神经后支卡压便是该病的病因,该处便是本病的病源点。

(五)影像学检查

应摄脊柱 X 线像,以除外骨科疾病。

(六)鉴别诊断

本病应与棘上韧带和棘间韧带损伤相鉴别。棘上韧带和棘间韧带损伤的疼痛局限,亦无脊神经后支的放射性疼痛。其他胸段的肌损伤部位的痛点局限而明确,亦无脊神经后支的压痛和放射痛的特有规律。

四、针刀微创手术治疗

(一)适应证与禁忌证

除占位性病变(如转移瘤等)压迫外,均为针刀微创手术治疗的适应证。本病患者多为老年人,针刀微创手术治疗对病人的干扰很小,所以无年龄限制。有的病人症状很重,又有某些慢性病,如陈旧性心梗等,只要不是急性发作期就可治疗。有些病人患有高血压、

糖尿病等,在稍加控制后,便可行针刀微创手术治疗。

(二)体位

俯卧位,腹下垫以薄枕。

(三)体表标志

胸椎横突结节 横突本不是体表标志,但为了操作方便在此一并论述。由于胸椎棘突明显向下倾斜,故胸椎的棘突与同一胸椎横突的关系不确定。在脊柱颈胸交界与胸腰交界处,棘间与横突结节几乎平行;但在大部胸椎(即除颈胸与胸腰交界处外)棘突与横突则较接近。目前,寻找胸椎横突的最佳方法就是扪摸比较表浅的胸椎横突结节(此处可有明显的压痛)骨性标志,为最准确。

(四)定点(图 3-2-3-3)

在胸椎中线外旁开 20~25mm 的胸椎横突结节背侧骨面上可寻找到压痛点,由于每支后内侧支都支配三个脊椎后部运动单位(如关节突关节、黄韧带、棘上韧带、棘间韧带等),故一般至少定 3 点;可以单侧,也可以双侧定点;如病情需要也可定更多个点。

(五)消毒与麻醉

此处麻醉应注意的是,穿刺针不应斜向外侧。除肥胖体型者外,胸段的穿刺点一般深度不超过 50mm。施麻醉前,要扪清胸椎横突结节,麻醉针应直对横突结节刺入,当麻醉针穿刺达横突结节骨面,回吸无血无液无气时,退出式注入麻药。此处麻醉应当充分,以免触及后支神经时有窜痛感。

(六)针刀操作(图 3-2-3-4~5)

进刀前,必须扪清横突结节。刀口线与脊柱纵轴平行,对准胸椎横突结节垂直进刀。快速刺入皮肤,匀速推进,直达横突骨面。首先松解横突下缘外侧,然后松解肋横突关节,刀口线一直与横突结节骨缘平行(即呈弧形旋转),切开关节囊 3~5 刀;此处的操作过程可根据个人习惯安排。如先松解横突结节下缘,再松解外侧缘(即肋横突关节),最后松解上缘(亦是肋横突关节),依次进行。接着,进

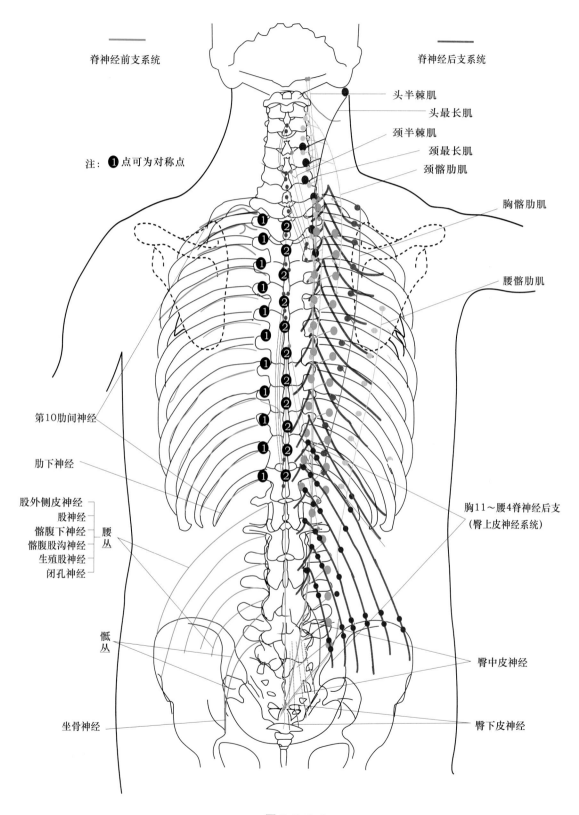

图 3-2-3-3

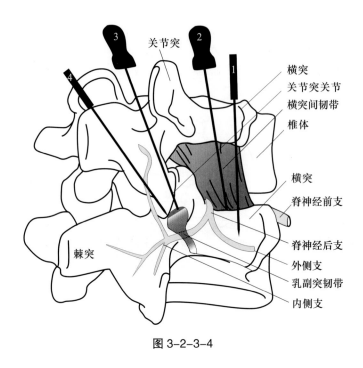

图 3-2-3-4

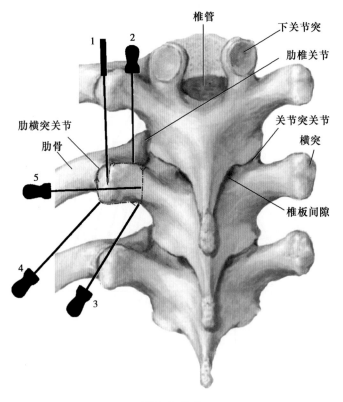

图 3-2-3-5

行横突上缘横突间韧带的松解。将刀锋移到横突上缘，使刀口线与横突上缘平行，沿横突上缘铲切横突间韧带，直到横突上缘根部。接下来，调转刀口线90°，将刀锋移至横突背面根部，紧贴椎体骨缘松解乳副突韧带，由上至下，切开2~4刀；并向外侧剥离2~3下，松解经过横突背面走行的后外侧支。最后，如为连续多节段病变，且各点由上向下顺序操作者，则可以将刀锋移到横突下缘，再调转刀口线90°，沿横突下缘铲切横突根部横突间韧带2~3刀，以增加下位横突间韧带的松解程度。刀下有松动感后，出刀。

（七）手法操作

术后斜扳1次即可。

（八）注意事项

1. 此病发病率很高，对胸背痛的病人要仔细检查，以便明确诊断。

2. 局麻和针刀手术操作都要严防气胸并发症的发生。关键在于针尖和刀锋都不能向外倾斜，不能在脊柱中心线25mm以外的胸背部进行操作，刀锋只能在垂直或稍向内倾斜角度上活动。

3. 在胸椎横突定点时，大多数人往往感到困难，其原因是寻找不到明确的标志。下表的测量数据可以帮助施术者较准确地找到胸椎横突（表3-2-3-1）。

其一、胸椎的横突径线与颈椎、腰椎均不同，其原因可能与胸廓结构相关。胸椎横突的最大宽度由 T_1 起，其值由大变小，最大平均值为（36.5±2）mm。因有肋骨与胸椎横突相连，故不易在针刀操作中明显体会出横突的末端来。但除 T_1~T_3 外，脊柱中线外横突的最大径线均较颈、腰椎为小，其横突最大值（从脊柱正中线算起）平均为29.1mm，而至横突根部的径线则为16.6mm。一般来说，横突结节位于中线外20~25mm之内。在进行胸椎横突点操作时要注意这一径线的特点，且不要把针刀定点在此距离之外，

表3-2-3-1 胸椎径线平均值及其各值的意义 　　　　　单位:mm

项目\节段	关节突内间距/2	关节突外间距/2	横突前后间距	横突根间距/2	横突尖间距/2	横突结节高宽度	胸椎横突结节中线距
T_1	10.2±1	22.4±2	13.2±1	21.8±1	36.5±2		
T_2	7.6±2	18.8±1	12.0±1	14.8±3	32.8±1		
T_3	5.1±1	17.0±2	12.2±1	16.7±2	31.0±2		
T_4	5.5±1	16.6±2	11.0±2	16.7±2	28.7±2		
T_5	5.1±1	16.9±2	10.5±1	16.3±2	29.6±2		
T_6	5.3±1	16.4±3	11.5±2	16.4±2	30.0±2	8.0~10	20~25
T_7	4.8±2	17.3±0	11.0±1	16.6±2	30.5±2		
T_8	5.2±1	18.3±3	11.0±3	16.8±2	31.6±3		
T_9	4.9±2	16.3±3	11.8±1	17.1±2	29.8±1		
T_{10}	5.1±1	16.9±3	11.8±2	17.2±2	28.2±2		
T_{11}	5.2±1	16.4±2	13.4±3	15.4±3	26.9±1		
T_{12}	5.4±1	16.1±3	12.0±2	13.5±4	26.6±2		

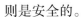
则是安全的。

其二、胸椎横突末端有横突结节,胸椎横突的另一特点是明显上翘。横突末端的后翘的高度与横突结节的宽度均为8~10mm。所以,在胸椎横突部操作时会有愈向根部愈深的感觉,因为,从横突根部至横突末端将有10mm的落差存在。

其三、T_{1-2}与T_{11-12}横突与棘间几乎平行,而其余的胸椎横突则多与棘突相近。可见,胸椎的横突与棘突间无十分准确的对应关系。因此,为准确定位胸椎横突结节,必须仔细扪摸横突结节的骨面;只有在手指下是骨性结节者才可定点。

其四、不能在横突结节以外进刀超过肋骨面,否则易造成气胸,一定要时刻警惕。

第四节　腰段神经后支卡压综合征

腰脊神经后支卡压综合征是一个还没有正式命名的疾病。这一疾病的名称听起来很陌生,临床上却是非常常见的病症。腰段脊神经后支的内侧支卡压常引起脊柱正中及棘突、棘间及其两侧疼痛;而外侧支卡压综合征则包括如下常见疾病:如急性腰扭伤、慢性腰背痛、腰臀部脂肪疝、胸腰段脊椎压缩性骨折后遗腰背痛以及驼背畸形等所致的急、慢性腰背、腰臀部疼痛等多种疾病。还包括过去一些很含糊的病名:如小关节滑膜嵌顿症、腰背部小关节紊乱症、腰背部急慢性肌筋膜炎、竖脊肌骨－筋膜间室综合征或被称为腰背部慢性软组织损伤等疾病。

腰脊神经后支在通过椎间管外口的骨纤维管后分为内、外侧支。后内侧支行于横突背面,穿过乳副突骨－纤维管后达脊柱后方;后外侧支,要经过比后内侧支更为复杂的路径下行。在后外侧支走行路径中的任何一处受到卡压所产生的一系列症状和体征,统称之为腰脊神经后外侧支卡压综合征。而后外侧支入臀后为皮支,皮支受卡压产生的症状和体征则称为臀上皮神经卡压综合征或称臀上皮神经损伤。这是一个十分常见的疾病,但却是一个不为医生所熟悉的病症。此病给人们带来很大的痛苦,严重影响劳动能力,也常严重影响一些青壮年与老年人的生活质量。

曾遇到许多病人,如腰臀部的一个"小疙瘩",使病人多年不能参加劳动;而切除以后做重体力劳动也从未发生腰痛;还有些病人,因腰背痛,经多方求治无效,不得不卧床达半年至一年之久而病情却丝毫未减;而后,1次针刀微创手术治疗,便立即下地行走如常。正因为医生对脊神经后支卡压综合征不熟悉,所以不能正确诊断,更谈不上有效的治疗。真正掌握这一疾病的诊疗技术,将为大量这类病人解除莫大的痛苦,解放众多的劳动力,将提高许多人的生活质量。

一、相关解剖

(一)腰神经后支神经(图3-2-4-1~2)

腰脊神经后支较细,在椎间管外口处,脊神经节的外侧从脊神经发出后,向后下行;经上关节突与横突上缘之间的骨纤维孔,至横突间韧带内侧缘分为后内侧支和后外侧支。腰神经后支主干长为5~15mm;上腰段后支的分支约在椎间孔外15mm处;下腰段后支分支约在椎间孔外20mm处。脊神经后支的内、外侧支均为混合神经。

(二)腰脊神经后支骨纤维管

1. 腰脊神经后支神经干,在神经根管的出口处所通过的骨纤维管称脊神经后支出口骨纤维管(参见图3-2-4-2)。

该骨纤维管位于椎间管外口的外下方,即椎间管外口后外方横突根部上缘上。L_{1-4}脊神经后支的骨纤维管的四壁组成如下:内下壁为下位椎骨横突根部的上缘与同一椎骨上关节突根部的外侧缘之间的骨面;上壁为

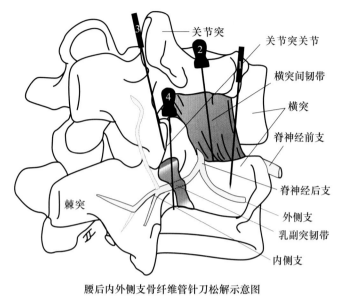

腰后内外侧支骨纤维管针刀松解示意图

图 3-2-4-1

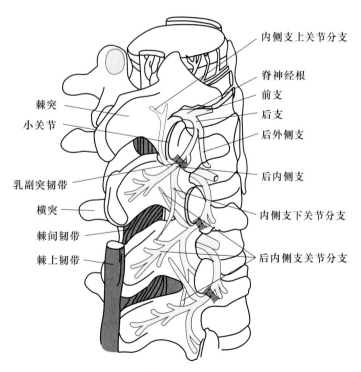

图 3-2-4-2

横突间韧带内缘与纤维膜围成。骨纤维管的断面可呈四种形状:近椭圆形(纵径大于横径),近圆形(纵径几等于横径),三角形(一边为骨面,另两边为韧带),近扁圆形(纵径长,横径很短),有时为横行的纤维束分隔成2~3个小管,分别容神经和血管通行。有关骨纤维管的测量见表3-2-4-1。

2. 腰脊神经后支出口骨纤维管外口的体表投影相当于同序数腰椎棘突外侧的下述两点的连线上:即上位点在L_1椎平面后正中线外侧23mm,下位点在L_5椎平面后正中线外侧32mm;两点间的连线与其深层的多裂肌肌间隔一致;可据此作为手术时针刀进达腰部骨纤维管外口的体表标志。其水平标志为,L_{1-4}后支骨纤维管外口约与同序数腰椎棘突平齐;L_5骨纤维孔则略低于L_5棘突平面。

表 3-2-4-1　脊神经后支骨纤维管出口管径神经干支直径测量表　　　　单位:mm

项目	$L_1(L_{1-2})$	$L_2(L_{2-3})$	$L_3(L_{3-4})$	$L_4(L_{4-5})$	$L_5(L_5-S_1)$
骨纤维横径	2.69 ± 0.89	2.66 ± 0.75	2.68 ± 0.82	3.14 ± 0.99	2.66 ± 0.64
管出口纵径	6.38 ± 1.53	6.73 ± 1.63	6.34 ± 1.50	5.75 ± 1.74	1.73 ± 0.13
韧带的厚度	0.65 ± 0.37	0.64 ± 0.78	0.78 ± 0.42	1.34 ± 0.52	1.88 ± 0.53
后支干 Φ	1.51 ± 0.30	1.53 ± 0.29	1.42 ± 0.31	1.23 ± 0.32	0.77 ± 0.17
直径支 Φ	0.5~1.2				0.2~0.35

表 3-2-4-2　臀上皮神经外径测量表

部位	出管点外径入臀点外径 /mm	
T_{12}	1.19 ± 0.51	1.22 ± 0.54
L_1	1.20 ± 0.43	1.30 ± 0.47
L_2	1.32 ± 0.48	1.42 ± 0.59
L_3	1.34 ± 0.57	1.54 ± 0.45
L_4	1.45 ± 0.66	1.71 ± 0.62

(三)腰脊神经后内侧支

1. 腰脊神经后内侧支的走行及分布(参见图3-2-4-2):腰脊神经后内侧支直径较外侧支细小,其横径一般小于1mm。该神经自后支分出后,行经横突间韧带内侧缘与下位椎骨上关节突根部的外侧缘之间;绕上关节突的外侧缘走向后下内侧方;横过横突的后面,进入乳突与副突之间的骨纤维管(或骨管);出管后斜向下内侧方,至椎弓板后面,再向下越过1~3个椎骨,分布于椎间关节柱(即椎间关节内、外缘的连线所夹的区域)内侧方的各结构。此结构包括如下各组织:棘间肌、多裂肌、黄韧带、椎间关节囊、棘上韧带、棘间韧带、骨膜等。主要司理感觉,部分司理运动。第5腰神经后内侧支的行径有所不同,它在骶骨翼的骨沟中分出,转向后内侧下方,经骨纤维管到达骶中嵴侧方,终止于多裂肌。

2. 乳、副突骨纤维管腰神经后内侧支通过的骨纤维管位于腰椎乳突与副突之间的骨沟处。其走行自外上斜向内下,由前、后、上、下四壁构成:前壁为乳突、副突间沟;后壁为上关节突、乳副突韧带;上壁为乳突,下壁为副突。管的前、上、下壁为骨质,后壁为韧带。后内侧支在骨纤维管内呈扁圆形,直径为0.8~1.3mm,而骨纤维管内径为21~39mm。神经及伴行血管周围充满疏松结缔组织。但有时后壁的韧带钙化、骨化,形成骨管。骨纤维管长5~6mm,距正中线约20mm。骨纤维管的体表投影在同序数腰椎棘突下外方的两点连线上,即:上位点在L_1椎平面后正中线外侧约21mm;下位点在L_5椎平面后正中线旁开约25mm。由于后内侧支前段恒定行于下位椎骨上关节突外侧,使该处成为神经阻

表 3-2-4-3　30 例腰神经后支及其分支的测量数据（最大至最小值）　　　　单位：mm

后支 节段	后支主 干长度	后外侧支起点 至横突长度	横突点后外侧 支至前支距离	横突根至 正中线距离	后横突点至后 正中线距离
L₁	3.8 ± 0.9 2~6	9.2 ± 0.8 3~14	7.5 ± 2.7 4~15	21.8 ± 1.7 19~26	23.3 ± 1.8 20~27
L₂	4.7 ± 1.1 2~79	8.3 ± 3.0 1~15	9.0 ± 2.4 5~14	22.9 ± 1.82 20~27	4.6 ± 1.9 21~28
L₃	4.7 ± 1.1 2~8	6.5 ± 3.5 1~14	7.4 ± 1.9 5~12	24.8 ± 2.4 21~30	26.5 ± 2.5 22~31
L₄	4.9 ± 0.2 2~11	4.6 ± 3.0 0~12	6.9 ± 2.2 4~13	27.0 ± 3.02 23~33	28.6 ± 3.1 24~25
L₅	10.7 ± 3.9 6~25	1.3 ± 0.7 1.0~3.0	10.0 ± 2.8 16~55	29.9 ± 3.4 25~35	31.0 ± 2.3 27~36

滞及术中寻找后内侧支的理想部位。

3. 乳、副突骨纤维管的解剖学特点：从上述解剖可见，腰神经后内侧支在其行程中要经过乳副突骨纤维管等组织才能到达它的支配区。在正常情况下，骨纤维管有保护通过其骨纤维管内的血管、神经的作用；但由于乳－副突骨纤维管孔道细小，周围结构坚韧，缺乏弹性，再加上腰部活动度大，故易拉伤；尤其是腰脊神经后内侧支由横突上缘的骨纤维管穿出后，其内侧支，就一直走行在紧贴横突最内侧的骨面上，行程不到 10mm 又进入乳副突骨纤维管中，因而更易被卡压。不仅如此，尚可因骨质增生或乳副突韧带骨化等原因，使孔道进一步变形、狭窄，致使脊神经后内侧支无处避让；以致被卡压而产生腰背痛。从上述解剖中还可看出，腰神经后支出椎间管后所经过的骨纤维管位于下位椎体横突的上缘根部；而腰脊神经后支的内侧支所经过的乳副突骨纤维管则位于同一椎体横突下缘的根部。两者骨纤维管所处的位置几乎是在同一条投影线上，区别就在于横突的上、下缘而已。

（四）腰脊神经后外侧支（图 3-2-4-3）

腰脊神经后外侧支又分为肌支和皮支。

1. 腰脊神经后外侧支的肌支　腰脊神经后外侧支进入竖脊肌后，分出终支并支配竖脊肌者为后外侧支的肌支。肌支较后内侧支为粗，其根部横径均大于 1mm。在腰脊神经后外侧支中比较而言，L₁₋₃ 后外侧支较粗，直径约 1.3mm；L₄₋₅ 的后外侧支则相对较细。不同节段的腰脊神经后外侧支的走行也不完全一样。L₁₋₃ 后外侧支出神经根管外口骨纤维管后斜向下外方，在接近下位椎骨横突后面中份（设横突后面为三等份）处进入竖脊肌，并发支支配该肌。然后，部分神经纤维由相应部位穿出该肌；L₄、L₅ 脊神经后外侧支细短，出骨纤维管后斜向下外方，越下位椎骨横突后面的外侧份进入竖脊肌，终为数支，支配该肌。腰脊神经后外侧支在肌内迂曲穿行，各后外侧支在不同部位均有多处吻合，但以肌内吻合多见。L₄ 后外侧支部分纤维穿出竖脊肌进入筋膜下至皮下，参与臀上皮神经系统的组成。L₅ 后外侧支的走行设专题论述。臀上皮神经在不同部位的外径见表 3-2-4-2。

2. 腰脊神经后外侧支的皮支　腰脊神经后外侧支穿出竖脊肌达皮下者为皮支，这些皮神经将到达臀部甚至下肢，组成臀上皮神经系统。其皮神经穿出竖脊肌的位置有着重要意义。如以左、右侧髂嵴最高点连线为横坐标，由 L₂₋₃ 棘间平面距中线 60~70mm

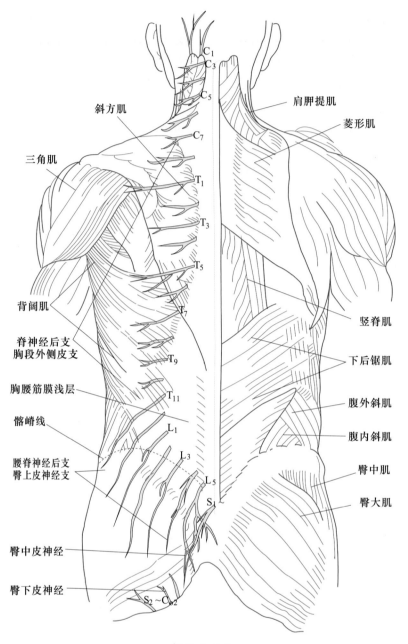

斜方肌

肩胛提肌

菱形肌

三角肌

C_1
C_3
C_5
C_7
T_1
T_3
T_5
T_7
T_9
T_{11}
L_1
L_3
L_5
S_1
$S_2 \sim C_{02}$

背阔肌

脊神经后支
胸段外侧皮支

胸腰筋膜浅层

髂嵴线

腰脊神经后支
臀上皮神经支

臀中皮神经

臀下皮神经

竖脊肌

下后锯肌

腹外斜肌

腹内斜肌

臀中肌

臀大肌

图 3-2-4-3

处为纵坐标,$T_{11\sim12}$脊神经的后外侧支则在髂嵴最高点连线上方约 10mm 处穿出竖脊肌;$L_{1\sim4}$脊神经后外侧支在 $L_{3\sim4}$ 棘间平面,在髂嵴最高点连线上 3~10mm 处穿出竖脊肌。后外侧支穿出竖脊肌后即为皮支,通常紧贴竖脊肌表面,在胸腰筋膜下,下行一段距离,一般在相应的下一棘间平面再穿出胸腰筋膜后(浅)层。然而,$L_{1\sim3}$ 后外侧支分别有 15.6%、

33.7%、67.8% 穿竖脊肌后立即再穿胸腰筋膜浅出。在正常情况下,供神经穿出的胸腰筋膜上的裂孔较神经支为大,因而不致压迫神经。所以,脊神经后支在此处被卡压者较少见。虽然如此,却曾见过皮支在穿出筋膜下段时被脂肪疝卡压致腰痛而不能劳动者,经手术切除后而愈。

3. 后外侧支及其分支间的交通支 腰

后丛及其意义相邻的腰脊神经后支及其分支之间的交通支相互连接很普遍,有的是多次反复交通、吻合。其类型有:后外侧支之间的交通;后支与后外侧支之间的交通;后内、外侧支之间的交通;后内侧支之间的交通等。这些交通支在 L_{1-5} 更为多见,前两种类型较后两种类型多见。交通支所在部位深、浅不一。深者,在横突附近,多靠近横突根部;浅者,在胸腰筋膜与竖脊肌间或皮下。这部分交通支均是后外侧支之间的交通。

这些腰脊神经后支及其分支之间的广泛吻合,可视为脊神经后支的腰后丛。正因为相邻的腰脊神经后支间存在着广泛的交通

和吻合,形成了一种多节段的重叠分布模式。所以,腰脊神经后支及其分支中所含有的神经纤维就不限于一个脊髓节段,往往含有邻近数个节段的神经纤维。即一个内侧支或外侧支常含有附近 2~3 个脊髓节段的纤维成分。这种分布模式有利于肌、关节等器官活动的相互协调,对维持腰部脊柱的整体稳定性有重要意义。另一方面,这种分布模式也带来了腰背痛主诉定位不太明确的特点。因此,在诊断时应特别注意这一关键问题。

(五)臀上皮神经系统(图 3-2-4-4)

1. 命名根据　臀上皮神经来源于多个胸、腰脊神经后支,最常见的是由 T_{11}~L_4 脊神

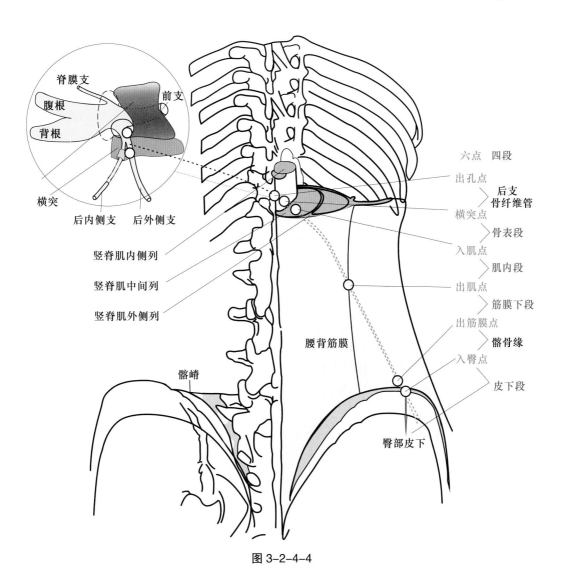

图 3-2-4-4

经后支组成。这些神经穿行于骨纤维管、骨面、多个肌、筋膜、皮下等组织，并支配广大区域的骨关节、肌、筋膜及皮肤的运动和感觉；是一个具有特别重要意义的神经丛。为突出它的结构特点和重要性，称它为"臀上皮神经系统"，也可能并不为过。

2. 髂嵴骨纤维管　$L_{1\sim4}$脊神经后外侧支连同$T_{11\sim12}$脊神经的后外侧支，在竖脊肌内、外经过重新组合，于竖脊肌外侧缘穿出胸腰筋膜浅层；再穿髂嵴骨纤维管抵达臀部皮下。髂嵴骨纤维管的上壁为胸腰筋膜，下壁为髂嵴后缘，两者共同构成了骨纤维性管道。这个管道有时紧紧包绕这些神经的束膜；狭窄时，可形成对臀上皮神经的卡压。

3. 臀上皮神经系统结构　有学者根据后外侧支的全程走行特点，为表达明确起见，人为地将其分为六点、四段（参见图3-2-4-4）。

（1）六点

1）出孔点：腰神经后外侧支出横突间韧带骨纤维管处为出孔（管）点。

2）横突点：后外侧支在横突背面穿行（可被纤维束固定）处为横突点，以上两点由于都是骨纤维管结构，故最易被卡压。

3）入肌点：后外侧支离开横突后（即横突中段下缘处），向下外方向行走进入竖脊肌处为入肌点，然后继续向下外方行走。

4）出肌点：后外侧支在肌内经迂曲穿行并发出肌支后，穿出竖脊肌表面，此穿出处为出肌点。

5）出筋膜点：后外侧支出竖脊肌后，直接进入深筋膜下，并向下外走行一段距离后，再穿出深筋膜至皮下，此穿出深筋膜处为出筋膜点。

6）入臀点：后外侧支出筋膜后继续向外下走行，并直接进入髂嵴上缘骨纤维管上口，再穿骨纤维管后外侧，进入臀部皮下，神经穿越髂嵴骨纤维管处为入臀点，此入口也是骨纤维性管道，所以，也是容易受卡压的部位。

（2）四段

1）骨表段：后外侧支从出椎间管外口便

走行于横突后面，当它离开横突骨面后即进入竖脊肌内。从出孔（管）点起至入肌点前的一段脊神经后外侧支所走行的路程为骨表段，在骨面上尚有纤维束固定外侧支，所以此处最易受卡压。

2）肌内段：即从入肌点至出肌点之间的一段。此段中，后外侧支虽然在肌内迂曲走行，又出入深筋膜两次，但因深筋膜处神经的出、入口均很宽松，故在此段内神经不易受到卡压。

3）筋膜下段：由出肌点至出筋膜点一段，即出肌点至神经越髂嵴前的一段，此段极短。在此段内，神经的出入口均较宽松，但遇到过脂肪疝卡压后支者。

4）皮下段：即后外侧支穿越髂嵴后在臀部、大腿后侧，甚至远达小腿至踝上部都有皮支存在，其作用为司理皮肤的感觉。

上述段与段之间都以钝角相接，所以，在各段交接处不易发生卡压。腰脊神经后外侧支的分支，分布于椎间关节连线外侧方的结构，如横突间韧带、竖脊肌、髂腰韧带等。

皮下段的具体行径：

由$T_{11\sim12}$和L_1分出的外侧支，越髂嵴和髂嵴稍前方的上缘，穿过出筋膜点的圆孔进入臀部外侧份，臀中肌、阔筋膜张肌表面的浅筋膜的浅层。

由L_2分出的外侧支，穿过入臀点的扁圆孔进入臀部中份，臀中肌与臀大肌下部表面的浅筋膜的中层。

由$L_{3\sim4}$分出的外侧支，穿过入臀点的扁形隧道进入臀部内侧份，斜跨臀大肌，平行于该肌前缘与臀中肌之间的双层筋膜沟中下行，然后浅出。臀上皮神经在其行程中均有血管伴行，并一同翻越髂嵴，穿越入臀点的隧道进入臀部的内侧部。

应用坐标法，即腰背部后正中线为纵坐标；两髂嵴最高点的连线为横坐标，臀上皮神经在入臀点的体表定位，其测量结果见表3-2-4-4。

表 3-2-4-4　入臀点测量表 单位:mm

表 3-2-4-4　入臀点测量表 单位:mm

部位	至纵坐标距离	至横坐标距离
T_{12}	76.64 ± 5.71	2.76 ± 7.12
L_1	74.24 ± 5.92	3.36 ± 6.82
L_2	69.12 ± 6.01	7.78 ± 5.12
L_3	65.32 ± 6.73	9.65 ± 5.27
L_4	62.41 ± 5.84	12.43 ± 6.63

(3)臀上皮神经系统的组成形式有:三支型;四支型;五支型;六支型。

解剖学研究者由于取材、解剖方法与样本的不同,其统计结果可有差异。最早材料认为三支型最常见,约占56%;而后的许多学者提出,四、五、六支型者并不少见。有的研究认为,臀上皮神经的组成形式以五、六支型者最为多见。从临床角度来讲,后者符合客观实际。它们在不同平面贯穿包括胸腰筋膜后层在内的不同结构浅出,随后进入臀区。

(4)臀上皮神经的分布规律:这是臀上皮神经特有的规律。这个规律是:脊神经后支由脊椎高位穿出者居臀部的外侧;由脊椎低位穿出者居臀部的内侧。故自高位到低位,穿出点由外侧向内侧依次排列。以竖脊肌外侧缘附于髂嵴处为中心向内侧、外侧各20~30mm的髂嵴范围内,是臀上皮神经越过髂嵴之最集中处,95%的臀上皮神经经此下行至臀部。腰脊神经后外侧支在臀部浅筋膜下继续向下走行,皮支分布于臀部及大粗隆部等处的皮肤,有的神经支可达到腘平面,个别人甚至可达踝上,司理该区的皮肤的感觉。臀上皮神经穿出深筋膜的部位,被筋膜固定,跨过髂嵴后,则行于浅筋膜中,愈向下位置越浅。当躯干做旋转运动时,皮肤和浅筋膜等浅层结构活动度大,深层结构活动度小,这可能是造成臀上皮神经损伤的原因之一,也是常见的腰腿痛的重要病因之一。

从上述解剖可见,在横突背面中、外侧份可以找到外侧支,在上关节突的外侧面或其内下方(即横突背面根部)可找到内侧支,在椎间孔处可找到后支神经干。这是近年来对腰脊神经后支研究的新进展,对于脊神经后支的定位具有重要意义。已有人以此定位法,采用腰神经后支切断术治疗顽固性腰背痛。

从上述解剖中还可看到一个突出的特点是:腰脊神经后支及其分出的内、外侧支,在其行程中,均通过骨纤维管,穿竖脊肌,出入胸腰筋膜、皮下组织等。在正常情况下,这些孔、管或裂隙有保护通过其内的血管神经的作用。但由于孔道细小,周围结构坚韧,缺乏弹性,再加上腰部活动度大,故易损伤;或因骨质增生使孔道变形、狭窄,压迫通过的神经和血管而导致胸背、腰背部疼痛,甚至是严重的腰背痛。

(六)L_5 脊神经后内侧支的分布特点

L_5 脊神经后支的内侧支走行在内侧腰骶椎椎间关节的后下方。当 L_5-S_1 椎间盘变性后,L_5 下关节突下沉时,便可挤压 L_5 后内侧支。而当弯腰时,脊神经内侧支的位置可略上升,再猛然伸腰时,该神经支尚未能归位时即被本已下沉的下关节突卡压,可以引起急性腰痛症状。这是早期对脊神经后支被卡压的病理和一种推想,是否符合事实尚有待研究。不过 L_5-S_1 关节处经常发生退行性变,小关节必然狭窄,走行在此狭窄间隙中的细小神经支易被卡压也是顺理成章之事。

(七)腰部脊神经后支的作用

脊神经后内侧支及后外侧支支配脊柱后侧的韧带(包括棘上、棘间、黄韧带)、肌、椎间关节和关节囊、胸腰筋膜、全部竖脊肌等的运动,以及臀至股骨大转子部皮肤感觉等。它不仅调节脊柱的生理性活动,还能控制非生理性活动。它能把支配韧带的神经的本体感觉传导至中枢神经系统,反射地引起肌收缩,经常保持脊柱的平衡和稳定,防止脊柱发生不应有的损伤。腰脊神经后支尚能调节竖脊肌的紧张度,并与腹直肌保持平衡。

二、病因病理

(一) 病因

慢性劳损、急性扭伤和外伤后遗症以及脊柱的畸形是产生脊神经后支卡压的最重要的原因。

慢性劳损以家庭主妇最为多见。由于繁重的家务劳动，需经常弓背、弯腰工作，长年累月，对背肌和脊柱的骨关节、韧带等都是慢性劳损。对于背肌缺乏锻炼者、驼背畸形或老年性驼背，更易致病。

急性腰扭伤是腰脊神经后支卡压的另一个最常见的病因。具体地说，可分为如下几种情况：

1. 急性外伤。

2. 没有思想准备和无准备的劳动或体育活动。

3. 工作姿势不当。

4. 推、拉、提、扛劳动方式不科学(图3-2-4-5)；有的人自认为身高力大，对搬、提重物不讲科学方法，而遭致腰扭伤，症状往往极重。

5. 工作中配合不协调等。

6. 脊柱外伤后遗症后凸畸形导致的脊神经后支卡压综合征十分常见。脊柱压缩骨折，后凸畸形，由于横突与脊神经后支间的力学状态的改变，几乎都会导致脊神经后支受压而产生腰背痛。

7. 尚有腰椎间盘突出症等疾病后，由于强迫体位(侧凸畸形等)而导致的脊柱旋转移位，从而使脊神经后支受到卡压。这也是脊神经后支卡压极为常见的原因。往往可遇到腰椎间盘突出症的病人，疼痛症状十分严重，其中最严重的症状却与腰椎间盘突出症的临床表现不相符合，而仅仅处理腰椎间盘突出症还不能完全缓解临床症状。如果这时才想起可能是脊神经后支卡压所致则有延误诊断之嫌，应当早就想到合并有脊神经后支卡压综合征的可能。而当处理好脊神经后支卡压综合征后，病人可以完全或部分消除腰背痛症状，证明了诊断的正确性。

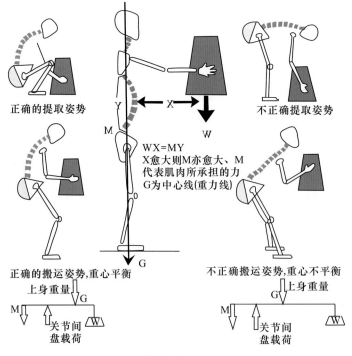

图 3-2-4-5

（二）病理

腰脊神经后支卡压综合征的病理有以上几个方面：

1. 脊神经后内侧支卡压的病理 腰脊神经后支分出的内侧支，在其行程中，要经过椎间管外口部横突骨纤维孔、乳副突骨纤维管或穿胸腰筋膜等组织。在正常情况下，这些孔、管或裂隙有保护通过其内的血管、神经的作用；但由于孔、道细小，周围结构坚韧，缺乏弹性，再加上腰部活动度大，故易于产生卡压。后内侧支在此狭窄区域内曲折走行，若骨纤维管的入口呈裂隙状，或乳、副突韧带钙化、骨化，则使骨纤维管变成一个完整的骨管，后内侧支便失去了活动的余地，易使腰脊神经后内侧支遭受挤压而引起腰痛。

与腰神经后内侧支伴行血管的表面有来自腰交感干的纤维包绕，形成神经丛，也同样会受到挤压引起血管痉挛，导致神经组织供血不足，从而引起卡压后神经的进一步改变。同时，后内侧支在走行过程中紧邻椎间关节及横突间韧带，又须通过骨纤维管，故腰椎椎间关节的病变、韧带损伤或骨纤维管内径的改变，均可能刺激、压迫该神经而引起后正中与其旁侧的疼痛和压痛。疼痛还可放射至椎间关节、多裂肌、黄韧带、棘间韧带和棘上韧带等部位。

L_5 脊神经后支于骨纤维管处受卡压者最为多见。L_5 脊神经后支的内侧支行经同侧腰、骶椎关节的后下方。L_5–S_1 椎间盘变性后，L_5 下关节突下沉可挤压经过此处的 L_5 脊神经的后内侧支。经解剖学观察，25% 的人具有解剖条件上的可能性。当弯腰时，后支的内侧支略上升，猛然伸腰时神经来不及退缩回原位即被本已下沉的下关节突卡压，引起急性症状。

另外，乳、副突骨纤维管内还充满着脂肪和疏松结缔组织，当供血障碍时便会产生无菌性炎症、充血、水肿、纤维粘连等，加重了对神经的卡压；或因骨质增生使孔道变形狭窄，压迫通过的神经和血管，而导致腰背痛。

当腰背部急、慢性扭伤或脊柱形态发生变化时，腰段脊神经后支的内侧支受压，可以形成与上述同样的病理过程产生腰背疼痛。

2. 脊神经后外侧支卡压的病理（图 3-2-4-6~7） 除与腰神经后内侧支的病因病理相同者外，尚有一些其他病因病理值得一提。

脊柱是承重的支柱结构。但在胸、腰段的承重情况却有明显的不同。在胸段，因有肋骨与胸骨构成的胸廓在脊柱的前方和侧方起保护作用，因此胸椎不易发生扭伤。而在腰椎，由于前方是松软的腹部组织，无骨骼支架保护。因此，腰椎的稳定性主要依靠脊柱周围的韧带和肌肉来维持。如果持物姿势不符合力学的省力原则，或者由于地滑、跳跃、用力过猛等不正常情况，都可导致身体失去平衡；此时会有费力的杠杆力所产生的巨大压力、拉力或剪力等作用于附着在腰椎及其周围的肌、韧带等组织。这种力并不在于大小，而往往是一种突然的不协调的动作（瞬时内也可能是巨大的力）所致。在这时，支撑脊柱最重要的竖脊肌的损伤则首当其冲。这些肌、腱、韧带不同程度的损伤会造成撕裂伤、小的出血、水肿、渗出等；同时可以立刻引起对通过脊椎横突后方的脊神经后支产生急性或慢性的神经卡压。

脂肪疝或肌疝卡压亦可导致脊神经后外侧支卡压综合征的发生。病人的腰外侧部或髂嵴上下部，可扪及指甲大小的痛性、较韧的软组织结节，此物多为脂肪疝或肌疝。腰脊神经后外侧支在穿出肌及筋膜时，有肌或脂肪组织在其肌筋膜裂隙中疝出而致卡压。图 3-2-4-7 为刘润田与郭世绂著 1981 年版《脊柱外科学》脂肪疝的插图照。

还有一点是外伤、手术切口等瘢痕的压迫致病。

3. 腰椎旋转移位在脊神经后支卡压综合征发病中的重要意义

（1）从生物力学的观点来看，腰背部的任何动作都受力学关系的协调与制约，并要在腰背部内、外平衡的同时完成各种动作。作

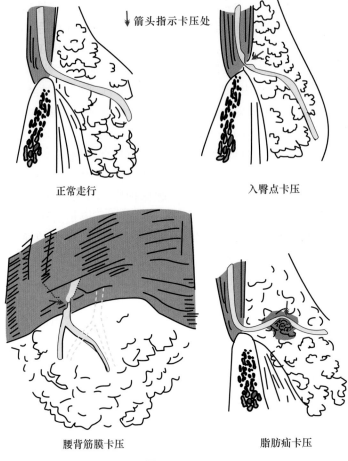

正常走行

箭头指示卡压处

入臀点卡压

腰背筋膜卡压

脂肪疝卡压

图 3-2-4-6

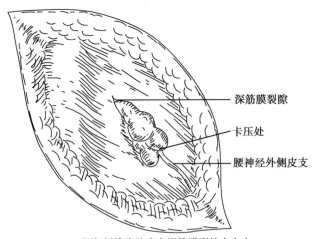

深筋膜裂隙

卡压处

腰神经外侧皮支

腰部纤维脂肪疝自深筋膜裂缝中突出

图 3-2-4-7

为个体,在完成各种动作的同时,必须讲究劳动的力学科学,要用省力的方式,或者说要避免用费力的方式进行各项动作。比如,从地下提物,要蹲下,要靠近物体将物提起;而不应该以髋关节屈曲90°,或伸直双臂去取物立起。前者省力得多,而后者往往是造成损伤的最常见的动作。

(2)这种病症是不是脊神经后支被卡压的结果? 通过第一军医大学邵振海教授、中国中医研究院等单位对脊神经后支的深入研究,已经证明了脊神经被卡压的可能性。另一方面,由于急性腰扭伤所致的严重的腰痛病人,可以用阻滞、深低温冷冻、后支切断、注药坏死等方法治疗,而用针刀微创松解、减压术脊神经后支的方法已经有效地治疗了众多的病人。这些都进一步证明了该理论的客观性和科学性。

(三)临床表现与诊断

1. 病史 急性和慢性发病者都不少见。慢性者,以家庭主妇和老年人多见;急性者,青壮年居多。可有外伤史(如脊柱压缩性骨折的后凸畸形)或有姿势性驼背、老年性驼背,或有其他非创伤性原因而致脊柱畸形者。

2. 症状 疼痛(痛位)是最突出的症状。腰背痛、腰臀部痛或一侧臀部痛者最多见,疼痛非常剧烈。有时,疼痛的剧烈程度有时达到令人难以置信的程度,以病人的话说,"腰痛得就像断了一般"。还可有腰臀部疼痛、腰腿痛,甚至疼痛直到大腿后部和踝上部。为区别病人主诉的疼痛部位与医生检查的疼痛部位加以区别,把病人所指出的疼痛部位,不论有、无压痛,该部位称之为"痛位"。

何谓"痛位"? 这是本书中的一个新概念,即是病人所指出的自觉疼痛的部位。实际上,"痛位"是脊神经后支卡压综合征所产生的放射痛,绝大多数病人所指出的"痛位",其压痛不是没有,就是极其轻微。但也有例外,脂肪疝、肌疝即可触及到皮下的痛性结节,压痛可很明显,这一点本书另有表述。

休息痛也是特点之一,病人夜间可因疼痛而醒来;或者病人不能睡早觉,往往在早晨4~5点时即被痛醒;或者疼痛使病人夜不能寐,在夜深人静之时,则苦不堪言。

疼痛部位含糊不清,疼痛之严重,病人可描述得绘声绘色;但让病人指出疼痛的具体位置时,则指一大片,指不出具体、确切的部位来。这一点,往往使医生很不满意。

强迫姿势病人为减轻疼痛,站立位时稍弓身的体位最常见,或者轻度过伸位;如卧位则只有仰卧位最能缓解疼痛。

活动受限慢性者活动轻度受限,也有活动很困难者;急性病人活动极度受限。既不能屈伸,也不敢走动,只有仰卧而不加移动才可缓解疼痛。尤其不敢扭动身体,若变动体位则十分困难。

痛性结节病人往往诉说,在髂嵴上下,自己摸到很疼痛的疙瘩,并能清楚地指出它的部位。此种结节即为脂肪疝或肌疝。

3. 体征 强迫体位病人采取一切可能的办法,保持不痛的体位。若行走,一般可持棍、扶墙等,走路则为试探步态。

"痛位":病人自觉腰部疼痛的部位称痛位,此处一般无压痛;即便有压痛也极轻微。这是本病与其他腰腿痛疾病最突出的特点。痛位多出现在脊神经后外侧支的皮下段,即髂嵴下的臀上部。因此,明显有别于其他疾病。

"痛源"点(压痛点):明显的压痛点大多不是在病人所指的疼痛严重的部位——"痛位",而是在病人没有感受到疼痛的另一些部位。这也是此类病人的突出特点。真正的"痛源"点不是在痛位出现,在压痛点(痛源点)多出现在疼痛部位的上方2~3个椎体的横突部位,即大多出现在臀上皮神经的骨表段(即T_{11}~L_4横突背侧骨面)。参见图3-2-4-8。

4. 脊神经后支卡压综合征痛源点的分布规律 脊神经卡压综合征真正压痛点(痛源点)应按脊神经后支分布的特征性规律(见表3-2-4-5)来寻找:

(1)如疼痛在臀部(痛位),则应按照腰脊

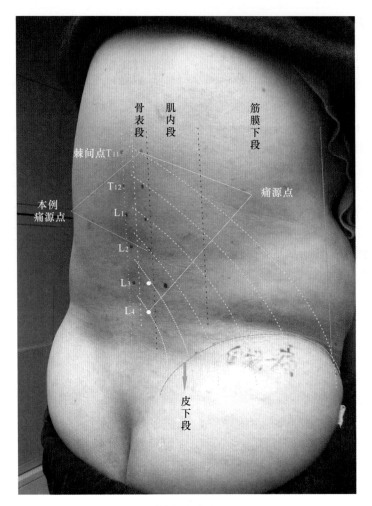

图 3-2-4-8

表 3-2-4-5 痛位与痛源关系表

痛位	痛源 576(总数)	L₁ n=145	L₂ n=282	L₃ n=125	L₄ n=24
腰椎椎旁	110	54	44	11	1
骶髂部	107	37	51	17	2
腰骶部	219	30	118	57	14
骶尾部	13	1	4	7	1
臀中部	58	11	34	11	2
股中部	30	11	16	10	3
股外侧部	39	11	15	12	2

神经后外侧支在臀部的分布规律去寻找脊柱横突上的压痛点(痛源点)。这一规律是,疼痛部位越靠近臀上部外侧,其痛源点的位置越高;而越靠近中线的疼痛部位,则痛源点位置越低。

(2)如病人所指疼痛在腰骶中线的一侧,应向上三个椎体的横突上寻找压痛点(痛源点)。

(3)如病人所指疼痛部位在髂嵴中、外侧部,则应在病侧的 L_2 以上的横突部位寻找压痛点(痛源点)。

(4)痛点在骶髂关节处则应在 L_5 横突上去找压痛点(痛源点)。

(5)痛性结节,多为脂肪疝与肌疝压迫所致。

一般来说,这些部位的压痛是明显、确切和严重的。当按压痛源点时,病人会有剧烈的疼痛表现。总起来说,脊神经后支卡压综合征的压痛点是在该神经出口后的横突骨面上最为多见,而不是在该神经受压后所产生的远端放射痛的部位。

痛源点与痛位分离这是本病诊断的重要依据,也是与其他疾病相鉴别的特征。

放射痛:深压压痛点,出现按腰脊神经后支分布规律的放射痛。如深压 $T_{11\sim12}$ 横突,其放射痛应至髂嵴及其稍前方的臀上部;如深压 $L_{1\sim2}$ 横突,其放射痛应达到髂嵴前后的臀上部;等等。

痛位与痛源的规律,请参考第一军医大学 576 例病人临床检查统计表(表 3-2-4-5)。

痛性结节多为脂肪疝与肌疝所致。在髂嵴上、下的皮下部往往可触及手指甲大小的韧性软组织结节。一般病人会清楚的指示给医生。结节有移动性,界限分明,如被一个囊壁包裹,其压痛十分敏感。结节可被手指捏起者多为脂肪疝;不能被捏起者多系肌疝。

5. 神经阻滞试验性诊断　在相应的神经支的根部(即相应横突背面的内侧 1/3 部)给予阻滞,疼痛应缓解或消失。

6. 影像学诊断　X 线检查:摄腰椎正位 X 线片可观察有无腰椎旋转移位;而腰椎正侧位像可除外骨科疾病。腰椎的旋转移位的测量法如下:按 Nash-mon 法测量需摄脊柱正位片。将椎体的一半分为三等分,观察椎弓根影所在的位置。正常时,椎弓根影应位于外 1/3 部。脊柱旋转移位时,椎弓根影向内移。旋转程度可分为四度(图 3-2-4-9):

正常为 0 度,椎弓根影位于外 1/3 内。

1 度椎弓根影位于中外 1/3 交界线上。

2 度椎弓根影位于中 1/3 处。

3 度椎弓根影位于中内 1/3 交界线上。

4 度椎弓根影位于中线上。

按 Mebte 法测量,脊柱正位片。根据双侧椎弓根位置及双侧横突是否对称来确定其旋转程度。正常双侧椎弓根及横突对称。旋转程度越大,椎弓根移位越大。

1 度椎弓根影位于中外 1/3 交界线上。

2 度椎弓根影位于中 1/3 处。

3 度椎弓根影位于中内 1/3 交界线上。

4 度椎弓根影位于中线上。

CT 扫描可与腰椎间盘突出症相鉴别。

目前,应用三维 CT 扫描技术可以进行神经干的三维重建,以使曲折走行的神经干达到同层显示的目的。此技术已由海军总医院影像科林井副教授研究成功。因此,CT 扫描与三维重建不仅可以诊断腰椎间盘突出症,而且可赖以与脊神经后支卡压综合征做鉴别诊断。

7. 鉴别诊断(表 3-2-4-6)

本病最易混淆的就是腰椎间盘突出症。

腰椎间盘突出症与臀上皮神经卡压综合征,两病虽然疼痛均较重,但最大的区别在于腰椎间盘突出症有明确的临床神经定位体征,而腰脊神经后支卡压综合征则无脊神经前支的神经定位体征。假如两病合并存在,则优先处理症状最重、病人痛苦最大的病症。往往腰脊神经后支卡压综合征的症状更重,故首先消除严重的临床症状,而后再治疗腰椎间盘突出症。当然,两症也可以同时给予

脊柱(X线正位像)旋转度测量

脊椎 旋转度	凹侧椎 弓根位置	椎弓根 移位状态	凸侧椎 弓根位置
0度	对称		对称
1度	部分消失		早期偏斜
2度	大部 分消失		移至第 2等分内
3度	不见		移至 中线内侧
4度	不见		移至中线 脊柱凸侧

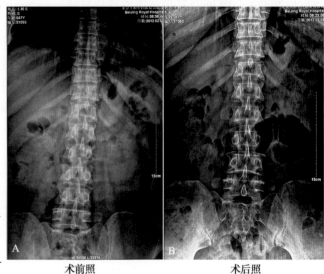

术前照　　　　　　术后照

图 3-2-4-9

表 3-2-4-6　急性脊神经后支卡压综合征鉴别诊断表

鉴别疾病 鉴别要点	急性脊神经后支卡压综合征 （急性腰扭伤）	腰椎间盘突出症
外伤史	明确	可有可无明确外伤史
症状	重	可重可轻
体征	轻	有明确神经定位体征
压痛点	痛位以上部位至少 3 个椎体	与病变节段明确相关
屈颈试验	阴性	大部分阳性
直腿抬高试验	阴性	绝大多数阳性
腰肌痉挛	明显	多无
传导叩痛	多无	多有
痛点阻滞	有效	多无效
临床特点	痛点痛位分离无脊神经前支定位体征	有明确神经定位体征

治疗。急性腰扭伤与腰椎间盘突出症的鉴别请见表 3-2-4-6。

（四）针刀微创手术治疗

1. 适应证与禁忌证　凡腰脊神经后支卡压综合征均为针刀微创手术的适应证。如果病人年龄大、身体弱，又有高血压、冠心病、糖尿病等疾病时，只要不是急性期、重症状态，年龄不是障碍。在临床处理的病例中，有 90 岁的老人，有 70 岁陈旧性后壁心肌梗死、全身水肿、几乎不能活动的病人。当然，这不是绝对的，要根据医院、医生和病人的具体情况而定，不可一律照搬。这里要表达的意见是,针刀微创手术的侵袭性很小,脊神经后支卡压综合征的疗效又十分确切,可立竿见影,不会给病人增加负担;只要向病人及其家属讲清道理、取得配合,就会获得成功。

2. 体位　俯卧位,腹下垫以薄枕,使腰段脊柱变直或稍呈后弓状态。

3. 体表标志　腰椎棘突、棘间及横突,上节已经介绍过,不重复。

腰椎横突根部至后正中线的距离为 19~35mm,横突点至后正中线的距离为 20~36mm;粗略的平均值,前者为 (27 ± 3)mm,后者为 (28 ± 2)mm。此距离(约 30mm)可作为定点的参考。

4. 定点(图 3-2-4-10)

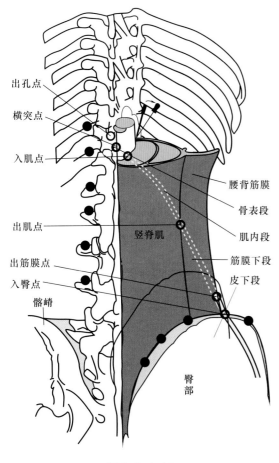

出孔点
横突点
入肌点
腰背筋膜
骨表段
肌内段
出肌点
竖脊肌
筋膜下段
出筋膜点
皮下段
入臀点
髂嵴
臀部

图 3-2-4-10

(1)$T_{11~12}$ 横突点　定于距正中线 20~25mm,平棘间的胸椎横突结节的压痛点上。

(2)$L_{1~3}$ 横突点　定于距正中线 25~35mm,平棘间水平线上的横突压痛点上。以上各定点的目的是松解骨表段上卡压脊神经后支的组织,达到松解骨表段的腰脊神经后支的目的;同时,也可以松解位于横突上缘根部的脊神经后支走行的骨纤维管和松解后内侧支走行的乳副突韧带。

(3)$L_{3~5}$ 横突点　以 $L_{2~3}$ 棘间与 L_5 棘突上缘水平线上,中线外 30mm 处定点,是为 L_3、L_5 横突,而每侧 L_3 与 L_5 横突点连线的中点,即为 L_4 横突点。

(4)髂嵴缘上压痛点　有几个压痛点定几个点,松解附丽于髂嵴上缘的胸腰筋膜浅层。

(5)髂嵴缘下压痛点　髂嵴缘下方 30mm 以上处的压痛点,此处各点为臀上皮神经的入臀点和皮下段的位置,目的是松解入臀点和皮下段软组织的卡压。

(6)脂肪疝肌疝压痛点　一般在髂嵴上或在髂嵴下的皮下部,可以触及痛性结节。每一个结节可定 1 点;大者,可定 2 点,松解其包膜,达到松解被卡压神经的目的。每一个病人的具体情况不同,出现的压痛点的位置、数目也不同;可以是同侧的,也可以是不对侧的;所以,不可规定固定的点数。

(7)L_5 后支卡压点　腰骶椎间关节的后下方,即腰、骶、髂交界处的凹陷处,是 L_5 后支进入臀部皮下的必经之处,也是最易受卡压之处。

5. 消毒与麻醉　横突处的局麻要求一定麻醉在横突背侧骨面上。不到横突骨面,未证明回吸无血无液(脑脊液),绝对不可注入麻药。髂骨上部点亦应到达骨面后,回吸无血再注入麻药。

6. 针刀微创手术操作

(1)$T_{11~12}$ 横突点:刀口线与脊柱纵轴平行,对准横突结节垂直进刀。快速刺入皮肤,匀速推进,直达横突结节骨面;首先松解肋横突关节,刀口线一直与横突结节骨缘平行(即为弧形),切开关节囊3~5刀;此处的操作过程可根据个人习惯安排。如先松解横突结节下缘,再松解外侧缘(横突尖),最后松解上缘依次进行。接着,进行横突上缘横突间韧带的松解。将刀锋移到横突上缘,使刀口线与横突上缘平行,沿横突上缘切开横突间韧带,直到横突上缘根部。然后,调转刀口线90°,将刀锋移至横突背面根部,紧贴椎体骨缘,由上至下,切开2~4刀,并向外侧剥离2~3下,用以松解乳副突韧带与经过横突背面走行的后外侧支。最后,如为连续多节段病变,则可以将刀锋移到横突下缘,再调转刀口线90°,沿横突下缘切开横突根部横突间韧带2~3刀,以增加下位横突间韧带的松解程度。刀下有松动感后出刀。

(2)L$_{1~3}$横突点(图3-2-4-11~13):刀口线与脊柱纵轴平行,刀体与皮面垂直。快速刺入皮肤,匀速推进,直达横突骨面。调转刀口线90°,移动刀锋达横突上缘骨面,沿横突上缘骨面向内侧切开横突间韧带3~5刀。然后,调转刀口线90°,移动刀锋到达该横突根部骨面,沿椎体骨缘由上向下切开乳副突韧带2~4刀,并由内向外剥离2~3刀,松解乳副突韧带与行走于横突背面的后外侧支(臀上皮神经)随后,将刀锋移向横突下缘,再调转刀口线90°,沿横突下缘切开横突间韧带。松解操作结束。

(3)L$_{3~5}$横突点操作方法同上。

(4)髂嵴缘上压痛点:刀口线与躯干纵轴平行,刀体与皮面垂直。快速刺入皮肤与皮下组织,直达髂骨骨面,让针刀自然浮起,纵横疏通、剥离皮下组织,一般只一纵一横剥离即可。调整刀锋至髂骨嵴骨缘上,刀柄向尾侧倾斜,沿髂骨上缘外侧骨缘骨面切开胸腰筋膜2~4刀,纵行疏通,横行剥离;如筋膜硬韧则调转刀口线90°,沿骨缘将筋膜切开2~3刀,

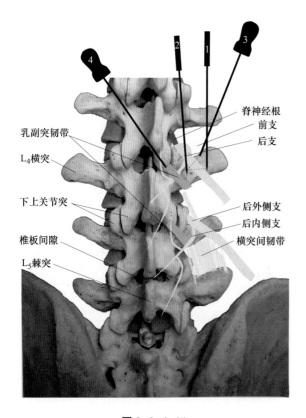

乳副突韧带
L$_4$横突
下上关节突
椎板间隙
L$_5$棘突

脊神经根
前支
后支
后外侧支
后内侧支
横突间韧带

图3-2-4-11

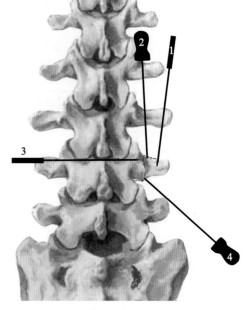

图3-2-4-12

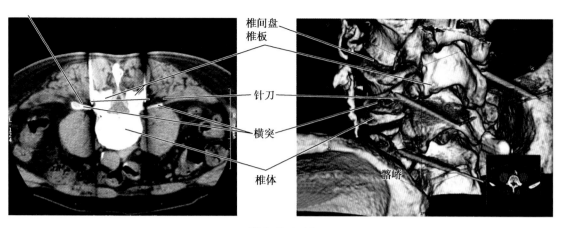

椎间盘
椎板
针刀
横突
椎体
髂嵴

图 3-2-4-13

刀下有松动感后,出刀。

(5)髂嵴缘下压痛点:刀口线与躯干纵轴平行,刀体与皮面垂直,快速刺入皮肤,直达髂骨骨面;稍松开刀柄,让刀体自然浮起,再捏住刀柄,固定其深度后,行纵行疏通、横行剥离1~2下即可。换句话说,就是针刀刀锋不要剥离骨膜,而是松解、剥离骨面上的(即骨膜外的)软组织。刀下有松动感出刀。这样,既松解了病变组织,又没有损伤骨膜,减少了组织的损伤,即减轻了组织反应,减轻了病人的术后反应。

(6)脂肪疝肌疝压痛点:刀口线与躯干纵轴平行,刀体与皮面垂直。术者一手固定韧性结节,针刀在其结节的中央刺入结节之中。纵、横切开囊壁3~5刀,再予纵行疏通、横行剥离,务必将包膜切开,使韧性结节变软、变小或消失。每个点均如此操作。

(7)L₅后支卡压点:刀口线与躯干纵轴平行,刀体与皮面垂直。快速刺入皮肤、皮下组织,直达腰骶关节骨面。调整刀锋至关节间隙处,切开关节间韧带2~4刀,刀下有松动感后出刀。

7. 手法操作　一般无需做手法操作。如做斜扳,手法要轻柔,不可用力过猛,反造成损伤。

8. 注意事项

(1)腰脊神经后支卡压综合征的解剖看似复杂,实际上很容易掌握。要弄清两个重点:一是腰脊神经后支的内、外侧支在横突骨面上的分布特点;二是腰脊神经后外侧支在臀部分布的规律。这是两处最易卡压脊神经后支的部位。本病的诊断在于对本病的深入认识和注意临床,即在腰背痛的病人中,经常要想到这类疾病的存在,是最重要的。

(2)在脊神经后支卡压综合征的诊断过程中,认真检查是防止漏诊的重要条件。某些病人对检查很不适应,往往只说自觉疼痛的部位,对此检查易于合作。然而,对于医生做痛源点的检查,有的病人则不予合作,他们认为检查痛源点是多余的。这样,就不可能得出正确的诊断。所以,对病人要有耐心,一定要对病人耐心解释,取得病人合作。告知病人,检查时有压痛及时反应;不要把自觉痛与压痛混淆起来。只有这样才能把真实的体征检查出来,才能及时做出正确诊断。

(3)在针刀松解操作中,从皮面至横突骨面的深度,因人体的胖瘦而有很大区别。所以,不可能硬性规定针刀进入的深度。如果病人为肥胖体型,在进刀时一定要掌握好进刀方向,匀速推进,到达一定深度时,要放慢速度,缓慢摸索进刀;如已到达麻醉时的深度仍未触及骨面,估计进刀的方向有偏差,应稍提起刀锋向头或尾端或横突的内外方移动少许,予以调整;再匀速向前推进,均可以找到横突骨面。在剥离操作时,有人总觉得剥离1~2次力度不够,因此反复剥离才放心。实际上,只要刀下有松动感就已达到目的,不必过多操作,既节省时间,又减少损伤,是事半功倍,两全其美之作。

（罗云峰　许光东　庞继光　撰写）

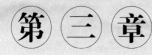

第三章

脊神经前支卡压综合征

第一节　肩胛上神经卡压综合征

肩胛上神经卡压综合征与冈上肌损伤有许多相似之处,但它们不是同类疾病。一个是神经干受压所引起,而另一个是肌损伤的结果。所以,它们是有区别的;但它们又有相似之处,即都有冈上肌或冈上肌、冈下肌同时疼痛的表现。针刀闭合型手术治疗疗效很好。

一、相关解剖

肩胛切迹(图 3-3-1-1)在肩胛骨上缘外

1/3 部,喙突根部的内侧骨缘的凹陷处称肩胛切迹;大都呈“U”形、大弧形或“V”形,约有 15mm 宽,10mm 深;内侧骨缘薄,外侧骨缘厚(喙突基部)。在切迹的内、外侧端(喙突基部)间架有既坚韧又有丰富血供的肩胛横韧带,从而形成一个典型的骨纤维管通道。肩胛上神经在骨纤维管内通过,肩胛上动、静脉在肩胛横韧带上方越过,然后相伴而行。

肩胛上神经(图 3-3-1-1)是臂丛中的一支。它起源于 C_{5-6} 神经根,由臂丛的上干发

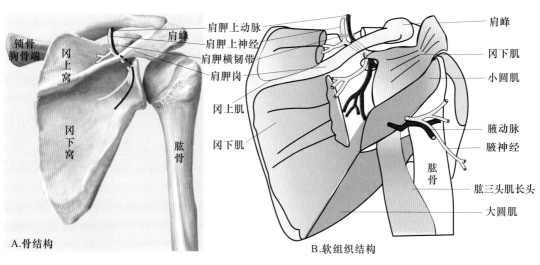

图 3-3-1-1

出,在斜方肌与肩胛舌骨肌的深面下行至肩胛骨上缘;在肩胛横韧带的下方通过肩胛切迹,进入冈上窝;肩胛上神经在冈上窝发出2支,1支至冈上肌,另1支至肩锁关节的韧带和关节囊。然后,伴肩胛上动脉,在冈上肌深面向下外斜行,在冈盂韧带下方,绕过肩胛冈外侧缘,经肩胛颈至冈下窝。肩胛上神经在此处的绕角为48°~88°,平均为73°。在冈下窝发出2支至冈下肌,另发几个细小的分支至肩关节和肩胛骨(参见图2-3-5-2)。

过去一直认为肩胛上神经虽是混合神经,但无皮支。然而,目前已经发现肩峰上皮神经,有的还是从肩胛横韧带以下(骨纤维管中)发出。因此,肩胛上神经卡压时,亦可有肩背部皮肤的感觉异常表现。

二、病因病理

肩胛上神经相对固定,又比较表浅,故易受卡压。其发病的主要原因是:劳损肩关节的剧烈活动,特别是过度的内收、外展、前屈和上举的运动,均超过了生理限度;活动时间过长或反复进行则可致肩胛横韧带的损伤。肩胛横韧带产生损伤性炎症而致肿胀、肥厚、瘢痕粘连或纤维化等,使骨纤维管狭小,压迫肩胛上神经。在较窄的骨纤维管中经常活动的肩胛上神经,在反复、过度的摩擦中,神经本身会受到慢性损伤,尤其是被过度牵拉的损伤更为严重,可以使神经产生纤维断裂等改变,故可形成神经卡压。

骨关节的急性损伤也可引起肩胛上神经的卡压。如累及肩胛切迹的肩胛骨骨折,骨折的畸形愈合造成骨纤维管的狭窄就更容易卡压肩胛上神经。

肩胛切迹处的软组织或肿瘤压迫较少见,而骨组织的占位性病变却应提高警惕,特别是年轻人更要重视。它的表现是神经痛,而实质是肿瘤在发展,应予注意。

三、临床表现和诊断

1. 病史　如有外伤史则诊断较易。大

多无明显的外伤或剧烈的运动史;往往是一些常做家务劳动的人们反倒易患此病;因此起病缓慢。

2. 症状　持续性钝痛:慢性病人往往是间歇性痛,或仅为酸胀感。病人常感肩部后外侧疼痛,其疼痛常为持续性钝痛。有时也可为阵发性、痉挛性痛,疼痛难忍,且劳累后明显加重。

休息痛:休息痛、夜间痛是其突出特点,其疼痛的部位常在冈上窝、冈下窝或两者同时出现。此疼痛尚可向肩部放射。

肩部无力:病人患肩可感到无力,尤其是肩外展、外旋活动明显受限。

3. 体征　痛点在冈上窝和冈下窝均可出现,而以冈下窝多而且重。冈上部压痛点多在中、外1/3段的交界处,其压痛点在肌深部较突出的骨面上,即肩胛切迹两端的骨凸。在针刀手术治疗操作时可以清楚探知肩胛切迹处的凹陷。在冈下部的压痛点多在皮肤的凹陷处,该处可能是冈下肌慢性损伤所致的粘连、瘢痕部位。

肌萎缩检查时多见肩胛部较对侧消瘦,有程度不同的冈上、下肌萎缩。其冈下肌萎缩者比较多见。

4. 特殊检查　肩胛骨牵拉试验:患侧手放于对侧肩部,使患肢处于肩部水平。让病人向对侧肩部用力,或医生用力向对侧牵拉,可刺激卡压肩胛上神经产生肩部疼痛为阳性。

5. 影像学检查

(1)X线摄片:目的是观察肩胛切迹部位有无骨质病变。应采用特殊体位摄片,即在摄取肩关节前后位片时,将管球向头部倾斜15°~30°,此体位可清楚显示肩胛切迹,用以发现切迹处是否有骨质病变,可有肩胛横韧带钙化状态。

(2)CT、MRI检查:排除软组织的占位性病变,如腱鞘囊肿或肿瘤病变,应做MRI检查。

6. 肌电图检查　病情较重者可有冈上

肌和冈下肌的去神经现象,神经传导速度有进行性延迟等改变,必要时应进行详细检查。

7. 鉴别诊断　肩胛上神经卡压综合征应与颈椎病、肩周炎、冈上肌损伤等疾病相鉴别。颈椎病有临床神经定位系列症状和体征;肩周炎则必有肩关节运动障碍;冈上肌损伤与肩胛上神经卡压综合征的联系较密切,它们的区别在于前者病变多孤立,后者可同时有冈上窝和冈下窝两个部分的病变。至于肿瘤,对于那些持续性疼痛且进行性加重者,应当提高警惕,注意有关方面的检查,即可避免误诊。

四、针刀治疗

1. 适应证与禁忌证　除占位性病变外均为针刀闭合型手术治疗的适应证。

2. 体位　俯卧位,上胸部垫以薄枕;或侧卧位,患侧在上。

3. 体表标志　肩胛冈是肩胛骨上段向后面体表突出的条状骨嵴。肩胛冈的近端位于第三胸椎棘突的水平线上,起自肩胛骨内侧缘(脊柱缘),并由此向外上逐渐高起,呈弧

形伸向关节盂上方,形成肩峰。肩胛冈男性长约136mm,女性长约119mm,在体表可以看到,且扪之十分清晰的骨性隆起。它是寻找肩胛切迹的重要标志。

肩胛切迹位于肩胛冈中段部位。其形态呈较宽敞的凹窝形、钝"V"形(可占肩胛上界的1/3)、"U"形、小"V"形及由于韧带部分或完全骨化而致切迹内径减小等形态。肩胛上神经通过肩胛切迹的体表投影点是:肩胛骨内上角外侧52mm,肩峰端内侧62mm,肩胛冈上缘前方39mm。肩胛切迹的内侧端即是肩胛横韧带的喙突基部附着点。切迹的内侧端点有时也可以摸到骨性突起,且压痛明显。

划线标志(见图3-3-1-2):①经肩胛冈中点作一垂直线,并向上下延长,形成4个象限(4个角)。在外上象限(外上角)再作平分线,由交点起,至该平分线上15~20mm处定点,便是肩胛切迹处。②先做肩胛冈的中轴线,然后做肩胛骨下角的平分线与前线相交形成外上象限角,再做该角平分线,其外上15mm处便是肩胛切迹处。

4. 定点(参见图3-3-1-2)

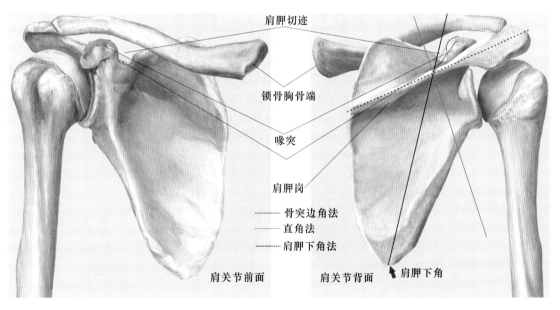

图 3-3-1-2

（1）肩胛切迹外侧端点：在肩胛切迹外侧端的压痛点上定1点。可用两种方法定点，即用肩胛切迹外侧端点处的痛性骨突点；或以划线法在外上角平分线上寻找压痛点；两者应是吻合的。

（2）冈上肌损伤点：冈上肌的压痛点。可定1~2点，此点也大多是骨性压痛点。

（3）冈下肌损伤点：冈下窝处的压痛点，可有多个痛点，或定1~4点。

5. 消毒与麻醉　此处局麻要求：①针头刺入的方向必须与人体背部平面平行，保证针头不刺破胸膜顶；②针头必须到达肩胛切迹两侧（外端或内侧端）的骨面上并确认无误后，方能注入麻药。

6. 针刀操作（图3-3-1-3~4）

（1）肩胛切迹内、外侧端点：刀口线与冈上肌纤维平行，刀体与背部皮面平行；即针刀

是从头端刺向尾端的方向，而不是由背侧（后面）刺向腹侧（前面）的方向（参见图3-3-1-4），快速刺入皮肤，皮下组织，匀速推进，直达肩胛切迹外端骨面。调转刀口线90°，调整刀锋至肩胛切迹骨缘，沿骨缘切开肩胛横韧带2~4刀，纵横疏通、剥离，刀下有松动感即可出刀。

（2）（3）各点均按冈上肌、冈下肌损伤处理。

7. 手法操作　让病人端坐无靠背椅上，医生站于病人背后。医生以病人健肢同侧的手，从病人健侧肩上伸至病人的胸前，并拉住病人患侧手，医生的另一手固定于病人健侧肩颈部，医生相对用力推拉，进一步松解肩胛横韧带。也可以用肩腰的联合侧屈运动，病人以左手摸右脚，再以右手摸左脚，反复数次即可。

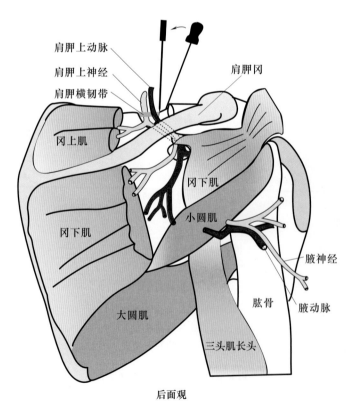

后面观

图3-3-1-3

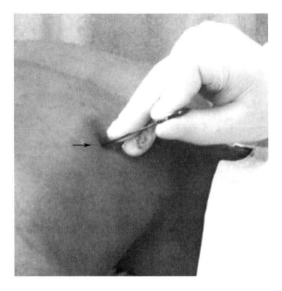

图 3-3-1-4

8. 注意事项

(1)定点虽然有多种方法,各种方法又稍有区别,但它们所定之点都在肩胛切迹的骨缘处。因此,在操作时,进刀就要到达骨面,这一点是毫无疑义的。所以,在冈上窝处找到肩胛切迹的外缘是最重要的工作。

(2)肩胛上神经卡压综合征的治疗,不管应用何种方法都强调避免气胸并发症的发生,针刀闭合型手术亦不例外。冈上窝与胸膜顶相邻,故要十分注意。如何才能避免失误?其一、应充分了解冈上窝的解剖,冈上窝与胸廓的关系。肩胛骨冈上窝的骨面很窄小,针刀稍有偏差,就有可能进入胸膜腔,造成气胸。其二、调整针刀入路,特设计一个新入路方向,即刀体与人体背面平行,这样可以避免气胸并发症。

(3)在操作中一定要在骨面上进行,绝不可脱离骨面活动。在肩胛切迹的外缘骨端上做切开剥离,既可做得准确到位,又可避免损伤神经,是一个非常有价值的方法。

第二节　腋神经——肩四边孔综合征

肩四边孔综合征是一个很少见的神经、血管卡压症候群。国内外均有报道,临床上也曾见过,故载入本书。

一、相关解剖

1. 腋神经(图 3-3-2-1)　腋神经是臂丛的一支,由 $C_{5\sim6}$ 神经干组成,于肩胛下肌前面,自臂丛后束分出后,在腋部与旋肱后动脉伴行,向后穿过四边孔。在肩峰下 58~67mm 处绕肱骨外科颈,进入三角肌深面,发出肌支支配三角肌和小圆肌;皮支支配三角肌表面及肩部外侧(上臂上 1/3 外侧面)的皮肤,又称臂外侧上皮神经。因此,肱骨外科颈骨折或不恰当使用腋杖,可损伤腋神经。

2. 肩四边孔(见图 3-3-2-1)　肩部四边孔位于肱骨内侧和肩胛骨外缘之间,由骨、关节、肌肉所围成。孔的上界是肩胛颈、肩肱关节和小圆肌;内侧界是肱三头肌长头的上段;下界是肱三头肌和大圆肌;外界是肱三头肌的外侧头和肱骨外科颈。在四个边之间约有指尖大小的空隙,亦被疏松结缔组织所充填,其内有腋神经和旋肱后动脉通过。小圆肌位于冈下肌下方,起自肩胛骨外侧缘上 2/3 的背面,止于肱骨大结节后面下份。小圆肌的下部是大圆肌,该肌起自肩胛骨下角的背面,止于肱骨小结节嵴。肱三头肌长头起自肩胛骨盂下结节,经大小圆肌之间下行,与三头肌的内、外侧头合成一个肌腱抵止于尺骨鹰嘴。

二、病因病理

肩部外伤后当肩部被牵拉、撞击或跌伤致肩部严重损伤后,可使四边孔周围的组织发生创伤性炎症,而修复不全后会产生粘连、瘢痕等病变;另一方面,四边孔处小血管多,特别是小静脉很多,创伤后机化等原因易形成瘢痕粘连,致使四边孔变小并压迫腋神经。

慢性劳损在肩关节过度的劳作、运动中,腋神经受到反复摩擦,造成慢性损伤,致局部

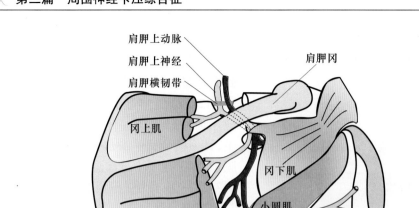

肩胛上动脉
肩胛上神经
肩胛横韧带
肩胛冈
冈上肌
冈下肌
小圆肌
冈下肌
腋神经
肱骨
腋动脉
大圆肌
三头肌长头

图 3-3-2-1

（包括四边孔的软组织和神经本身）充血、水肿，以致形成粘连或瘢痕，压迫腋神经。

应提起注意的是，使用腋杖或类似的劳动都有可能损伤腋神经。

三、临床表现与诊断

1. 病史　本病多见年轻人，常有外伤史，也应注意腋部有无长期受挤压的历史。起病缓慢，往往在无任何诱因的情况下发病。

2. 症状　肩部不适、困乏无力，开始常不在意，病情在逐渐进展中。肩部运动功能障碍，症状加重后出现肩关节外展、上举困难。三角肌可有萎缩表现。可有肩外侧和三角肌部皮肤麻木感，个别病例甚至痛觉减退或消失。

3. 体征　本病体征较少是其特点。患侧四边孔处有固定的压痛，肩关节主动或被动外展均可加重症状。体检可发现三角肌有不同程度的萎缩，肌力有所减弱，重者肩关节不能外展和上举。

4. 肌电图检查　肌电图检查有一定的诊断价值。

5. 鉴别诊断　对于本病的诊断一定要倍加注意，特别是外伤后的三角肌萎缩，要认真检查肩部外侧皮肤是否有感觉障碍，同时应做肌电图检查，以证实诊断。

四、针刀治疗

1. 适应证与禁忌证　除占位性病变所致神经卡压者外，均为针刀闭合型手术的适应证。

2. 体位　俯卧位，患肢稍外展，使术野暴露清楚。或侧卧位，患侧在上，胸背部以枕等物垫好，保持体位稳定。

3. 体表标志　肩胛骨外侧缘：此骨缘可清楚扪及，其上 2/3 为小圆肌的起始部。肩胛骨下角是大圆肌的起点。

肱骨小结节嵴：此骨嵴为肱骨小结节下与结节间沟前方的骨嵴，是背阔肌和大圆肌的附着点。

4. 定点(图3-3-2-2)

(1)肩胛骨外缘点:松解小圆肌,可定1~2个点。

(2)肩胛骨下角点:松解大圆肌,可定1点。

(3)大结节下分点:松解小圆肌大结节附着点。

(4)小结节嵴点:松解大圆肌,可定1~2点。

5. 消毒与麻醉　此处局麻应无危险,但应注意在肩胛骨外缘穿刺时一定触清骨面,防止滑到间隙中。

6. 针刀操作(图3-3-2-3)

(1)肩胛骨外缘点:刀口线与肩胛骨外缘平行,刀体与皮面垂直,快速刺入皮肤,匀速推进直达骨面。调整刀锋到骨外缘,沿骨缘切开剥离3~5刀,纵行疏通、横行剥离,刀下有松动感后出刀。

(2)肩胛骨下角点:刀口线与肩胛骨下角的外缘平行,刀体与皮面垂直,快速刺入皮肤,匀速推进直达骨面。调整刀锋至肩胛骨下角边缘骨面,行切开剥离3~4刀,纵横疏通,横行剥离,刀下有松动感后出刀。

(3)大结节下分点:刀口线与上肢长轴线平行,刀体与皮面垂直。快速刺入皮肤,匀速推进直达骨面。切开肌腱3~4刀,纵横疏通,横行剥离,刀下有松动感后出刀。

(4)小结节嵴点:为结节间沟的内侧缘骨嵴。刀口线与肢体纵轴平行,刀体与皮面垂直,快速刺入皮肤,匀速推进,直达骨面。调整刀锋至骨缘,紧贴骨面做切开剥离3~4刀,刀下有松动感后出刀。

7. 手法操作　病人仰卧位,先让病人患肢屈肘,医生的同侧手与患手相握,医生用力使患肘伸直,反复伸、屈数次;在卧位及屈肘的状态下,做肩关节内、外旋转数次。

五、注意事项

1. 在肩胛骨外缘做针刀手术操作一般无危险,但必须在肩胛骨外缘的骨面上操作,不可将刀锋滑至肋间,以免产生危险,所以刀锋不可离开骨面,在操作中要十分注意。

2. 在肱骨小结节嵴上做切开剥离,一定要在肌腱的固定和游离的交界处,才能达到

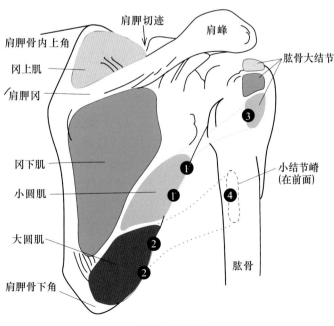

图3-3-2-2

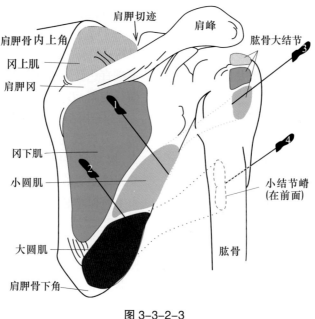

肩胛切迹　　肩峰

肩胛骨内上角

冈上肌

肩胛冈

冈下肌

小圆肌

大圆肌

肩胛骨下角

肱骨大结节

小结节嵴
（在前面）

肱骨

图 3-3-2-3

肌腱松解的目的。

3. 虽然设点较多, 在执行操作时可按压

迫轻重、肌紧张情况而有所选择。大部分情况下, 只作大、小圆肌肩胛骨缘附着点即可。

第三节　桡神经——桡管综合征

桡管综合征同肘尺管综合征、腕管综合征、腓管综合征等一样, 有其独特的含义。桡管综合征是肘外侧的一肌群与尺骨、桡骨围成的骨纤维管, 卡压了桡神经在肘上的一个分支——骨间背侧神经, 产生一系列的症状与体征而得名。桡管综合征有多个名称, 如旋后肌综合征、骨间背侧神经卡压综合征等。早在 1863 年, Agnew 报告 1 例前臂上端近肘关节处, 肱二头肌腱与桡骨结节（粗隆）之间一坚硬纤维组织肿块压迫骨间掌侧神经和骨间背侧神经, 产生神经麻痹症状, 经手术切除肿块后, 神经症状消失。自 19 世纪以后, 陆续有学者报导骨间背侧神经麻痹的病例。然而, 直到 1966 年才引起人们的重视。1972 年 Roles 又提出不伴有骨间背侧神经支配肌肉瘫痪的桡骨综合征, 也是骨间背侧神经卡压综合征的一种表现, 并区别于骨间背侧神

经瘫痪。1977 年北京积水潭医院报导一例因旋后肌索条状瘢痕压迫而引起的骨间背侧神经麻痹, 经手术治愈。从该病的发现历史可以看出, 这是一个人们尚未熟悉的疾病。有了针刀微创手术以后, 只要诊断正确, 针刀治疗是非常简单而有效的。所以, 本书予以推荐。

（一）相关解剖

1. 桡神经　桡神经的纤维来自 $C_8 \sim T_1$ 根, 是臂丛后束的延续, 为臂丛最大的分支。行于腋动脉之后, 肩胛下肌、背阔肌和大圆肌之前, 经过由背阔肌下缘和肱三头肌长头腱面所形成的臂腋角。然后, 桡神经伴肱深动脉斜向下外, 行于肱三头肌长头和内侧头之间达臂后方, 继行于肱三头肌外侧头、内侧头之间入桡神经沟中。在沟中, 神经大多借内侧头纤维与肱骨后面相隔并居外侧头的深

面。桡神经于三角肌止点下外方绕行肱骨外侧缘,穿臂外侧肌间隔转至臂的前方,走在内为肱肌、外为肱桡肌和桡侧腕长伸肌所形成的窄沟中。约平肱骨外上髁平面,桡神经分为浅深二终支。

深支又名骨间后神经。环绕桡骨干上1/4外行,穿旋后肌两层之间转至前臂背面,沿浅深层肌肉之间下降,在腕背面终于节状膨大,由膨大发出细支支配腕关节。浅支在肱桡肌前缘深面下降,依次跨过旋后肌、旋前圆肌止点、指浅屈肌和拇长屈肌浅面,伴行于桡动脉外侧。于前臂中、下1/3交界处,经肱桡肌腱深面转至前臂背侧,跨过拇长展肌、拇短屈肌和伸肌支持带浅面,分内、外侧支,最终支配手背桡侧两个半指的皮肤。

桡神经易出现以下损伤:

(1)在骨折中最易产生桡神经损伤,最常见的是在肱骨桡神经沟中,桡神经最常见于肱骨中1/3骨折而致牵拉伤和割裂伤;其次,神经穿臂外侧肌间隔时,恰位于三角肌在肱骨中部抵止处的后下方,并在此处改变行程,位置相当固定,且与肱骨外侧面相贴。桡神经在此位置可因骨折受到损伤,也可蒙受直接的压迫和器物打击而损伤。通过旋后肌的行程中,桡神经深支密切与骨相关,可随桡骨上1/3骨折或桡尺近侧关节脱位而受损。

(2)除骨折伤外,其他损伤有:桡神经行于腋区和臂腋角时,可因背阔肌和大圆肌坚固的腱性压迫而受损,造成拐杖瘫。在臂外侧肌间隔处的损伤中,当以臂枕于头下睡眠时,桡神经受到牵拉和压迫而引起的睡眠瘫;在通过旋后肌的行程中,有时脂肪瘤或桡骨粗隆滑囊炎等也可造成对桡神经的压迫和损伤。在桡神经深支通过旋后肌肘管时,亦可产生桡管综合征。

(3)桡神经在不同部位受到卡压将产生各不相同的症状与体征:

1)变形:①桡神经损伤的特点是腕下垂、前臂旋前畸形。屈肘时,手悬于屈曲位。②高位损伤时,臂和前臂背面显著消瘦,尺桡

骨之间的背面出现特殊的凹陷,外上髁肌肉隆起消失。

2)运动障碍:①伸肘功能减弱,前臂旋后功能减弱。②由于拇长展肌和桡侧腕长伸肌麻痹,手不能外展(桡侧偏斜)。③由于尺侧腕伸肌麻痹,手内收(尺侧偏斜)功能减弱,尺偏时伴以腕屈曲。④由于指伸肌、示指和小指伸肌麻痹,当把持腕于中立位时,掌指关节不能伸展。如强力屈腕时,掌指关节则能伸展。⑤由于拇长伸肌的麻痹,拇指末节伸展障碍,但可以借拇短展肌织入拇长伸肌的纤维诱发拇指末节伸展,但同时伴以整个拇指的外展。⑥由于拇长展肌和拇短伸肌的麻痹,拇指不能外展。

3)感觉障碍以手背第一掌骨间隙最为显著,其他部位影响不大。

2. 桡管相关肌 旋后肌(见图3-3-3-1)是一块扁平的肌肉,位于肘后外侧,前臂背面上方,属前臂后区肌肉,紧贴桡骨上1/3。该肌因有桡神经深支穿过而被分为深浅两部,它以腱性结构起自肱骨外上髁、肘关节、桡侧副韧带、环状韧带及尺骨旋后肌嵴。旋后肌的肌纤维斜向下外方,并向前包绕桡骨上端,止于桡骨上1/3的前面。从这些起点呈扇形分布为二层,浅层由斜形纤维构成。深层为宽大的肌纤维,起自尺骨旋后肌嵴,其纤维呈平行分布。这二层肌肉被一层脂肪组织隔开以在运动时保护从中穿过的桡神经骨间背侧支——骨间背侧神经。整个旋后肌纤维将桡骨从后到前完整包绕,它附着于桡骨的后侧边界,以及桡骨的外侧面和前侧面。同时,旋后肌又自前而后被肱桡肌、桡侧腕长伸肌、桡侧腕短伸肌、指伸肌和尺侧腕伸肌所遮盖。在旋后肌与前臂伸肌(桡侧腕长、短伸肌、指总伸肌等)之间还有一个滑液囊,有利于相邻肌肉之间的运动。

旋后肌的功能,正如其名,后旋前臂。由于尺骨滑车关节与肱骨远端不允许尺骨进行任何旋转活动,在前臂旋后和旋前时,尺骨便充当固定点。这样,肌肉收缩展开旋后肌,产

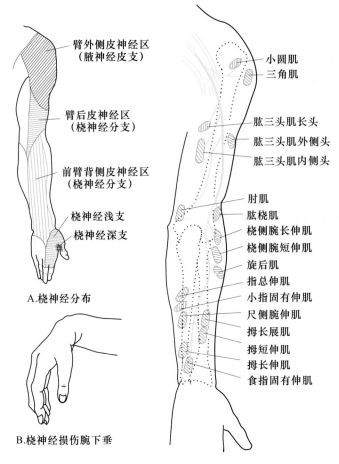

臂外侧皮神经区
（腋神经皮支）

臂后皮神经区
（桡神经分支）

前臂背侧皮神经区
（桡神经分支）

桡神经浅支
桡神经深支

小圆肌
三角肌

肱三头肌长头
肱三头肌外侧头
肱三头肌内侧头

肘肌
肱桡肌
桡侧腕长伸肌
桡侧腕短伸肌
旋后肌
指总伸肌
小指固有伸肌
尺侧腕伸肌
拇长展肌
拇短伸肌
拇长伸肌
食指固有伸肌

A.桡神经分布

B.桡神经损伤腕下垂

图 3-3-3-1

生桡骨外旋或旋后。这样的运动在伸、屈肘时都可以发生，这是由尺桡关节的解剖结构所决定的。旋后肌受桡神经（$C_{5\sim8}$）支配。桡神经的深支穿过此肌肉后转向后方，其分支分布于前臂背侧。

在桡神经深支穿旋后肌之前，发支支配旋后肌、桡侧腕长伸肌、桡侧腕短伸肌及肱桡肌。穿出旋后肌后改名为骨间后神经，发支支配前臂后区的其余伸肌。桡神经深支进入旋后肌时，穿过旋后肌弓，此弓是由旋后肌浅头增厚的边缘形成的。如果该神经受到压迫，可引起前臂、各手指及拇指的全部伸肌发生无力或瘫痪，称之为骨间神经卡压综合征。

桡侧腕长伸肌起于肱骨外侧髁上嵴下份、臂外侧肌间隔。少数肌束起自前臂伸肌总腱，止于第二掌骨底背面。

桡侧腕短伸肌起于肱骨外上髁伸肌总腱、肘关节桡侧侧副韧带、肌间隔及深筋膜，止于第 3 掌骨底背面。

肱桡肌起于肱骨外上髁上嵴上份（近端的 2/3）、臂外侧肌间隔（桡神经沟的远端），止于桡骨茎突基部外侧面。

3. 桡管的结构　　1908 年，德国解剖学家 Frohse 首先描述旋后肌层近侧有弓形或半圆形的纤维组织，起于肱骨外上髁顶部，向下再折返向上附于外上髁的内侧部分，即肱骨小关节的外侧缘，即为旋后肌腱或弓。自肱桡关节平面至旋后肌的 Frohse 弓（旋后肌弓）的一段称为桡管（见图 3-3-3-1），长约 50mm。肱桡肌组成组成整个桡管的外侧面，桡侧腕长、短伸肌在其远端的前外侧。这些肌肉的表面为上臂外侧肌间隔所覆盖。内侧由肱二头肌(腱)和肱肌组成,前面为上臂深筋膜、前臂外侧皮神经、肘正中静脉及肘外侧静脉。后为肱骨掌侧下1/3外侧面、肱骨小头、肱桡关节、桡骨小头和桡骨颈、环状韧带及关节囊增厚所形成的关节囊前韧带。在此管内,桡神经分出支配肱桡肌、肱肌、桡侧腕长伸肌的神经支。

骨间背侧神经下降至桡骨小头水平时,即被桡侧腕短伸肌的肌起始部所覆盖。该肌的肌起全呈弓形,边缘大多为腱性。弓的外侧半显得锐利,其上、下段分别位于骨间背侧神经的后、前方,而内侧半则稍薄。该弓的外侧半较旋后肌弓的外侧半略偏内侧,覆盖后者,而内侧半的弓,与外侧多数平齐。因此,成为卡压此神经的一个因素。

4. 桡神经及其分支 桡神经是臂丛后束的终末支,包含C_5~T_1的神经纤维,支配伸肌群与旋后肌。桡神经于肱桡关节上、下30mm区域,分为深支(主要为运动支)——骨间背侧神经、浅两支(感觉支)——桡浅神经。这两支神经在肱桡关节和环状韧带前方继续下行,经桡骨小头下缘,被桡侧腕短伸肌起始部覆盖。该肌的起始部呈弓形,边缘大多为腱性,该弓的外侧半较旋后肌弓的外侧半略偏内侧,覆盖后者。而内侧半的弓,与外侧多平齐,成为卡压的解剖基础。这两支神经在肱桡关节和环状韧带前方继续下行,经桡骨小头下缘,被桡侧腕短伸肌起始部覆盖。骨间背神经通过旋后肌深、浅两层间。在此之后分为两组。一组为内侧支,支配前臂浅层的肌肉(指总伸肌、尺侧腕伸肌、小指固有伸肌)一组为外侧混合支,支配深部肌肉(拇指展肌、拇长伸肌、拇短伸肌、示指固有伸肌)。

于肘关节近端,桡神经发出肌支支配肱桡肌、桡侧腕长伸肌、肘肌、桡侧腕短伸肌。桡神经发出前臂后皮神经支配前臂后部皮肤,其分布范围位于前臂内侧皮神经和前臂外侧皮神经之间。在上臂外侧,桡神经感觉支形成臂外侧下皮神经。

桡神经走行于肱二头肌外侧沟,发出浅支和深支后,浅支继续沿桡动脉在肱桡肌深层筋膜内行走。在腕关节近端,浅支穿出前臂筋膜向浅层和背侧走行。其出口位于肱桡肌和桡侧腕伸肌肌腱之间。最终,浅支分成数支感觉神经终末支:指背神经支配拇指、示指背侧皮肤及环指近端指骨背侧尺侧半皮肤。在此位置,可见桡神经交通支与尺神经在手背侧形成连接。

深支穿过旋后肌两起始头,转向桡骨后侧:于Frohse弓(旋后肌弓)出口处发出运动支支配前臂后侧的所有伸肌群。骨间后神经同时支配前臂后侧的浅层和深层肌肉。在终末段,其位于骨间膜后面和第四伸肌间室直达腕关节。

(二)病因病理

1. 常见的原因

(1)Frohse弓近侧神经与周围组织粘连,这是最常见的原因。

(2)在桡骨小头前面有横行的纤维束越过骨间背侧神经表面,对神经造成卡压。

(3)桡侧腕短伸肌内侧腱样缘压迫,当前臂旋前、屈肘时,对骨间背侧神经的压迫明显。

(4)Frohse弓压迫。前臂旋前屈腕时,此弓对骨间背侧神经产生压迫。

(5)肘内、外翻畸形时,引起神经位置发生变动,致使容易因扭曲牵拉而受损。

(6)慢性损伤:从事一些前臂需要长期用力旋前、旋后活动,如乐队指挥、网球运动员、乒乓球运动员、木工、石工、工作繁重的家庭主妇等都容易引起慢性损伤。因反复旋转前臂的手工劳动可引起桡动脉的口径增大,Frohse弓的增厚和纤维化,桡侧腕短伸肌内侧缘肥厚,而加重对骨间背侧神经的压迫。

(7)炎症性病变,如滑囊炎和风湿性关节炎、淀粉样沉积等。

(8)急性损伤:如前臂上段挫伤、肘关节过伸性损伤、Monteggia氏骨折、桡骨小头骨折或脱位、肱骨髁间骨折等,可因旋后肌弓处的伤、炎性水肿、瘢痕粘连等压迫骨间背侧神经。

(9)占位性病,如肱桡关节附近的腱鞘囊肿、脂肪瘤、血管瘤。

(10)桡返动脉及其分支与骨间背侧神经交叉压迫。

以上各原因中,对于急性损伤、占位病变与桡动脉压迫一般不以针刀微创松解术处理,余者均以针刀松解术治疗为最佳选择。

2. 病理 关于本病的发病机制问题,目前,综合起来有以下不同的观点:

(1)解剖学因素——骨纤维管卡压,骨间背侧神经所经过的旋后肌弓和桡侧腕短伸肌弓,其两弓的基底夹带有一薄层旋后肌深层肌肉组织的桡骨,因此,它实际上也是骨-腱弓构成的骨纤维管,四周坚韧,桡神经在桡管中比较固定。当某种原因导致周围组织肿胀、增厚或外界压迫、牵拉、挛缩等改变均可使管腔直径缩小而造成对其中的神经的卡压。在尸体标本上可以看到,前臂被动旋前或旋后时,骨间背侧神经可分别为桡侧腕短伸肌弓和旋后肌弓所卡压。而局部创伤、出血、水肿、粘连后,将会产生结缔组织增生,从而造成对神经的卡压。所以,本病好发于多用前臂反复用力旋转的职业。

(2)桡管内压增高产生血液动力改变,在受压条件下,易引起毛细血管内膜渗出增加,产生水肿,进而加重压迫。另外,外力亦可引起神经纤维的变化,最初原因仍是血管因素起作用,然而二者往往互为因果。

(3)近年来还认为,骨间背侧神经不单纯是运动神经,亦发出分支支配肘部外侧骨膜及关节囊。同样其末支亦支配桡腕关节及腕骨间关节。因此,临床上一些学者认为,一些保守治疗无效的"网球肘",可能是由于骨间背侧神经的关节支被卡压或牵伸所致。

(三)临床表现与诊断

临床表现主要为三大症状:疼痛、患肢肌力减弱或消失与活动引发疼痛。

1. 有长期的劳损史 本病多发于中老年人,起病缓慢。病人大都为手工劳动者,其发病与职业、生活习惯有密切关系,其病状可突然出现,或逐渐开始,进行性加剧。

2. 疼痛 表现为肘关节外侧灼痛、麻痛、针刺样痛,且疼痛往往是肌肉瘫痪的先兆。病人主诉大都是开始时前臂近端(即肘外侧及前臂近端伸肌群)疼痛,劳累后加重,休息时不缓解,夜间睡觉时亦痛,甚至痛醒。疼痛可向近、远端放射。常见诊为顽固性"网球肘"者,可能有部分病人系骨间背侧神经的关节支与关节囊粘连而引起肘前外侧疼痛,常与网球肘相混淆。

骨间背侧神经卡压为什么会引起疼痛?如果骨间背侧神经仅是运动神经,它被卡压后就不会发生疼痛与皮肤感觉障碍。但此神经有其特殊性,它不是单纯由传出纤维组成的运动神经,而是有来自肘部外侧骨膜和关节囊,以及桡腕关节及腕骨间关节、腕掌关节的传入纤维和来自它所支配肌肉的感觉传入纤维,所以它可引起疼痛,且疼痛往往是肌肉瘫痪的先兆。

3. 患肢肌力减弱或消失,"垂指而不垂腕,肌肉瘫痪而感觉正常" 初为手握力因疼痛而减弱,有时伴有桡神经支配区麻木感;后感伸腕力减弱,并逐渐觉得伸指、伸拇指和外展拇指乏力或完全无力。当骨间背侧神经支配的肌肉(指总伸肌、尺侧腕伸肌、小指固有伸肌;拇指展肌、拇长伸肌、拇短伸肌、示指固有伸肌)部分或全部瘫痪,将导致肌力减弱或消失,出现握力、伸腕力减弱,及伸指、伸拇、展拇无力或瘫痪。当前臂旋后肌瘫痪时,则旋后动作无力或完全消失,则不能直伸掌指关节,特别是不能伸直最后的45°,但仍能直伸指间关节。病程较长者,前臂背伸肌发生萎缩,但肱桡肌仍功能完整,故本病有"垂指而不垂腕,肌肉瘫痪而感觉正常"的特征。由于尺侧腕伸肌瘫痪,而桡侧腕长、短伸肌仍正常,故握拳时,拳向桡侧偏斜。本病患肌肉受累的程序无规律,亦无感觉障碍,体格检查时应仔细认真。

4. 压痛 压痛部位主要在肘关节前外侧的桡骨小头处,相当于 Frohse 弓处或在前臂背侧桡侧腕长、短伸肌和指总伸肌之间。压痛最厉害的部位是在桡骨小头远侧骨间背侧神经通过旋后肌处,在肘外侧、外上髁、肱桡关节等处也可能会有压痛。

5. 疼痛激发试验 进行以下试验可肘前外侧与前臂上段出现疼痛。

(1)抗伸中指试验:肘、腕及指间关节均伸直,中指的掌指关节作背伸活动,检查者施以阻力,若在肘屈纹以下两横指处,即桡侧腕短伸肌的内侧缘处出现疼痛则为阳性。因为桡侧腕短伸肌腱止于第三掌骨基底,因此,抗伸中指试验意味着桡侧腕短伸肌对骨间背侧神经的压迫。

(2)伸肘时,抗前臂旋前和旋后时均出现疼痛。

(3)上臂气性止血带压力维持在收缩压与舒张压之间造成静脉充血时,可引起疼痛。

(4)关节屈曲、前臂旋前和握拳时,疼痛加重,即肌肉牵拉试验阳性。

6. 肌电图检查 可见拇伸肌和指伸肌传导速度减慢。伸指肌出现纤维震颤。

7. X 线检查 可见 Monteggia 氏骨折,也为该病的病因,但骨折不在此疗法范围内。

(四)鉴别诊断

下列局部损伤或疾病,应与本病鉴别:

1. 网球肘(肱骨外上髁炎) 疼痛部位全在肱骨外上髁处,前臂活动时疼痛明显,休息时缓解或消失。少于夜间疼痛。前臂伸肌部位有压痛,但最明显的压痛点局限于肱骨外上髁处。抗阻力伸腕关节可诱发肱骨外上髁处疼痛。抗伸中指痛试验阴性。肌电图检查正常。

2. 神经麻痹 出现爪状手,并伴有尺神经支配区的感觉障碍。

3. 伸拇长肌腱断裂 有明显外伤史,仅有拇指伸直活动受限,而它手指及手腕背伸活动均正常。

4. 高位桡神经损伤 可有外伤史,患肢出现垂腕及前臂和手部的皮肤感觉障碍。

5. 桡神经高位受压 桡神经的高位受压可能发生在臂腋角处受背阔肌及大圆肌的腱性压迫或上臂中部肱骨肌管肱三头肌外侧头压迫,其表现主要为腕下垂,不能伸拇、伸指并伴有感觉障碍。当然更不应忘记的是高位颈椎病常有仅表现为网球肘症状者,如果两者并存则诊断更应慎重。

6. 风湿性关节炎中 Vaughan Jackson 综合征 有多关节疼痛、肿胀及其他风湿样表现。

7. 全身性疾病 可引起神经麻痹症状的一些全身性疾病,如结节性动脉炎、糖尿病、铝中毒、砷中毒,应与骨间背侧神经卡压综征鉴别。前者除有其他特有的临床表现外,还表现为桡、尺侧伸腕肌都有功能障碍,出现垂腕体征。

8. 癔病 除有其他多种表现外,还不能屈曲指关节。

(五)针刀微创手术治疗

1. 适应证与禁忌证 诊断明确,无一般手术禁忌证者均可行针刀微创手术治疗。

2. 体位 侧卧位,患侧在上,前臂旋后位,易扪及肱骨外上髁的压痛点。

3. 体表标志

(1)尺骨鹰嘴:肘后面最突出的部位为尺骨鹰嘴,是此区的重要骨性标志。肱三头肌从上方止于鹰嘴,可见到该肌腱的轮廓。伸肘时,鹰嘴与肱骨内、外上髁三点在一直线上,屈肘90°,此三点成等腰三角形。肘关节脱位时,三点关系改变,鹰嘴下续尺骨后缘,可触其全长。尺骨后缘尺骨后缘的桡侧为肘肌和腕伸肌隆起,尺侧为指深屈肌和尺侧腕屈肌隆起。伸肘时,鹰嘴桡侧有一小凹窝,指按此窝可摸及肱桡关节和桡骨头,若旋转前臂可感到桡骨头在指下滚动。桡骨头骨折或肘关节肿胀,此窝消失并有压痛;桡骨头脱位于此可见异常突起。肘关节穿刺可于此窝进行,进针点在屈肘位的肱骨外上髁、桡骨头和鹰嘴三点的中心。肘关节隙的表面投影相当于外上髁下方 10mm 至内上髁下方 25mm 的连线上。

(2) 肱骨外上髁 (图 3-3-3-2): 肘后外侧面骨性标志有外上髁、鹰嘴和桡骨头。肱骨外上髁上续臂外侧肌间隔的凹沟,沟前方为肱桡肌和肱肌,沟后方为肱三头肌内侧头。自外上髁延至前臂的隆起为桡侧腕长伸肌,桡侧腕短伸肌和指伸肌。当腕做背伸并向桡侧偏斜动作时,上述各肌明显收缩。外上髁前下方约 25mm,恰在伸肌隆起后缘的凹窝内为桡骨头所在。当前臂作旋前旋后运动时,可触及桡骨头在转动。肘关节有腔积液时,此凹陷消失。

(3) 桡骨头 (见图 3-3-3-2): 以左侧为例,肘关节屈曲 90°,术者左手握住病人左手,右手中指、示指并列,中指尖扣及肱骨外上髁,示指所按处即为桡骨头,此时作前臂旋前或旋后运动,可感到桡骨头的旋转运动。不仅如此,同时可以触到桡骨颈与相对应的尺骨上段外侧骨缘。如果以相反方向触摸,将可以更清楚、准确的得到肱骨外侧髁、尺骨上段外侧缘与桡骨头颈、环状韧带与旋后肌弓与桡侧腕短伸肌弓等的信息。这一方法值得应用。

4. 定点 (图 3-3-3-3)

(1) 肱骨外上髁前外侧下缘点 此点为

桡侧伸腕短肌 (在上) 与旋后肌 (在下) 的肌起部位。桡侧腕短伸肌的肌纤维通过旋后肌的肌起部位,松解了旋后肌就等于松解了桡侧腕短伸肌,故只定 1 点即可。

(2) 桡骨小头外下点 此处为旋后肌弓与桡侧腕短伸肌腱弓腱性纤维经过之处,是压痛最厉害之处。此处为旋后肌肌起处,有压痛者证明肌束有高张力,应予松解。

(3) 尺骨上段前外缘点 此点为尺骨的旋后肌肌起点之一,且有桡侧腕短伸肌弓从此经过,也是常见的压痛点之一。

5. 消毒与麻醉 常规消毒。

局部麻醉:①肱骨外上髁前外侧下缘点,要将药物注射于外上髁骨面,退出式注射于旋后肌、桡侧腕伸短肌的肌起部 2~3ml。②桡骨小头下点,进针到桡骨头下缘骨面,退出式注射药液于骨面和腱行处。③尺骨上段前缘压痛点,进针到尺骨骨面,亦退出式注射药液于骨面和腱行处。

6. 针刀微创手术操作 (图 3-3-3-4)

(1) 肱骨外上髁前外侧点:刀口线与肢体纵轴平行,刀体与皮面垂直,进刀至肱骨外上髁骨面。调转刀口线 90°,刀下有较硬的纤维束 (桡侧腕侧短肌腱弓) 即可将其切开 2~3 刀。然后,调刀至肱骨外上髁前外侧的下缘骨面,提起刀锋至较硬的腱弓的表面,沿外上髁的骨缘切开腱纤维 2~3 刀,纵横疏通剥离,刀下

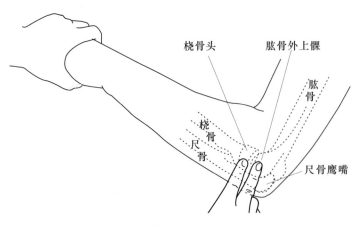

图 3-3-3-2

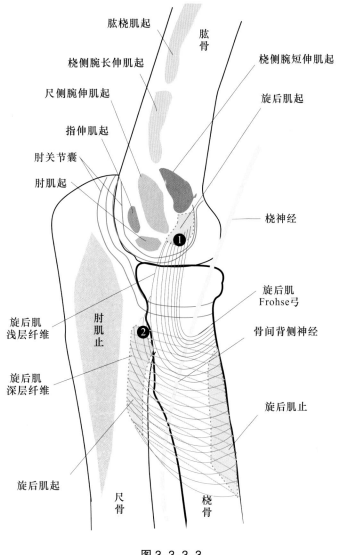

图 3-3-3-3

有松动感后出刀。

（2）桡骨小头外下点：刀口线与肢体纵轴平行，刀体与皮面垂直，刺入直达桡骨头下缘骨面。提起刀锋至硬韧腱弓的表面，再切开腱弓 2~4 刀，纵横疏通、剥离，刀下有松动感即可出刀。

（3）尺骨上段前外缘点：刀口线与肢体纵轴平行，刀体与皮面垂直，刺入直达尺骨骨面。提起刀锋至硬韧腱弓的表面，沿尺骨前缘骨面切开腱弓 2~4 刀，纵横疏通、剥离，刀下有松动感即可出刀。

7. 注意事项

（1）桡管综合征（骨间背侧神经卡压综合征）的诊断较为复杂，应考虑多方面的因素，要全面采集病史，仔细检查相关体征，还要做相应的各种辅助检查，同时还要做许多疾病的鉴别诊断等才能确诊。因此，对此病的诊断要极为慎重。事实上，此病并不多见，但不能因此而忽略，既不能把网球肘诊断为桡管综合征，也不应把颈椎病的肘部表现误诊为网球肘，进而疗效不佳而反误诊为桡管综合征。一句话，此病的诊断绝对不应马虎

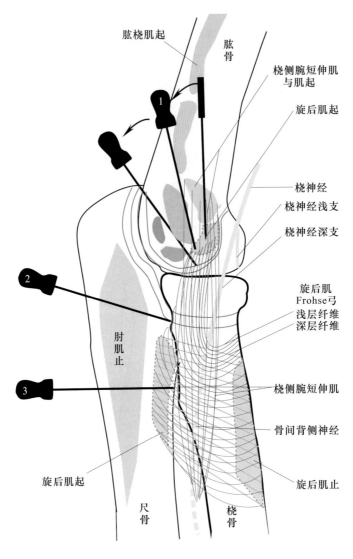

肱桡肌起

肱骨

桡侧腕短伸肌与肌起

旋后肌起

桡神经

桡神经浅支

桡神经深支

旋后肌
Frohse弓
浅层纤维
深层纤维

桡侧腕短伸肌

骨间背侧神经

旋后肌止

肘肌止

旋后肌起

尺骨

桡骨

图 3-3-3-4

从事。

（2）骨间背侧神经已被麻醉，则针刀微创手术时即便切上神经也不会有任何反应，那样就会在已被损伤的基础上再增加新的损伤。

（3）骨间背侧神经卡压综合征针刀微创手术操作时要十分谨慎，一定要沿着规定的骨缘切开腱弓组织而不损伤骨间背侧神经。这是本手术的关键所在。因为旋后肌腱弓与桡侧腕短伸肌弓都与骨间背侧神经十分靠近。所以，在肱骨外上髁骨缘手术时，只能切到外上髁的外侧面，而不能切到前面去。在尺骨上段前缘施术时，也只能切在尺骨外侧

的骨缘上。只有遵守这条原则才能保证针刀微创松解术的成功。

（4）在桡神经卡压症中，有一种外伤后瘢痕包围桡神经后形成的桡神经干卡压症。我遇到的一例是肱骨中段骨折，在桡神经沟处形成约 50mm×40mm 的瘢痕肿块，包围了桡神经，导致手部拇指半感觉障碍与痛麻四年余。后经针刀 1 次松解，当即痛麻改善，两天后症状完全消失。多年后开会偶遇，他告诉我，不仅神经压迫症状消除了，而且瘢痕疙瘩也早已完全吸收。经我检查，瘢痕疙瘩确实已经彻底消失。

第四节 正中神经卡压——肱骨髁上棘综合征

肱骨髁上棘综合征是正中神经在穿肱骨内髁上方的异常骨棘所形成的骨纤维管时被卡压而产生的症候群。其中的一部分病人可用针刀闭合型手术治疗。

一、相关解剖

1. 正中神经（图3-3-4-1） 正中神经起于臂丛内、外侧束的内、外侧两根。此二根于胸小肌下缘、腋动脉下部的前侧或外侧处合成一干。该神经由 C_{6-8}、T_1 神经纤维组成，有时 C_5 神经纤维也参与其中。在臂上部，正中神经与肱动脉伴行，在平喙肱肌抵止处越过肱动脉居其内侧，贴肱肌前方入肘窝。在肘窝处的四邻是：前方被肘正中静脉、前臂内侧皮神经和肱二头肌腱膜所覆盖，后方隔有肱肌与肘关节相对，外侧为肱二头肌腱，内侧为

旋前圆肌。正中神经在肘窝随肱动脉向深部下行，继而神经穿旋前圆肌肱骨头与尺骨头之间出现于前臂，通过指浅屈肌腱弓下方，行于指浅、深屈肌之间达腕部。在腕横韧带上方，正中神经从指浅屈肌腱桡侧缘下方出现，居指浅屈肌腱与桡侧腕屈肌腱之间，在掌长肌腱的深面略偏桡侧。最后随屈指肌腱经过腕管达手掌。正中神经在臂部一般无分支。在肘关节上方发出旋前圆肌支，在肘关节前面发出1~2关节支；在前臂发出桡侧腕屈肌支、掌长肌支、指浅屈肌支、骨间前神经、掌皮支。在腕部，再分成数支指掌侧总神经；每一指掌侧总神经下行至掌骨头附近，又为两支指掌侧固有神经，循手指的相对缘行至指尖。正中神经在走行过程中在多处易被卡压或损伤。

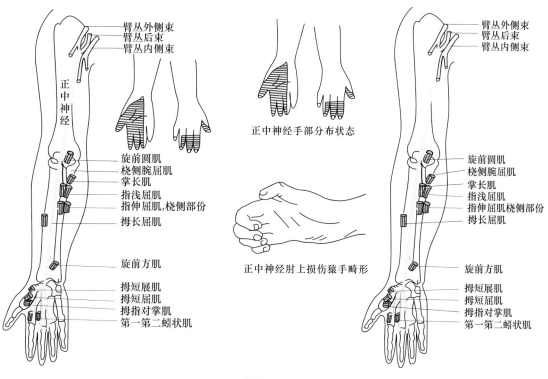

图 3-3-4-1

应提出的是,骨间前神经是正中神经进入前臂后不久即发出的分支,二者均位于旋前圆肌深头肌腱起始部的下方。在此位置上,骨间前神经如受到压迫可发生骨间前神经压迫综合征,其表现为拇长屈肌、示指和中指的指深屈肌以及旋前方肌发生麻痹。在腕部,正中神经位置最浅,仅在腕横韧带之下,易于损伤。

正中神经的体表投影:上肢外展90°,掌心朝上,从锁骨中点到肱骨内、外上髁间连线中点稍下方,即与肘窝中点连一线。该线在背阔肌下缘以上部分为腋动脉,以下部分为肱动脉的体表投影;而正中神经在臂部的体表投影与肱动脉在臂部的体表投影基本一致。在前臂前面中、下1/3交界处,正中神经位于桡、尺骨之间稍偏前处,该处是阻滞正中神经的最佳部位。正中神经与尺神经在前臂前面可有吻合,因此前臂各肌具有双重神经支配,这对神经损伤后的代偿有重要意义。

2. 肱骨髁上棘(图3-3-4-2) 肱骨髁上棘是发育异常所致。其发生率约为人口总数的0.1%~2.7%。该棘突常位于肱骨内上髁上方30~50mm处,多呈钩状,其钩尖指向肱骨内上髁。棘突的长短不一,但大部分不超过20mm。

3. Struthers韧带 在尸体解剖中发现,有肱骨髁上棘突者,其中2/3有一条韧带将肱骨内上髁与肱骨髁上棘连接起来,形成一个骨纤维管,此韧带称Struthers韧带,管内穿行有正中神经和肱动脉。正中神经和肱动脉常可被韧带卡压。

二、病因病理

具有先天性肱骨髁上棘的人群中,一部分人由于职业劳动使肘关节处于反复伸屈的运动中,处在肱骨髁上棘与Struthers韧带的骨纤维管中的正中神经被卡压和摩擦而致损伤性炎症,发生充血、水肿、粘连、纤维化、瘢痕等改变,导致骨-纤维管变狭窄,形成肱骨髁上棘综合征。另一方面,在反复的摩擦与挤压中,Struthers韧带及其周围的组织也会产生无菌性炎症,韧带变厚,亦可使骨纤维管变小而卡压正中神经,形成肱骨髁上棘综合征。

另一原因是占位性病变的卡压,如在肱骨髁上棘处再发生新生物,必然要增加对正中神经的卡压,在这种情况下,更易形成肱骨髁上棘综合征。

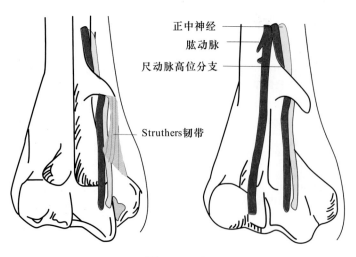

图 3-3-4-2

三、临床表现与诊断

1. 病史 病人的症状,大部分是逐渐发生的,因此病史较长;有时,病人对病程诉说不清。

2. 症状 ①病程初期,病人感到手指屈曲无力,拇指对掌无力。②桡侧三个半手指感觉障碍,表现为痛觉迟钝、痛觉过敏或麻木感。③逐渐出现肘内上方的疼痛不适,并扩展为前臂和手部的疼痛。其疼痛常为针刺样或烧灼感。

3. 体征 ①肱骨内上髁上方 30~50mm处可触及骨棘样物;骨样硬,有压痛。②拇指对掌肌力减弱。③患手掌面桡侧三个半手指感觉障碍。④在肱骨髁上棘处弹拨,Tinel 征阳性。

4. X 线检查 必须摄取包括肘关节在内的肱骨下 1/3 的正侧位像可确定肱骨髁上棘的诊断。

5. 肌电图检查 肌电图检查阳性表现有助于确定诊断,但肌电图检查阴性结果不能否定肱骨髁上棘卡压综合征的存在。

6. 鉴别诊断 此病与正中神经在各部经过处受卡压所出现的症状、体征基本一致,所以很易与颈椎病、臂丛神经炎、胸廓出口综合征、肩周炎、骨间掌侧神经卡压综合征及旋前圆肌综合征等疾病相混淆。可据以下两点鉴别:其一、在肱骨内上髁稍上部位可扪及骨棘;其二、具有正中神经卡压的症状和体征。两者结合起来,即可诊断为肱骨髁上棘综合征,并据此可与其他疾病相鉴别。

四、针刀微创手术治疗

1. 适应证和禁忌证 仅为 Struthers 韧带卡压者是针刀闭合型手术的适应证。通过松解 Struthers 韧带无效者应转为开放型手术治疗。

2. 体位 仰卧位,患肢肘关节屈曲,上举过头平放于治疗台上,前臂下方垫以薄枕,使病人的体位比较舒适。另一方法是,在患肢侧放一小桌,其高度与治疗台相平。患肢外展、外旋、肘屈曲并旋后,置于小桌上,使肱骨内上髁朝向上方。

3. 体表标志 肱骨内上髁。

4. 定点(图 3-3-4-3)

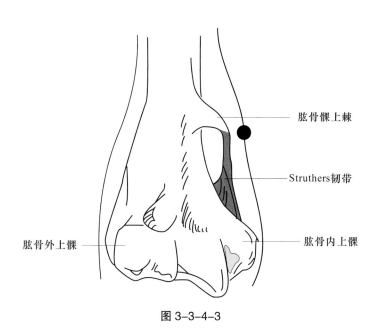

图 3-3-4-3

肱骨髁上棘

Struthers韧带

肱骨内上髁

肱骨外上髁

（1）肱骨髁上棘尖端前面点 定1点，松解 Struthers 韧带。

（2）肱骨内上髁点 在肱骨内上髁尖上端（即肘内侧面或称近中面）的上缘定1~2点。

5. 消毒与麻醉 局麻时，针头只能刺于肱骨内上髁的骨面上，并在此处给予麻醉，注意不应浸润尺神经，以防损伤尺神经。在髁上棘骨凸处局麻时，针尖必抵达髁上棘骨凸尖端的骨面，然后，回吸无血、无麻窜感时方能施以局麻，不可将正中神经麻醉。

6. 针刀微创手术操作（图3-3-4-4）

（1）髁上棘突尖端前面点：在肱骨髁上棘尖端前面以手指压住骨凸，刀口线与肢体纵轴平行，刀体与皮面垂直，快速刺入皮肤，直达髁上棘突骨端骨面。然后，调整刀锋至髁上棘突尖端。刀口线不变，刀柄向肢体远端倾斜，与皮面几呈90°角，沿着髁上棘突下缘骨面，试探式、小心切开（铲式切开）Struthers 韧带。松解力求彻底，但绝不可损伤尺神经与正中神经。

（2）肱骨内上髁：刀口线与上肢纵轴平行，刀体与皮面垂直，快速刺入皮肤。此处皮下组织较薄，可直达肱骨内上髁骨面。然后将刀锋调整至肱骨内上髁的上缘骨面。沿着内上髁的骨面切开 Struthers 韧带。其松解应比较彻底。

7. 手法操作 多次伸屈肘关节即可。

8. 注意事项

（1）肱骨内上髁处的操作部位狭小，该处又与尺神经为近邻，易误伤尺神经。所以，绝对不可掉以轻心。此处操作的关键是，针刀的刀刃必须紧贴肱骨内上髁近中面的骨面进行，绝对不能离开骨面。

（2）在对肱骨髁上棘的尖端切开操作时，也要使刀锋紧贴骨面进行。因为要在骨棘的尖端上施术，故刀体应为前后方向，沿着骨棘的下缘向后方铲切。

（3）经3次针刀闭合型手术治疗，疗效不佳时，应改用外科手术方法治疗。

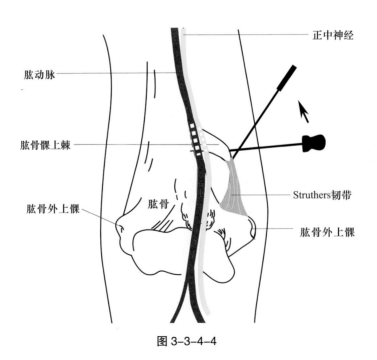

图 3-3-4-4

第五节　正中神经卡压——旋前圆肌综合征

旋前圆肌综合征是正中神经在前臂上段经过旋前圆肌的肱骨头和尺骨头之间时，被旋前圆肌腱弓卡压而产生的一系列症候群。

（一）相关解剖

1. 旋前圆肌（图3-3-5-1）　位于前臂前面上部的皮下，构成肘窝的内侧界，为圆锥状长肌。该肌起点有二头：肱骨头，大而浅，起自肱骨内上髁、臂内侧肌间隔和前臂深筋膜，此头以肌性为主，有时可含有明显腱束；尺骨头，小而深，起自尺骨冠突的内缘，此头以腱性为主，长20~80mm，厚3~8mm，有时缺如。两头之间通过正中神经。旋前圆肌的两头在正中神经前面汇合后，肌束斜向外下方，先在肱肌和肱二头肌腱的浅面，后在桡骨掌侧面形成扁腱，止于桡骨中1/3的前面、后面和外侧面，即桡骨弓状外缘最凸出点。作用为前臂旋前和屈肘，受正中神经支配。

2. 前臂的腱弓（图3-3-5-2）　正中神经在通过前臂时，要经过几个腱弓，即有联合腱板、指浅屈肌纤维弓、指浅屈肌腱束及尺骨头腱性部，同时可有多种形式压迫正中神经。

3. 联合腱板　为指浅屈肌起始部腱膜增厚部分，旋前圆肌两个起始头的腱弓与桡侧腕屈肌腱膜相延续，三者共同构成致密的腱板，称之为联合腱板，此三者联合的形式最为常见，由旋前圆肌尺骨头和桡侧腕屈肌联合者次之。腱板厚薄不一，腱板深面的裂隙有20~30mm长。正中神经穿过腱板的状态与胫神经穿越比目鱼肌的腱弓相似。

4. 指浅屈肌腱弓　为指浅屈肌起始部尺、桡骨之间的表面筋膜增厚而形成的弓状结构。纤维弓凹向下，厚而坚韧，一般长为

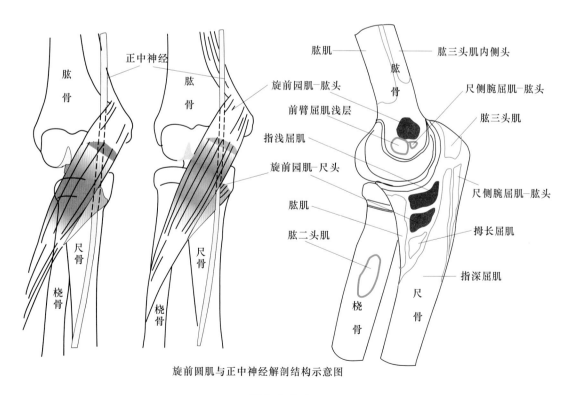

旋前圆肌与正中神经解剖结构示意图

图3-3-5-1

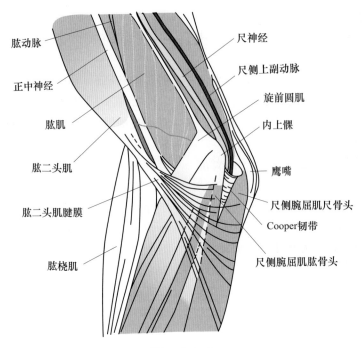

肱动脉

正中神经

肱肌

肱二头肌

肱二头肌腱膜

肱桡肌

尺神经

尺侧上副动脉

旋前圆肌

内上髁

鹰嘴

尺侧腕屈肌尺骨头

Cooper韧带

尺侧腕屈肌肱骨头

图 3-3-5-2

10~20mm，宽 4~8mm。弓的一端常与旋前圆肌肱骨头相连接。此弓的最低位置距腕近横纹为 130~170mm，即相当于前臂中 1/3 段处。

5. 指浅屈肌腱束　在指浅屈肌内有粗细不一的腱束，这些腱束可与正中神经平行，也可与之交叉在浅面，此腱还可向上与尺骨头相连。

6. 尺骨头腱性部　旋前圆肌尺骨头的腱性部增厚可压迫正中神经。

（二）病因病理

本病多见于前臂反复旋转的职业和活动的工作者，如铲土工、常拧螺丝的工人、理发师及小提琴演奏者等。由于过度旋前所致旋前圆肌和指浅屈肌的劳损，旋前圆肌起始部两头间的腱弓和指浅屈肌腱弓的存在是正中神经卡压的解剖形态学基础。当前臂旋前时，旋前圆肌的肱骨头和指浅屈肌腱弓即被扭曲而压迫正中神经。若旋前圆肌的腱膜增厚、指浅屈肌腱弓增厚、桡侧腕屈肌尺骨头部有副腱组织，以及旋前圆肌和指浅屈肌有异常纤维束带时，加之劳损、外伤致炎症水肿、纤维粘连等因，正中神经即被卡压而形成旋前

圆肌综合征。

（三）临床表现与诊断

1. 病史　本病起病缓慢，一般无急性外伤史，偶尔有肌扭伤。多由于前臂扭转、手指抓握或手用力旋转前臂的过度劳动中发病。

2. 症状　疼痛病人前臂旋转用力的劳动中感到前臂疼痛不适，其疼痛多发生在前臂和手指，并向桡侧三个手指放散，疼痛呈烧灼感，但无夜间痛。屈指无力患手常有屈指无力症状。严重者可出现正中神经支配的手部肌功能障碍，屈指和拇指对掌无力。

手指麻木症状重者可出现桡侧三个半手指麻木。

3. 体征

（1）旋前圆肌压痛　旋前圆肌扪之较硬，且有压痛，并向远侧放散。

（2）伸肘时，抗前臂旋前和屈腕，疼痛加重。

4. 特殊检查

（1）屈腕试验（Phalen 征）阳性屈肘、前臂上举，腕完全屈曲位 1 分钟后，出现桡侧三个半手指（正中神经支配区）麻木者为阳性。

（2）抗阻力激发试验（图3-3-5-3）正中神经在不同平面受压时，可出现以下3种情况：

1）旋前圆肌激发试验：屈肘抗阻力前臂旋前和屈腕（上图），前臂近端疼痛加重者，为正中神经在旋前圆肌平面受压。

2）肱二头肌腱膜激发试验：抗阻力前臂旋后和屈肘，前臂近端疼痛加重者（中图），为正中神经在肱二头肌腱膜处受压。

3）指浅屈肌腱弓激发试验：抗阻力中指近侧指间关节屈曲（指浅屈肌作用），使前臂近端疼痛加重者（下图），为正中神经在指浅屈肌弓处受压。

5. 肌电图检查 阳性结果有助于诊断，阴性结果不能排除诊断。

6. 影像学检查 摄肘关节X线片，可除外骨骼方面的疾病。

7. 鉴别诊断 旋前圆肌综合征应与下列疾病鉴别：

（1）颈椎病或颈神经根炎：应有项部疼痛、活动受限、肩背痛等症状，而旋前圆肌综合征则只有局限性前臂部疼痛。

（2）胸廓出口综合征：此症的上肢疼痛和麻木症状，于上肢上举、转颈、抬头等活动时症状增重，在上肢上举时，桡动脉搏动可以消失。

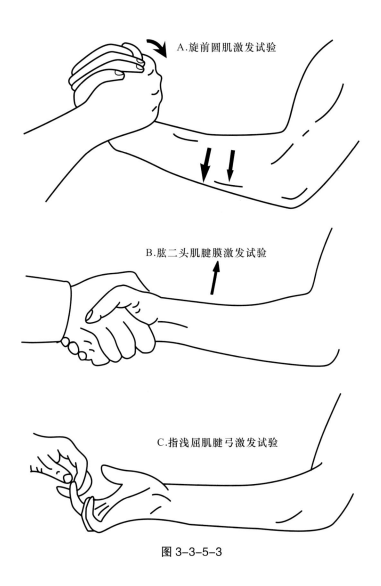

A.旋前圆肌激发试验

B.肱二头肌腱膜激发试验

C.指浅屈肌腱弓激发试验

图3-3-5-3

（3）肱骨髁上棘突综合征这一病症的特点是压痛点在肱骨下段内侧，且可在肱骨内上髁上方触及髁上棘，X线片可以证实。

（4）骨间掌侧神经卡压综合征：本症无桡侧三个半手指麻木感与拇指对掌功能障碍，且旋前圆肌的前臂旋前和屈肘功能正常。

（5）肱骨外上髁炎：网球肘疼痛主要在肱骨外上髁，部位局限，局限性压痛显著，但绝无手指麻木症状。

（6）腕管综合征：它与旋前圆肌综合征确有许多相似之处，但症状、体征均在腕管以下，神经卡压有腕上、腕下的区别。

（四）针刀微创手术治疗

1. 适应证和禁忌证 旋前圆肌综合征，一般无占位性病变，所以，应为针刀闭合型手术治疗的适应证。

2. 体位 仰卧位，患肢屈肘80°~90°，上肢上举过头，放于垫枕上；或屈肘80°~90°，肩关节外展，掌心朝上放于治疗桌上。

3. 体表标志

（1）肱骨内上髁：是旋前圆肌、桡侧腕屈肌的起始点。旋前圆肌起于桡侧腕屈肌之上；两肌均在肱骨内上髁内侧面的稍前方。

（2）尺骨冠突内侧缘：尺骨冠突是尺骨滑车切迹前下方的突起。可用下述方法间接扪清尺骨冠突：患肘呈微屈状，查检者以拇指和其他四指从肘内侧扣于尺骨近端前内侧缘与尺骨后缘的鹰嘴，然后将拇指沿肱二头肌腱内侧缘下探至肌腱的远端，其拇指就正对尺骨冠突。冠突的前面内侧缘锐而薄，上端有一结节有肘关节尺侧副韧带和指浅屈肌附着；结节的下面为旋前圆肌的附着。这样，在尺骨冠突内侧缘上，由上至下依次为肱二头肌、指浅屈肌、旋前圆肌尺头、拇长屈肌附着。

（3）肱二头肌腱和腱膜：肱二头肌腱在肘窝明显可见，可以捏起；而肱二头肌腱膜则位于肘横纹之下，并向内下呈扇状覆盖于旋前圆肌之上，正中神经在此处卡压则有压痛。

4. 定点（图3-3-5-4）

（1）肱骨内上髁内侧面点：在其稍前下方定1点。为了准确找到旋前圆肌的肱骨内上髁起点，肌腱如有压痛更能准确定点，即在压

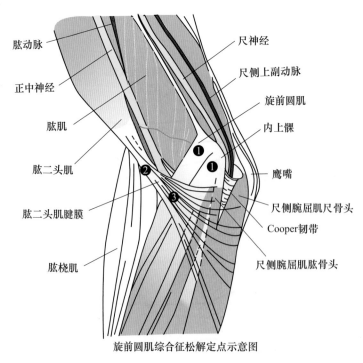

旋前圆肌综合征松解定点示意图

图 3-3-5-4

痛处定 1 点。

（2）尺骨冠突内侧缘点：该处定 1 点。以（1）点的确定方法，在尺骨冠突内侧缘也可确定旋前圆肌尺骨头的确切位置。此点应定于肘窝肱动脉内侧，尺骨冠突的下内侧面，如有压痛点则更明确。

（3）肱二头肌腱膜点该处可定 1~2 点。肱二头肌腱膜在舒张状态时是无法触及的。当用力屈肘屈腕时，肱二头肌腱膜连同肱二头肌腱都呈紧张的收缩状态，因此两者都可清楚触及。定点定于窜麻感部位（即尺神经）的尺侧。

5. 消毒与麻醉 在内上髁局麻时，注意不要将尺神经麻醉。当尺神经无感觉时，容易损伤尺神经。

6. 针刀微创手术操作（图 3-3-5-5）

（1）肱骨内上髁内侧面点：刀口线与臂部纵轴平行，刀体与皮面垂直，快速刺入皮肤，直达肱骨内上髁骨面；调整刀锋至内上髁最突出处的前下方，调转刀口线 45°，使刀口线呈上前、下后方向；沿内上髁骨缘切开旋前圆肌肌腱 2~3 刀，纵行疏通、横行剥离，刀下有松动感后出刀。

（2）尺骨冠突内侧缘点：刀口线与前臂纵轴平行，刀体与皮面垂直，快速刺入皮肤，直达尺骨冠突骨面；调整刀锋至冠突凹面前缘，稍提起刀锋，切开旋前圆肌的尺骨头肌腱3~4 刀；纵行疏通、横行剥离，刀下有松动感后出刀。

（3）肱二头肌腱膜点：刀口线与前臂纵轴平行，刀体与皮面垂直，快速刺入皮肤、皮下组织；让病人握拳、用力屈腕，使肱二头肌及其腱膜呈紧张状态；此时摸索进刀，先试探性切开腱膜；在了解了腱膜的厚度和韧度之后，再较彻底的切开肱二头肌腱膜。切开的程度要视腱膜病变的具体情况而定，以切开腱膜而又不损伤旋前圆肌为度。

7. 手法操作 术毕，让病人自己反复做屈伸、旋转的动作即可；另一方法是，医生与病人对抗前臂旋内的动作，反复多次亦可。

8. 注意事项

（1）本病并不多见，因而诊断较难，要防止漏诊。

（2）该综合征解剖比较复杂，需反复琢磨，搞深搞透，方能在诊治该病时胸有成竹。

（3）本病的治疗点的操作比较难，应注意两方面的问题：一方面在肱骨内上髁点和尺骨冠突点，此两点都必须在臂内侧面进刀，方

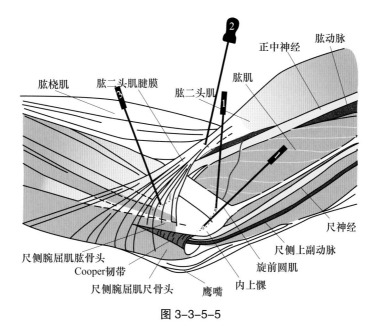

图 3-3-5-5

能达到松解旋前圆肌两个起始部肌腱的目的。另一方面,切开肱二头肌腱膜也有难度。首先,定点必须定于正中神经的尺侧,这样才能保证既不损伤神经,也不会损伤肱动脉。

其次,必须有较高的控刀能力方能达到只切开腱膜而不损伤邻近正常组织的目的。所以,精确的定点和努力培养控刀技能是非常重要的。

第六节　正中神经卡压——腕管综合征

由于种种原因引起腕管内各种结构的体积增大、容积缩小或腕管内压力增高,使腕管内的正中神经在腕管中受到卡压而引起的一组功能障碍的症状和体征的疾病称为腕管综合征。此病虽然临床并不很常见,但却是周围神经卡压综合征中最为常见的;然而,在诊断和治疗上仍然是一个难题。针刀闭合型手术治疗腕管综合征有其自身的优势,故予详细的介绍。

一、相关解剖

(一)腕掌面表面解剖

腕掌(前)面可以看到三条腕横纹:腕近横纹位于尺骨头的平面上;腕中横纹相当于桡腕关节线两端的连线;腕远横纹微凸向手掌,通过腕中关节线的最高点,并相当于屈肌支持带的近侧缘。

腕骨的四个骨点:在腕远横纹的远侧,即屈肌支持带近端的附着处有两个隆起,即外侧(桡侧)的舟骨结节和内侧(尺侧)的豌豆骨;舟骨结节的远端为大多角骨结节,豌豆骨的远端为钩骨钩。这些骨点均可在掌侧一一触摸清楚。

三条肌腱和它的标志作用:当用力握拳屈腕时,腕部的肌腱明显突出。其一、掌长肌腱居于腕部正中;其二、外侧为桡侧腕屈肌腱(桡侧腕屈肌腱的外侧为桡动脉。掌长肌腱的内侧为较深位的指浅屈肌腱);其三、最内侧为尺侧腕屈肌腱,由该腱可追踪至豌豆骨(腱抵止处)。

正中神经由掌长肌腱的深面出现于掌长肌腱与桡侧腕屈肌腱之间,经腕横纹中央入手掌,此为正中神经的投影位置。

尺动脉和尺神经位于指浅屈肌腱与尺侧腕屈肌腱之间,神经居尺侧。尺神经和尺动脉由此入手掌,因为被坚韧的筋膜覆盖,故不易扪到。

(二)屈肌支持带

又名腕横韧带,长、宽各约25mm,支持带的中段较厚约有2mm,近、远端较薄约有1mm。尺侧附着于腕尺侧隆起,即豌豆骨与钩骨钩上;而桡侧可分为两层:浅层附着于腕桡侧隆起,即舟骨结节和大多角骨结节上;深层附着于大多角骨沟的内唇;浅、深层之间与大多角骨沟形成一骨纤维管,称腕桡侧管,管内通行桡侧腕屈肌腱及其滑膜鞘。尺神经、尺动脉行于屈肌支持带内(尺)侧部浅面和腕掌侧韧带深面即腕尺管(Guyon氏管)中,有专节叙述。

(三)腕管(图3-3-6-1)

为一缺乏弹性的骨纤维管道。底呈凹槽形,由坚硬的腕骨及其上覆盖的桡腕掌侧韧带、腕辐状韧带等构成;顶由坚韧的屈肌支持带构成。腕管横断面呈椭圆形,可容纳一个手指,正常腕管的体积为(5.84 ± 1.24)ml。管内有指浅、深屈肌腱和拇长屈肌腱等九条肌腱及一条正中神经与它的滋养动脉一起通过。腕管中各结构的配布如下:正中神经入管后变得更扁,直接居于绷紧的屈肌支持带桡侧半的下方。拇长屈肌腱恒定位于腕管的桡侧极,它的内侧为示指浅、深屈肌腱,而正中神经则位于三者的浅面。正常的腕管虽然不小,但肌腱、神经和血管等在其中排列十分紧密,很少有空隙,因此任何使腕管变小和管中内容物增加的因素都会造成对正中神经的卡压。

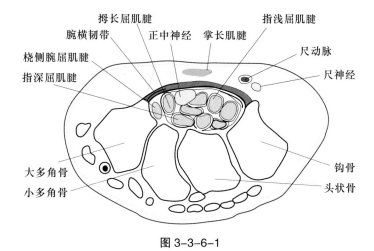

图 3-3-6-1

（四）正中神经

在前臂，正中神经在指浅屈肌的深面下行，当其到达腕部上方时，神经位于掌长肌腱与桡侧腕屈肌腱之间，位置表浅；再向下通过腕管入手掌。在腕管内，正中神经位于拇长屈肌腱的浅面与指浅屈肌腱的桡侧。在腕横韧带的远侧缘该神经分为内、外侧支。正中神经的外侧支常发出返支支配鱼际肌。约有 50% 的返支表面的定位是：掌侧各指张开位（图 3-3-6-2）。从中指和示指指蹼间隙作一中分线，再从第一指蹼拇指缘划一直线，即Kaplan 氏基线；两线相交处即为返支的起始部。另有一个值得一提的特殊结构是，正中神经周围有丰富的交感神经纤维包绕，当其被卡压时会产生灼性神经痛和营养障碍。

二、病因病理

任何引起腕管内压力增高的因素都可使正中神经受压而致缺血、缺氧，便可造成正中神经功能障碍。具体分述如下：

在软组织方面，屈肌支持带因反复摩擦等慢性损伤而增厚；管内各肌腱及其充填物体积的增大；正中神经本身水肿等病变可以使腕管缩小；如有腱鞘囊肿、脂肪瘤、纤维瘤等占位性病变则更易产生神经卡压症状。

在骨组织方面，腕骨的骨折、桡骨远端的骨折等的畸形愈合、骨痂等的骨赘增生均可使腕管缩小，从而卡压正中神经。

某些疾病可致神经卡压，如结核性腱滑膜炎、风湿与类风湿滑膜炎、妇女妊娠和绝经期的内分泌紊乱等都可致腕管内组织产生炎症、水肿等改变，导致神经受卡压。

当正中神经受到卡压后，首先是神经的水肿性肿胀和充血；其神经卡压处变细，两端则增粗呈葫芦状；由于缺血，则逐渐萎缩。管内的填充物出现滑膜炎，先是水肿，而后是粘连等改变，腕管容积减小而导致正中神经受压。

三、临床表现与诊断

（一）病史

可有外伤史和慢性劳损史。多为慢性起病，逐渐发生，急性者十分少见。妇女病人较多，从事手工劳动者，长时间用手提、捻、捏或搬运的体力劳动者多见。

（二）症状

1. 感觉异常　疾病开始时多为指端感觉障碍。可表现为桡侧三个半手指的麻木，以中指最为显著。

2. 疼痛　腕掌侧胀痛，拇、示、中指，尤其是中指最为明显，可向肘部、肩部放射。一般为痛，重者为严重的烧灼样痛。偶有疼痛波及五指者。其疼痛夜间尤甚，常常需起床甩手、摩擦来减轻症状。

3. 晨僵　晨起时患手呈水肿状态，手指

397

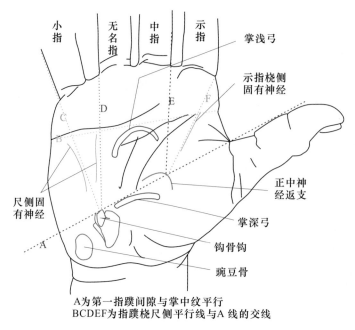

小指　无名指　中指　示指

掌浅弓

示指桡侧固有神经

正中神经返支

掌深弓

钩骨钩

豌豆骨

尺侧固有神经

A为第一指蹼间隙与掌中纹平行
BCDEF为指蹼桡尺侧平行线与A线的交线

图 3-3-6-2

活动不灵,尤其是拇指的动作显得笨拙。

4. 肌力减弱　大多数病人都有肌力减退的表现,有轻有重。

(三)体征

1. 压痛　腕横韧带处有压痛。腕背伸时疼痛加重。

2. 感觉障碍　手部痛觉迟钝,尤其是桡侧三个半手指尖有不同程度的感觉迟钝、过敏或其他异常。但深感觉无异常。

3. 肌萎缩　患侧大鱼际肌萎缩,尤其从侧面看最为明显,重者可见手掌平平。

4. 肌力减退　表现为拇指无力,拇指与小指对掌动作困难。

5. 病变区营养不良　病程长者,可出现神经营养性改变,如拇、示指发绀、指尖坏死、间歇性发白和发绀等。

(四)特殊检查

1. Tinel 征　在腕横韧带近侧缘(腕远横纹)处,用手指轻叩正中神经部位,手指正中神经支配区有放射性疼痛和窜麻感为阳性,表示此处正是卡压点。

2. 腕管压迫试验　患肢屈腕并压迫腕

横韧带近侧缘处 1~2 分钟后,手的麻木感加重为阳性。

3. 屈腕试验(Phalen 征)　被动屈腕(图 3-3-6-3),一分钟内出现手指麻木感者为阳性。如果同时让病人以拇指用力压在示、中指尖上,某些屈腕试验阴性的病人亦可出现阳性反应。此试验较前者更为灵敏。

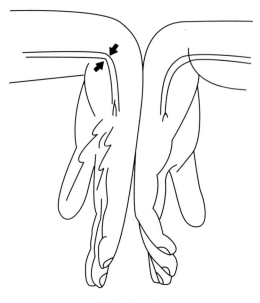

图 3-3-6-3

4. 拇指外展和对掌试验　拇指外展和对掌无力或抗阻力不能完成。

5. 神经阻滞试验　痛点封闭后,症状应暂时缓解或消失。

6. 其他　止血带试验、腕管内压力测定等也可选用。

(五)肌电图检查

腕以下正中神经感觉和运动传导减慢是该征的典型表现,对诊断、治疗均有指导意义。

(六)影像学检查

应摄 X 线片,除外骨科疾病,对腕管综合征的诊断、治疗均有指导意义。必要时应做 MRI 或 CT 等检查,尤其是疑有占位性病变时,以寻求确切的诊断。

(七)鉴别诊断

本病应与颈椎病、胸出口综合征、高位脊髓肿瘤、多发性神经炎、脊髓侧索硬化症等神经系统疾病相鉴别。以上各种疾病在其发病过程中,绝对不会仅出现腕以下的临床表现,这是根本的鉴别点。糖尿病并发的末梢神经炎,有原发病,病变多为双侧。颈肋病人,导致胸出口综合征者,其鉴别要点是摄颈椎 X 线片。曾遇一腕管综合征病人,疑为颈肋所致,摄片颈肋在健侧,故鉴别不难。

四、针刀微创手术治疗

(一)适应证和禁忌证

除占位病变以外,均适于针刀闭合型手术治疗。

(二)体位

仰卧位,患肢伸直,手掌朝上,腕下垫以薄枕。

(三)体表标志

1. 腕横纹　腕掌面可以看到三条腕横纹:腕近横纹位于尺骨头的平面上;腕中横纹相当于桡腕关节线的两端;腕远纹微凸向手掌,通过中腕关节线的最高点并相当于屈肌支持带的近缘。

2. 腕掌面肌腱　强力握拳屈腕,腕上掌侧肌腱明显突出,居正中者为掌长肌腱。在其两侧突出的肌腱,桡侧者为桡侧腕屈肌腱,尺侧者为尺侧腕屈肌腱。

3. 舟骨结节　舟骨位于腕骨的近排,舟骨结节为舟骨掌侧面下部的骨性隆起,在中、远横纹桡侧可清楚看到和扪及。

4. 大多角骨结节　位于腕骨桡侧,与第一掌骨相关节,为大多角骨掌面上的一个突起,与舟骨结节远侧紧密相邻。

5. 豌豆骨　位于腕部的尺侧缘及尺侧腕屈肌的肌腱内,是一个可动的籽骨,沿尺侧腕屈肌腱追寻至止点、腕远横纹的桡侧端的骨性隆起即是。以上三个骨点均可扪清。

6. 钩骨钩　位于豌豆骨的外下方(即桡侧)。该骨凸深在,不易扪清,可采取下列方法定位:将对侧拇指的指间关节横纹压于豌豆骨突出处,拇指尖指向患手拇指与示指之间的指蹼间隙,拇指尖放在掌面上,以拇指尖用力下压即可触到钩骨钩骨面的大致轮廓。

(四)定点

可用两种定点方法进行操作,分述如下:

Ⅰ法(四骨点松解法)定点(图 3-3-6-4)

(1)舟骨结节近中缘点:这里的所谓"中",是指腕部的中轴线。以中轴线为中心来表示骨缘的朝向比内、外侧更明确。即该骨凸的尺侧面骨缘上定 1 点。

(2)大多角骨近中缘点:即骨凸的尺侧面骨缘上定 1 点。

(3)豌豆骨近中缘点:即豌豆骨桡侧面骨缘上定 1 点。

(4)钩骨钩近中缘点:即钩骨钩桡侧面骨缘上定 1 点。

Ⅱ法(一线法)定点(图 3-3-6-4)

以掌长肌腱为标志,在掌长肌腱的尺侧缘,压之具有窜麻感处的尺侧纵轴线上定 2 点:

(1)掌长肌腱尺侧缘腕横韧带近侧点:在腕远横纹以远 5mm 处定 1 点。

(2)掌长肌腱尺侧缘腕横韧带远侧点:在腕远横纹以远 15mm 处定 1 点。

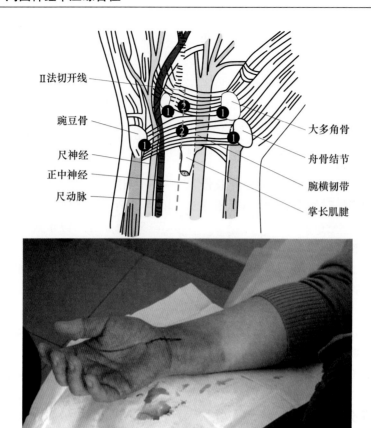

图 3-3-6-4

（五）消毒与麻醉

皮肤常规消毒,戴手套,铺无菌巾,局麻后行针刀闭合型手术治疗。在Ⅰ法局麻时,麻醉药要注射于各骨点的近中面骨缘上为最佳;在Ⅱ法局麻时,穿刺时绝不许有窜麻感,麻醉药要注射在腕横韧带上,不可麻醉正中神经。

（六）针刀微创手术操作（图 3-3-6-5）

Ⅰ法－骨点法操作

（1）舟骨结节点:刀口线与肢体纵轴平行,刀体与皮面垂直,快速入皮肤,直达舟骨结节骨面。调整刀锋达舟骨结节的近中缘的骨面上,沿骨缘切开屈肌支持带 3~4 刀,纵行疏通、横行剥离,刀下有松动感后出刀。

（2）大多角骨结节点:其操作方法与（1）点相同。

（3）豌豆骨点:刀口线与肢体纵轴平行,刀体与皮面垂直,快速入皮肤,直达豌豆骨骨面。调整刀锋至豌豆骨近中面骨缘,沿骨缘切开腕横韧带 3~4 刀。刀下有松动感后出刀。

（4）钩骨钩点:因为本骨点较深在,故首先要把骨点搞清、搞准。深压住钩骨钩骨点,刀口线与肢体纵轴平行,刀体与皮面垂直,沿指甲边缘快速刺入皮肤,并匀速推进至钩骨钩骨面。调整刀锋至钩骨钩近中缘的骨面,沿骨缘切开腕横韧带 3~4 刀。刀下有松动感后出刀。

Ⅱ法－一线法操作（参见图 3-3-6-5）

（1）掌长肌腱腕横韧带近侧点:刀口线与肢体纵轴平行,刀体与皮面垂直,快速入皮肤;然后,摸索、缓慢、匀速、试探式进刀;当刀锋遇到坚韧的韧带组织且无窜麻感)时,即可切开该韧带 3~4 刀。再予疏通、剥离,刀下有松动感后出刀。此切开操作以切透腕横韧带,

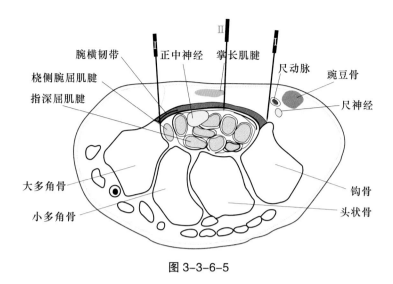

图 3-3-6-5

有落空感为标准。

（2）掌长肌腱尺侧缘腕横韧带远侧点：该点的操作与（1）点完全相同。

（七）手法操作

医生以两手分别握持患手大、小鱼际处，向手背方向用力，以达到充分松解屈肌支持带的目的。

（八）注意事项

1. 腕管体积不大，但其解剖结构复杂，

必须搞清腕管结构，这是诊治该病的基础。

2. 目前已经只用针刀操作 Ⅱ 法（一线法）治疗腕管综合征，因为此法标志清楚，操作安全，松解到位，方法简单，疗效确切，故早已成为标准术式。

3. 在治疗本病时，因手术层次表浅，不需要深层剥离，故可以应用 φ0.6~0.8mm 针刀进行操作即可。

第七节 尺神经卡压——肘尺管综合征

尺神经在肘尺管（尺神经沟）内通行时被卡压所引起的神经卡压综合征称肘尺管综合征或肘管综合征。以前对肘部外伤引起的迟发性尺神经损害称为尺神经炎；后来发现该病系由于尺侧腕屈肌两个头之间的纤维束带压迫所致，故改称肘管综合征。因为肘部损伤极为常见，所以肘管综合征为常见病。

一、相关解剖

肘尺管位于肘关节后内方的浅沟里，有尺神经通过。

1. 尺神经（图 3-3-7-1） 尺神经起于臂丛内侧束，包含第 7、8 颈神经和第 1 胸神经的纤维。该神经自胸小肌下发出后沿臂后内

侧下行，至肱三头肌内侧头的前面，再下行至肘后，经肱骨内上髁下后方的尺神经沟；在沟内，尺神经通过"肘尺管"离开臂部。再经尺侧腕屈肌两头之间至前臂。继续沿前臂内侧下降，在前臂上半部位于指深屈肌的表面，被尺侧腕屈肌遮盖；在前臂下半部则位于尺侧腕屈肌的桡侧，仅被皮肤及固有筋膜覆盖。继续向远端越过腕横韧带的浅面、腕掌侧韧带的深面，经豌豆骨桡侧入手掌，分为掌深支和掌浅支。尺动脉在前臂中、上 1/3 的交界处与尺神经伴行，向下入手掌；其尺神经位于尺动脉的尺侧。尺神经在臂部体表投影为：从腋窝顶至肱骨内上髁与尺骨鹰嘴间中点的连线；在前臂为，从肱骨内上髁与鹰嘴连线中

401

点至豌豆骨桡侧缘的连线。

2. 尺神经沟与肘尺管（图 3-3-7-2）　肱骨内上髁的下后方有尺神经沟。在肱骨内上髁与尺骨鹰嘴两骨突之间，有尺侧腕屈肌肱骨头和两骨突之间的纤维性筋膜鞘覆盖，形成一个椭圆形的骨纤维管，称肘尺管。肘尺管的前壁（即底部在其前外侧的骨面），由肱骨滑车、尺骨冠状突、尺侧腕屈肌的尺侧头及尺侧副韧带所构成；内侧壁是肱骨内上髁及尺侧腕屈肌的肱骨头；后侧壁（即顶），为连结尺侧腕屈肌 2 个头的三角弓状韧带。弓状韧带横架于尺侧腕屈肌起点两头之间；肘尺管的出口处为尺侧腕屈肌二头之间的纤维性腱弓。

3. 尺侧腕屈肌　位于前臂内侧皮下，指浅屈肌的内侧，为长而扁的半羽状肌。起端有两个头：一为肱骨头，起自肱骨内上髁与前臂筋膜；另一个为尺骨头，起自尺骨鹰嘴与尺

骨背侧缘上 2/3；其两头间连有三角弓状韧带；止于豌豆骨，是强有力的屈腕肌并可协助屈肘。

4. 尺侧副韧带　较肥厚，呈三角形。上方起自肱骨内上髁前面和下面；向下呈放射状，又分为前、中、后三部分：前部止于尺骨冠突的尺侧缘，为坚强的圆形束，伸肘时显得紧张（此肌束也是指浅屈肌的起点）；中部较薄，止于鹰嘴与冠突之间的骨嵴上；后部向后方，止于鹰嘴的内侧面，此束屈肘时紧张，而且其表面有一条斜行纤维束，连结鹰嘴与冠突二者的边缘，此束带称柯柏（Cooper）韧带；柯柏韧带下缘游离，与肘关节内侧骨缘形成一裂隙，当肘关节运动时，滑膜层可经此处膨出，此物膨出易压迫尺神经。尺侧副韧带与肘关节囊两侧移行，可稳定肘关节的内侧，防止肘关节侧屈。

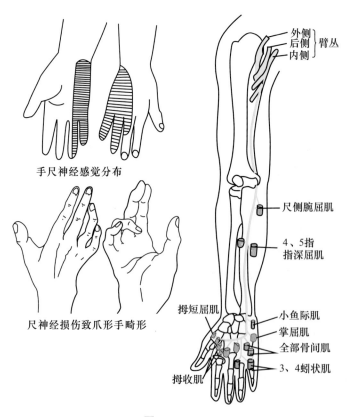

手尺神经感觉分布

尺神经损伤致爪形手畸形

外侧
后侧　}臂丛
内侧

尺侧腕屈肌

4、5指
指深屈肌

拇短屈肌

小鱼际肌

掌屈肌

全部骨间肌

拇收肌

3、4蚓状肌

图 3-3-7-1

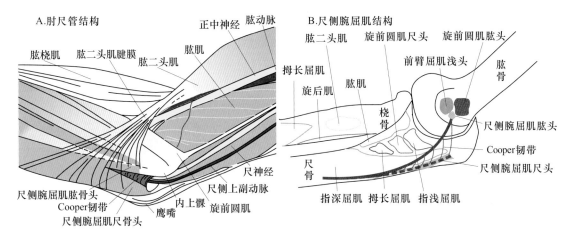

图 3-3-7-2

二、病因病理

1. 病因　本病原因很多,任何破坏肘管结构、压迫、牵拉或摩擦神经的因素均可引发肘尺管综合征。

骨外伤引起尺神经受压,肘关节骨外伤是引起肘尺管综合征最常见的原因。如肱骨髁上骨折、肱骨内上髁骨折、尺骨上端骨折、肘关节脱位等外伤均可引起尺神经受卡压。由于骨折对位不佳,畸形愈合,骨痂增生,破坏肘关节的正常结构致肘尺管狭窄而导致尺神经受压。该病变往往是缓慢发生和进展。尤其是小儿的肱骨髁上骨折和肱骨内上髁骨折后,由于骨骺发育异常而引起肘外翻牵拉尺神经所致该病的病人较为常见。

软组织病变引起尺神经受压则涉及多种组织。

习惯性和强迫性姿势引起尺神经受压是常见的原因。在生理状态下,肘管会随肘关节的伸、屈而改变。屈肘时,鹰嘴和肱骨内上髁的距离变宽,肘管后内侧的筋膜组织则被拉紧;同时,外侧的尺肱韧带向内侧突出,因而肘管的容积变小,此时尺神经容易受压。有试验表明,肘关节在屈曲时肘管内压力增高,肘管变狭窄约55%;如同时外展肩关节则使其压力进一步增高;如睡眠时,肩外展、屈肘、将手垫于头下的姿势,则可使肘管内的尺神经所承受的压力约为正常状态下的 6 倍;如果长期处于这一姿态下工作或睡眠,尺神经将受到严重的损害,甚至可引起变性等一系列变化,导致肘尺管综合征的发生。

尺侧腕屈肌近端的肱骨头和尺骨头之间的腱弓挤压在尺侧腕屈肌两头之间的纤维腱弓正好置于尺神经的前方,当此纤维弓变性增厚则必然压迫尺神经。

肘关节的疾病引起尺神经受压如类风湿关节炎、强直性脊柱炎、骨结核等疾病都可使肘关节骨膜增厚,韧带挛缩变形,骨赘形成而导致肘管狭窄,压迫和刺激尺神经。

占位性病变压迫肱骨内侧髁也是常见的原因,如肿瘤、腱鞘囊肿等。

尺神经的变性,是导致肘尺管综合征的另一方面原因。

2. 病理　正常状态下,随着肘关节的屈、伸活动,尺神经在肘管内可来回滑动,被拉长一倍可无损伤。若超过此限度,尺神经的神经轴和营养血管将断裂并发生斑状坏死;如果神经发生水肿或肿胀则弹性将大大降低。因此,当肘关节屈、伸时,尺神经在肘管内滑动,尤其在过度屈肘时,尺神经被拉得更长,尺神经的内部张力更大。当尺神经被牵拉到一定程度时,尺神经内的滋养血管也将被牵拉伸长,血管腔隙变窄,可造成尺神经缺血、缺氧和水肿。因此,肘关节的过度反复屈、伸活动就可以造成尺神经缺血 – 水肿的恶性循环;这样,轻者发生神经内纤维变性,重者则引起坏死。如果由于诸多原因所致骨纤维性肘尺管变小,自然要挤压尺神经,那么尺神经在反复牵拉、挤压和摩擦中,必然产生尺神经的缺血 – 水肿的恶性循环,最终导致肘尺管综合征的发生。

三、临床表现和诊断

(一)病史

本病起病缓慢,往往在外伤愈后一段时间之后才逐渐出现尺神经受压症状;但肘尺管综合征也可无外伤史,病程开始时感到患肢无力、有沉重感、易疲劳等症状。随病情发展将出现一系列症状和体征。

(二)症状

1. 疼痛患肢肘关节以下前臂尺侧面至环指、小指、小鱼际区有针刺样或刀割样疼痛,并向上臂内侧,甚至腋部、乳房或心前区放射。

2. 感觉异常是最常见的症状,病人常诉及环指、小指酸胀麻木不适,或有麻刺感、蚁走感等。或有感觉过敏、感觉缺失。

3. 手指无力、肌萎缩,出现前臂尺侧软组织凹陷,握力和捏持力减弱,甚至出现爪形手畸形。

(三)体征

1. 感觉障碍　患手尺侧一个半手指和尺侧半手掌及手背感觉减退,过敏或消失。但因感觉区与正中神经的分布区重叠,此处的痛觉测定常不甚准确,有时很模糊。

2. 肌萎缩　尺神经卡压时间长或卡压严重时,可有尺侧腕屈肌和尺侧屈指深肌萎缩,出现前臂尺侧凹陷;同时还可有不同程度的手内在肌(包括小鱼际肌、骨间肌、蚓状肌、拇内收肌、拇短屈肌等)萎缩;晚期则可出现爪形手畸形。

3. 肌力减退　尺神经的供血受阻,尺神经支配的肌营养不良致肌力减退,手的握力和捏持力均减弱。

4. 手的精细动作不灵　由于肌萎缩和肌力减退,手指活动受到影响,特别是精细动作更显著,显得笨拙。

5. 肘部尺神经增粗与滑脱　由于尺神经受到反复摩擦,一部分病人可以摸到尺神经增粗的表现,且可有明显压痛。有的尺神经扪之有较大的移动性,可滑出尺神经沟,称尺神经滑脱。

(四)特殊检查

1. 屈肘或上肢外展试验　屈肘时加剧患手尺侧一个半手指的麻木感或疼痛和异常感;而伸肘时则减轻;任何外展或抬高患肢的活动均加重麻木和疼痛等异常感觉者为阳性。

2. 肘关节屈曲试验　将肘关节完全屈曲并外翻固定五分钟,若尺神经分布区出现麻木或加重,或有麻痹现象者为阳性。

3. Tinel 征　叩击肘部尺神经,可出现放射性的小指麻木感为阳性。

4. 指垫感觉试验　用示指尖轻叩病人两手指垫,患手感觉迟钝。

5. 手指外展试验　让病人双手手指分开,检查者分别轻轻将病人的手指从两侧挤拢,可以发现患手的外展肌力减弱。

6. 环小指指间关节屈曲试验　抗阻力屈曲远侧指间关节,可感到屈指肌力减弱。

(五)影像学检查

肘部 X 线摄片检查,可以发现肘部陈旧性骨折畸形愈合或骨不连等骨部的各种病变。拍摄尺神经沟切线位 X 线像,两侧对比可发现患侧尺神经沟变形或不平滑等,具有一定的诊断价值。

(六)肌电图检查

肌电图可有明显变化,有助于诊断。

(七)临床分型

肘尺管综合征可分四型(据 1982 年 Wadsworth 分型):

Ⅰ.急性外压型　为一次突然的外力作用到肘尺管区域,多发生于意外伤害,病情多很严重。

Ⅱ.亚急性外压型　肘管接触物体,使局部受压几小时或更长,或其他外部压力所致;如睡眠时屈曲的肘关节枕在头下时间过长所发生的尺神经麻痹。

Ⅲ.空间占位型　为肘管内的占位性病变引起,如腱鞘囊肿等。

Ⅳ.尺骨横向移位型　肘部各种骨折所致的肘外翻或先天性肘外翻,使弓状韧带接近并卡压尺神经沟底部的尺神经所致。

四、针刀微创手术治疗

(一)适应证与禁忌证

Ⅰ、Ⅱ型肘管综合征为针刀闭合型手术治疗的适应证;而Ⅲ型、Ⅳ型为禁忌证。

(二)体位

仰卧位,屈肘,上举过头,放于头上部的枕上。

(三)体表标志

1. 肱骨内上髁(见图3-3-7-2)　位于肱骨下端内侧,大而突出,可清楚扪及。内上髁后方,骨面光滑,它的近中面有一纵行浅沟为尺神经沟,内有尺神经通过。内上髁前下面粗糙,为旋前圆肌、桡侧腕屈肌、掌长肌、指浅屈肌、尺侧腕屈肌及尺侧副韧带的附着部。

2. 尺骨鹰嘴　为尺骨最上部的尖端,是尺骨滑车切迹后上端的突起,前面光滑,向前下方,构成滑车切迹的上部及后部。后面光滑呈三角形。上面粗糙近似四边形,为三头肌和关节囊的附着部。内侧面的上部有一结节,有尺侧副韧带及尺侧腕屈肌附着;内侧面的下部光滑,是指深屈肌的附着部;外侧面粗糙而凹陷,为肘肌的附着部。

3. 尺骨冠突　为尺骨滑车切迹前下方的突起,称尺骨粗隆,为肱肌及骨间膜附着部。冠突前面的内侧缘锐薄,上端有一结节,有肘关节尺侧副韧带和指浅屈肌附着。结节的下侧为旋前圆肌的附着部。切迹的后下侧有一纵形骨嵴,称旋后肌嵴,有旋后肌附着。

4. 尺骨滑车切迹　尺骨滑车切迹为尺骨上端前面的半月形凹陷关节面,与肱骨滑车相关节。

(四)定点

1. 肱骨内上髁外侧(近中面)缘点　定1点。此点即肱骨下端内侧后方尺神经沟的外侧界韧带。

2. 尺骨鹰嘴　点定于尺骨鹰嘴内侧面,松解尺神经沟附着于鹰嘴侧的韧带。

3. 冠突内侧缘点　点定于2点同一骨缘远侧10mm处。以上2与3点,实际上均在鹰嘴尺侧缘上,一为近端点,一为远端点。远端点即在尺骨冠突凹面的内侧骨缘上。

(五)消毒与麻醉

局麻要求是,只麻醉尺骨鹰嘴的内侧缘和肱骨内上髁的外侧骨缘。

(六)针刀微创手术操作(图3-3-7-3)

1. 肱骨内上髁外缘(近中面)点　刀口线与肱骨内上髁的外缘骨面走向平行,刀体与皮面垂直,快速刺入皮肤,直达肱骨内上髁骨面;调整刀锋达内上髁的外侧(桡侧)骨缘,此处为关节内侧副韧带与尺侧腕屈肌的附着点,将其切开剥离3~4刀,再纵横疏通剥离即可。在切开时,一定要沿尺神经沟外缘骨面切至沟底。

2. 尺骨鹰嘴内侧缘点　刀口线与尺骨鹰嘴内侧(尺侧)骨缘平行,刀体与皮面平行,快速刺入皮肤,直达骨面;然后沿骨缘切开,切开3~4刀,纵横疏通剥离后出刀。切开时务必要紧贴骨面进行,绝对不可脱离骨面,更不能切向尺神经沟中央。远、近端点均如此处理。

3. 冠突凹面点　操作方法与2法完全相同。

(七)手法操作

让病人做患肢反复屈肘数次即可。

五、注意事项

1. 体位很重要。只有摆好体位才能从容进行针刀操作。

2. 肘尺管部位不大,定点不宜过多。其实,只要将肘管后侧壁的一侧松解到位,就能

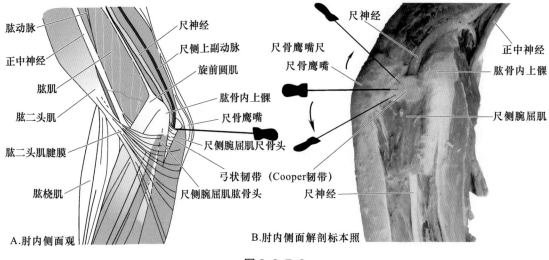

图 3-3-7-3

左图标注：
肱动脉
正中神经
肱肌
肱二头肌
肱二头肌腱膜
肱桡肌
尺神经
尺侧上副动脉
旋前圆肌
肱骨内上髁
尺骨鹰嘴
尺侧腕屈肌尺骨头
弓状韧带（Cooper韧带）
尺侧腕屈肌肱骨头

A.肘内侧面观

右图标注：
尺神经
尺骨鹰嘴尺
尺骨鹰嘴
尺神经
正中神经
肱骨内上髁
尺侧腕屈肌

B.肘内侧面解剖标本照

达到松解整个肘尺管的目的。关键是要松解得足够，才能解除尺神经的压迫。

3. 针刀的操作必须紧贴骨面进行，只有这样才不致损伤尺神经。因尺神经沟狭小，故应谨慎从事。

4. 在治疗本病时，因手术层次表浅，不需要深层剥离，故可以应用 φ0.6~0.8mm 针刀进行操作。

第八节　尺神经卡压——腕尺管综合征

腕尺管综合征是指尺神经在腕部通过由豌豆骨和钩骨构成的骨纤维管而受到卡压所引起的一组综合征候群。腕尺管又名 Guyon 氏管，故此病又称为 Guyon 氏管综合征，亦有称豆钩裂孔综合征等名称者。本病虽不多见，但此病常与职业劳动损伤有关，故应引起注意。

一、相关解剖

1. 腕掌侧韧带　位于三条腕掌侧横纹的深面，位置表浅，是前臂深筋膜的增厚部分。腕掌侧韧带近侧与前臂掌侧筋膜相续，远侧与鱼际筋膜相连，当尺神经横过屈肌支持带时，腕掌侧韧带覆盖于尺神经的表面，故形成一骨纤维管道。

2. 腕部尺神经管（图 3-3-8-1）　简称腕尺管，是位于腕管尺侧、腕横韧带浅面的一个狭窄而坚硬的斜行走向的骨纤维管。腕尺管

起于豌豆骨的近侧，止于钩骨钩突的远侧（钩骨钩突的远侧位于第四掌骨基底部的尺侧），其整个管长约为 15mm。腕尺管的四壁是：掌侧（前壁）为掌侧腕韧带，背侧（后壁）为腕横韧带，内侧壁（尺侧）为豌豆骨以及附在其上的尺侧腕屈肌腱，外侧壁（桡侧）为钩骨钩。腕尺管的横断面呈三角形：尖端指向桡侧，底为腕横韧带和小鱼际肌起始部，顶为腕掌侧韧带，内侧壁的近侧由豌豆骨和尺侧腕屈肌腱、远侧由钩骨钩突所构成。从矢状面来看，腕尺管呈斜向走行，管近端的内侧（尺侧）为豌豆骨，有腕掌侧韧带和尺侧腕屈肌腱附于其上；管远端的外侧（桡侧）为钩骨钩突，豌豆骨与三角骨关节的前方有腕横韧带附于其上；在豌豆骨与钩骨钩之间有一条豆钩韧带连结，为腕尺管的深面的底。在豆钩韧带的浅面，另有小指短屈肌附着在豌豆骨与钩骨钩上，在两骨点间形成一个凹形的坚硬的

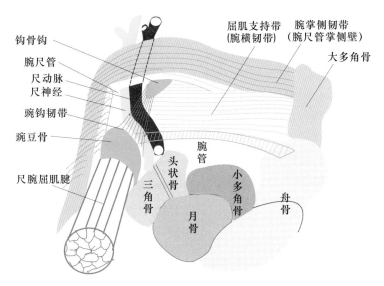

图 3-3-8-1

腱弓；此腱弓与豆－钩韧带在 Guyon 氏管的底面形成一个狭窄而又倾斜的出口，称之为豆－钩裂隙。尺神经的深支和尺动脉由此口穿行，故尺神经深支在此处常被卡压。

3. 腕尺管内容物 有尺动脉、尺神经通过。尺神经在前臂掌面的尺侧腕屈肌深面下行，尺动脉位于尺神经的桡侧。在腕部的近端，尺动脉和尺神经从尺侧腕屈肌深面潜出，通过屈肌支持带（腕横韧带）的浅面入掌。在掌浅面的结构中，尺动脉、尺神经、尺侧腕屈肌腱三者的排列位置是：动脉在外（桡侧），神经居中，肌腱位于内侧（尺侧），用英文字母表示为"ANT"（即动脉、神经、肌腱），尺神经与豌豆骨最近。尺神经在入腕尺管前，分出一条肌支至掌短肌，它绕过豌豆骨入腕尺管后，分为深、浅两支；浅支（以感觉为主）在掌短肌深面的脂肪垫中行进，支配掌短肌和小指一个半（小指和环指尺侧半）的皮肤感觉；深支为运动支，支配小鱼际、拇收肌、第3、4蚓状肌及全部骨间肌，并有动脉伴随。此处的尺神经深、浅支都有交感神经纤维伴行。值得注意的是，尺神经在豆－钩裂隙处，在豆－钩韧带远侧上方（浅面），与小指短屈肌腱腱弓下面之间，急剧向背侧转折，进入掌深间隙，

此处是最易卡压处。

值得注意的是，手与腕尺侧的神经支配比较复杂（图3-3-8-2）。小鱼际的近侧和前臂下 1/3 尺侧皮肤感觉是由前臂尺神经分出的手掌皮支所支配，腕背和手背尺侧部以及第 4、5 指的背侧和相邻面是由尺神经在前臂中 1/3 处分出的手背支所支配。也就是说，这两个区域的感觉不是由腕尺管内分出的尺神经浅支所支配，因此，这些部位无感觉改变。请参阅腕管综合征。

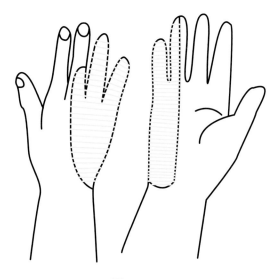

图 3-3-8-2

二、病因病理

1. 病因　据文献统计,腕尺管综合征的病因以腱鞘囊肿为最多,约占28%,其次为职业性慢性劳损,约占23%,余者由腕骨骨折、瘢痕挛缩、掌骨骨折、桡骨骨折、迷走肌等原因所致,分述如下:

(1)急性软组织损伤:包括尺骨远端、腕骨骨折等造成腕尺管扭曲、肿胀,尺神经深支受到急性压迫而致。

(2)职业性慢性劳损:需要长期用手根部尺侧重压或叩击工具的职业,如持铲掘土、剪切钢丝、削割皮革、紧握各种机械手柄或使用腋杖不恰当等因,造成尺神经深支长期、反复受压而发病。

(3)某些疾病:如类风湿关节炎、尺动脉炎、尺动脉血栓性脉管炎等也能引起本病。

(4)占位性病变:在腕尺管部位的新生物,可从管内和管外压迫腕尺管,使腕尺管内的尺神经受压。如发自管内三角－钩骨关节的腱鞘囊肿、管内神经瘤、脂肪瘤等都可压迫腕尺管内神经。

(5)肌、骨骼、神经等先天性因素:如掌长肌的异位肌腹,尺侧腕屈肌腱的肥大增粗,副掌肌、小指短展肌、掌短肌等肌的变异及迷走肌腱,腕部的副骨挤压等因均可致腕尺管内神经受压。

2. 病理　病理是清楚的。不管是先天性因素,还是急、慢性损伤性以及占位性病变,均可使腕尺管内的神经受到压迫。其中最为关键的是豆－钩裂隙变小,还有小指屈肌腱在豌豆骨和钩骨钩之间所形成的拱形肌内腱性弓,这些结构受到管内、外挤压因素的影响,易造成神经卡压。轻者神经受损,重者神经变性,因此引起腕尺管综合征。

三、临床表现与诊断

由于在腕尺管的不同部位将卡压尺神经的不同分支(深、浅支),故神经被卡压后所产生的症状亦各不相同,所以,腕尺管综合征可产生多个系列的神经卡压症候群,分别叙述如下。

(一)尺神经深支卡压征

1. 病史　中年男性罹病最多,慢性起病,大多有腕部创伤史,或职业性腕部长期劳损史。

2. 症状　大多数病人的主诉为无明显诱因的自发性尺侧手痛、手僵,夜间痛尤甚。病情呈进行性加重。其疼痛的性质为手深部、界限不清的胀痛和灼痛。其部位,不仅在尺侧,而是包括大鱼际在内的整个手的广泛肌痛。随着病情的进展,手的小鱼际肌、骨间肌出现肌萎缩、肌无力。

3. 体征

(1)小鱼际肌萎缩:骨间肌萎缩。

(2)肌无力:持物不稳易滑落。

(3)握拳无力:除拇指呈内收状外,余各手指收展无力,不能分开,故手持笔、碗、筷等物品易从手中滑落。

(4)环指、小指呈爪状畸形:表现为掌指关节过伸、指间关节屈曲。

(5)骨间肌萎缩:各指的外展和内收无力。

(6)压痛点:豌豆骨的桡侧面有固定性压痛。

4. 特殊检查

(1)Froment征阳性:病人以双手示指近节的拇指侧(即桡侧)与拇指的指腹(即拇指末节掌侧)共同捏持一张纸,比较两手指的捏持形态和肌力。由于患手拇指内收肌瘫痪,无法使手指伸直去捏纸,故表现为拇指的指间关节呈屈曲状态,是为典型的Froment征阳性。

(2)Tinel征阳性:弹拨腕尺管部位可有窜麻感和疼痛。

5. 肌电图检查　可以指出尺神经的受压部位,具有较大的诊断价值。

6. 影像学检查　X线片可明确手腕部的骨与关节的病变,亦有助于临床诊断。

7. 鉴别诊断　本病应与颈椎病、胸廓出

口综合征和肘尺管综合征相鉴别。腕尺管综合征的特点是病变只局限在手部,而与颈、胸、肘部无关。

(二)尺神经远侧浅支卡压征

该支为纯感觉支,故只有感觉受损。表现为:小鱼际和第4、5指的一个半指的掌面皮肤有感觉缺失,而小鱼际的近侧和第4、5指的背侧皮肤感觉完全正常。

其他各项检查同尺神经深支卡压征。见表3-3-8-1。

表3-3-8-1　尺神经深、浅支不同部位卡压鉴别简表

卡压部位	卡压神经支	神经病损	症状体征
豌豆骨水平	尺神经分为浅深支处	运动与感觉混合病损	运动和感觉混合障碍,但手背尺侧二个半手指皮肤感觉正常(浅支为感觉,深支为运动)
豆钩裂隙处	尺神经深支,尺神经出腕尺管的部位	尺神经深支受损,无感觉障碍	手内在肌瘫痪而感觉正常,小指展肌正常,手痛手僵夜间痛尤甚,骨间肌和小鱼际肌萎缩无力,手指不能分开,环指和小指呈爪形,Froment征(+),豌豆骨压痛,Tinel征(+),尺神经支配的外在肌正常,无感觉障碍
在豆钩裂隙前	远侧浅支卡压	只有感觉病损	小鱼际远侧和第4、5指的一个半指的掌面皮肤感觉丧失,而小鱼际的近侧和第4、5指的背侧正常

四、针刀微创手术治疗

(一)适应证和禁忌证

除占位病变外均为针刀闭合型手术治疗的适应证。但由于腕尺管结构既狭小又复杂,针刀手术操作难度较大,故对于针刀闭合型手术治疗效果不明显者应放弃针刀治疗,及时改用手术疗法。占位性病变为禁忌证。

(二)体位

病人取仰卧位,患臂伸直,手掌朝上并稍外旋,使腕尺侧手术野暴露良好。

(三)体表标志

豌豆骨、钩骨钩,见腕管综合征节。

(四)定点(图3-3-8-3)

1. 豌豆骨桡侧缘点　定点1,松解腕掌侧面韧带。目前只用这一做法,事实证明,这一方法是最好的。

2. 钩骨钩突尺侧骨缘点　定点2,松解腕掌侧韧带和小指短屈肌钩骨钩突附着点。此法也可用,但损伤较大。

(五)消毒与麻醉

常规皮肤消毒,戴手套,铺无菌巾。局麻后行针刀术。此处范围较小,又有血管、神经通行,局麻应认真而仔细。局麻药不宜过多,以达到无痛为标准。如将神经一起麻醉,则易误伤神经。

(六)针刀操作(图3-3-8-4)

1. 豌豆骨桡侧缘点　刀口线与上肢纵轴平行,刀体与皮面垂直。快速刺入皮肤,直达豌豆骨骨面。调整刀锋达豌豆骨的桡侧缘骨面,沿骨面呈弧形切开腕掌侧韧带2~4刀,纵行疏通、横行剥离,刀下有松动感后出刀。

2. 钩骨钩突点　刀口线与上肢纵轴平行,刀体与皮面垂直。快速刺入皮肤,直达钩骨钩突骨面。调整刀锋至钩骨钩突的尺侧缘骨面,沿骨缘顺其弧度切开腕掌侧韧带和小指短屈肌在钩骨钩突上附着点的肌腱2~4刀。再行纵行疏通、横行剥离,刀下有松动感后出刀。

(七)手法操作

患手掌朝上,医生双手捏住腕部大小鱼际上,向背侧用力,2~3次即可。

五、注意事项

1. 本病比较少见,故较陌生,容易漏诊。

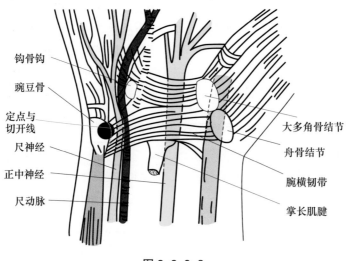

钩骨钩
豌豆骨
定点与切开线
尺神经
正中神经
尺动脉

大多角骨结节
舟骨结节
腕横韧带
掌长肌腱

图 3-3-8-3

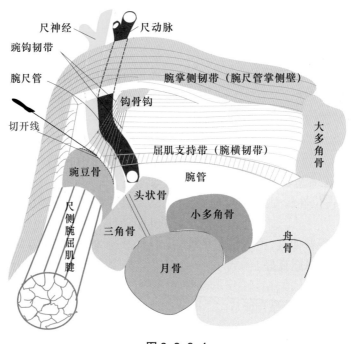

尺神经　尺动脉
豌钩韧带
腕尺管
切开线
豌豆骨
尺侧腕屈肌腱

腕掌侧韧带（腕尺管掌侧壁）
钩骨钩
屈肌支持带（腕横韧带）
腕管
头状骨
三角骨
小多角骨
月骨
大多角骨
舟骨

图 3-3-8-4

2. 本病体表标志中的钩骨钩突深在,不易扣及,应按标志投影法认真扪摸,可以清楚触到。

3. 在操作中,可以只切开松解其中一点,如松解到位,其疗效与松解两点无区别。

4. 在治疗本病时,因手术层次表浅,不需要深层剥离,故可以应用 φ0.6~0.8mm 针刀进行操作。

第九节 腰丛神经卡压——股外侧皮神经卡压综合征

股外侧皮神经卡压综合征是股外侧皮神经在通过髂前上棘处的骨纤维管时受到压迫所引起的一组症候群，其表现是患肢大腿前外侧的感觉障碍。该病的感觉障碍与大多数神经卡压综合征的麻木或疼痛不同，而是一种特殊的异样感觉，故称为股外侧皮神经异样感觉综合征。

一、相关解剖

（一）腰丛

由 T_{12} 脊神经前支的一部分和 $L_{1~3}$ 前支及部分 L_4 前支组成。腰丛位于腰大肌深面，腰椎横突的前面，腰方肌的内侧缘。腰丛的分支有：肋下神经（T_{12} 脊神经前支）、髂腹下神经、髂腹股沟神经、生殖股神经、闭孔神经、股外侧皮神经、股神经。除上述终末支外，还有多数肌支。腰丛主要支配下肢的腹侧，而骶丛主要支配下肢的背侧。

（二）腰神经与腰交感神经

腰神经的前支，由上而下逐渐粗大。腰丛由 $L_{1~4}$ 前支组成。各腰神经前支在组成腰丛以前，同腰交感干神经节之间连有灰交通支，其方式有二：一种是一个腰交感节连有两个腰神经前支；另一种是一个腰神经前支连有两个腰交感节。不仅如此，灰交通支也可连于交感干而不是连于交感节。除此之外，$L_{1~3}$ 脊神经前支还与腰交感干的白交通支相连。这样，每一个腰神经就拥有 1~5 个交通支，并与几个交感节相连。因此，股外侧皮神经内也含有交感神经成分，故产生交感神经症状，出现异样感觉。

（三）股外侧皮神经和骨纤维管（图 3-3-9-1）

股外侧皮神经来自 L_2、L_3 脊神经前支的后股，出现于腰大肌外侧缘，经髂肌前面，在髂前上棘内侧的近旁，穿腹股沟韧带深面（越过骨盆前缘），经股外侧骨纤维管至股部。该骨纤维管为腹股沟韧带的外侧端两层之间的一个狭窄性裂隙。此管入口大，出口小。出口位于髂前上棘内、下 10~25mm 处，该处周

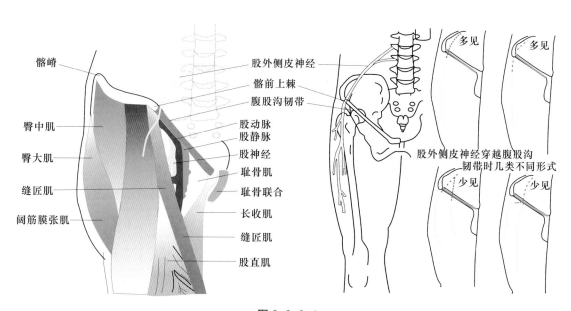

髂嵴
臀中肌
臀大肌
缝匠肌
阔筋膜张肌

股外侧皮神经
髂前上棘
腹股沟韧带
股动脉
股静脉
股神经
耻骨肌
耻骨联合
长收肌
缝匠肌
股直肌

多见　多见

股外侧皮神经穿越腹股沟韧带时几类不同形式

少见　少见

图 3-3-9-1

围组织结构致密。该处组织结构上的特点可能是股外侧皮神经在骨纤维管出口处，穿出大腿阔筋膜时容易受卡压的因素。股外侧皮神经可在缝匠肌的前面或后面，或穿该肌上部后分为前、后两支。后支在髂前上棘下 50mm 处穿出阔筋膜，分布于大腿外侧皮肤；前支在阔筋膜的深面下行，于后支穿出点下 50mm 处穿出深筋膜至浅筋膜内，分布于大腿前侧皮肤，司该部皮肤的感觉。股外侧皮神经在越过腹股沟韧带时有以下几种变异情况：

1. 股外侧皮神经在髂前上棘内侧通过腹股沟韧带深面，并在该骨棘的下方穿出阔筋膜后分成两支至皮下，此型约占 71%。

2. 股外侧皮神经跨过髂前上棘表面甚至骨棘的外侧至股部，此型约占 5%。

3. 股外侧皮神经在盆腔内即分为内、外二支，内侧支较小，往往通过腹股沟韧带中 1/3 深面至股部，此型约占 5%。

4. 股外侧皮神经通过腹股沟韧带中部深面至股部，有时位于股神经前方，此型约占 2%。

以上各型的存在提示，股外侧皮神经在股部的位置不是完全恒定的，在检查和治疗定点时要注意压痛点的微小区别，以便将治疗点定得准确。

二、病因病理

来诊病人大部分说不清有外伤史。但它可以是不经意的轻微损伤而来。如过紧的腰带的压迫，长期应用腰围的卡压。在临床中发现一些较肥胖的女病人，大都穿紧身的弹力裤。另一病因可能是髋关节过伸性牵拉所致。如各种跑跳、舞蹈、跨越等动作，都可以牵拉股外侧皮神经而致伤。除此之外，一些硬物的挤压也可致病。从理论上说，盆腔内、外的各种占位性的病变都可致病，如巨大的肿瘤、骨盆骨折、腱鞘囊肿、骨疣等，甚至妊娠都可致股外侧皮神经卡压综合征。

不应忘记的是，髋关节前外侧手术的切口瘢痕对股外侧皮神经的牵拉和卡压也是常见的病因；如果在手术中股外侧皮神经已被切断，损伤性神经瘤定会引起与股外侧皮神经卡压相同的症状。所以在检查中一定要注意。

三、临床表现与诊断

1. 病史　病人关于病史的主诉不清，亦无外伤史。大部分是缓慢发病。

2. 症状　主要表现是大腿前外侧的感觉异常，其感觉可是麻木、烧灼、蚁走、钻心的刺痒、痛觉缺失以及难以形容而又无法忍受的异样感觉，或是痛觉过敏或麻痹。严重影响工作、生活和休息，对病人是极大的负担，而且无法摆脱，病人坐立不安，苦不堪言。曾遇一位女性病人，因一侧大腿上 1/3 前外侧感觉痛痒难忍，多处就医，曾诊断为腰椎间盘突出症，各种保守治疗无效，后经针刀闭合型手术治疗而愈。

3. 体征（图 3-3-9-2）　在髂前上棘内下方有明确而又局限的压痛点，压之会有异常感觉的加重。在患侧股部上 1/3 前外侧的股外侧皮神经支配区的皮肤可查出痛觉、温度觉、触觉的改变，绝大多数为减弱，少数为过敏。病人无运动障碍、肌萎缩和深感觉障碍。

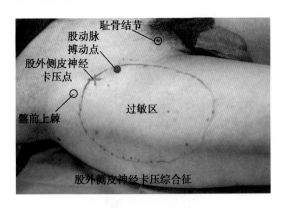

图 3-3-9-2

4. 肌电图检查　无特殊意义。

5. 影像学检查　骨盆 X 线摄片可除外骨科疾病，余无特殊意义。

6. 鉴别诊断 腰椎间盘突出症可有下肢感觉的改变,但其部位和感觉障碍的表现是有很大区别的。腰突症必有腰部症状和坐骨神经痛,其腰、腿的症状是相联系的。而股外侧皮神经卡压综合征则是单纯的股上段前外侧部的感觉异常。二者的鉴别应无困难,关键是要想到股外侧皮神经卡压综合征的可能性。

四、针刀治疗

(一)适应证与禁忌证

除占位性病变所致的股外侧皮神经卡压综合征以外均为针刀闭合型手术治疗的适应证。

(二)体位

仰卧位。

(三)体表标志

1. 髂前上棘 位于髂嵴的前端,即腹股沟的外端突出的骨凸,是缝匠肌、阔筋膜张肌和腹股沟韧带的附着部,可以清楚扪及。

2. 腹股沟韧带 由腹外斜肌腱膜形成。腹外斜肌前上部肌纤维走向前下方,在半月线以内和髂前上棘高度以下,移行于宽阔的腱膜。该腱膜的下缘增厚部分形成腹股沟韧带,并连结于髂前上棘与耻骨结节之间。

3. 缝匠肌位 于大腿前面及内侧面的皮下,是全身最长的肌,为细长的带形肌。该肌起于腹股沟韧带与阔筋膜张肌之间的髂前上棘,肌纤维自外上方斜向内下方,绕过股骨内收肌结节,止于胫骨粗隆的内缘、胫骨前缘上端的内侧和小腿筋膜。缝匠肌是股部的重要标志。

(四)定点(图3-3-9-3~4)

定点于髂前上棘下、内各10mm以内的压痛点的稍外侧一点;双侧病变者左右各定一点,避免损伤股外侧皮神经干。

通过多年的临床实践证明,为了松解腹股沟韧带更确切,又绝对不会损伤股外侧皮神经,早已调整了定点方式,即图3-3-9-4所示方法,以术者拇指尖端压在髂前上棘的骨面处,手指尖端平髂前止棘骨缘,沿指尖端的弧线(即为髂前上棘骨缘的边缘线)划虚线,此线即为腹股沟韧带的骨缘切开线。应用此法,疗效颇佳。

(五)消毒与麻醉

此处麻醉针刺入后应达髂骨面,回抽无血,退回式注入麻药。

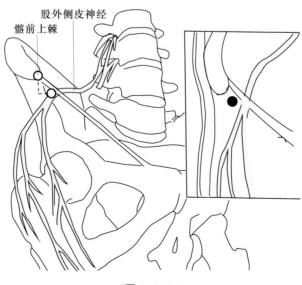

图 3-3-9-3

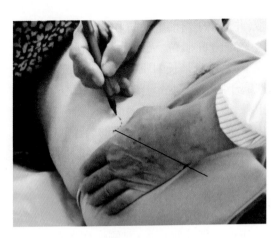

图 3-3-9-4

（六）针刀操作（图 3-3-9-5）

刀口线与肢体纵轴一致，刀体与皮面垂直，快速刺入皮肤，达髂骨内侧面骨面。在腹股沟韧带与缝匠肌起点的腱性组织中，纵行切开 3~5 刀，纵行疏通，横行剥离即可。

（七）手法操作

一般无需做手法操作；可做髋关节的屈、伸，内、外旋活动，增加松解度。

（八）注意事项

1. 此处操作无危险性。有人担心会把股外侧皮神经切断，其实毫无必要。因为在骨科手术中，股外侧皮神经可以切取供做神经移植。为了避免损伤股外侧皮神经，在定点时要将进刀点定于压痛点的稍外侧。

2. 在切开剥离时，一定在腹股沟韧带之下，切开与缝匠肌起点下方的肌腱及其肌腱深面的结缔组织，尽量少切割腹股沟韧带。

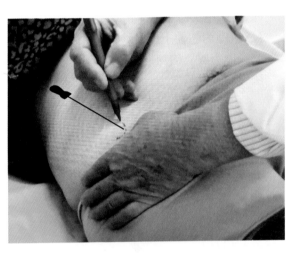

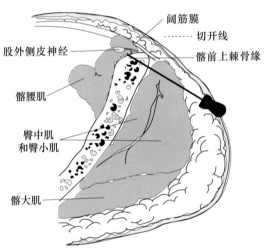

阔筋膜
切开线
股外侧皮神经
髂前上棘骨缘
髂腰肌
臀中肌
和臀小肌
髂大肌

图 3-3-9-5

第十节　腰丛神经卡压——闭孔神经卡压综合征

闭孔神经卡压综合征是指闭孔神经在骨盆的闭孔管内被卡压而产生的一系列症状和体征。

一、相关解剖

1. 闭孔神经（图 3-3-10-1）闭孔神经一般由 L_{2-4} 前支组成。在脊柱旁腰大肌沟内下行，进入小骨盆，于闭孔膜内分为前、后支。在闭孔神经的断面上，前、中 2/3 神经束支配股薄肌、长收肌、短收肌；后 1/3 神经束支配大收肌、闭孔外肌。闭孔神经还发出关节支，支配髋、膝关节，因此，髋关节的病变可引起膝关节疼痛，这一点在临床诊断中很有价值。

2. 闭孔　耻骨与坐骨围成的骨孔称闭孔。闭孔沟是耻骨上支下面稍外侧的一个浅沟，此沟在闭孔内向外斜，而在闭孔外向

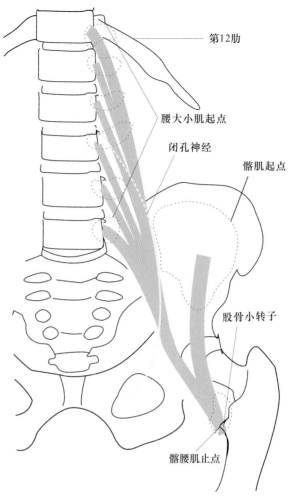

第12肋

腰大小肌起点

闭孔神经

髂肌起点

股骨小转子

髂腰肌止点

图 3-3-10-1

内斜行方向走行。闭孔管是骨盆闭孔前、上、外侧的一个骨纤维管，其管由盆内的上外方向骨盆外的下内方斜行而出闭孔，管长10~20mm，宽约 10mm。管顶为耻骨闭孔沟，底为闭孔膜（为封闭闭孔的致密结缔组织膜）和闭孔内、外肌，有闭孔动脉和闭孔神经从闭孔管的外侧部通过，在神经和血管的周围充满着蜂窝状脂肪组织；而闭孔的纤维缘和纤维包膜便是闭孔内容物受卡压的主要因素。

二、病因病理

1. 病因　造成闭孔神经受压的原因有：闭孔管的狭窄和闭孔神经本身的病变、闭孔周围的炎症刺激、骨盆骨折畸形挤压以及疝等物的卡压。

2. 病理　闭孔周围的炎症，如盆腔炎、耻骨炎等，可使闭孔内的软组织充血、水肿，闭孔管变窄，造成对神经的卡压。又如股骨头缺血性坏死，髋关节的病变波及闭孔神经，使神经本身受到炎症刺激而产生闭孔神经支配区的症状。如有骨盆骨折的畸形愈合则更有可能造成闭孔管的狭窄，也可从而挤压闭孔神经。

三、临床表现与诊断

（一）病史

本病多缓慢发病，如有外伤史，绝大多数是在伤后或病后逐渐发生。

415

（二）症状

1. 髋周疼痛　病人的患侧腹股沟部、大腿内侧、髋关节疼痛。

2. 膝关节疼痛　在疾病的早期或整个病程中大都有膝关节疼痛。

3. 髋关节活动受限　因伸髋时疼痛加重，故呈屈曲状而不敢伸直。

（三）体征

1. 压痛　闭孔管位于耻骨结节下外，耻骨梳（耻骨横支）下方，闭孔的上缘中点的位置，深压此处有明显的压痛。

2. 放射痛　同时，有放射痛至大腿内侧、膝关节内侧或整个膝部。

3. 活动受限　病情重者大腿呈屈曲状，不敢伸直；大腿伸直时疼痛加重。

4. 肌痉挛　患侧内收肌痉挛，大腿外展受限；股内收肌腱硬韧，有者呈钢丝状。

5. 耻骨联合部压痛　如伴有耻骨炎，应有耻骨联合部压痛。

（四）影像学检查

闭孔神经痛不仅要考虑闭孔神经本身的病变，更要考虑闭孔神经周围的病变。因此，影像学检查是十分必要的。所以，对于有怀疑的病人，一定要做 X 线摄片检查，必要时加做 CT 或 MRI 检查，不仅要检查骨盆，也要检查相关疾病所须检查的部位，如髋关节等，以免漏诊。

（五）肌电图检查

无诊断意义。

（六）鉴别诊断

闭孔神经本身的卡压是本节的主题，而闭孔神经受卡压却往往是闭孔神经以外的病变的突出症状之一，因此更要注意它的鉴别诊断。

1. 耻骨炎　此病是泌尿生殖系统手术后常见的并发症。手术创伤波及闭孔管，引起闭孔管内充血、水肿，造成闭孔管变窄而压迫闭孔神经。耻骨炎有耻骨结节处局限性压痛等表现。

2. 盆腔炎　尤其是女病人，盆腔炎症可

通过闭孔管向股内侧蔓延，炎症组织充血、水肿，使闭孔管变窄而造成对闭孔神经的卡压；但它有小腹疼痛不适、盆腔的炎症刺激症状等可与之鉴别。

3. 骨盆骨折　骨盆骨折的畸形愈合常挤压闭孔神经，骨盆 X 线摄片可一目了然。

4. 股骨头缺血性坏死　股骨头缺血性坏死的早期的膝关节疼痛，往往是闭孔神经受刺激的典型表现，因此当有原因不明的膝关节疼痛时，一定要与髋关节疾患鉴别，一定要警惕股骨头缺血性坏死疾病的发生。

四、针刀治疗

（一）适应证和禁忌证

闭孔管内闭孔神经本身的病变为针刀闭合型手术治疗的适应证；一些与闭孔管相邻部位的疾病造成了闭孔管的狭窄而压迫了闭孔神经时，除占位性病变外也可行针刀闭合型手术治疗。这里要说明的是，如耻骨炎、盆腔炎、闭孔疝等所致闭孔神经卡压应治疗原发病。但也有一些疾病，如股骨头缺血性坏死的膝关节痛，症状严重，可先行松解闭孔管，以解除严重的疼痛。

（二）体位

仰卧位，患肢稍外展，使视野开阔。

（三）体表标志

1. 耻骨沟　在耻骨联合上缘的皮肤可见一条横行的浅沟，为耻骨沟，在肥胖的小儿较为明显，阴阜借此沟与腹部为界。

2. 耻骨嵴　沿耻骨联合上缘向两侧可触到的骨嵴为耻骨嵴，长 20~30mm。

3. 耻骨结节　由耻骨嵴中央向外触到的圆丘状骨凸为耻骨结节。该结节位于腹股沟的内侧，在男性可将阴囊皮肤向上推而易扪清；在女性可于大腿外展姿态下，沿大收肌腱向上亦可扪清。耻骨结节是重要的骨性标志，其外上方有腹股沟皮下环的外口，男性有精索，女性有子宫圆韧带在皮下环进出，并从耻骨结节前方跨过。在耻骨结节外下方有卵圆窝，大隐静脉由此注入股静脉，耻骨结节也是腹股沟韧带内侧的附着点。耻骨结节用另一方法寻得:耻骨结节位于腹股沟的内侧端,与股骨大转子处于同一水平,体瘦者容易触到;而体胖者则不易触知。此时,可将一手指置于股骨大转子,再将拇指沿腹股沟向内下方向移动,直到扪及一骨性突起,此即为耻骨结节。

4. 耻骨上支　由耻骨结节水平向外的骨即耻骨水平支,为闭孔的上界。耻骨上支的闭孔面的稍外侧有闭孔沟。

5. 耻骨下支　在耻骨结节的下方并连于耻骨结节,是闭孔的内侧界。耻骨上、下支相交处为闭孔的内上角。

（四）定点（图3-3-10-2）

1. 闭孔内侧骨缘点　定点1。在定点时,以耻骨结节为起点向下外,扪及耻骨上、下支交界处的骨面,再向下外触摸,骨缘消失,即为内侧界限,其骨缘即为定点之处。在此骨缘处相应皮面上定点。

2. 闭孔外侧骨缘点　定点2。其定点方法与上述点1相似,即沿耻骨水平支的骨下缘,向外触摸闭孔的外侧骨缘,并在该骨缘的中段皮面上定点。

（五）消毒与麻醉

皮肤常规消毒,此处与会阴邻近,视野狭小,消毒不仅要彻底,面积也要足够大;如果

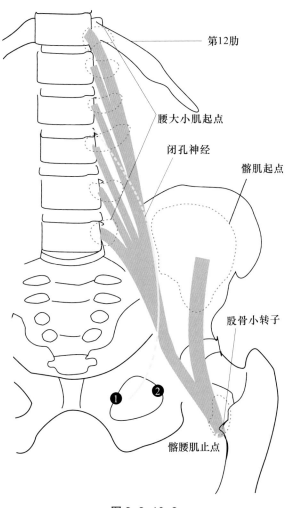

图 3-3-10-2

417

局部有糜烂,应先予治疗,治愈后才能行针刀闭合型手术。

1. 闭孔内侧骨缘点的麻醉　在此处局麻应按下述方法进行:以80mm长针,由定点处刺入直达耻骨结节下方骨面。提起穿刺针至皮下,调整针头向外下,沿耻骨上、下支交界处的闭孔侧骨面稍深入约5mm,如能获得窜麻等异感则证明已到闭孔管,回抽无血无液,注入麻药1~2ml;然后,在进入的径路上,退出式注入局麻药。

2. 闭孔外侧骨缘点麻醉　与点1方法相似。在点2处进麻醉针,直达骨面,并找到骨内侧骨面,回抽无血无液,注入麻醉药。

（六）针刀操作（图3-3-10-3）

1. 两点的针刀松解操作基本相同。刀口线与躯干矢状面平行,刀体与皮面垂直,快速刺入皮肤,匀速向前推进直达耻骨上、下支交界处的骨面。然后,调整针刀至闭孔的内上角骨面,调转刀口线与骨缘平行,沿闭孔内上角的骨面,向闭孔的外缘骨面行进,切开闭孔膜1~3刀。在切开时,只需切开闭孔膜。一般来说,它只是较薄的一层比较硬韧的筋

膜,因此在切开时,既要沿着骨缘,又要在有了落空感时,立即停止进刀。切开后无需疏通剥离。

2. 同上。

（七）手法操作

屈伸、收展髋关节数次即可。

五、注意事项

1. 适应证的选择很重要,凡属由其他疾病所致的闭孔神经卡压综合征而又能通过治疗原发病而解除神经卡压的,则无需做闭孔神经松解减压术。

2. 闭孔神经松解术的操作难度较大。闭孔体外标志虽然明确,但定点不易精确,进针时到达的骨面也比较深,所以麻醉或针刀操作都有一定的难度,应有充分的思想准备。

3. 在做麻醉时应注意回抽,在绝对没有回血的情况下,方可注入麻醉药,以防将麻醉药误注入血管,造成全身中毒(重者可产生意识丧失和抽搐)。

4. 针刀操作要按以下规则进行:当针刀到达耻骨结节的外下方骨面后,调整针刀至

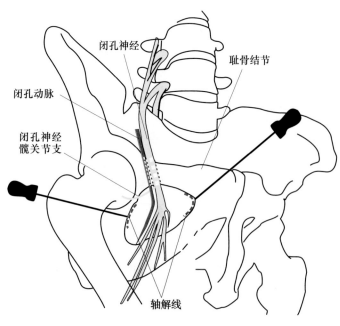

图3-3-10-3

耻骨上支的闭孔上缘骨面,即耻骨结节的外下缘骨面。在做闭孔膜切开时,应有明确的落空感,切开的程度要掌握好尺度,如此操作应避免副损伤。

5. 闭孔神经与闭孔动脉同时穿过闭孔膜,因此在做切开剥离时易损伤血管,造成出血和血肿;所以,在闭孔膜切开时,应尽量在闭孔的内上缘骨面进行,此点应予特别注意。

第十一节　坐骨神经卡压——梨状肌综合征

梨状肌综合征是临床上常见的疾病。它是坐骨神经在梨状肌部位受到卡压而引起的一组以坐骨神经痛为主要症状的神经卡压证候群。

一、相关解剖

(一)梨状肌(图 3-3-11-1)

梨状肌大部起自第 2、3、4 骶椎前孔侧方的骨盆面上,小部分起自骶髂关节囊前方及骶棘韧带和骶结节韧带的骨盆部分的前面;肌束通过坐骨大孔,向外出骨盆成肌腱,略呈水平状抵达臀部,止于股骨大转子尖及其后部。梨状肌呈三角形,内宽外窄,几乎充满坐骨大孔。该肌受第 1、2 骶神经支配。主要功能是:当髋关节伸展时外旋髋,当髋关节屈曲时外展髋。

梨状肌的体表投影(图 3-3-11-2)是:

1. 梨状肌的上缘线　由髂后上棘向股

骨大转子顶点的连线。

2. 梨状肌的下缘线　由尾骨尖至髂后上棘的连线的中点,再向股骨大转子顶点的连线。

3. 梨状肌上孔　介于坐骨大切迹与梨状肌上缘之间,其体表投影点(即梨状肌上孔外缘点)为梨状肌上缘线的中、内 1/3 交界处。梨状肌上孔由外向内有臀上神经、臀上动脉、臀上静脉穿出。

4. 梨状肌下孔　介于坐骨大切迹和梨状肌下缘之间,梨状肌下孔的投影点(即梨状肌下孔外缘点)为梨状肌下缘线的中、内 1/3 交界处。梨状肌下孔由外向内有坐骨神经、股后皮神经、臀下神经、臀下动脉、阴部内动脉、臀下静脉、阴部内静脉和阴部神经穿出。

(二)坐骨神经干

坐骨神经出骨盆后的相关解剖(参见图 3-3-11-2)如下:

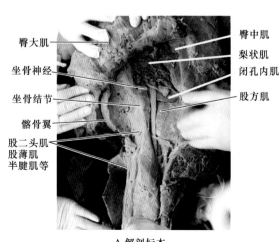

臀大肌　　臀中肌
坐骨神经　梨状肌
坐骨结节　闭孔内肌
髂骨翼　　股方肌
股二头肌
股薄肌
半腱肌等

A.解剖标本

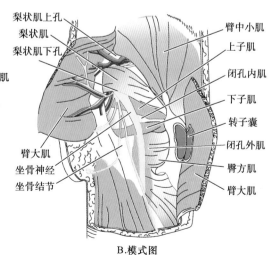

梨状肌上孔　　　　臀中小肌
梨状肌　　　　　　上孖肌
梨状肌下孔　　　　闭孔内肌
　　　　　　　　　下孖肌
　　　　　　　　　转子囊
臀大肌　　　　　　闭孔外肌
坐骨神经　　　　　臀方肌
坐骨结节　　　　　臀大肌

B.模式图

图 3-3-11-1

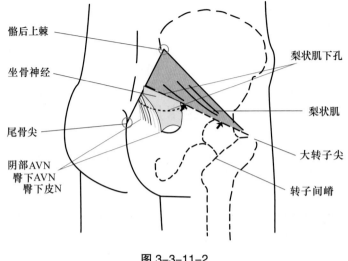

图 3-3-11-2

坐骨神经出盆后,在股骨大转子与坐骨结节之间下行,在臀部有臀大肌覆盖,由上而下贴附于坐骨背面、上孖肌、闭孔内肌、下孖肌、股方肌的后面,至股部则贴附于大收肌的后面,且位于臀大肌的下缘与股二头肌长头腱外侧缘所构成的角内,在此处深压可引起坐骨神经的窜麻感。

坐骨神经穿出梨状肌的状态可有多种形式,主要有以下四种:

1. 总干由梨状肌下缘穿出者占 84.2%。

2. 总干由梨状肌腹中穿出者占 0.8%。

3. 腓总神经由梨状肌腹中穿出者占 11.7%。

4. 腓总神经和胫神经分别由梨状肌上、下缘穿出者占 3.3%。这些坐骨神经的异常走行便是它易受卡压的因素。

坐骨神经的体表投影是以下各点的连线:

1. 梨状肌下缘中、内 1/3 交界点。

2. 髂后上棘与坐骨结节连线的中点。

3. 坐骨结节与股骨大转子连线的中点稍外侧。

4. 股骨两髁之间连线的中点。

二、病因病理

梨状肌综合征的病因主要以软组织损伤为主,少数为骨关节疾病或髋关节手术所致。

急性损伤多为髋关节极度外展的扭伤或负重状态下突然由蹲位站起时,坐骨神经受到挤压而损伤。其慢性损伤也大部都有外伤史。部分病人可能与寒冷、潮湿有关;亦可由于髋关节疾病或人工股骨头置换术所致。

梨状肌综合征的发生,与梨状肌和坐骨神经周围的解剖结构有密切关系。梨状肌是外旋肌,当髋关节外旋时,梨状肌本身不会压迫坐骨神经干,而当变性肌腱与坐骨神经干相邻时,可直接压迫坐骨神经干;如果神经走行异常,由其肌腱内穿出,则更易造成对神经的卡压。即使梨状肌本身没有病变,而在它的周围存在有损伤、疾病或手术等的刺激因素,使梨状肌长时间处于痉挛状态,甚至产生梨状肌的挛缩改变,则必然压迫坐骨神经。通常在梨状肌的前面与骨面之间的坐骨神经周围有密集的血管网,当血管受到卡压时,坐骨神经的血供出现障碍,可引起坐骨神经痛。所以,梨状肌与它的周围的病变(包括骨和坐骨神经周围的所有肌组织的病变)都有可能压迫坐骨神经而引起坐骨神经痛。

三、临床表现与诊断

(一)病史

大部分病人为慢性起病,无明显外伤史,

发病多为单侧。少部分病人为急性起病,多为外伤所致。

（二）症状

1. 坐骨神经痛　病人主诉为较重的臀部疼痛,呈跳痛、灼痛,个别病人疼痛难忍。走路或活动时疼痛可加重。疼痛部位为梨状肌下孔的臀部投影点处。

2. 坐骨神经放射痛　其疼痛向髋部、大腿后、小腿后外侧直至足趾放射,其放射痛的循行路线几乎不变。

3. 坐骨神经性间歇性跛行　75%的病人有此症状。行走一段路程之后,便产生臀及下肢的疼痛和放射痛,而蹲下休息片刻后,疼痛即可减轻或消失;然后再继续行走,仍发生同样症状。因病情不同,其发生疼痛的距离短者几米,长者数百米不等。腰椎椎管狭窄症、腰椎间盘突出症都可有间歇性跛行,包括梨状肌综合征在内,所有间歇性跛行的表现均是相同的,但它们所伴随的症状和体征是不同的。所以,其在梨状肌综合征中即被称之为"坐骨神经性间歇性跛行"。

（三）体征

1. 脊柱前屈受限　尤其是不敢前屈取重物。但骑单车无痛。脊柱背伸不会增加疼痛,反可减轻。

2. 压痛　梨状肌下孔的皮肤投影点有显著的压痛。有时大腿后侧、小腿后外侧(即在股骨和腓骨背侧的骨面上)也有固定性压痛点。

3. 放射痛　在压痛点处深压时,可有典型的沿臀后、大腿后、小腿后外侧的坐骨神经放射痛。尤其是小腿后外侧更为明显。

4. 痉挛的肌腹　在梨状肌投影区内可触到呈条块状的痉挛(急性期)性肌腹;在慢性期,梨状肌亦可触到弹性较差的条索状肌腹。

5. 肌萎缩　患侧臀部较健侧低、瘦、小,扪之肌松弛。

（四）特殊检查

1. 直腿抬高试验　多呈阳性,多为直腿抬高 60° 以下疼痛明显,而 60° 以上疼痛反而减轻。

2. 梨状肌紧张试验　可分主动和被动试验:

（1）主动梨状肌紧张试验:病人仰卧位,双髋关节伸直,主动外旋髋关节;医生以双手抵住两足外侧面,两相对抗;引起坐骨神经痛者为阳性。病人亦可采取坐位,双膝并拢后再分开;医生以双手抵住病人两足的外侧,两相对抗,产生坐骨神经痛者为阳性。

（2）被动梨肌紧张试验:可用两种方法检查。

1）病人仰卧位,检查者用力内旋病人髋关节,使梨状肌紧张,引发坐骨神经痛。

2）病人仰卧位,检查者将病人的髋关节屈曲、内收、内旋,使梨状肌紧张而引起坐骨神经痛。

（3）肛诊或阴道内诊坐骨切迹处有明显的触痛。在坐骨棘稍上方可触及紧张的梨状肌肌腹或肌腱,并可引发典型的坐骨神经放射痛。

（五）肌电图检查

对诊断有一定价值,但正常者不能否定诊断。

（六）影像学检查

X 线摄片,可除外骨科疾病。

（七）鉴别诊断

本病与腰椎间盘突出症、腰椎管狭窄症、臀上皮神经损伤、臀肌损伤等疾病非常相似,易于混淆。

腰椎间盘突出症与腰椎管狭窄症除有坐骨神经痛的症状外,必有腰部症状;而梨状肌综合征无腰部症状。

臀上皮神经损伤疼痛部位虽然也在臀和腿上,然而,它们疼痛的部位不同,臀上皮神经的疼痛在髂嵴附近,而梨状肌综合征则痛在梨状肌下孔处,它们有着明显的区别。两病确实均可痛在腿上,然而臀上皮神经损伤的疼痛只能到踝上,而梨状肌综合征的疼痛则应到达脚趾,易于区别。

最易与梨状肌综合征相混淆的是臀肌损伤,尤其是臀中肌损伤。但后者无坐骨神经放射痛。

四、治疗

(一)适应证与禁忌证

除占位性病变所致梨状肌综合征外,均为针刀闭合型手术治疗适应证。

(二)体位

由于定点位置不同,可取不同体位。在梨状肌下孔操作最好应用俯卧位;在股骨大转子尖操作应用侧卧位,患侧在上。

(三)体表标志

髂后上棘、股骨大转子尖。

1. 尾骨尖　尾骨位于骶骨的下方,肛门的后上方,于臀裂下可触及一个三角形的小骨块,其末端为尾骨尖。正常为一凹窝,有肛尾韧带附着。在尾骨尖稍上方两侧有尾骨角,此角与骶骨角相连,角内的空虚处为骶管裂孔。

2. 臀沟　位于大腿后面上部,是臀部与大腿之间一横行皮肤皱褶,又名臀股沟。即臀大肌在臀部与股部的交接处形成的皮肤皱襞,在伸髋姿势下,臀沟加深,清晰可见;当微屈髋时,臀部紧张,皮肤变平,臀沟即变浅或消失。在臀沟的正中点为坐骨神经干在臀沟处的投影点。

(四)定点(图3-3-11-3)

1. 梨状肌下孔点　在梨状肌下缘线的中、内1/3交界处的压痛点上定一点,松解梨状肌下缘与坐骨神经的粘连。

2. 股骨大转子尖点　定一点,松解梨状肌肌腱。

3. 坐骨神经干痛点　在坐骨神经走行径路上或在股骨、腓骨背侧的压痛点常见有:

(1)臀沟中点,于臀沟正中点定一点,松解坐骨神经干。

(2)股后外侧压痛点,依病情不同可定1~3个点。

(3)小腿后外侧压痛点,依病情不同可定1~4个点。在腓骨后面常有明显压痛点。

4. 髋关节外旋肌点　定于股骨转子间嵴的内侧缘1~3个点,松解外旋肌,在梨状肌与外旋肌同时挛缩时更有价值。

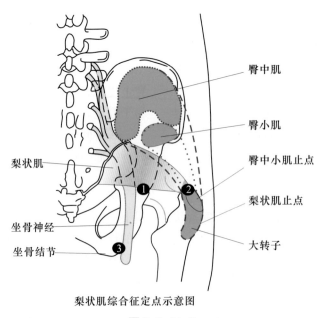

梨状肌综合征定点示意图

图3-3-11-3

(五) 消毒与麻醉

各点局麻均有特殊要求,分别叙述如下:

在梨状肌下孔点麻醉前,先向病人交代一项非常重要的事项,即在麻醉穿刺过程中,如有窜麻感或电击感时,必须立即报告。麻醉以 7#80mm 长穿刺针进行。在定点处快速刺入皮肤,然后摸索式、缓慢、匀速向深部推进;医生则时时询问病人有无窜麻感;当出现窜麻感后,立即停止进针,然后退出 10mm,再回抽无血后,退回式注入麻药 1~2ml。如穿刺不成功,无窜麻感出现,为穿刺位置不正确,应退针至皮下再行调整进针角度后再行穿刺,务求成功。

臀沟中点、股后部点、小腿后外侧点、髋关节外旋肌点局麻时,穿刺针必须到达股骨或腓骨骨面,回抽无血后才可注射麻药。

五、针刀操作

1. 梨状肌下孔点(图 3-3-11-4) 刀口线与肢体纵轴平行,刀体与皮面垂直,快速刺入皮肤、皮下组织,然后以摸索式、缓慢、匀速向深部推进;与此同时医生一定要时时询问病人有无窜麻感出现;一旦出现窜麻感(即电击感),立即停止进刀,然后稍退出 10~15mm 后,将刀锋向外稍加移动(即刀柄向内侧倾斜),再试探式向深部推进 10mm 左右,如有酸胀感出现则为到达病位;此时刀体的深度应比出现窜麻感时稍深(约 5mm),以此也可证明针刀已到达坐骨神经的外侧面附近;做纵行疏通、横行剥离;此时如出现窜麻感是完全正常的,不必介意;如果在横行剥离时没有窜麻感,说明刀锋所处的位置不准确,应予以调整后再行剥离。在纵、横剥离中,如发现梨状肌下缘较硬韧,可切开 1~2 刀,以切开硬韧肌性组织为止;再予纵、横疏通剥离,刀下有松动感即可出刀。

2. 股骨大转子尖点 刀口线与躯干纵轴平行,刀体与皮面垂直,快速刺入皮肤,直达股骨大转子尖骨面;然后调整刀锋达转子尖的内侧骨缘,调转刀口线 90°,沿骨缘切开梨状肌肌腱 2~4 刀,再予纵行疏通,横行剥离,刀下有松动感后出刀。

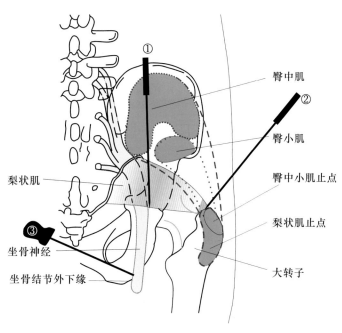

臀中肌
臀小肌
臀中小肌止点
梨状肌止点
大转子

梨状肌
坐骨神经
坐骨结节外下缘

图 3-3-11-4

3. 臀沟中点　刀口线与下肢纵轴平行，刀体与皮面垂直，快速刺入皮肤；然后缓慢、匀速推进，直达骨面；进刀过程中不应出现窜麻感，如有窜麻感，应稍提起刀锋，向内或向外稍移动，再深入至骨面。行纵行疏通、横行剥离；一般1~2下，刀下有松动感即可出刀。

4. 股骨后侧中线稍外点　刀口线与肢体纵轴平行，刀体与皮面垂直，快速刺入皮肤；然后缓慢、匀速进刀，如有窜麻感应向内或外稍加调整刀锋，直达股骨骨面；行纵行疏通、横行剥离，刀下有松动感即可出刀。

5. 小腿后外侧点　刀口线与肢体纵轴平行，刀体与皮面垂直，快速刺入皮肤，直达腓骨骨面；行纵横疏通、剥离，刀下有松动感后出刀。

6. 髋关节外旋肌点　该点的操作，请参阅股骨头缺血性坏死一章。

六、手法操作

与梨状肌紧张试验的操作方法完全相同，重复几次即可。

七、注意事项

1. 必须弄清梨状肌的解剖、梨状肌下孔的体表投影，精确定点，提高疗效。

2. 梨状肌下孔点的麻醉进针和针刀进刀的操作都必须严格遵守摸索、试探式、缓慢、匀速进刀的方法，要在得到窜麻感或电击感时，再调整穿刺针或针刀，这样可以保证既不损伤坐骨神经，也能达到准确定位的目的。因为在刚出现窜麻感时，只是针尖或刀锋接触在坐骨神经干的表面上，或是穿刺针的针尖刚接触坐骨神经干的外膜上；此时并未损伤坐骨神经。所以，这一操作一定要认真，不可有一点疏忽。

3. 梨状肌下孔的疏通和剥离产生的反应有必要予以说明：有人认为，在疏通、剥离坐骨神经时不应有窜麻感出现，这样的剥离很难保证疗效。其实，只要按照规范的方法去做，绝对不会损伤坐骨神经。而疏通、剥离时所出现的窜麻反应说明坐骨神经与周围的粘连正在被剥离开，这种窜麻感极好的证明了针刀操作的准确性。因为在调整刀锋时已经躲过了坐骨神经干，刀锋所到达的部位正好是坐骨神经干的侧方。有时在做纵行疏通时窜麻感并不明显，但当做横行剥离时却有十分强烈的电击感，证明刀锋是在坐骨神经干的侧方。因此，针刀剥离时出现的窜麻感是正常的，对坐骨神经没有损害。

4. 在臀沟中点、股后、小腿后部各点，在刺入时不应有窜麻感，因为这里剥离是坐骨神经痛所致的肌损伤，而不是剥离坐骨神经。所以，如有窜麻感出现应该重新调整针刀的位置。在横行剥离时出现窜麻感亦属正常。

5. 梨状肌综合征的定点虽多，可依病情的需要加以选择。

第十二节　坐骨神经卡压——腓总神经卡压综合征

腓总神经卡压综合征是一个常见的疾病，它发生在腓总神经走行于腘窝至腓骨颈这一段中，由于诸多原因导致腓总神经受压而产生的一组症候群。因为常见，故备受关注。

一、相关解剖

1. 腓总神经（图3-3-12-1）　腓总神经是坐骨部分的一个主要分支，一般在腘窝的上角发出，即在大腿下1/3处自坐骨神经干分出（即坐骨神经可在骶丛的骨盆口处至股后下1/3处的任何一点均可分为胫神经和腓总神经）。而后，在腘窝外侧沟内呈直线形或小弧线形走行。并在腓骨长肌与腓骨颈之间形成一个"J"型拱桥，称为"J"型腓骨长肌纤维拱。"J"型拱桥下为腓神经穿行的骨纤维管道，拱底为腓骨颈骨面，亦被称为腓骨肌上管，长度约有10mm。拱入口和出口的投影

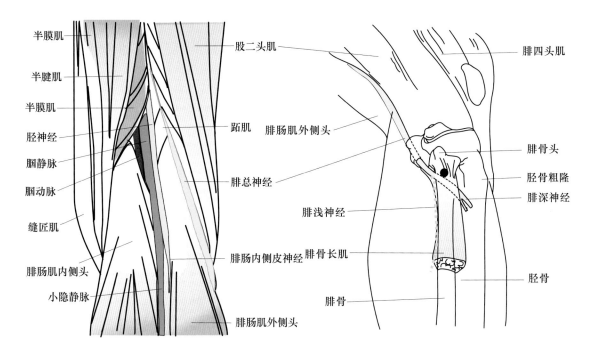

图 3-3-12-1

是：自腓骨头尖分别至腓骨外侧缘 18mm、至腓骨前缘 30mm，两点的连线即为拱的投影线。可分为直型（75.8%）和倒"Y"型（24.2%）。因此，腓总神经自腘窝外侧沟起至肌腓骨上管止，可分为三段，即腓总神经腘窝外侧沟内段、"J"型腓骨长肌纤维拱直行段、"J"型腓骨长肌纤维拱倒"Y"形出口段。

腓总神经的外侧为股二头肌肌腱；前内侧为腓肠肌外侧头；后方为致密的腘筋膜与髂胫束的移行部；腓总神经行走于三者围成的沟内。腓总神经沿股二头肌肌腱内侧缘行向外下，与股二头肌一起到达腓骨小头处；然后，穿股二头肌与腓肠肌外侧头之间，由腓骨头后面向前下走行；至腓骨颈外侧，紧贴骨膜绕至腓骨颈的前方，经腓肠肌纤维弓下进入腓管，亦称腓骨上管。腓管由腓骨颈前外侧骨面与腓骨长肌起始部围成，其上端有股二头肌抵止腱的部分纤维参与。在腓管中，腓总神经大多与腓骨颈骨面相邻，也可从腓骨长肌腱中间穿过。在腓骨颈前外侧，有时可以触摸到腓总神经在骨面上滚动。在入腓管

之前或在腓管内又分出以下分支：

腓浅神经运动支，支配腓骨长、短肌；余为感觉支，支配足背、趾背的大部分皮肤的感觉。该神经的背侧皮支，在腓骨远中 1/3 交界处易损伤，可导致足背麻木。

腓深神经运动支支配胫前肌、趾长伸肌、第三腓骨肌、姆长伸肌、趾短伸肌及第一、二骨间背侧肌；皮支支配第一、二趾间背侧的一小块皮肤的感觉。

膝返神经：系腓总神经的一个恒定的分支，它可来源于腓总神经（占 61.4%）、腓深神经（占 35.7%）和腓浅神经（2.9%）。如膝关节外侧不适，同时有小腿或足外侧麻木感等表现而膝关节本身又无病变者，可考虑与该神经病变有关。

腓总神经的体表投影：自腘窝上角至腓骨头后侧划一直线，此线即为腓总神经行程的投影。

2. 腓管（参见图 3-3-12-3） 为部分腘筋膜、腓骨长肌纤维与腓骨颈共同形成的长 10~20mm 骨纤维管道，位于小腿上 1/3，腓

骨外侧与腓骨长肌的起点之间。腓管的入口由少量腘筋膜、腓骨长肌起始部的腱性纤维与腓骨骨面所围成。管的入口距腓骨尖9~18mm,出口距腓骨尖30~50mm。腓骨长肌腱性纤维弓亦称为"J"型腓骨长肌纤维拱。

二、病因病理

(一) 病因

可从四个方面来考虑:体外压迫、强迫姿势与劳损、占位性病变压迫和医源性损伤。

1. 体外压迫 是最常见的原因,多为医源性损伤所致,如小腿石膏绷带、小夹板或普通绷带绑扎过紧。有时原来的绷带虽不紧,却由于体位放置不当(如位置过低)或过度颠簸,使其肢体肿胀而压迫神经者常见。

2. 强迫姿势 造成腓总神经损伤者虽不多,但值得注意。如膝部长时间过度屈曲、盘膝而坐或反复屈膝下蹲等,因腘外侧沟的腓总神经受压而致麻痹者有之。

3. 局部占位性病变 比较少见,但不可忽视,如股二头肌腱鞘囊肿、外侧半月板囊肿、腓骨上端骨软骨瘤、腓肠肌外侧头部位的种籽骨等原因而致腓总神经受压麻痹者。亦有因骨折错位愈合或骨痂增生对神经的压迫,其后果更为严重。

(二) 病理

腓总神经损伤,除骶丛和坐骨神经的病变外,其他如腓骨颈部的骨折,膝外下方受到硬器冲击,胫腓关节后脱位,小腿石膏压迫,小腿前筋膜间室综合征,下肢长时间的或职业上的习惯于采取某些姿势(如蹲位、跪位或双腿交叉)时,均可伤及腓总神经。

根据腓总神经受压于不同节段,出现的症状亦有差异。其卡压因素有:

1. 腘窝外侧沟段内卡压:多出现腓总神经受压征。

(1)腓总神经嵌于腘窝外侧沟内,并在其内穿行。腓总神经在沟内段的毗邻是:前内侧为腓肠肌外侧头;前外侧为股二头肌肌腱,肌腱与腓侧副韧带之间有一恒定的股二头肌

腱下囊;后方为坚厚的髂胫束和腘筋膜的移行部。

(2)在前内侧,在腓肠肌外侧头内常有籽骨存在,此可成为压迫神经的因素之一。

(3)在神经前外侧的股二头肌腱为坚硬的索状结构,当膝关节长时间屈曲时,因肌肉收缩而挤压腓总神经。

(4)此处还可能有股二头肌腱下囊囊肿形成,也可对神经起挤压作用。

(5)其后外侧有坚韧而厚的筋膜直接覆盖,当膝关节后外侧有瘢痕挛缩时,可导致对神经的直接压迫。

(6)在膝关节屈曲畸形时,可使腓总神经在此处形成短缩改变。

2. 在腓总神经的行程中有一个特别的解剖结构,即在腓骨颈部的腓总神经段,它的神经束数目和结缔组织的含量较腘部神经干的含量明显增多,即在"J"型腓骨长肌纤维拱段的腓总神经干较股部神经干粗约近1倍,其横径要大于2mm,这也是它易受卡压的解剖学因素之一。在"J"型腓骨长肌纤维拱段内腓总神经及其分支受卡压,由于在拱内的神经分支部位与形态的不同,又可分为两种卡压类型,即直型拱卡压型与倒"Y"型拱出口卡压型。因此,腓总神经在腘窝至腓骨颈的走行过程中可出现3处卡压可能,故可分为以下4种类型:

(1)腘窝外侧沟段内卡压:多出现腓总神经受压征。

(2)拱内卡压型:多出现腓总神经或腓深神经或腓浅神经受压征。

(3)直型拱卡压型:由于腓深神经在"J"型腓骨长肌纤维拱内穿行:当神经在拱内受卡压时,多出现腓深神经受压征。

(4)倒"Y"型拱出口处卡压:因这里既有腓总神经,亦有其分支,故受到卡压时,则表现为腓总神经或腓深神经或腓浅神经受压征。

卡压腓总神经的原因和节段各有不同,其病理过程却完全相同。如长时间的股二头

肌腱紧张或挛缩、腓肠肌收缩、占位性病变和体外因素的压迫等，它们对腓总神经都是挤压的过程；对神经干挤压、摩擦的结果是神经和其周围软组织的水肿、充血、机化、纤维粘连，又因恶性循环，最终导致腓总神经受卡压而致病。

腓总神经一旦损伤就会造成此种病理改变与上肢桡神经损伤很相似，临床上把这两条神经称为"弱神经"，医生对此应予以足够的重视。

三、临床表现与诊断

（一）病史

不论急性或是慢性起病大都有轻重不同的外伤史。除急性损伤外，大都为缓慢起病，亦有不知不觉发病者，如有的病人不知从何时起踇趾不能背伸。而急性起病者，更是刻不容缓，一定要急诊处理，否则将严重致残。

（二）症状

1. 疼痛 小腿酸胀、疼痛，行路多、走路快或足内翻时，可加剧疼痛。

2. 肌力减退 腓总神经麻痹出现前无肌力减退。当腓总神经损伤后，表现为小腿伸肌、外翻肌群及足背肌全部瘫痪，便出现踝关节背伸无力及伸趾无力，逐渐发生足外翻力减弱或完全麻痹，发生足下垂、足趾微屈，患足不能背屈，不能外翻，呈马蹄内翻足状态。

3. 足下垂 病程较长者则出现足下垂。足下垂者，走路时足不能抬起，使患者产生特殊的步态，即在步行时用力抬高下肢，膝关节高举，足向上甩，足趾下垂，难以离地，并在膝关节和髋关节处过度屈曲，称之为"跨阈步态"。

4. 感觉障碍 其感觉障碍区在小腿前外侧和足背。

（三）体征

1. 压痛与放射痛 腓骨颈处有明显压痛和放射痛。

肌无力：足背伸、踇趾背伸乏力以至消失，直至足下垂。检查时可见胫骨前肌、踇长伸肌、趾长伸肌、腓骨长肌等肌力减弱。应按六级五分法予以记录。

2. 感觉减退（图 3-3-12-2） 小腿外侧及足背皮肤感觉减退或有其他异样感觉。

3. Tinel 征阳性 叩击腓骨颈处出现腓总神经的窜麻等异感。

4. 跨越式步态 由于足背伸无力，故形成一种特殊步态，即行走时要高抬膝、髋关节，足向外上甩动，划圈式走路，称"跨越式步态"。腓管综合征临床神经定位诊断参见简表 3-3-12-1。

5. 肌电图检查 有一定的参考价值。

6. 影像学检查 X 线摄片，可除外骨科疾病，有重要参考价值。

7. 鉴别诊断 本病应与腰椎间盘突出症、腰椎管狭窄症、梨状肌综合征及踝、足关节疾病相鉴别。前三者都有腰部或臀部症状，并有相应的体征；而腓总神经卡压综合征则只有膝以下的症状和体征，由病变部位不同即可鉴别；踝和足部的其他疾病则无腓总神经的卡压症状和体征，更无腓骨颈部的 Tinel 征阳性。

四、治疗

（一）适应证与禁忌证

除占位性病变以外均可应用针刀闭合型手术治疗。

（二）体位

1. 悬垂位 仰卧位膝以下伸于床头外，小腿呈悬垂位。此体位也易于操作。在小腿悬垂位时，腓总神经从后上走向前下，约呈45°角；此种体位与膝关节伸直位相比，腓总神经与腓骨头的距离有所增大，相对比较安全。因此，悬垂位应作首选。

2. 侧卧位 患侧在上。身体要摆放平稳，使身体有可依靠之物。患肢膝下垫枕，肢体易于固定。

3. 俯卧位 此位可做腘部定点。

（三）体表标志

1. 股骨外侧髁 股骨的下端膨大部形

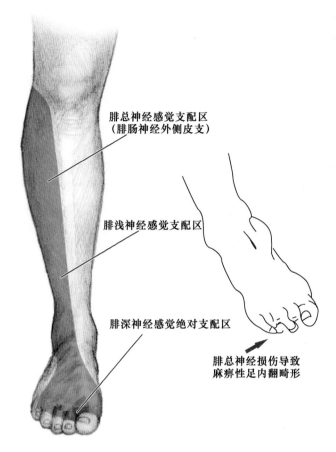

腓总神经感觉支配区
（腓肠神经外侧皮支）

腓浅神经感觉支配区

腓深神经感觉绝对支配区

腓总神经损伤导致
麻痹性足内翻畸形

图 3-3-12-2

表 3-3-12-1　腓管综合征临床神经定位诊断简表

卡压分型 临床表现	腓总神经干	腓浅神经	腓深神经	腓总、腓深、 腓浅受卡压
受压部位	腘窝外侧沟段	腓管内卡压	直型拱卡压腓深神经	倒"Y"型拱出口处
感觉	小腿外侧和足背感觉迟钝	足小腿酸乏无力、麻木，小腿足背与踝前疼痛与感觉异常，行走快时足内翻疼痛，停止站立抬高患肢疼痛缓解	第1趾间隙处感觉迟钝	出现相应神经支受损的表现
运动	小腿伸肌、外翻肌群与足背肌瘫痪，不能外翻，伸踇趾无力		踝关节背伸与伸趾无力，足外翻力减弱或消失	
畸形	足下垂、足趾微屈	"站立性"小腿疼痛	足内翻	
特殊步态	髋与膝关节高抬的"跨阈式步态"			

成内、外侧髁。两髁骨面均位于皮下,外侧髁较内侧髁尤为显著。在膝关节的内、外侧均易触及。股骨外侧髁的外上部有腓肠肌外侧头起始。

2. 腓骨头　为腓骨上端的锥形膨大,亦称腓骨小头。体表位于胫骨外侧髁后外稍下方,与胫骨粗隆在同一平面上。当膝关节屈曲时,可在膝关节外侧下方看见腓骨头形成的隆起。腓骨头的顶部呈结节状称腓骨头尖,有股二头肌腱和腓侧副韧带附着。腓骨头与股二头肌腱均易触及。

3. 腓骨长肌　起于腓骨头、腓骨外侧面上 2/3 和小腿深筋膜,然后下行。当足外翻时,在小腿上外部隆起的肌腹即是。腓总神经由后外侧至腓骨颈后,先潜入腓骨长肌,后进入腓管。

4. 胫骨外侧髁　此标志浅居皮下,很易摸到。

(四) 定点 (图 3-3-12-3)

1. 腓骨头、颈交界处点　定一点,此点

松解腓骨长肌起始部。

2. 腓骨头尖部点　定一点,应定于腓骨尖的前内方,松解股二头肌腱周围组织。

3. 股骨外侧髁点　定于腓肠肌腱的附着部稍下方一点,松解腓肠肌外侧头。

4. 腘窝外侧沟点　定于股二头肌腓骨尖以上的肌与腱的后外缘,肌与腓总神经干的交界处 1~2 个点。

(五) 消毒与麻醉

此处局麻比较简单,但须注意的是,绝对不可麻醉腓总神经,以保证施术的安全。

(六) 针刀操作

1. 腓骨头、颈交界处点 (图 3-3-12-4)　刀口线与腓总神经走向平行,即上后、下前方向,与小腿纵轴线呈 45°;刀体与皮面垂直,快速刺入皮肤,直达骨面;然后将刀柄向近侧端倾斜,与腓骨头骨缘呈 15°~30°,沿着骨缘(即紧贴骨面)铲剥腓骨长肌起始腱 2~4 刀;然后疏通剥离,刀下有松动感后出刀。

2. 股骨外侧髁点　最好取俯卧位。刀

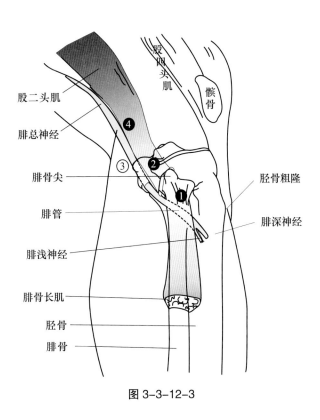

图 3-3-12-3

口线与肢体纵轴平行,刀体与皮面垂直;以手指压住该点处的皮肤,快速刺入达骨面,切开腓肠肌肌腱2~4刀,再纵行疏通、横行剥离,刀下有松动感后出刀。

3. 腓骨头尖部点　刀口线与股骨干纵轴平行,刀体与皮面垂直;快速刺入皮肤、皮下组织直达骨面;沿腓骨尖外侧骨面,行铲切,落空为止。纵行疏通、横行剥离;如需进一步松解,可调转刀口线90°,切开股二头肌腱2~3刀,刀下有松动感后出刀。

4. 腘窝外侧沟点　此点是松解、剥离肌二头肌与腓总神经粘连点。但此点操作却有难度,关键是如何找到两者的界面。其要点是:俯卧位,一手压住股二头肌腱,并将其向

外扳,此时可以将肌腱与神经干稍加分离。再紧贴股二头肌腱后内缘缓慢进刀,以不出现窜麻感为度,行切开,并与疏通剥离,刀下有松动感后出刀。

(七)手法操作

让病人反复做蹲、起动作和足内、外翻动作,以增加肌腱的松解度。

五、注意事项

在腓骨头、颈交界点针刀操作时,刀口线一定要与腓总神经的走行平行,绝不可损伤腓总神经。前面已经提到,腓总神经是一个"弱神经",很易损伤,且在损伤后较难恢复,所以,在操作时一定要保证医疗安全。

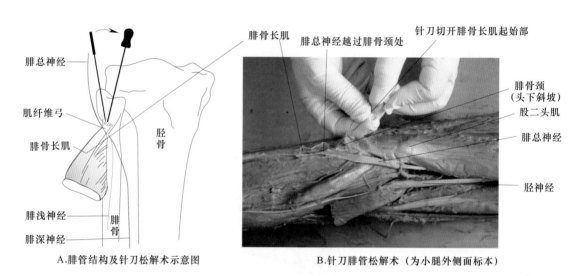

A.腓管结构及针刀松解术示意图　　B.针刀腓管松解术(为小腿外侧面标本)

图3-3-12-4

第十三节　坐骨神经卡压——前跗管综合征

腓深神经在踝前伸肌支持带下方被卡压而引起的一组症状与体征称踝前腓深神经卡压综合征,亦称前跗管综合征,临床常见。

一、相关解剖

(一)腓深神经(图3-3-13-1)

在小腿中上段自腓总神经分出后,于腓

骨长肌与趾长伸肌的起始部之间向下穿行,并与胫前动脉伴行至小腿骨间膜的前面;至小腿中部,改居踇长伸肌与胫骨前肌之间。再向下,在伸肌支持带下经过内踝前方达足背,分为内、外两支,支配小腿前肌群(胫骨前肌、踇长伸肌、趾长伸肌、第三腓骨肌);并发出关节支至踝关节及下胫、腓关节。腓深神

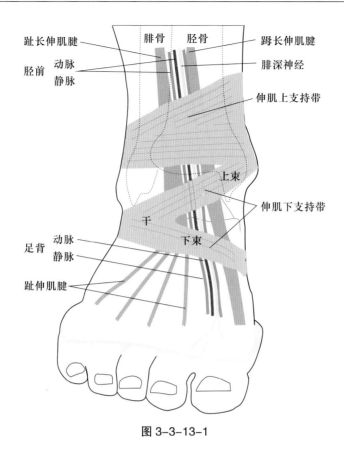

图 3-3-13-1

经的终支又分为两支：

外侧支：支配足背踇短伸肌、趾短伸肌和跗骨关节及外侧 3 个跖骨间隙。在跖骨间隙内发出小支，分布于邻近诸骨、骨膜及第 2~4 趾跖关节。

内侧支（即腓深神经终末支）：在足背第 1、2 跖骨间穿出深筋膜分为两条趾背神经，分布于第 1、2 趾背相邻面的皮肤。亦发细支至邻近的骨与骨膜，跖趾关节与趾间关节，并发支至第 1 骨间背侧肌，继发细支与足底外侧神经吻合。

（二）踝前伸肌下支持带

踝部的深筋膜在踝部的前面、外侧和内侧均增厚，形成支持带，具有约束肌腱和保护深部血管、神经的作用。在踝部前面有伸肌上、下支持带横过。伸肌下支持带（小腿十字韧带）位于伸肌上支持带的远侧，踝关节的前方及足背，呈横置的"Y"型，由外侧的干（外侧束）和内侧的上束、下束共同组成。支持带

的各束将踝关节处的肌腱分别包绕形成外侧纤维管、中间纤维管和内侧纤维管。

1. 外侧纤维管　伸肌下支持带的干（外侧束）附于跟骨上面前份（附着处有三个根，其中、内根为强束，并附着于跟骨沟），向内上方延伸，与水平面呈 60° 角，在距腓前韧带前方跨过跗骨窦，于此包绕第三腓骨肌和趾长伸肌腱形成外侧纤维管；然后伸肌下支持带干分为上、下两束。

2. 中间纤维管　上束向内上行，包绕踇长伸肌腱形成中间纤维管，位于胫前动、静脉和腓深神经之浅面，附着于内踝前缘。

3. 内侧纤维管　其下束向内下行，跨过踇长伸肌腱、足背动静脉、腓深神经、胫骨前肌腱浅面形成内侧纤维管，抵止于足底腱膜内缘。

通过伸肌下支持带深面的各组织结构，由外向内依次为：第三腓骨肌腱及其滑膜鞘、趾长伸肌腱、腓深神经、足背动脉与伴行的静脉、踇长伸肌腱及其滑膜鞘、胫骨前肌腱及其

431

滑膜鞘。

（三）前跗管（见图 3-3-13-1）

由中间纤维管和外侧纤维管的后壁与踝关节囊之间形成的潜在性裂隙称为前跗管。98%的腓深神经和足背血管通行于前跗管中。伸肌下支持带紧张及前跗管变窄，均可挤压腓深神经而引发踝前腓深神经受压而致前跗管综合征。

二、病因病理

前跗管卡压综合征可由软组织损伤、骨损伤、占位性病变和医源性损伤所致。常见病因为穿筒靴、高腰皮鞋或浮面很矮的皮鞋都可压迫前跗管，使腓深神经受压。踝部扭伤、骨折、脱位等产生的畸形、骨痂等对前跗管的卡压。占位性病变多为良性肿物，如腱鞘囊肿、骨肿瘤等均可压迫前跗管。医源性原因也常见，如管形石膏、夹板太紧而压迫腓深神经。

三、临床表现与诊断

（一）病史

缓慢发病，部分病人有明确外伤史。

（二）症状

1. 足背疼痛　疼痛有逐渐加剧的趋势。其特点是，在踝跖屈时或踝部长时间不活动时疼痛加剧；而行走后疼痛反可减轻。

2. 感觉异常　可有第1、2趾背相对（邻）缘处的皮肤感觉过敏或麻木，甚至感觉丧失。

（三）体征

1. 固定压痛点　在踝前拇长伸肌腱与胫骨前肌腱之间有固定的压痛点。

2. 感觉异常　在拇长伸肌腱外侧，深压趾短伸肌腱可引起反射性感觉异常，麻痛或窜麻痛。

3. Tinel 征阳性　弹拨趾短伸肌腱有较剧烈的窜麻、窜痛感觉。

（四）肌电图检查

有一定的诊断意义。

（五）影像学检查

X 线摄片，可除外骨科疾病。

（六）鉴别诊断

本征应与踝关节炎与腱鞘炎相鉴别。以腓深神经的卡压症状和体征，足以鉴别。

四、治疗

（一）适应证与禁忌证

除占位性病变外，余者均为针刀闭合型手术适应证。

（二）体位

仰卧位，足跟上部垫以薄枕，并要使受术部位平稳舒适。

（三）体表标志

1. 外踝及腓骨外侧嵴　骨面表浅，从外侧触摸明显。

2. 内踝及胫骨前嵴　容易触及。

3. 拇长伸肌腱　拇长伸肌起于腓骨体下部，止于远侧趾骨背面。当用力背伸趾时，肌腱紧张，易于辨识。

4. 趾长伸肌腱　起于胫、腓骨的上部，止于第 2~5 趾的趾背腱膜。趾长伸肌腱共有四条，位于拇长伸肌腱的腓侧。以上两肌腱之间行走着腓深神经和足背动脉；腓深神经位于足背动脉的胫侧、拇长伸肌腱的腓侧。

5. 足背动脉　腓深神经随足背动脉而行，并在足背动脉的胫侧，可扪及动脉搏动。

（四）定点（图 3-3-13-2）

1. 伸肌下支持带干（外侧束）点　于趾长伸肌腱胫侧缘（约外踝水平）伸肌下支持带压痛点处定一点，用以松解伸肌支持带干，即外侧束。

2. 伸肌支持带上束点　在拇长伸肌腱的腓侧缘（约与内踝上缘平行）的压痛点处定一点，用以松解伸肌支持带内侧上束。

3. 伸肌支持带下束点　在内、外踝连线水平线上及其稍下方，足背动脉腓侧，趾长伸肌腱与拇长伸肌腱之间（即在第 1、2 跖骨间），即压痛点的腓侧肌腱上，视压痛范围的大小可定 1~2 个点。

（五）消毒与麻醉

此处的局麻要求避开腓深神经，以保证

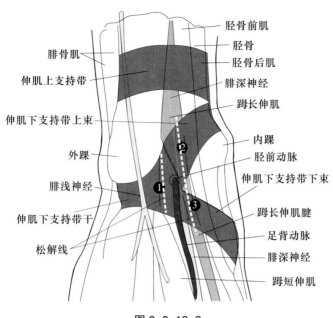

图 3-3-13-2

腓深神经的安全。

（六）针刀操作（图 3-3-13-3）

1. 伸肌支持带干点　刀口线与趾长伸肌腱走行一致（即与腓深神经走行一致），刀体与皮面垂直，刺入皮肤后，摸索进刀，直达

胫骨骨面，切开伸肌支持带干 2~4 刀；纵行疏通、横行剥离，刀下有松动感后出刀。

2. 伸肌支持带上束点　刀口线与姆长伸肌腱走向平行，刀体与皮面垂直，刺入皮肤后，直达胫骨骨面。沿肌腱的腓侧缘切开伸

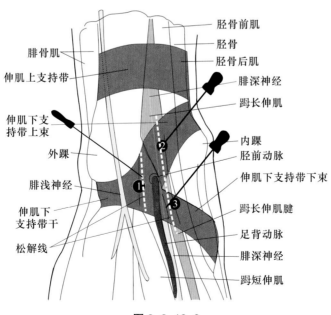

图 3-3-13-3

肌支持带 3~5 刀,再予纵横疏通剥离,刀下有松动感后出刀。只要躲开血管和神经,亦可在肌腱上切开支持带。

3. 伸肌下支持带点 刀口线与踇长伸肌腱走向平行,刀体与皮面垂直,快速刺入皮肤,直达跗骨骨面。沿肌腱腓侧边缘切开支持带下束 3~5 刀,刀下有松动感后出刀。

(七)手法操作

主动或被动做踝关节的背屈和跖屈运动

数次即可。

五、注意事项

1. 本病的治疗应注意的是,在定点时一定要避开腓深神经和足背动脉,以松解伸肌下支持带达到松解腓深神经的目的。

2. 为了避免伤及足背动脉和腓深神经,必须在肌腱旁进刀;因为,刀口线与肌腱走行方向相同,即使穿过肌腱也不会有明显损伤。

第十四节 坐骨神经卡压——跗管综合征

跗管综合征,亦称踝管综合征或跗管综合征。该病是指胫神经通过跗管时受压而产生的一系列症状和体征的神经卡压综合征。急性损伤所致者多为青壮年、从事体力劳动或运动员;慢性损伤者多为年龄较大者。针刀闭合型手术治疗,十分简便,疗效确切。

一、相关解剖

(一)分裂韧带与跗管

在踝部内侧有屈肌支持带,屈肌支持带在内踝后下方的增厚部分称分裂韧带,它位于内踝与跟骨内侧面之间浅筋膜之下;起于内踝尖及其后下方,止于跟骨内侧面骨膜,其下缘与足内侧深筋膜相连。此韧带为一斜形带状结构,长 20~25mm,宽约 20mm,在跟骨、距骨与内踝之间形成一骨纤维管,称跗管。该管长 15~20mm,是小腿后区与足底之间血管、神经、肌腱的通道,管内充填有疏松结缔组织和脂肪组织。

(二)踝管的内容(图 3-3-14-1)

踝部内侧屈肌支持带向跟骨发出三个纤维间隔,将踝管分为四个间隙,自前向后依次通过四组组织:

(1)胫骨后肌腱。

(2)趾长屈肌。

(3)胫后动、静脉和胫神经。

(4)踇长屈肌腱。每条肌腱均有腱滑液

鞘包绕,有利于肌腱大幅度滑动。

1. 血管 胫后动、静脉在出跗管或在管内即可分为足底内、外侧动、静脉,分布于足底。

2. 神经 胫神经可分为 3 支:

(1)跟支:胫神经通过内踝后,在屈肌支持带下发出 1~2 支跟支,支配足内侧面皮肤。(踇展肌起于跟骨内侧结节,止于踇趾近节趾内底,足底内侧神经支配。其下有胫神经的根内侧支通过,可造成足底根支受压而产生疼痛。)

(2)跖内侧支:胫神经通过踝管后发出跖内、外侧神经。跖内侧支支配踇展肌、五个屈趾短肌、第一蚓状肌、内侧三个半足趾的感觉。

(3)跖外侧支:潜入踇展肌深面,通过踇展肌旁纤维弓,然后经过足跖面,支配跖方肌、外展小趾肌和外侧一个半足趾的感觉。若踝管变形、变窄,胫神经在踝管内受压,则可产生上述 3 个神经分支的相应症状和体征,即跗管(踝管)综合征。

二、病因病理

(一)病因

凡跗管内、外的任何因素导致跗管内压升高、胫神经及其分支受挤压者均可引起跗管综合征。

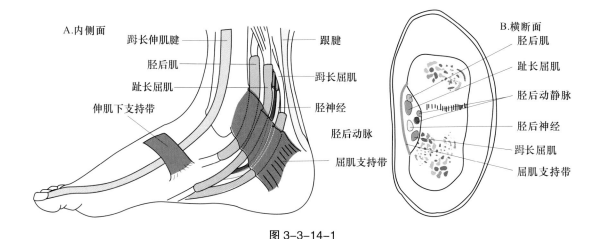

图 3-3-14-1

1. 跗管外原因 如扭挫伤、跟骨骨折、外伤后的骨折畸形愈合、三关节固定术后等伤病后的瘢痕粘连；足部疾病，如足外翻畸形、扁平足、距骨下关节内缘的骨刺、跟骨棘球隆起等病均可引起胫神经受压。

2. 跗管内的原因 各肌腱的腱鞘炎、滑膜炎及滑膜增厚等。

3. 先天畸形 肥大增生的副踇展肌、踇展长肌筋膜纤维弓等畸形卡压踇内、外侧神经。

4. 占位性病变 如跗管内外的腱鞘囊肿、胫后静脉瘤、神经鞘膜瘤等压迫神经。

5. 原因不明 也有经手术也未查明原因者。

（二）病理

不管是跗管内部或外部的因素使胫神经受到挤压，神经产生缺血改变，引起神经及周围的组织淤血、水肿、渗出等病变，并导致恶性循环；因神经组织变性，从而引起一系列症状、体征的发生。晚期则产生粘连、瘢痕等，神经卡压则更重。

三、临床表现与诊断

（一）病史

跗管综合征一般起病缓慢，多为单侧。好发于男性，特别是体力劳动者。但女性肥胖者也易发生，且多见于青壮年。

（二）症状

1. 疼痛特点 病人多在足踇面有烧灼样、针刺样疼痛。

2. 早期症状 疼痛较轻，为间歇性，可伴有肿胀感、紧缩感、肌抽搐感等；行走或久立时则症状加重，并可伴有酸、麻、胀、痛等感觉，休息后症状缓解或消失。

3. 晚期症状 疼痛加重，甚至行路时即发生疼痛，呈跛行状，疼痛可向小腿放散，且休息也无缓解。夜间痛是本病的一个特点，常使病人在熟睡中痛醒，要起床稍加活动、按摩足部，或足露被外、垂于床缘等才能缓解疼痛。同时，病人足底部的感觉可以逐渐减退至消失，其分布范围则依神经支受压的不同而有异。但足背无感觉障碍。

（三）体征

1. 压痛 于内踝后下方有固定性压痛。压之可有窜麻感。

2. 肌萎缩 以踇展肌肌萎缩最明显，有时小趾外展肌与第1、2骨间肌均有萎缩。足内在肌的萎缩表现不明显，但踇趾关节的屈曲力减弱。

3. 足弓饱满 如平足，有的表现为踇展肌肥大或副踇展肌出现，因而足弓平平。

4. 踝关节活动受限 足背外翻、背屈、直腿抬高时足踇面出现疼痛和麻木感。

5. 结节与包块 足后内下方隆起包块 有时可触及棱形肿块或小结节，且有压痛。

6. 自主神经营养障碍 皮肤干燥、发亮、无汗;有的皮肤发紫、发凉,甚至溃疡。此多为足底内侧神经受压变性所致。

7. 感觉障碍 足底内侧神经受压时,内侧三个半足趾;足底外侧神经受压时,为外侧一个半足趾;跟内侧神经受压时为足跟内侧的感觉减退或消失。但足背及趾背外侧无感觉障碍。

8. 两点分辨觉 降低或消失是本病的一大特征,是早期诊断本病的有力根据。

(四)特殊检查

1. Tinel 征阳性 叩击或重压内踝后下方的胫神经处,往往引起骤然疼痛或麻木发作。

2. 止血带试验 以血压计做测量工具。将血压计袖带置于小腿上,充气至收缩压力以下,阻断静脉回流,但动脉血流可通过,待1~2分钟后,患肢出现足跖面疼痛或麻木即为阳性。对侧做相同检查,两侧对比观察。

(五)肌电图检查

有助于诊断。

(六)影像学检查

X 线摄片,可观察踝部骨质变化,有否骨性压迫。

(七)鉴别诊断

此病应与多种疾病做鉴别诊断,尤其是有合并疾病存在时更要注意做好鉴别。

首先,应与腰骶神经根疾病做鉴别。此病可出现足部症状、体征,但腰骶神经根病变时必有腰、骶部症状,臀部、股后侧及小腿后外侧的疼痛,椎旁压痛、直腿抬高试验阳性等体征。而跖管综合征的症状和体征则局限于足底与小腿部。值得注意的是,如两种疾病合并存在,则鉴别较难。可先治疗腰突症,而后则可明显突出跖管综合征的症状和体征,则鉴别诊断不难。

其次,与神经系统的疾病相鉴别。如多发性神经炎、趾底神经瘤、糖尿病并发末梢神经炎等疾病。多发性末梢神经炎,病变涉及面大,呈对称性,又可有原发病,所以易于区别;而趾底神经瘤则病变十分局限,疼痛、麻木虽可放散至小腿,但它的病变却局限于跖骨头处。

第三,应与血管性疾病相区别。如血栓闭塞性脉管炎,它的突出表现是足背动脉搏动减弱甚至消失。虽然也可有麻木感,但它是以疼痛为主。

还应与足部扭伤、跖筋膜炎、跖胼胝、跖痛症、类风湿关节炎等病相鉴别。这些病均无神经方面的改变。

四、治疗

(一)适应证与禁忌证

除占位性病变外,均适应针刀闭合型手术治疗。

(二)体位

侧卧于治疗床上,患侧在下,患足的内踝朝上,并以沙袋垫于外踝下,使病人的体位比较舒适、稳定,术野开阔。

(三)体表标志

1. 内踝 在胫骨远端皮下,呈圆形骨性隆凸,易于见到和触及。

2. 跟结节 为跟骨后、下部边缘的骨性隆起,是各支持带的附着处。由内踝向下后扪去,是一个很宽的皮肤凹陷区,在凹陷区的后下方,有一片条状隆起带,沿跟骨边缘走行,此即为跟结节。跟结节并不是一个单纯的、孤立的骨凸,而是沿跟骨后方四周所呈现的骨性隆起。

3. 胫后动脉 踝关节外翻位,在内踝与跟骨的凹陷处的下方,仔细扪摸可触到胫后动脉的搏动,搏动的下后方即为胫神经的所在。

(四)定点

1. 一线法定点(图 3-3-14-2) 令病人屈曲足 2~4 趾,术者在内踝下触知其趾屈肌腱的活动,此处便是定点之处;同时,再触及胫后动脉的搏动,在趾屈肌腱与胫后动脉之中间定点,即是松解胫神经最佳的选择。

2. 四点法定点(参见图 3-3-14-2) 即在分裂韧带前、后端点的两侧定四点,松解分裂韧带。此法绝对安全,但不如一线法可靠。

(五)消毒与麻醉

四点法的局麻无特殊要求。一线法则要求不得将胫后神经麻醉,以保证施术安全。局麻药只能注射于胫后动脉的前上方,注药量不宜过多,即不得注入血管,也不可浸润至神经干。

(六)针刀操作(图 3-3-14-3)

1. 一线法操作 刀口线与神经、血管的走行方向一致,即与下肢纵轴的下方呈 45° 角,刺入皮肤后,试探式进刀,到达韧带后有硬韧的阻力感,再试探式切开分裂韧带

2~4 刀,如无神经的电击感,则说明切开的部位准确,纵行疏通、横行剥离,刀下有松动感后出刀。如在试探式进刀时有窜麻感,则要立即停止进刀,稍提起刀锋并向前上方稍移动刀锋,再试探进刀,如无电击样反应即可进行切开操作,呈后上、前下方向弧形线切开,纵横疏通、剥离,直到完成,刀下有松动感后出刀。

2. 四点法操作 ①内踝尖下后点:刀口线与分裂韧带纤维走行方向垂直,与小腿纵轴线前下方呈 30° 角(即与内踝后缘平行),刀体与皮面垂直,快速刺入皮肤,直达骨面。稍提起刀锋至分裂韧带之上。然后,沿神经斜向走行的方向切开分裂韧带 2~4 刀;再予

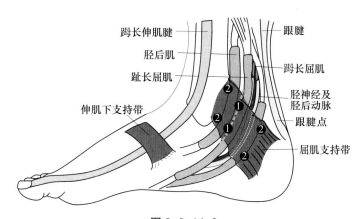

图 3-3-14-2

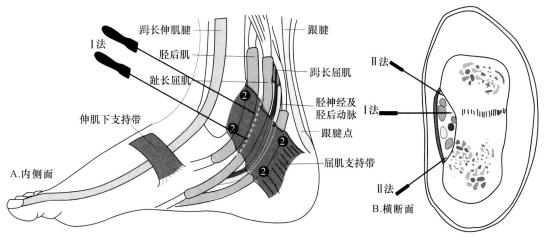

图 3-3-14-3

纵行疏通、横行剥离;刀下有松动感后出刀。如松解不够充分,可将刀口线调转90°,与分裂韧带纤维走向平行;然后,向韧带的上或下方倾斜刀体,使与皮面几乎平行,在韧带的深面,推进刀锋达韧带的边缘附近,行通透剥离,有松动感后出刀。②③④点的操作方法与内踝尖下后点的操作基本一致。

(七)手法操作

医生以双手分别握住踝上与足背,用力做外翻动作2~3次,以增加分裂韧带的松解度。

五、注意事项

1. 跖管综合征易与腰椎间盘突出症等疾病混淆,因此鉴别诊断重要。尤其是在两个疾病并存时,更应注意。

2. 应用四点法操作时,不宜定点于韧带前后的边缘,而应定点于距韧带边缘5~10mm的位置上。这样,针刀可以向韧带的边缘方向也可以向韧带的中线做切开操作,使韧带的切开更彻底,松解的效果更好;如用一线法时,一定要把点定于胫后动脉之前和趾长屈肌腱与跗长屈肌腱的后侧,并要躲开胫后动脉,以防损伤。

3. 针刀操作时必须要做到刀口线与肌腱走向平行,只切开韧带组织,而不损伤血管和神经。

第十五节　坐骨神经卡压——趾底总神经卡压综合征

趾底总神经卡压综合征有许多别名,但都是以 Morton 命名,如 Morton 病、Morton 趾痛症、Morton 跖痛症、Morton 神经瘤、Morton 神经痛,或称 Morton 跖底神经炎、Morton 趾底神经炎等。同义名很多,说明该病真正的病因病理尚不十分清楚。本病的本质是趾底总神经在相邻的两个跖骨头和趾间深韧带与跖腱膜之间受到卡压而产生的一组症候群。

一、相关解剖

1. 足底皮肤和皮下结构　足底皮肤致密坚厚,浅筋膜有较多脂肪,尤其在负重部位的跟结节和第一跖骨头处更为明显。浅筋膜中有纤维束连结皮肤和深筋膜,故很致密。

2. 跖间深韧带(参见图 3-3-15-2)　跖深筋膜在跖骨头处增厚为一坚韧的韧带,连结各跖骨头的跖面,亦称跗间横韧带,它的前缘有明显的锐缘,趾底总神经在此边缘的远侧才分成两支趾神经。趾底总神经易在此处被卡压。

3. 足底的神经和血管　足底神经为胫神经的终末分支,即足底内、外侧神经。

足底内侧神经在跛展肌与趾短屈肌之间向远处伸展。除分支支配邻近肌外,又分出一支趾底固有神经,支配跛趾的内侧皮肤。

此神经继续前行,至跖骨基底部分出三条足底总神经,在跖骨头水平处又分为两支趾神经,支配足底内侧和内侧三个半足趾底面(两个相邻脚趾的相对面)的皮肤。

足底外侧神经自出跖管后,在足底外侧沟内分出深、浅支:深支支配足底深肌(小趾屈肌等)、跗骨间关节和跗跖关节;浅支分出一支趾底固有神经,分布于足底外侧部皮肤,另分出一支足底总神经支配小趾底面和第4、5趾相对侧的皮肤的感觉。以上两神经支的末梢神经均分布于足底跖、趾骨的两侧,并与血管伴行。

4. 血管　为胫后动脉的终支,与同名神经同行。

在趾底总神经卡压综合征的发病中值得注意的是,第3、4趾底总神经之间有一交通支,有人认为它的存在限制了第3趾底总神经的移动,因而易被卡压,与足底总神经卡压综合征的发生有着密切的关系。

二、病因病理

(一)病因

本病发病男、女比为 1:9,以女性为主。发病原因与女人穿尖头高跟皮鞋有重要关系。但其他长期反复卡压趾底总神经的各种因素均可导致该病的发生。

1. 足不适履　造成趾底总神经被卡压，这是最常见的原因。

2. 足部畸形　足弓平坦或高弓畸形、踇趾功能有缺陷，将使跖骨头处遭到重压而使趾底总神经受到卡压。

3. 疾病所致　以类风湿关节炎最为常见。据统计本病69例中就有52例是类风湿关节炎所引起。趾底总神经被发炎的滑膜和趾骨头间的滑液囊肿挤压而发病。

4. 占位病变　如跖骨头处的任何一种肿瘤均可压迫趾底总神经而致病。

（二）病理

趾底总神经卡压综合征的发病机制，从根本上说是由于趾底总神经受到跖间深韧带锐利的前缘挤压所致。这是一种慢性积累性损伤。趾底总神经可因"肿大－卡压－肿大"等恶性循环，导致卡压综合征的发生。本病的发生与腕管综合征的发生机制是完全一致的。

三、临床表现与诊断

（一）病史

慢性起病，个别有突然发病者。女性居多，且大多数是类风湿关节炎病人的并发症。

（二）症状

1. 疼痛　初发时跖骨下方有阵发性灼痛或剧烈疼痛。疼痛多发于第3~4趾的相对面，次之发生于第2~3趾的相对面，发生在第1~2趾及第4~5趾相对面者很少见。穿硬底鞋或尖皮鞋行走时疼痛加重；休息或脱鞋后疼痛立刻减轻；疼痛发作与天气有关，热时痛重，冷时痛轻。病情增重后，常发生夜间痛，甚至可在熟睡中痛醒。

2. 放射痛　疼痛可向足底、足背放散，有时也可向小腿后侧、髋部放散。

3. 足趾抽搐　足和足趾可发生抽搐。

4. 感觉异常　在患足底足趾相对面的病变部位可有感觉迟钝、消失，或在趾蹼间出现异样感觉。

（三）体征

1. 固定性压痛　在病变足底部相邻跖骨头之间有明显的压痛，并向足趾放射。横向挤压跖骨头，可引起患病趾蹼间隙产生剧痛。

2. 感觉障碍　在被压的足底两趾相邻面上感觉迟钝或消失。

3. 肿块　部分病人，在站立位可在患病趾蹼间隙处触及韧性肿块，且有触痛。

4. 神经营养障碍　病变部位常见皮肤干燥无汗，并伴有感觉异常。但无肌萎缩改变，因趾底总神经是纯感觉神经。

（四）肌电图检查

本病为神经末梢病变，故检查的意义不大。

（五）影像学检查

X线摄片，可判定骨骼有无改变。

（六）鉴别诊断

本病应与各种神经干疾病和足、跖部疾病做鉴别。

腰椎间盘突出症、坐骨神经痛、跗管综合征、多发性神经炎等与趾底总神经卡压综合征的鉴别要点是，前三者是神经干性病，而后者是神经末梢性疾病。因此，Morton病的临床表现局限于足底。如两种疾病并存时，应先治疗干性病变，再治疗末梢性病变，便可鉴别。周围血管疾患，如血栓闭塞性脉管炎等，前面已经叙述过，可参考。

类风湿关节炎、痛风不仅有疼痛而且有全身的改变，易于鉴别。

四、针刀治疗

（一）适应证与禁忌证

除占位性病变外均可行针刀闭合型手术治疗。

（二）体位（图3-3-15-1）

俯卧位，踝关节下方垫一薄枕，使足部平稳、舒适。

（三）体表标志

1. 趾蹼　位于跖趾关节远端各趾分开之前的皮肤连结处。趾蹼根部并非与跖趾关

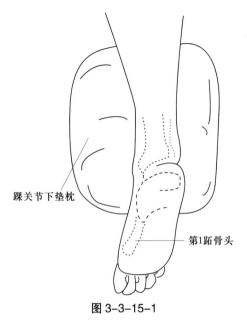

踝关节下垫枕

第1跖骨头

图 3-3-15-1

节在同一条线上,如同手的指蹼根部不在掌指关节线上一样,应予注意。

2. 跖趾关节　屈、伸跖趾关节,可清楚触及。

(四) 定点

1. 跖骨头间压痛处两侧点(图 3-3-15-2)　患肢足底,相邻跖骨头压痛处两侧,即定点于跖骨头侧面的骨缘上,可定多点。

2. 病变处硬结点　患病部位硬结处定点,可定多点,其治疗操作更为直接。

(五) 消毒与麻醉

皮肤常规消毒,但要求十分严格。消毒前要修剪短趾甲。趾蹼间、趾甲处至少消毒两次。局麻应充分。

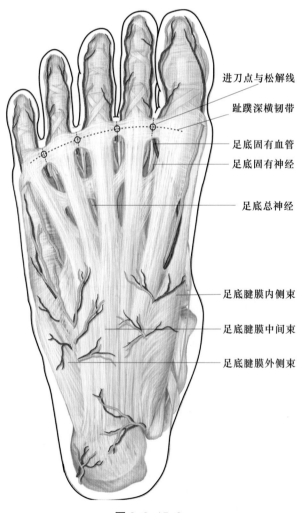

进刀点与松解线

趾蹼深横韧带

足底固有血管

足底固有神经

足底总神经

足底腱膜内侧束

足底腱膜中间束

足底腱膜外侧束

图 3-3-15-2

（六）针刀操作（图 3-3-15-3）

1. 跖骨头间压痛处两侧点 刀口线与足的长轴平行，刀体与皮面垂直，快速刺入皮肤、皮下组织，达跖骨头骨面。调整刀锋至跖骨头边缘骨面上，提起刀锋，沿骨缘切开跖间深韧带 2~4 刀。行纵行疏通、横行剥离，刀下有松动感后出刀。对侧跖骨头点同法操作。

2. 病变处硬结点 刀口线与足纵轴平行，刀体与皮面垂直，快速刺入皮肤、皮下组织，达到硬结处，行纵行切开 2~4 刀，再给予纵行疏通、横行剥离，刀下有松动感后出刀。

（七）手法操作

术者以两手拇指挤压和分离趾蹼间软组织，进一步的松解跖间深韧带。

五、注意事项

1. 本病虽不多见，但病人很痛苦，应注意早期诊断，及时治疗。

2. 针刀操作不复杂，注意防止感染。

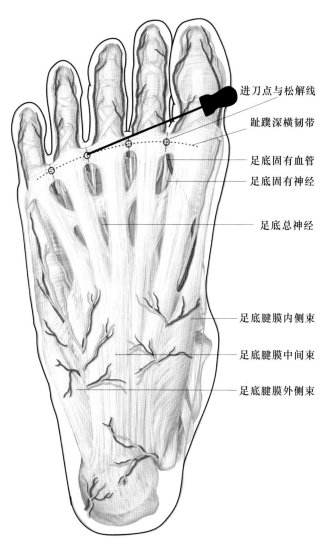

进刀点与松解线
趾蹼深横韧带
足底固有血管
足底固有神经

足底总神经

足底腱膜内侧束

足底腱膜中间束

足底腱膜外侧束

图 3-3-15-3

（刘建 张建军 庞继光 撰写）